The Little Black Book Series
Geriatria

Editor da Série: Daniel K. Onion

The Little Black Book Series

Geriatria

Editor da Série: Daniel K. Onion

Karen Gershman, MD, CMD, CAQ Geriatrics
Associate Professor of Community and Family Medicine
Dartmouth Medical School
Faculty, Maine-Dartmouth Family Practice
Residency Program,
Director of Geriatric Fellowship
Augusta, Maine

Tradução
Fabiana Buassaly

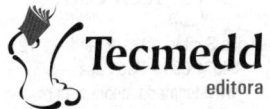

The Little Black Book Series – Geriatrics
Edição original em inglês publicada pela Jones & Bartlett Publishers, Inc.
40 Tall Pine Drive
Sudbury, MA 01776
© 2008 by Jones & Bartlett Publishers, Inc.
Todos os direitos reservados
© 2008 Editora Tecmedd Ltda.
1ª. impressão – junho de 2008

Editora: Bete Abreu
Assistentes Editoriais: Marília Mendes e Sonnini Ruiz
Produtor Gráfico: Samuel Leal
Tradução: Fabiana Buassaly
Revisão Técnica: João Toniolo Neto e Ronaldo Delmonte Piovezan
(Instituto Toniolo de Assistência em Saúde/Disciplina de Geriatria – UNIFESP)
Revisão de Texto: Felice Morabito
Editoração e Capa: Triall

Visite nosso site: www.tecmeddeditora.com.br.

Dados Internacionais de Catalogação na Publicação (CIP)
(Câmara Brasileira do Livro, SP, Brasil)

Gershman, Karen
 The little black book series : geriatria / Karen Gershman ; tradução Fabiana Buassaly.
-- São Paulo : Tecmedd, 2008. -- (Little back book series / editor da série Daniel K. Onion)

Título original: The little black book of geriatrics.
ISBN 978-85-99276-37-2
1. Geriatria - Guias, manuais etc. I. Onion, Daniel K.. II. Título. III. Série.

08-04572
CDD-618.97
NLM-WT 100

Índices para catálogo sistemático:

1. Geriatria : Guias, manuais etc.   618.97

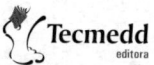

Rua Sansão Alves dos Santos, 102 – 2º and. – Cj. 21 – Brooklin Novo
04571-090 – São Paulo – SP
www.tecmeddeditora.com.br

Dedicatória

A Miriam Axelrod, MD e Melaine Gershman-Tewksbury, MD, que, na expectativa fervorosa de seus pacientes, transmitiram um enorme conhecimento.

Aos meus pais, Professora Elaine S. Gershman e Professor Melvin Gershman, que acreditaram que eu deveria ser médica, mas seus excelentes exemplos como professores inspiram-me a ter as duas profissões.

K.G.

Sumário

Dedicatória	v	1.12 Disfunção Sexual Feminina	56
Prefácio	xi	1.13 Disfunção Sexual Masculina	58
Adendo	xv	1.14 Hipotermia	63

Abreviaturas médicas   xvii
Abreviaturas dos *journals*   xxvii
Agradecimentos   xxxv
Nota   xxxvii

Capítulo 1   Problemas Geriátricos Comuns   1

1.1 Incapacidade funcional no idoso   1
1.2 Quedas no Idoso (ver também quedas no capítulo sobre Manutenção dos Cuidados de Saúde)   4
1.3 Avaliação do Equilíbrio/Marcha de Tinetti   6
1.4 Farmacologia Geriátrica   15
1.5 Colonização/Infecção do Trato Urinário   26
1.6 Constipação   30
1.7 Desnutrição   34
1.8 Visão   39
1.9 Retinopatia Diabética   46
1.10 Problemas Auditivos   47
1.11 Incontinência Urinária   49

Capítulo 2   Manutenção dos Cuidados de Saúde   69

2.1 Doença Cardiovascular Arteriosclerótica   69
2.2 Câncer   76
2.3 Controle de Infecção   83
2.4 Imunizações   90
2.5 Função   91
2.6 Sensorial — Audição e Visão   92
2.7 Problemas de Saúde Mental   95
2.8 Quedas   97
2.9 Incontinência   99
2.10 Função Sexual   100
2.11 Outras Medidas Preventivas   101
2.12 Medicações   102
2.13 Abuso de Idosos   103

Capítulo 3   Endocrinologia   107

3.1 Diabetes Melito   107
3.2 Tireóide   121

Capítulo 4   Neurologia   133

4.1 Acidente Vascular Cerebral   133
4.2 Doença de Parkinson   145

Abordagem:	154
4.3 Crises Epilépticas	159
4.4 Distúrbios do Sono	164
4.5 Síndrome Maligna Neuroléptica (NMS)	171

Capítulo 5 Psiquiatria — 173

5.1 Depressão/Transtornos de Humor	173
5.2 Ansiedade	195
5.3 Abuso de Álcool	199
5.4 Abuso de Substâncias	206
5.5 Demências	208
5.6 Hidrocefalia de Pressão Normal	250
5.7 Demências Vasculares	251
5.8 Esquizofrenia em Idade Avançada	253

Capítulo 6 Infecção — 257

6.1 Pulmões	257
6.2 Coração	268
6.3 Ossos e Articulações	274
6.4 Sistema Nervoso Central	277
6.5 Olho	283
6.6 Infecção pelo Vírus da Imunodeficiência Humana	283

Capítulo 7 Hematologia/Oncologia — 297

7.1 Hematologia	297
7.2 Leucemia Linfocítica Crônica	301
7.3 Mieloma Múltiplo	303
7.4 Câncer de Pulmão	306
7.5 Câncer de Mama	309
7.6 Câncer Colorretal	311
7.7 Câncer de Próstata	314
7.8 Câncer de Ovário	319
7.9 Tratamento de Câncer no Asilo/Cuidado Paliativo	322

Capítulo 8 Cardiologia — 331

8.1 Hipertensão	331
8.2 Doença Coronariana	341
8.3 Insuficiência Cardíaca Congestiva	363
8.4 Síncope	382
8.5 Arritmias	395
8.6 Bradiarritmias e Bloqueios Cardíacos	400
8.7 Anticoagulação	405

Capítulo 9 Pneumologia — 409

9.1 Doença Pulmonar Obstrutiva Crônica	409
9.2 Êmbolo Pulmonar	417
9.3 Hipertensão Pulmonar	418

Capítulo 10 Ortopedia/Reumatologia — 421

10.1 Osteoporose	421
10.2 Fratura do Quadril	427
10.3 Osteoartrite	430
10.4 Artrite Reumatóide	439
10.5 Polimialgia Reumática e Arterite Temporal	445
10.6 Hiperuricemia e Gota	448
10.7 Estenose Cervical e Lombar (Estenose Vertebral)	452

10.8 Doença Óssea de Paget	455
10.9 Lombalgia (dor lombar)	458
10.10 Capsulite Adesiva do Ombro	460

Capítulo 11 Distúrbios Gastrointestinais 465

- 11.1 Úlcera Péptica 465
- 11.2 Espru Celíaco 471
- 11.3 Doença Diverticular: Diverticulite e Diverticulose 473
- 11.4 Enteropatia Inflamatória: Doença de Crohn 477
- 11.5 Enteropatia Inflamatória: Colite Ulcerativa 479
- 11.6 Intestino Isquêmico 482
- 11.7 Sangramento GI (Angiodisplasia) 483
- 11.8 Pancreatite/Colecistite 487
- 11.9 Hiponatremia 497

Capítulo 12 Dermatologia 499

- 12.1 Problemas de Pele (Lesões Benignas e Malignas) 499
- 12.2 Úlceras de Decúbito ou de Pressão 508

Capítulo 13 Ética 513

- 13.1 Competência (Capacidade de Tomar Decisões) 513

Índice Remissivo 521

Prefácio

Na época da faculdade, eu tinha o hábito de ler bons livros na banheira até tarde da noite e, algumas vezes, ficava até 2 ou 3 horas da manhã. Conforme meus olhos e minhas mãos perdiam a firmeza, embalados pela água quente e pelo sono, o livro inevitavelmente caía da minha mão. Hoje, grande parte da minha preciosa biblioteca está um pouco empapada, e as páginas grudadas e enrugadas depois de pendurá-las para secar.

Posso atribuir os infortúnios com meus livros de romance ao meu pai, um professor de microbiologia. Era ele quem insistia que as ciências consideradas medonhas, como química orgânica, fisiologia comparada, física, fossem abordadas no início da noite. "Salve a humanidade mais tarde". Minha preciosa natureza humana era como uma sobremesa, que acompanhava a recompensa de um banho quente após um dia árduo de aulas.

Em *The Glass Bead Game* de Herman Hesse, o principal personagem do livro, o mestre idoso e respeitado do "jogo das contas de vidro" (na tradução do título do livro para o português), adotou um jovem aprendiz. O aluno é desconcentrado, inexperiente e agitado, mas o homem sábio enxerga seu potencial. Ele, então, começa a instigar seu pupilo à difícil estrada da erudição. Primeiro, ele deve criar um vínculo com o jovem. Para tanto, ele conquistará sua confiança, acompanhando o aluno aos locais onde ele se sente mais confortável e pouco ameaçado. Assim, o tutor escolhe um passeio hilariante no intenso frio da madrugada.

Eles caminham até um lago. O aprendiz impulsivamente mergulha nas profundezas geladas do lago e começa a nadar, optando pelo desafio físico — um desafio com o qual ele sabe que pode lidar e escapar por um momento do constrangimento decorrente da ignorância que ele tende a sentir com seu tutor no campo cognitivo. À beira do lago, o mestre olha fixamente para seu pupilo, esperando que esse fosse ao lugar onde eles deveriam se encontrar, ou seja, onde o vínculo seria criado. Sem ponderar suas próprias limitações físicas, ele mergulha no frio das águas e se afoga.

Ainda me vejo naquela simples banheira, com a água esfriando e eu chorando pela morte de um professor fictício e compartilhando com seu aluno o remorso de uma oportunidade perdida, a perda de um mentor.

O romance de Hesse me trouxe uma profunda admiração pelo professor que tenta superar suas limitações para capturar a imaginação de um aprendiz e atravessa o abismo existente pela diferença de geração, cultura, classe social ou sexo, para trabalhar juntos em prol de uma disciplina.

Conforme aprendo quem são meus alunos, a história de cada um torna-se alvo de estudo, eu mesma me torno uma pupila. A singularidade dos alunos muda a nuança da didática, a abordagem do paciente. Este livro contou com a colaboração de residentes em medicina de família, que enriqueceram sobremaneira seu repertório.

O modelo mais antigo do livro foi um esforço conjunto de médicos e enfermeiras. Seu objetivo foi enfatizar a independência e a individualidade do paciente geriátrico. Para atingir esse objetivo, são necessárias múltiplas disciplinas em harmonia com a medicina; por essa razão, este livro contém seções sobre a "conduta em equipe".

Dan Onion me pediu para desenvolver uma série de livros com base no formato utilizado em seu livro *The Little Black Book of Primary Care*. Ao aprender grande parte da abordagem científica de Dan em relação à medicina, uma que supria as referências quanto às controvérsias atuais, eu podia ver a utilidade de um manual geriátrico. Dennis McCullough, um conselheiro desde nosso primeiro encontro no Chapel Hill Family Practice Fellowship, me forneceu informações preciosíssimas sobre medicina de família. Durante as últimas etapas da produção deste livro, fui diagnosticada com câncer de mama. O apoio de Dennis e a revisão detalhada das páginas de prova permitiram a conclusão do livro em tempo oportuno.

Em um dia deste verão, enquanto estava sentada ao lado de meu próprio lago, recuperando-me da quimioterapia, fui visitada por uma residente que veio clamar pela ressurreição de minha medula óssea. Na opinião dela, um nado estimulante resolveria meu problema. Meus medos de profundidade tornaram-me uma aluna indisposta e dificultaram a cura dela. Finalmente, ela me ensinou a atravessar o lado e a voltar, não me deixando afundar — assim como meus colegas fizeram nesses últimos meses.

Espero que você, leitor — seja profissional da saúde, seja estudante ou residente de medicina —, considere úteis as informações compiladas por nós e que seus pacientes sejam os mais beneficiados pelo que você trouxer de si mesmo ao encontro deles.

Adendo

Desde a publicação da primeira edição*, a autora se recuperou de um câncer de mama e perdeu um mentor que ela acreditava viver até os 100 anos, o pai dela. Como nossos pais, somos gratos a nossos pacientes por suas lições duradouras e contínuas.

Nossos pacientes, já com seus 80 anos, nutrem um aprendizado, estendendo para as gerações de pais mais novos do que eles, preparando-nos para fazer o mesmo. Decidimos dedicar a segunda edição aos nossos respectivos filhos: Jackie, Abu e Kate. Eles sempre serão nossas crianças, não importa a idade.

Este livro inclui novos tópicos, como hipotermia, insuficiência hepática, teste de função executiva em demências e fases da família na adaptação de doença crônica. Este livro também aborta outros assuntos, como manejo em asilos. Sempre que possível, utilizamos tabelas e árvores de decisão para facilitar a consulta das entidades patológicas.

Karen Gershman e Dennis M. McCullough

Nosso especial agradecimento vai para M. McCullough, cujo auxílio nas primeiras duas edições tornaram esta terceira edição possível.

---

* *Nota do Editor: Primeira edição americana. Este livro foi traduzido a partir da terceira edição.*

Abreviaturas médicas

<	Less than (Menor que)	ADA	American Diabetic Diet (Dieta Diabética Americana)
<<	Much less than (Muito menor que)	ADLs	Activities of daily living (Atividades do cotidiano)
>	More than (Maior que)	AE	Leads to (Induz a)
>>	Much more than (Muito maior que)	AFB	Acid-fast bacillus (Bacilo ácido-resistente)
A_2	Aortic (first) component of S_2 (componente aórtico [primeiro] da segunda bulha cardíaca)	Afib	Atrial fibrillation (Fibrilação atrial)
		Aflut	Atrial flutter (Flutter atrial)
AA	Alcoholics Anonymous (Alcoólicos Anônimos)	AGS	American Geriatrics Society (Sociedade Americana de Geriatria)
AAA	Abdominal Aortic Aneurysm (Aneurisma Aórtico Abdominal)	ALS	Amyotrophic lateral sclerosis (Esclerose lateral amiotrófica)
AADLs	Advanced activities of daily living (Atividades avançadas de vida diária)	ALT	SGTP; alanine aminotransferase (alanina aminotransferase)
AAML	Age-associated memory loss (Perda de memória associada à idade)	ANA	Antinuclear antibody (Anticorpo antinuclear)
Abd	Abdomen/abdominal (Abdome/abdominal)	ANP	Atrial natriuretic peptide (Peptídeo natriurético atrial)
ABGs	Arterial blood gases (Gases sanguíneos arteriais)	Antibx	Antibiotics (Antibióticos)
ABW	Actual body weight (Peso corpóreo atual)	ARB	Angiotensin receptor blocker (Bloqueador dos receptores de angiotensina)
Abx	Antibiotics (Antibióticos)		
Ac	Before meals (Antes das refeições)	ARDS	Adult respiratory distress syndrome (Síndrome da angústia respiratória do adulto)
ACE	Angiotensin-converting enzyme (Enzima conversora de angiotensina)		
		AS	Aortic stenosis (Estenose aórtica)
		ASA	Aspirin (Aspirina)
ACTH	Adrenocorticotropic hormone (Hormônio adrenocorticotrófico)	ASCVD	Arteriosclerotic cardiovascular disease (Doença cardiovascular arteriosclerótica)

ASHD	Arteriosclerotic heart disease (Doença cardíaca arteriosclerótica)	Ca	Calcium (Cálcio)
AST	SGOT; aspartate transferase (aspartato transferase)	CABG	Coronary artery bypass graft (Enxerto coronariano)
ASVD	Artheriosclerotic vascular disease (Doença vascular arteriosclerótica)	CAD	Coronary artery disease (Doença coronariana)
Asx	Asymptomatic (Assintomático)	CAGE	Alcohol screening test (Teste de triagem para alcoolismo)
ATP	Adenosina triphosphate (Trifosfato de adenosina)	Cal	Calories (Calorias)
AV	Arteriovenous; atrialventricular (Arteriovenoso ou atrioventricular)	CBC	Complete blood count (Hemograma completo)
AZT	zidovudine (Zidovudina)	CCU	Critical care unit (Unidade de cuidados críticos)
		CEA	Carcinoembryonic antigen (Antígeno carcinoembriônico)
Ba	Barium (Bário)	cGMP	Cyclic GMP (GMP cíclico)
BBB	Bundle branch block (Bloqueio de ramo do feixe de His)	CHD	Congenital heart disease (Doença cardíaca congênita)
Bcp's	Birth control pills (Pílulas anticoncepcionais)	CHF	Congestive heart failure (Insuficiência cardíaca congestiva)
BE	Barium enema (Enema de Bário)	CHO	Carbohydrate (Carboidrato)
Bid	twice a day (Duas vezes ao dia)	CIWA	Scale for assessing alcohol withdrawal (Escala para avaliar a abstinência do álcool)
BiPAP	Bi(2)-positive airway pressures (Pressões positivas nas vias aéreas)		
Bm	Bowel movement (Movimento intestinal)	Cm	Centimeter (Centímetro)
BMD	Bone mineral densitometry (Densitometria mineral óssea)	CML	Chronic myelocytic leukemia (Leucemia mielocítica crônica)
BMI	Body Mass Index (Índice de Massa Corpórea)	Cmplc	Complications (Complicações)
		CMV	Cytomegalovirus (Citomegalovírus)
BNP	Brain natriuretic peptide (Peptídeo natriurético cerebral)	CN	Cranial nerve (Nervo craniano)
BP	Blood pressure (Pressão sanguínea)	CNS	Central Nervous System (Sistema Nervoso Central)
BPH	Hipertrofia Prostática Benigna	COMT	Catechol O-methyl-transferase (Catecol O-metil-transferase)
Bpm	Beats per minute (Batimentos por minuto)	COPD	Chronic obstructive lung disease (Doença pulmonar obstrutiva crônica)
BS	Blood sugar (Glicemia) Não utilizamos essa dosagem no Brasil		
Bx	Biopsy (Biopsia)	COX	Cyclooxygenase (Cicloxigenase)
		CPAP	Continuous positive airway pressure (Pressão positiva contínua nas vias aéreas)

CPK	Creatine phosphokinase (Creatina fosfoquinase)	DMARD	Disease-modifying antirheumatic drug (Droga anti-reumática modificadora de doença)
CPR	Cardiopulmonary resuscitation (Ressuscitação cardiopulmonar)	DNA	Deoxyribonucleic acid (Ácido desoxirribonucléico)
Cr	Creatinine (Creatinina)	DNR	Do not resuscitate (Não ressuscitar)
CRF	Chronic renal failure (Insuficiência renal crônica)	DRE	Digital rectal exam (Exame digital do reto)
CRP	C reactive protein (Proteína C reativa)	DSM	Diagnostic and Statistical Manual (Manual Diagnóstico e Estatístico)
Crs	Course (Evolução)	DTRs	Deep tendon reflexes (Reflexos tendinosos profundos)
CSF	Cerebrospinhal fluid (Líquido cerebrospinhal)	DVT	Deep venous thrombosis (Trombose venosa profunda)
CT	Computed tomography (Tomografia computadorizada)	Dx	Diagnosis (Diagnóstico)
CVA	Cerebrovascular accident (Acidente cerebrovascular)		
CVP	Central venous pressure (Pressão venosa central)		
CXR	Chest X-ray (Raio-X do tórax)	ECT	Electroconvulsive therapy (Terapia eletroconvulsiva)
		EEG	Electroencephalogram (Eletroencefalograma)
D	Day/s (Dia/s)	EF	Ejection fraction (Fração de ejeção)
DAT	Dementia. Alzheimer's type (Demência, tipo Alzheimer)	EKG	Electrocardiogram (Eletrocardiograma)
dB	Decibel (Decibel)	EORA	Elderly-onset RA (Artrite reumatóide de início tardio)
DEXA	Dual-energy X-ray absorptiometry (Absorciometria com raios-X de energia dupla)	Epidem	Epidemiology (Epidemiologia)
		EPS	Electrophysiologic studies; extrapyramidal side effects (Estudos eletrofisiológicos; efeitos colaterais extrapiramidais)
DI	Diabetes insipidus (Diabetes insípido)		
dias	Diastolic (Diastólico)	ERCP	Endoscopic retrograde cholangiopancreatography (Colangiopancreatografia retrógrada endoscópica)
DIC	Disseminated intravascular coagulation (Coagulação intravascular disseminada)		
diff	Differential (Diferencial)	ESR	Erythrocyte sedimentation rate (Velocidade de sedimentação dos eritrócitos)
dig	Digoxin (Digoxina)		
dL	Deciliter (Decilitro)		
DLBD	Diffuse Lewy Body disease (Demência por corpúsculos de Lewy)	ETOH	Ethanol (Etanol)
DM	Diabetes Mellitus (Diabetes melito)		

ETT	Exercise tolerance test (Teste de tolerância a exercício)	GE	Gastroesophageal (Gastroesofágico)
		GERD	Gastroesophageal reflux disease (Doença por refluxo gastroesofágico)
F	Female; Fahrenheit (Sexo feminino, ou Fahrenheit)	GFR	Glomerular filtration rate (Taxa de filtração glomerular)
f/u	Follow up (Acompanhamento)	GHRH	Growth hormone-releasing hormone (Hormônio liberador do hormônio de crescimento)
FBG	Fasting blood glucose (Glicemia de jejum)		
FBS	Fasting blood sugar (Nível sanguíneo de açúcar em jejum)	gi	Gastrointestinal (Gastrointestinal)
		gm	Gram (Gram)
FDA	Food and Drug Administration (departamento do governo norte-americano que testa, controla e inspeciona alimentos e remédios)	GnRH	Gonadotropin-releasing hormone (Hormônio liberador da gonadotropina)
		GTT	Glucose tolerance test (Teste de tolerância à glicose)
Fe	Iron (Ferro)	gu	Genitourinary (Genitourinário)
FEV_1	Forced expiratory vital capacity in 1 second (Capacidade vital expiratória forçada em 1 segundo)		
FFA	Free fatty acids (Ácidos graxos livres)	h/o	History of (Histórico de)
		HCl	Hydrochloric acid (Ácido clorídrico)
FFP	Fresh frozen plasma (Plasma fresco congelado)	HCM	Health Care Maintenance (Manutenção dos Cuidados de Saúde)
FICSIT	Frailty and Injuries: Cooperative Studies of Intervention Techniques (Fragilidades e Lesões: Estudos Cooperativos de Técnicas de Intervenção)	hct	Hematocrit (Hematócrito)
		HCTZ	Hydrochlorothiazide (Hidroclorotiazida)
		HDL	High-density lipoprotein (Lipoproteína de alta densidade)
FSH	Follicle-stimulating hormone (Hormônio foliculoestimulante)	hep	Hepatitis (Hepatite)
		HF	Heart Failure (Insuficiência Cardíaca)
FTA	Fluorescent treponemal antibody (Anticorpo treponêmico fluorescente)	Hg	Hemoglobin (Hemoglobina)
		HHNC	Hyperosmolar hyperglycemic nonketotic coma (Coma hiperosmolar não-cetótico)
Fx	Fracture (Fratura)		
		hL	Nanoliter(s) (Nanolitro(s))
GABA	g-aminobutyric acid (Ácido gama-aminobutírico)	HLA	Human leukocyte antigens (Antígenos leucocitários humanos)
GDS	Geriatric Depression Scale (Escala de Depressão Geriátrica)		

HMG-COA	Hydroxy-methylglutaryl-coenzyme A (Hidroximetilglutaril-coenzima A)	incr	Increased (Aumentado)
HN	High nitrogen (Níveis elevados de nitrogênio)	INH	Isoniazid (Isoniazida)
		IPG	Impedance plethysmography (Pletismografia de impedância)
hr	hour(s) (Horas(s))	IU	International units (Unidades internacionais)
hs	At bedtime (Na hora de dormir)	iv	Intravenous (Intravenoso)
HT	Hypertension (Hipertensão)	IVP	Intravenous pyelogram (Pielograma intravenoso)
hx	History (Histórico)		
Hz	Hertz (Hertz)		

		JVD	Jugular venous distension (Distensão venosa jugular)
IADLs	Instrumental activities of daily living (Atividades instrumentais de vida diária)	JVP	Jugular venous pressure/pulse (Pressão/pulso venosos jugulares)
IBD	Inflammatory bowel disease (Enteropatia inflamatória)		
IBW	Ideal body weight (Peso corpóreo ideal)	K	Potassium (Potássio)
		kcal	Kilocalorie (Quilocaloria)
ICD	Implantable cardioverter-defibrillator (Cardioversor implantável-desfibrilador)	kg	Kilogram (Quilograma)
ICU	Intensive care unit (Unidade de terapia intensiva)	L	Liter; left (Litro ou esquerdo)
		LA	Left atrium (Átrio esquerdo)
IgA	Immunoglobulin A (Imunoglobulina A)	lb	Pound (Libra = 453,59 g)
		LBBB	Left bundle branch block (Bloqueio do ramo esquerdo do feixe de His)
IgG	Immunoglobulin G (Imunoglobulina G)		
IgM	Immunoglobulin M (Imunoglobulina M)	LDH	Lactate dehydrogenase (Lactato desidrogenase)
IHSS	Idiopathic hypertrophic subaortic stenosis (Estenose subaórtica hipertrófica idiopática)	LDL	Low-density lipoproteins (Lipoproteínas de baixa densidade)
		LFTs	Liver function tests (Testes de função hepática)
IL	Interleukin (Interleucina)	LH	Luteinizing hormone (Hormônio luteinizante)
im	Intramuscular (Intramuscular)		
IMA	Inferior mesenteric artery (Artéria mesentérica inferior)	LMWH	Low molecular weight heparin (Heparina de baixo peso molecular)
IMI	Inferior myocardial infarction (Infarto do miocárdio inferior)	LOC	Loss of consciousness (Perda de consciência)

LP	Lumbar puncture (Punção lombar)	MI	Myocardial infarction; mitral insufficiency (Infarto do miocárdio; insuficiência da válvula mitral)
LR	Lactated Ringer's (Ringer Lactato)		
LS	Lumbosacral (Lombossacro)		
LV	Left ventricle (Ventrículo esquerdo)	MIC	Minimum inhibitory concentration (Concentração inibitória mínima)
LVEF	Left ventricular ejection fraction (Fração de ejeção do ventrículo esquerdo)		
		min	Minute(s) (Minuto(s))
		mL	Milliliter (Mililitro)
LVH	Left ventricular hypertrophy (Hipertrofia do ventrículo esquerdo)	MMA	Methylmalonic acid (Ácido metilmalônico)
		MMSE	Mini-Mental State Exame (Miniexame do Estado Mental)
M	Male (Sexo masculino)	mo	Month (Mês)
m	Meter(s) (Metro(s))	MOM	Milk of Magnesia (Leite de magnésia)
m	Micron(s) (Mícron(s))	mOsm	Milliosmole(s) (Miliosmol(óis))
MF	Male/Female (Masculino/Feminino)	MPTP	1-methyl-4-phenyl-1,2,3,6-tetrahydropyridine (1-metil-4-fenil-1,2,3,6-tetraidropiridina)
MAC	*Mycobacterium avium* complex (Complexo *Mycobacterium avium*)		
MAO	Monoamine oxidade (Monoaminoxidase)	MRA	Magnetic resonance angiography (Angiografia por ressonância magnética)
MAP	Mean arterial pressure (Pressão arterial média)		
MAT	Multifocal atrial tachycardia (Taquicardia atrial multifocal)	MRFIT	Multiple risk factor intervention trial (Ensaio de intervenção em fator de risco múltiplo)
MB	Isoform 2 of CPK (Duas isoformas da CPK, encontrada principalmente no coração)	MRI	Magnetic resonance imaging (Ressonância magnética)
		MS	Multiple sclerosis; mitral stenosis (Esclerose múltipla ou estenose mitral)
mcg	Microgram (Micrograma)		
MCI	Mild Cognitive Impairment (Comprometimento Cognitivo Leve)		
MCV	Mean corpuscular volume (Volume corpuscular médio)	n	Nanogram(s) (Nanograma(s))
		NA	Narcotics Anonymous (Narcóticos Anônimos)
MDI	Metered-dose inhaler (Inalador com dosímetro)	neg	Negative (Negativo)
		NG	Nasograstric (Nasogástrico)
meds	Medications (Medicações)	NH	Nursing home (Clínica de repouso)
mets	Metastases (Metástases)	NIDDM	Non-insulin-dependent diabetes mellitus (Diabetes Melito não-dependente de insulina)
Mg	Magnesium (Magnésio)		
mg	Milligram (Miligrama)		
mgm	Microgram(s) (Micrograma(s))	nl	Normal (Normal)

nm	Nanometer(s) (Nanômetro(s))	PAP	Pulmonary artery pressure (Pressão arterial pulmonary)
NMDA	N-methyl-D-aspartate (N-metil-D-aspartato)	PAT	Paroxysmal atrial tachycardia (Taquicardia atrial paroxística)
NMS	Neuroleptic Malignant Syndrome (Síndrome Neuroléptica Maligna)	pathophys	Pathophysiology (Fisiopatologia)
NNT	Number needed to treat (Número necessário para tratar)	Pb Lead	(Chumbo)
		pc	After meals (Depois das refeições)
NPH	Normal-pressure hydrocephalus (Hidrocefalia de pressão normal)	PCI	Percutaneous coronary intervention (Intervenção coronariana percutânea)
npo	Nothing by mouth (Nada por boca)	PCN	Penicillin (Penicilina)
NS	Normal saline (Solução fisiológica)	PCP	*Pneumocystis carinii* pneumonia (Pneumonia por *Pneumocystis carinii*)
NSAID	Nonsteroidal anti-inflammatory drug (Antiinflamatórios não-esteróides)	PCWP	Pulmonary capillary wedge pressure (Pressão capilar pulmonar em cunha)
NSR	Normal sinus rhythm (Ritmo sinusal)	PE	Pulmonary embolism; Physical examination (Embolia pulmonar exame físico)
NYHA	New York Heart Association (Sociedade de Cardiologia de Nova York)	periumb	Periumbilical
		PET	Positron emission tomography (Tomografia por emissão de pósitrons)
O_2	Oxygen (Oxigênio)	PFTs	Pulmonary function tests (Testes da função pulmonar)
AO	Osteoarthritis (Osteoartrite)	PGE	Prostaglandin E (Prostaglandina E)
OBRA	Omnibus Budget Reconciliation Act (Lei de Reconciliação Orçamentária)	pH	Acidity (Acidez)
OCD	Obsessive Compulsive Disorder (Transtorno Obsessivo-Compulsivo)	PMI	Point of maximal impulse of heart (Ponto de máximo impulso do coração)
OGTT	Oral glucose tolerance test (Teste de tolerância oral à glicose)	PMN	Polymorphonuclear neutrophils (Neutrófilos polimorfonucleares)
OT	Occupational therapy (Terapia ocupacional)	PMNLs	Polymorphonuclear leukocytes (Leucócitos polimorfonucleares)
OTC	Over the counter (Venda sem receita médica)	PMR	Polymyalgia rheumatica (Polimialgia reumática)
		pn	Pain (Dor)
P	Pulse (Pulso)	PND	Paroxysmal nocturnal dyspnea (Dispnéia noturna paroxística)
Pap	(Papanicolaou) (Papanicolau)	po	By mouth (Por via oral)

POAG	Primary open angle glaucoma (Glaucoma primário de ângulo aberto)	qid	4 times a day (Quatro vezes ao dia)
pos	Positive (Positivo)	qod	Every other day (Em dias alternados)
ppd	Pack per day (Pacote por dia)	QRS	QRS wave form on EKG (Onda QRS do EKG)
PPD	Tuberculin skin test (Teste cutâneo de tuberculina)		
PPI	Proton pump inhibitor (Inibidor da bomba de prótons)	r/o	Rule out (Descartar)
pr	per rectum (por via retal)	RA	Rheumatoid arthritis (Artrite reumatóide)
prep	Preparation (Preparação)	RAAS	Renin-angiotensin-aldosteron system (Sistema renina-angiotensina-aldosterona)
prn	As needed (Conforme a necessidade)		
PSA	Prostate-specific antigen (Antígeno prostático específico)	RBBB	Right bundle branch block (Bloqueio do ramo direito do feixe de His)
PT	Prothrombin time; physical therapy (Tempo de protrombina ou fisioterapia)		
		rbc	Red blood cell (Hemácia)
Pt(s)	Patient(s) (Paciente(s))	re	About (Cerca de)
PTCA	Percutaneous Transluminal Coronary Angioplasty (Angioplastia Coronariana Transluminal Percutânea)	rehab	Rehabilitation (Reabilitação)
		REM	Rapid eye movement (Movimento rápido dos olhos)
PTH	Parathormone (Paratormônio)	Rh	Rhesus factor (Fator Rhesus)
PTSD	Post-traumatic stress disorder (Transtorno de estresse pós-traumático)	RLQ	Right lower quadrant (Quadrante inferior direito)
		RNA	Ribonucleic acid (Ácido ribonucléico)
PTT	Partial thromboplastin time (Tempo de tromboplastina parcial)	ROM	Range of motion (Amplitude de movimento)
PTU	Peptic ulcer disease (Úlcera péptica)	RPR	Rapid plasma reagin (Reagina plasmática rápida)
PVC	Premature ventricular tachycardia (Taquicardia ventricular prematura)	RR	Respiratory rate (Freqüência respiratória)
PVD	Peripheral vascular disease (Doença vascular periférica)	RSD	Reflex sympathetic dystrophy (Distrofia simpática reflexa)
PVR	Postvoid residual (Resíduo pós-miccional)	RSV	Respiratory syncytial virus (Vírus sincicial respiratório)
px	Prognosis (Prognóstico)	rv	Review (Revisão)
		RV	Right ventricle (Ventrículo direito)
q	Every (A cada)	rx	Treatment (Tratamento/Abordagem)
qd	Daily (Uma vez ao dia)		

s/p	Status post (Estado pós)	SSS	Sick sinus syndrome (Síndrome do nó doente)
S_1	First heart sound (Primeira bulha cardíaca)	ST	ST segment of EKG (Segmento ST do EKG)
S_2	Second heart sound (Segunda bulha cardíaca)	SVT	Supraventricular tachycardia (Taquicardia supraventricular)
S_3	Third heart sound, gallop (Terceira bulha cardíaca, ritmo de galope)	Sx	Symptom(s) (Sintoma(s))
S_4	Fourth heard sound, gallop (Quarta bulha cardíaca, ritmo de galope)	Sys	Systolic (Sistólico(s))
SAD	Seasonal affective disorder (Transtorno afetivo sazonal)	T°	Fever/temperature (Febre/temperatura)
sc	Subcutaneous (Subcutâneo)	tab	Tablet (Comprimido)
se	Side effects (Efeitos colaterais)	TAH	Total abdominal hysterectomy (Histerectomia total por via abdominal)
sens	Sensitivity (Sensibilidade)		
SGOT	Serum Glutamic Oxaloacetic Transaminase (Transaminase Glutâmico-Oxaloacético Sérica)	Tbc	Tuberculosis (Tuberculose)
		TCA	Tricyclic antidepressant (Antidepressivo tricíclico)
SHEP	Systolic Hypertension European Project (Projeto Europeu de Hipertensão Sistólica)	TEE	Transesophageal echocardiogram (Ecocardiograma transesofágico)
		TFV	Tenofovir (Tenofovir)
si	Sign(s) (Sinal(is))	TG	Triglycerides (Triglicerídeos)
SIADH	Syndrome of inappropriate ADH (Síndrome de secreção inapropriada do ADH)	TIA	Transient ischemic attack (Ataque isquêmico transitório)
		TIBC	Total iron-binding capacity (Capacidade total de ligação do ferro)
sl	Sublingual (Sublingual)		
SLE	Systemic lupus erythematosis (Lúpus eritematoso sistêmico)	tid	Three times a day (Três vezes ao dia)
SNP	Supranuclear palsy (Paralisia supranuclear)	Tm/S	Trimetoprim/sulfa
		TMP	Trimetoprim
soln	Solution (Solução)	TNF	Tumor necrosis factor (Fator de necrose tumoral)
specif	Specificity (Especificidade)		
SPECT	Single-photon emission computed tomography (Tomografia computadorizada por emissão de fóton único)	TNG	Nytroglycerin (Nitroglicerina)
		TPA	Tissue plasminogen activator (Ativador de plasminogênio tecidual)
SPEP	Serum protein electrophoresis (Eletroforese das proteínas séricas)	TPN	Total parenteral nutrition (Nutrição parenteral total)
SS	Sickle cell disease (Anemia falciforme)	TSH	Thyroid-stimulating hormone (Hormônio tireoestimulante)
SSRI	Selective serotonin reuptake inhibitor (Inibidor seletivo de recaptação da serotonina)	Tsp	Teaspoon (Colher das de chá)

TTP	Thrombotic thrombocytopenic púrpura (Púrpura trombocitopênica trombótica)	Vfib	Ventricular fibrillation (Fibrilação ventricular)
TURP	Transurethral resection of prostate (Ressecção transuretral da próstata)	vit	Vitamin (Vitamina)
		VRE	Vancomycin-resistant Enterococci (Enterococos resistentes à vancomicina)
		vs	Versus (Versus)
U	Units (Unidades)		
U.S.	United States (Estados Unidos)		
UA	Urinalysis (Urinálise)	w	With (Com)
UGI	Upper gastrointestinal (Porção superior do trato gastrointestinal)	w/o	Without (Sem)
		w/u	Work up (Exame propedêutico)
UPEP	Urine Protein Electrophoresis (Eletroforese das Proteínas Urinárias)	wbc	White blood cells; White blood count (Leucócitos ou leucograma)
URI	upper respiratory illness (Doença do trato respiratório superior)	wgt	Weight (Peso)
		wk	Weeks (Semanas)
US	Ultrasound (Ultra-som)	WPW	Wolff-Parkinson-White syndrome (Síndrome de Wolff-Parkinson-White)
UTI	Urinary tract infection (Infecção do trato urinário)		
UV	Ultraviolet (Ultravioleta)		
		YORA	Young-onset RA (Artrite reumatóide juvenil)
VDR	Veneral Disease Research Lab (Laboratório de Pesquisa de Doenças Venéreas)	yr	Year(s) (Ano(s))
ves	Vessel (Vaso sanguíneo)	Zn	Zinc (Zinco)

Abreviaturas dos *journals*

Acta Neurol Scand	Acta Neurologica Scandinavica
Acta Psychiatr Scand	Acta Psychiatrica Scandinavica
Adv Studies Med	Advanced Studies in Medicine
Adv Wound Care	Advances in Wound Care
Age Aging	Age and Aging
Am Coll Phys J Club	American College of Physicians Journal Club
Am Coll Psychiatrists	American College of Psychiatrists
Am Fam Phys	American Family Physician
Am Hrt J	American Heart Journal
Am J Cardiol	American Journal of Cardiology
Am J Clin Nutr	American Journal of Nutrition
Am J Clin Oncol	American Journal of Clinical Oncology
Am J Epidem	American Journal of Epidemiology
Am J Gastroenterol	American Journal of Gastroenterology
Am J Ger Cardiol	American Journal of Geriatric Cardiology
Am J Ger Psychiatry	American Journal of Geriatric Psychiatry
Am J Hlth Sys Pharm	American Journal of Health-System Pharmacy
Am J Hosp Pharm	American Journal of Hospital Pharmacy
Am J Kidney Dis	American Journal of Kidney Diseases
Am J Med	American Journal of Medicine
Am J Med Sci	American Journal of Medical Science
Am J Neuroradiol	American Journal of Neuroradiology
Am J Nurs	American Journal of Nursing
Am J Obgyin	American Journal of Obstetrics and Gynecology
Am J Occup Ther	American Journal of Occupational Therapy
Am J Phys Med Rehabil	American Journal of Physical Medicine and Rehabilitation
Am J Psych	American Journal of Psychiatry
Am J Pub Hlth	American Journal of Public Health
Am J Resp Care Med	American Journal of Respiratory Care Medicine

Am J Surg	American Journal of Surgery
Am Pain Soc Bull	American Journal of Paine Society Bulletin
Am Psych	AssociationAmerican Journal of Psychiatric Association
Am Rheum Dis	American Journal of Rheumatologic Diseases
Am Rv Respir Dis	American Review of Respiratory Disease
Anesthesiology	Anesthesiology
Ann Em	Annals of Emergency Medicine
Ann Im	Annals of Internal Medicine
Ann Long-Term	CareAnnals of Long-Term Care
Ann Neurol	Annals of Neurology
Ann Oncol	Annals of Oncology
Ann Pharmacother	The Annals of Pharmacotherapy
Ann Rv Public Health	Annual Review of Public Health
Ann Surg	Annals of Surgery
Ann Vasc Surg	Annals of Vascular Surgery
Arch Derm	Archives of Dermatology
Arch Fam Med	Archives of Family Medicine
Arch Gen Psychiatry	Archives of General Psychiatry
Arch IM	Archives of Internal Medicine
Arch Neurol	Archives of Neurology
Arch Ophthalm	Archives of Ophthalmology
Arch Phys Med Rehab	Archives of Physical Medicine and Rehabilitation
Arch Sex Behav	Archives of Sexual Behavior
Arch Surg	Archives of Surgery
Arthritis Rheum	Arthritis and Rheumatism
Aust N Z J Surg	Australian and New Zealand Journal of Surgery
Basic Res Cardiol	Basic Research in Cardiology
Biol Psych	Biological Psychiatry
Blood	Blood
BMJ	British Medical Journal
Bone Miner	Bone and Mineral
Br J Cancer	British Journal of Cancer
Br J Clin Pract	British Journal of Clinical Practice
Br J Psych	British Journal of Psychiatry
Brit J Rheum	British Journal of Rheumatology
Br J Surg	British Journal of Surgery
Br J Urology Int	British Journal of Urology
Bull Rheum Dis	Bulletin of Rheumatic Diseases

CA	A Cancer Journal of Clinicians
Can CME	Canadian CME
Can J Psychiatry	Canadian Journal of Ophthalmology
Can J Psychiatry	Canadian Journal of Psychiatry
Can Med Assoc J	Canadian Medical Association Journal
Cancer J	Cancer Journal
Cancer Nurs	Cancer Nursing
Cardiol Clin	Cardiology Clinics
Cancer Pract	Cancer Practice
Cardiovasc Surg	Cardiovascular Surgery
Cell	Cell
Chest	Chest
Cir	Circulation
Clin Diabetes	Clinical Diabetes
Clin Endocrinol	Clinical Endocrinology (Oxford)
Clin Gastroenter	Clinics in Gastroenterology
Clin Ger	Clinical Geriatrics
Clin Ger Med	Clinics in Geriatric Medicine
Clin Gerontol	Clinical Gerontoloy
Clin Infect Dis	Clinical Infectious Diseases
Clin Obgyn	Clinical Obstetrics and Gynecology
Clin Orthop	Clinical Orthopedics and Related Research
Clin Pharmacol Ther	Clinical Pharmacology and Therapeutics
Clin Pract Guidelines	Clinical Practice Guidelines
Clin Symp	Clinical Symposia
CSN Drugs	Central Nervous System Drugs
Conn Med	Connecticut Pharmacist
Convuls Ther	Convulsive Therapy
Crit Care Clin	Critical Care Clinics
Curr Clin Top Infect Dis	Current Clinical Topics in Infectious Disease
Curr Concepts Cerebro Dis	Current Concepts of Cerebrovascular Disease
Curr Med Res Opin	Current Medical Research and Opinion
Curr Opin Neurol	Current Opinion in Neurology
Curr Problem Cancer	Current Problems in Cancer
Curr Probl Cardiol	Current Problems in Cardiology
Decubitus	Decubitus
Depress Anxiety	Depression and Anxiety

DHHS Publc	Department of Health and Human Services Publication
Diab Care	Diabetes Care
Diabetes	Diabetes
Diabetes Med	Diabetes Medicine
Diabetes Med Rev	Diabetes/Metabolism Reviews
Dis Mo	Disease-a-Month
Dis Nerv Syst Clin Neurobiol	Diseases of the Nervous System and Clinical Neurobiology
Drugs	Drugs
Drugs Aging	Drugs and Aging
Ear Hear	Ear and Hearing
Emerg Med Clin N Am	Emergency Medical Clinics of North America
Eur Hrt J	European Heart Journal
Eur J Cancer	European Journal of Cancer
Eur J Neurol	European Journal of Neurology
Eur J Surg Oncol	European Journal of Surgical Oncology
Eur Respir J	European Respiratory Journal
Ex Aging Res	Experimental Aging Research
Fortschr Neurol Psychiatrie	Fortschritte der Neurologie-Psychiattrie
Gastroenterol Clin N Am	Gastroenterology Clinics of North America
Gastroenterol Int	Gastroenterology International
Gastrointest Endosc Clin N Am	Gastrointestinal Endoscopy Clinics of North America
GE	Gastroenterology
Ger Clin	Geriatric Clinics
Ger Clin N Am	Geriatric Clinics of North America
Ger Med Today	Geriatric Medicine Today
Ger Nurs	Geriatric Nursing
Gerontol Clin	Gerontologia Clinica
Ger Rv Syllabus	Geriatric Review Syllabus
Geriatrics	Geriatrics
Gerontol	Gerontologist
GFT	Geriatrics at Your Fingertips
GRS	Geriatric Review Syllabus
Gut	Gut

Hlth Serv Res	Health Services Research
Heart	Heart
Heart Lung	Heart and Lung
Horm Metab Res	Hormone and Metabolic Research
Hosp Pract	Hospital Practice
HT	Hypertension
Inf Contr Hosp Epidem	Infection Control and Hospital Epidemiology
Int J Addict	International Journal of Addiction
Int J Aging Hum Dev	International Journal of Aging and Human Development
Int J Cardiol	International Journal of Cardiology
Int J Epidem	International Journal of Epidemiology
Int J Geriatr Psychiatry	International Journal of Geriatric Psychiatry
Int J Psychiatr Med	International Journal of Psychiatry in Medicine
Intern Med	Internal Medicine
J Acoustic Soc Am	Journal of the Acoustical Society of America
J Acquir Immune Defic Syndr	Journal of Acquired Immune Deficiency Syndromes
J Affect Disord	Journal of Affective Disorders
J Am Acad Derm	Journal of the American Academy of Dermatology
J Am Board Fam Pract	Journal of the American Board of Family Practice
J Am Coll Cardiol	Journal of the American College of Cardiology
J Am Diet Assoc	Journal of the American Dietetic Association
J Am Ger Soc	Journal of the American Geriatric Society
J Am Optom Assoc	Journal of the American Optometric Association
J Am Soc Nephrology	Journal of the American Society of Nephrology
J Anxiety Disord	Journal of Anxiety Disorders
J Bone Joint Surg Am	Journal of Bone and Joint Surgery (American)
J Bone Joint Surg Br	Journal of Bone and Joint Surgery (British)
J Bone Miner Res	Journal of Clinical Investigation
J Chronic Dis	Journal of Chronic Disease
J Clin Endocrinol Metab	Journal of Clinical Endocrinology and Metabolism
J Clin Epidem	Journal of Clinical Epidemiology
J Clin Oncol	Journal of Clinical Oncology
J Clin Psychiatry	Journal of Clinical Psychiatry
J Clin Psuchoparmacol	Journal of Psychopharmacology
J Comm Hlth	Journal of Community Health

J Consult Clin Psychol	Journal of Consultant Clinical Psychology
J ECT	Journal of Electroconvulsant Therapy
J Emerg Med	Journal of Emergency Medicine
J Endourol	Journal of Endourology
J Fam Pract	Journal of Family Practice
J Fla Med Assoc	Journal of the Florida Medical Association
J Gen Intern Med	Journal of General Internal Medicine
J Ger Psych Neurol	Journal of Geriatric Psychiatric and Neurology
J Gerontol	Journal of Gerontology
J Gerontol A Biol Sci Med Sci	Journal of Gerontology Acta Biological Science and Science
J Gerontol Med Sci	Journal of Gerontology Series A Biological Sciences and Medical Sciences
J Gerontol Nurs	Journal of Gerontological Nursing
J Hosp Infect	Journal of Hospital Infection
J Hypertens	Journal of Hypertension
J Hypertens Suppl	Journal of Hypertension Supplement
J Intern Med	Journal of Internal Medicine
J Midwife Women Hlth	Journal of Midwifery and Women's Health
J Natl Cancer Inst	Journal of the National Cancer Institute
J Neurol	Journal of Neurology
J Neurol Sci	Journal of the Neurological Sciences
J Neuropsych Clin Neurosci	Journal of Neuropsychiatry and Clinical Neuroscience
J Obgyn	Journal of Obstetrics and Gynecology
J Oral Maxillofac Surg	Journal of Oral Maxillofacial Surgery
J Psych	Journal of Psychiatry
J Psych Pract	Journal of Psychiatric Practice
J Psychol Nurs	Journal of Psychological Nursing
J Rheum	Journal of Rheumatology
J Thorac Cardiovasc Surg	Journal of Thoracic and Cardiovascular Surgery
J Trauma	Journal of Trauma — Injury, Infection and Critical Care
J Urol	Journal of Urology
Jags	Journal of the American Geriatrics Society
Jama	Journal of the American Medical Association
Jamda	Journal of the American Medical Directors Association
Lancet	Lancet
Leuk Lymphoma	Leukemia & Lymphoma
Leukemia	Leukemia
Life Sci	Life Sciences

Maturitas	Maturitas
Mayo Clin Proc	Mayo Clin Proceedings
Md State med Assoc J	Maryland State Medical Association Journal
Mech Age Dev	Mechanisms of Aging and Development
Med Care	Medical Care
Med Clin N Am	Medical Clinics of North America
Med Lett	The Medical Letter on Drugs and Therapeutics
Med Lett Drugs Ther	Medical Letter of Drugs and Therapeutics
Millbanck Q	Millbanck Quarterly
Minn Med	Minnesota Medicine
Mod Concepts Cardiovas Dis	Modern Concepts of Cardiovascular Disease
N Am Med	North American Medicine Clinics
Natl Ctr Hlth Stat	National Center for Health Statistics
Nature	Nature
Nejm	New England Journal of Medicine
Nephrol Dial Transplant	Nephrology Dialysis Transplantation
Neurol Clin	Neurologic Clinics
Neurol Res	Neurological Research
Neurol	Neurology
Neuropsychopharm	Neuropharmacology
Neuroscience	Neuroscience
Nurs Home Med	Nursing Home Medicine
Nurs Home Pract	Nursing Home Practice
Nutr	Nutrition
Nutr Rev	Nutrition Review
Obgyn	Obstetrics and Gynecology
Oncology	Oncology
Ophthalm	Ophthalmology
Osteoporos Int	Osteoporosis International
Pain	Pain
Palliatr Med	Palliative Care Medicine
Ped Derm	Pediatric Dermatology
Pharmacotherapy	Pharmacotherapy

Phys Ther	Physical Therapy
Post Grad Med J	Postgraduate Medicine Journal
Prim Care	Primary Care
Prog Clin Biol Res	Progress in Clinical and Biological Research
Psychiatr Clin N Am	Psychiatric Clinics of North America
Psychother Psychosom	Psychotherapy and Psychosomatics
Radiology Clin N Am	Radiologic Clincs of North America
Schizophr Bull	Schizophrenia Bulletin
Sci Am	Scientific American
Sci Am Med	Scientific American Medicine
Science	Science
Semin Oncol	Seminars in Oncology
Semin Spine Surg	Seminars in Spine Surgery
Sleep Med Rev	Sleep Medicine Review
South Med J	Southern Medical Journal
Spine	Spine
Stroke	Stroke
Surg Clin N Am	Surgical Clinics of North America
Surgery	Surgery
Surv Ophthalmol	Survey of Ophthalmology
Urol Clin N Am	Urologic Clinics of North America

Agradecimentos

Diversos profissionais da saúde e estudantes de medicina contribuíram com a elaboração de várias seções deste livro.

Maine-Dartmouth Family Practice Residency = MDFPR (Residência em Medicina Familiar de Maine-Dartmouth)

Benjamin Brown, MD, MDFPR	Diabetes melito; MI
Diana Berger, MD, Hanover, NH	Gota
Laura Chapman, Hanover, NH	Meningite
Sandy Colt, GNP, Maine General Medical Center	UTIs/Constipação
Ahmed Aldilaimi, MD, MDFPR	Fibrilação atrial
Rod Forrey, PA, MDFPR	NMS
Alicia Forster, MD, MDFPR	Câncer de Próstata
James Glazer, MD, MDFPR	Osteomielite; Hipotermia
Rick Hobbs, MD, MDFPR	Asilo & Cuidado paliativo
Kristin Burdick, MD, MDFPR	Síncope
Janis B. Petzel, MD, Augusta, ME	Depressão; Ansiedade
Jonathan Kilroy, DO, MDFPR	Agentes trombolíticos
Nate Harmon, MDFPR	Doença de Parkinson
Cory Ingram, MD, MDFPR	HTN
Kathryn Wistar, MD, MDFPR	Abuso de etanol
Chi Jokonya, MD, MDFPR	HIV
Catherine Neilsen, MD, MDFPR	Abuso de idosos
Daniel K. Onion, MD, MDFPR	Cardiologia
Rebecca Reeves, Albany, NY	Endocardite
Cheryl Seymour, MD, MDFPR	CHF
Shannon Tome-Kenney, Biddeford, ME	Infecções de pele
Stephanie Waecker, DO, MDFPR	Câncer de ovário
Richard Wallingford, III, MD, MDFPR	TB
Delvina Saraqini, MD, MDFPR	Capsulite adesiva
Chris Lutrzykowski, MD, MDFPR	

Sanjaya Soori, MD, MDFPR	COPD
Gail Rowell, DO, Biddeford, ME	Osteoartrite
Gayle Smith, DO, MDFPR	Incontinência urinária
Ferdinand Saran, MD, MDFPR	Alimentação com sonda

Nosso especial agradecimento vai para Miriam Axelrod por editar os capítulos sobre Cardiologia, Pneumologia e Infecção, bem como pela gentil substituição de emergência; e também a Betsy Hart, cujo conhecimento de Geriatria, e a meticulosa revisão do restante da terceira edição, melhorou a qualidade deste livro. Também gostaríamos de agradecer a Davene Fitch, por sua ajuda com a adição de novas tabelas, e a Kathleen Keene.

Nota

Empreendemos todos os esforços para resumir diversas referências de forma concisa e com precisão. Contudo, o leitor sabe que os tempos e os conhecimentos médicos mudam, que a transcrição ou o erro compreensivo sempre é possível, e que os detalhes cruciais são omitidos em qualquer tempo (como uma extração abrangente), já que isso é feito em um espaço limitado. A principal finalidade dessa compilação é citar a literatura especializada em diversos aspectos de questões controversas; assim, costuma ser difícil saber onde está a "verdade". Nós não podemos, portanto, garantir que cada informação descrita aqui é totalmente precisa ou completa. O leitor deverá confirmar se as recomendações citadas ainda são lógicas e razoáveis, pela leitura dos artigos originais e pela avaliação de outras fontes, incluindo consultores da região e literatura recente, antes de aplicá-las.

Os medicamentos e os dispositivos clínicos descritos aqui podem ter uma disponibilidade restrita controlada pelo FDA (departamento do governo norte-americano que testa, controla e inspeciona alimentos e remédios) para uso somente em pesquisas ou ensaios clínicos. As informações apresentadas sobre medicamentos foram obtidas de fontes de referência, dados recém-publicados e testes farmacêuticos. As pesquisas, as experiências clínicas e os regulamentos governamentais modificam com freqüência o padrão aceito nessa área. Ao considerar o uso de qualquer medicamento em um quadro clínico, o clínico ou o leitor fica responsável pela determinação do *status* do medicamento pelo FDA, leitura da bula e prescrição das recomendações mais atuais sobre dose, precauções e contra-indicações, bem como pelo estabelecimento do uso apropriado do produto. Isso é importante, sobretudo, no caso de medicamentos recentes ou raramente utilizados.

Capítulo 1
Problemas Geriátricos Comuns

1.1 Incapacidade funcional no idoso

Causa: perda de função física, mental e/ou social, além de carga familiar excessiva (Gerontol 1980;20:649).

Epidemiologia: em 1985, 20% dos idosos eram portadores de deficiência; por volta de 2060, 30% serão portadores de deficiência (J Gerontol 1992;47:S253), embora tenha havido melhorias no estilo de vida e redução nos fatores de risco da deficiência de idosos na última década (Jama 2003:289:3137,3164): entre os idosos com >65 anos de idade: >20% apresentam dificuldade de caminhar meia milha (800 m); 30% exibem dificuldade de executar tarefas domésticas pesadas; 50% têm dificuldade de puxar ou empurrar grandes objetos, como mobília. Trinta por cento dos idosos de comunidades vivem sozinhos: relação M/F = 1:3; o restante vive em ambientes familiares; 54% com cônjuge, 13% com crianças, 3% com pessoas que não são seus parentes (DHHS Publc 1990; PF3029912900 d996).

Sintomas: perda da habilidade de viver de forma independente; isolamento social, psicológico, emocional.

Sinais: incapacidade de ler além de 20/40 (acuidade visual); incapacidade de ouvir e responder perguntas breves e sussurradas, como "Qual o seu nome?"; incontinência urinária; peso abaixo do limite aceitável para a altura; incapacidade de se lembrar de 3 objetos depois de 1 minuto; freqüentemente triste ou deprimido; não consegue sair da cama, fazer suas próprias refeições, fazer suas próprias compras; dificuldade com escadas, banheiras, tapetes, iluminação; não sabe onde recorrer em casos de emergência ou doença (Ann IM 1990;112:699); incapacidade de tocar a parte de trás da cabeça com ambas as mãos, tocar as costas ao nível da cintura, ou o quadril contralateral; incapacidade de se sentar ou tocar os dedos do pé; sem força de preensão (J Fam Pract 1993;17:429).

Atividades do dia-a-dia (AVDs): a avaliação funcional de Katz (Gerontol 1970;10:20) registra a perda de independência em 6 habilidades (na ordem em que elas são perdidas: banho, ato de se vestir, ato de fazer o toalete, transferência, continência, alimentação); em geral, essas habilidades são recuperadas na ordem inversa; avalie a capacidade real, e não o desempenho relatado (Nejm 1990;322:1207); a escala da atividade diária de Mahoney e Barthel apresenta questões mais específicas (Md State Med Assoc J 1965;14:61); avalie a velocidade e a presença de dor na realização das tarefas do cotidiano em pacientes com artrite (J Chronic Dis 1978;31:557); uso de reabilitação para tais atividades (Arch Phys Med Rehab 1988;69:337); quedas e incontinência associadas dano às extremidades inferior e superior (Jama 1995;273:1348).

Atividades instrumentais da vida diária (AIVDs): atividades mais complexas como fazer compras, procurar transporte, preparar comida, subir escadas, administrar as finanças, executar o serviço doméstico, atender ao telefone, tomar medicamentos e trabalhar (elaborado por Fillenbaum – Jags 1985;33:698); existe um método mneumônico em inglês: SHAFT (que significa *haste*): *shopping* (fazer compras), *housework* (serviços domésticos), *accounting* (contabilidade), *food preparation* (preparo da comida), *transportation* (transporte) (Mayo Clin Proc 1995;70:891).

Outras escalas de AIVDS: avaliação da casa (Clin Ger Med 1991;7:677); nutrição (Am Fam Phys 1993;48:1395); condução de veículos (Clin Ger Med 1993;9:349): os estados onde se solicitam os testes-padrão de visão para a renovação da carteira de motorista apresentam poucas fatalidades, enquanto aqueles que exigem um teste de função cognitiva não demonstram nenhuma diferença nos índices de fatalidades (Jama 1995;274:1026); identifique os pacientes mais idosos sob risco de declínio funcional após doença clínica aguda e hospitalização com o auxílio de um sistema de escore baseado no Mini-Exame do Estado Mental (MEEM), nas AIVDs e na idade (Jags 1996;44:251); as IADLs são úteis em idosos que vivem em comunidades.

Evolução: Para cada 5 adultos com 5-6 limitações nas AVDs, pode-se esperar que 1 paciente melhore em todas as AVDs em 2 anos (Milbank Q 1990;68:445); os pacientes que têm dificuldades em realizar as IADLs apresentam uma probabilidade 12 vezes maior de desenvolver demência (Jags 1992;40:1129).

Complicações: Colocação em instituições de longa permanência (ILPs); desgaste dos profissionais da área de saúde: 70% desses profissionais são mulheres casadas de meia-idade; 30% são os próprios idosos (Gerontol 1987;27:616); a prevalência de depressão entre os profissionais de saúde é de 30-50% (J Gerontol 1990;45:P181); medidas de indicadores fortes de função de mortalidade de 90 dias e 2 anos (Jama 1998;279:1163).

Exames laboratoriais: hemograma, TSH, bioquímica sanguínea de rotina.

Tratamento:

Conduta da equipe: Avaliação geriátrica anual (Nejm 1995;333:184); reabilitação; mudança do esquema médico para não inibir a função; solicitação de serviços comunitários; vigilância quanto à depressão subjacente; avaliação e instrução de terapia ocupacional e fisioterapia (Jama 1997;278:1321).

1.2 Quedas no Idoso (ver também quedas no capítulo sobre Manutenção dos Cuidados de Saúde)

Ann IM 1994;121:442; Nejm 1994;331:821; 1990;322:1441; Rubenstein LZ, UCLA Intensive Geriatric Review Course, 1996; Am Fam Phys 2000;61:2163; Jags 2001;49:664; 1995;43:1146

Causas:

Intrínsecas:

- Visual: cataratas, perda da acuidade visual, luz clara e ofuscante (claridade), adaptação ao escuro (Jags 1991;39:1194; Nejm 1991;324:1326).
- Vestibular: infecção otológica prévia, cirurgia otológica, aminoglicosídeos, quinidina, furosemida.
- Proprioceptiva: neuropatia periférica, degeneração cervical; 1/3 dos idosos apresentam uma propriocepção anormal (Jama 1988;259:1190).
- SNC: acidente vascular cerebral, doença de Parkinson, hidrocefalia de pressão normal (HPN), demências (ou doença de Alzheimer — estágio terminal).
- Cognitiva: demência, delírio.
- Musculoesquelética: descondicionamento, fraqueza das extremidades inferiores, p. ex., artrite grave (Nejm 1988;319:1701; Jags 2002;50:671); a fraqueza das pernas confere um risco 5 vezes maior de quedas, em comparação com problemas de equilíbrio ou de marcha, o que produz um risco 3 vezes maior de quedas, *vs.* equilíbrio como o fator mais importante (Age & Aging 1999;28:513); a força de extensão dos joelhos (quadríceps) e de flexão plantar do tornozelo (músculos gastrocnêmio e sóleo) contribuem com a velocidade da marcha e o comprimento do passo (Jama 1995;273:1341); problemas nos pés, como unhas grossas, calos, joanetes, deformidades dos dedos, sapatos mal-ajustados (Jags 1988;36:266).

- Medicamentos (>4 medicamentos como um fator de risco), particularmente os benzodiazepínicos de longa ação, agentes psicoativos (Jags 1999;47:30), antidepressivos tricíclicos (NEJM 1998;339:875).

Quedas em instituições de longa permanência (ILPs) (Ann IM 1994;121:442; JAGS 2000;48:652):

> Vinte por cento têm causa cardiovascular, p. ex., hipotensão — induzida por medicamento, pós-prandial, postural ou bradicardia (J Gerontol 1991;46:M114); 5% se devem à doença aguda, como pneumonia, processo febril, ITU, ICC (Am J Med 1986;80:429); apenas 3% das quedas são decorrentes de evento intrínseco devastador, como síncope, crise epiléptica, acidente vascular cerebral, agentes psicoativos (Nejm 1992;327:168).

Extrínsecas:
- Riscos ambientais >50%, p. ex., cordas, móveis, pequenos objetos, padrões ópticos em escadas rolantes, escadas, pisos (Clin Ger Med 1985;1:555); a maioria ocorre com atividades brandas-moderadas, como: caminhada, subida, descida, mudança de posição; 70% ocorrem em casa, 10% em escadas (descida > subida) (Age & Aging 1979;8:251).

Instituições de longa permanência (ILPs): Contenções (paradoxalmente) (Ann IM 1992;116:369; Jags 1999;47:1202); freqüência mais elevada de quedas durante mudanças de turno e quando a proporção de funcionários é inadequada (Jags 1987;35:503).

Epidemiologia: Os acidentes constituem a 5ª causa de morte nos idosos; as quedas representam 2/3 das mortes acidentais; 2/3 das quedas são evitáveis; 33% dos idosos (>65 anos) que vivem em comunidades caem todo ano; incidência em indivíduos do sexo feminino > masculino, brancos > negros (Nejm 1994;330:1555); o idoso ativo apresenta maior risco de lesão que o debilitado (Jags 1991;39:46).

Acima de 50% de todos os pacientes que vivem em ILPs caem durante sua estadia (Jags 1995;45:1257), em virtude de sua maior fragilidade; no entanto, a freqüência pode ser alta por causa de relatos mais eficientes (Jags 1988;36:266).

Fisiopatologia: O risco de fraturas por quedas aumenta no idoso, em função da capacidade diminuída de absorção de impacto no tecido e das repostas depreciadas de proteção, como momento da reação, força muscular, nível de alerta, cognição (J Gerontol 1991;46:M164).

As quedas de alturas produzem um impacto suficiente para a ocorrência de fratura no quadril (Nejm 1991;332:1326; Jama 1994;271:128); é mais provável fraturar um pulso do que o quadril quando se cai para a frente, apoiando-se em algo; a queda para trás é mais perigosa em razão do risco de fratura do quadril (Jags 1993;41:1226).

Em uma idade avançada, a estratégia para manter o equilíbrio após um escorregão varia desde o desvio do peso sobre o quadril, quando mais jovem, até o passo rápido adiante, quando mais velho (Rubenstein LZ, 1996).

Sintomas: Histórico de sinais hipotensivos posturais, pós-prandiais, à micção; o paciente pode ter histórico de taquicardia atrial paroxística, síndrome do nó sinusal (SSS), estenose aórtica (EA), hemiplegia, neuropatia, crises epilépticas, anemia, hipotireoidismo, estado nutricional deficiente, abuso de alcool, doença concomitante (ITU, pneumonia, ICC); ou uso de anti-hipertensivos, antidepressivos, sedativos, hipoglicêmicos, fenotiazínicos ou carbamazepina.

Sinais: Avalie o ambiente: escadas, pisos (escorregadio por urina, linóleo altamente polido, tapetes grossos), móveis baixos, animais domésticos, chuveiro, iluminação, corrimão de escadaria, barras de apoio de toalete, calçados, chinelos.

1.3 Avaliação do Equilíbrio/Marcha de Tinetti

Equilíbrio: Em posição ereta imediata (se anormal, considere miopatia, artrite, doença de Parkinson, hipotensão postural, desacondicionamento, comprometimento do quadril, hemiparesia).

Com os olhos fechados e os pés juntos (se anormal, considere déficit multissensorial ou propriocepção diminuída).

Se instável com pressão esternal ou rotação em 360º (considere doença de Parkinson, hidrocefalia de pressão normal [HPN], doença neurológica [SNC], problemas nas costas, espondilose cervical); a avaliação é particularmente importante antes de iniciar as aulas de exercícios físicos.

Enquanto sentado (se anormal, considere diminuição na acuidade visual, miopatia proximal, ataxia).

Ao virar o pescoço (se anormal, considere artrite ou espondilose cervical, insuficiência vertebrobasilar).

Ao manter uma das mãos para cima, os atos de se curvar para baixo e se manter em pé sobre uma das pernas são testes de triagem para indivíduos mais funcionais na comunidade; os indivíduos incapazes de realizar tais movimentos estão sob risco de sofrer quedas em casa (Jags 1986;34:119).

Seis por cento de F >65 anos de idade, 38% com >85; 63% de residentes de clínicas de repouso apresentam anormalidades da marcha (Jags 1996;44:434); a caminhada em uma distância de 8 pés (2,4 metros) com tempo determinado e outros testes de função das extremidades inferiores predizem a deficiência nas atividades diárias relacionada à mobilidade em 4 anos (Nejm 1995;332:556); a velocidade da marcha auto-selecionada do paciente de clínica de repouso e a percepção de deficiência física são preditivas de perda funcional (Jags 1995;43:93); a velocidade de uma caminhada confortável é um indicador mais eficiente do que um teste ergométrico em esteira para avaliação do estado cardíaco em pacientes com ICC; alterações normais do envelhecimento: marcha em base mais ampla, passos menores, balanço diminuído do braço, postura inclinada para a frente (da cabeça e dos ombros), rotação mais lenta.

Altura do passo (ver Tabela 1.1):

Tabela 1.1 Avaliação da marcha de Tinetti

Anormalidade da marcha	Tipo de marcha	Descrição	Etiologia	Diagnóstico/Tratamento
Altura/extensão do passo	Espástica	Base larga, levemente flexionado, pequenos passos com arrastamento dos pés, passos hesitantes, incapacidade de iniciar o passo, "colado ao chão"	Demência vascular	Protetores trocantéricos diminuem a incidência de fratura de quadril
		Circundução, os pés roçam junto ao chão, espasticidade de mãos-braços	Acidente vascular cerebral	Cirurgia
		Circundução bilateral, algumas vezes com aumento na freqüência e urgência urinárias	Estenose vertebral	Cirurgia
	Hidrocefalia de pressão normal	Passos curtos, velocidade diminuída da passada e associada com movimentos do ombro, balanço postural aumentado, falta de equilíbrio, dificuldade de se virar		Desvio
	Doença de Parkinson	Carece do balanço do braço, vira-se em bloco (movimenta o corpo inteiro quando se vira), hesitação, fica empacado enquanto caminha especialmente em espaços abertos, como vãos de entrada, festinação		Andador de rodas
	Marcha escavante (em *steppage*)	Com choque do calcanhar	Observada em neuropatias motoras distais	Ortótica dos pés

Desvio de Rumo/trajetória	Vestibular	Marcha em base larga, o paciente olha para os pés	Ataxia sensorial	Sinal positivo de Romberg + sensibilidade de posição/vibração no tornozelo
		Oscilante de um lado e depois do outro		
	Fraqueza	Andar afetado oscilante e lento, usa os móveis para se agarrar quando caminha	Neuropatia periférica	Atrofia, 2/5 da força
Balanço postural	Cerebelar	Base ampla, irregular, oscilante, mudança de direção, titubeação do tronco	Descondicionamento	
	Andar oscilante (bamboleante)	Base ampla	EM	
	Marcha antálgica	Observada em casos de artrite do quadril quando a bengala é mantida incorretamente do mesmo lado	Observado em casos de artrite, miosite, PMR graves	
		Lança o tronco sobre o quadril acometido, resultando em estresse sobre o quadril e a coluna lombar		Analgésicos, reposição do quadril
Marcha histérica		Hemiparesia sem circunducção, braço hemiparético normal durante a caminhada, força satisfatória ao repouso, mas ataxia à caminhada, andar cambaleante durante um longo período até alcançar a parede oposta, andar na corda bamba, o paciente arrasta a pessoa que o auxilia até o chão		Restauração da confiança

1.3 Avaliação do Equilíbrio/Marcha de Tinetti

- Marcha do lobo frontal: observada em demência vascular, sendo a anormalidade mais comum da marcha: base ampla, levemente flexionada, passos pequenos com arrastamento dos pés, passos hesitantes, incapacidade de iniciar o passo: "colado ao chão" (Nejm 1990;322:1441).

- Marcha espástica: observada em casos de acidente vascular cerebral com circunducção, roçar dos pés junto ao chão, espasticidade de mãos-braços; verificada também em casos de estenose cervical e miopatia com circunducção bilateral, algumas vezes com aumento na freqüência e urgência urinárias (Jags 1996;44:A).

- Marcha parkinsoniana: carece do balanço do braço, vira-se em bloco (movimenta o corpo todo quando se vira), hesitação, fica empacado enquanto caminha ("congelado"), especialmente em espaços abertos, como vãos de entrada, festinação (aumento involuntário na velocidade da marcha para não cair, com o centro de gravidade deslocado para a frente). Constitui a 4ª causa mais comum de anormalidade da marcha.

- Hidrocefalia de pressão normal (HPN): passos curtos, velocidade diminuída da passada e associada com movimentos do ombro, balanço postural aumentado, falta de equilíbrio, dificuldade de se virar; há uma sobreposição entre a HPN e as etiologias vasculares, p. ex., a hidrocefalia causada por acidente vascular cerebral pode ser responsável por anormalidades similares da marcha (Jags 1996;44:434).

- Marcha escavante (em *steppage*) com choque do calcanhar; observada em neuropatias motoras distais.

Desvio de rumo/trajetória: Observe o idoso de trás, um dos pés em um momento em relação à linha média; verifica-se esse desvio anormal de rumo em casos de:

- Marcha vestibular, observada com ataxia sensorial, 2ª causa mais comum de anormalidade da marcha, pisadura em base larga, o paciente olha para os pés; e marcha ocasionada por neuropatia perifé-

rica, 3ª causa mais comum, oscilante em um dos lados e depois no outro, sinal de Romberg positivo (paciente incapaz de se manter em equilíbrio com os olhos fechados).
- Fraqueza muscular, andar afetado oscilante e lento, agarra-se em móveis quando caminha.

Balanço Postural: Observe o paciente de traz em relação ao movimento lateral do tronco; observada em casos de:

- Marcha cerebelar, 5º distúrbio mais comum da marcha, base ampla, irregular, oscilante, mudança de direção, titubeação do tronco (trepidação do tórax em relação ao resto do corpo).
- Marcha antálgica, observada em casos de artrite do quadril, quando a bengala é mantida incorretamente do mesmo lado, lançando o tronco sobre o quadril acometido, o que resulta em estresse sobre o quadril e a coluna lombar (Ger Med Today 1985;4;47; Jags 1996;44:434).
- Marcha oscilante (bamboleante), base ampla, observada em casos de artrite, miosite, PMR graves.
- Marcha histérica: hemiparesia sem circundução, braço hemiparético normal durante a caminhada, força satisfatória ao repouso, mas ataxia à caminhada, andar cambaleante durante um longo período até alcançar a parede oposta, a marcha assemelha-se a tentativas de andar na corda bamba, o paciente arrasta a pessoa que o auxilia até o chão, não se sabe se esse tipo de marcha ocorre em pacientes com 70 anos de idade (Jags 1996;44:434).

Complicações: Aumento na incidência de quedas associado com mortalidade elevada em 6 meses (Age Aging 1977;6:201), 6% de fratura de alguns ossos (desses, ¼ corresponde à fratura de quadril) (Jags 1995;43:1146); 2% das quedas com lesão são fatais (das quais, 13% morrem da formação de êmbolo pulmonar); os homens brancos com 85 anos ou mais apresentam uma taxa mais elevada de óbitos atribuíveis às quedas, ultrapassando a proporção de 180/100.000 pessoas

(Ann Rv Pub Hlth 1992;13:489); 5% de lesões graves nos tecidos moles (Nejm 1988;319:1701).

Como ficam deitados por muito tempo enquanto esperam por ajuda (<10% das quedas); se passar mais de 1 hora esse repouso pode causar desidratação, úlceras de pressão, rabdomiólise, pneumonia (Jama 1993;268:65).

Vinte e cinco por cento dos indivíduos que sofrem quedas subseqüentemente evitam as atividades comuns, instrumentais e avançadas do dia-a-dia em função do medo de novas quedas (J Gerontol 1994;49:M140; Nejm 1988;319:1701).

Admissões em instituições de longa permanência (ILPs) (Am J Pub Hlth 1992;82:395; Nejm 1997;337:1279):

Aumento no uso dos serviços de cuidados de saúde (Med Care 1992;30:587); aproximadamente 50% de pacientes que são hospitalizados em virtude de quedas chegam a ser institucionalizados (Emerg Med Clin N Am 1990;8:309).

Exames laboratoriais: Exame minucioso de rotina: hemograma com diferencial, UA, bioquímica sanguínea de rotina, (pesquisa de sangue oculto nas fezes), TSH, vit B_{12}, folato, e VHS (descarte PMR), EKG, radiografia do tórax, e/ou TC conforme indicação do histórico.

Não-invasivos: Não há necessidade de monitoração com Holter; a prevalência de arritmia ventricular é de 82% tanto em indivíduos que sofrem quedas como naqueles que não passam por esse tipo de evento; não há relato de nenhum sintoma com essas arritmias (Jags 1989;37:430).

Abordagem:

Preventiva: Os programas de prevenção reduzem as quedas em 1/3 (Nejm 1994;331:821; Jama 1997;278:557)

- Avaliar as quedas no idoso (Jags 1993;41:309,315,479): HMG, ECG, neuroimagem, exames neurológico e ortopédico, consulta de fisioterapia, segurança e avaliação funcional da casa do paciente (Jama 1996;276:59); por meio de um questionário, avaliam-se aqueles

pacientes sob risco de imobilidade em função do medo de quedas (J Gerontol Med Sci 1995;45:239); forneça folhetos de orientação do paciente (Am Fam Phys 1997;56:1815).
- Minimizar a quantidade de medicamentos e utilizar as menores doses possíveis.
- A vit D reduz as quedas (Jama 2004;274:291).
- Programas de exercício físico: (Nejm 1994;330:1769) para aumentar a força e a flexibilidade musculares (ensaios de FICSIT – Jama 1995;273:1341; Jags 1996;44:513), em idosos com >80 anos de idade (BMJ 1997;315:1065; Age & Aging 1999;28:513; Jags 2002;50:1119,1121).
- Treinamento de resistência: para diminuir a fraqueza, o que pode representar mais de um fator limitante do que o *endurance* (Jags 1994;42:937).
- Programas de flexibilidade: para aumentar a amplitude de movimento em caso de rigidez nos flexores do quadril (comuns em cifose torácica), bem como em caso de tensão em abdutores e adutores do quadril.
- Treinamento de equilíbrio e marcha: especialmente sentar e levantar de cadeiras, virar-se ao contrário; a fisioterapia-padrão de clínicas de repouso é de benefício moderado (Jama 1994;271:519); o treinamento de "perturbação" (empurrar em diferentes direções para estimular as repostas posturais) é mais útil em ambientes comunitários.
- Treinamento de *endurance*: para ajudar a compensar o gasto energético extra imposto pelas disfunções na marcha; o uso de muletas exige 60% mais energia do que uma caminhada normal; o repouso na cama durante 3 semanas diminui a VO_2 máxima em 27%.
- Tai Chi Chuan: a função cardiorrespiratória é mais eficiente entre os idosos praticantes de tai chi chuan (Jags 1995;43:1222); essa arte chinesa diminui não só as quedas (Jags 1996;44:489,498; Phys Ther

1999;77:371), mas também o medo de cair (Jags 2005;53:1168); no entanto, é necessário que os estudos sejam mais uniformes na escolha do indivíduo para chegar à conclusão de um efeito positivo do tai chi chuan (Jags 2002;50:756).

- Auxílios de assistência: 23% dos idosos não-institucionalizados fazem uso desse tipo de auxílio; desses idosos, 49% usam bengalas (embora 70% a utilizem de forma incorreta), 24% lançam mão de andadores, 12% andam em cadeira de rodas (Natl Ctr Hlth Stat 1992;217:1).

- Protetores de quadril: diminuem as fraturas de quadril (Jama 1994;271:128; NEJM 2000;343:1562) e facilitam a complacência com implementação gradual; é mais provável que os pacientes usem tais protetores se eles forem utilizados apenas em períodos de tempo limitados e especificados pelo paciente (Jags 1993;41:338).

- Colares cervicais: para insuficiência vertebral (Rubenstein LZ, 1996).

- Sapatos apropriados: sapatos de salto alto diminuem o equilíbrio em mulheres idosas (Jags 1996;44:434).

- As cadeiras e os assentos sanitários devem ter um local de repouso para os braços, além de uma altura elevada.

- Ambiente isento de obstáculos, livre de superfície lisa e escorregadia e adequadamente iluminado.

- Evite contenções físicas e farmacológicas (Jama 1991;265:468; Ann IM 1992;116:369); as lesões são menos graves em hospital sem grades de cama (Jags 1999;47:529); alternativas: áreas especiais para caminhadas, leitos mais baixos, tapetes de chão (antiderrapantes), sistemas de alarme (Am Fam Phys 1992;45:763), supervisão pela equipe; evite medicamentos soníferos (que induzem ao sono) com potencial de quedas: em vez disso, use um toca-fitas com fones de ouvido com fitas de músicas favoritas, livros falados e mensagens dos familiares (Neufeld R, Phoenix, AZ, 1997); estimule o paciente a se sentar em vez de se distrair com uma mesa contendo atividade recreativa, como fazer uma refeição, jogar baralho (Ann of Long-Term Care 1999;7:17); alternativas hospitalares: visitas da família, acompanhantes profissionais, leitos mais baixos, unidades de terapia intensiva "funcionais".

1.4 Farmacologia Geriátrica

Family practice review course, Seattle, WA, March 95; Mayo Clin Proc 1995;70:685; JAMA 2003;289:1107

Medicamentos subutilizados: β-bloqueadores em estado pós-IAM (JAMA 1999;282:113; 1998;280:623; 1997;277:115; Lancet 1999;353:955; NEJM 1998;339:489).

Administração crônica de medicamentos superutilizados: Emplastros e ungüento de nitroglicerina, dinitrato de isossorbida, medicamentos para o sono, antipsicóticos em casos de demência, antidepressivos, digoxina, diuréticos, anti-hipertensivos, antiepilépticos, laxantes e vitaminas, NSAIDs, bloqueadores H_2 e sucralfato (Nurs Home Med 1995;3:254); 5-28% de todas as admissões hospitalares críticas de pacientes geriátricos devem-se a reações medicamentosas adversas (Ger Rv Syllabus, 5ª ed., 2002); as interações mais comuns entre os medicamentos que geram efeitos colaterais e levam à hospitalização são os diuréticos, benzodiazepínicos, inibidores da ECA indutores de hipercalemia (Jags 1996;44:944; Ann IM 1995;123:195), hipoglicemia com gliburida, intoxicação por digoxina (Jama 2003:289:1652); (ver Tabela 1.2).

Tabela 1.2 Medicação mais comumente prescrita segundo os critérios de Beers

Medicação	Número de pacientes	Motivos para evitar o uso no idoso	Classificação de gravidade
Difenidramina	76	Pode causar confusão e sedação; não deve ser usada como um hipnótico	Alta
Naproxeno	75	Potencial de sangramento do trato GI, insuficiência renal, hipertensão, e insuficiência cardíaca	Alta
Propoxifeno	63	Oferece poucas vantagens analgésicas sobre o acetaminofeno, mas tem os efeitos adversos dos outros agentes narcóticos	Alta
Amitriptilina	31	Efeitos anticolinérgicos e sedativos	Alta
Clonidina	29	Hipotensão ortostática, efeitos adversos do SNC	Baixa
Prometaxina	28	Mal tolerado no idoso, em virtude de efeitos adversos anticolinérgicos, sedação e fraqueza	Alta
Ciclobenzaprina	28	Potentes efeitos anticolinérgicos	Alta
Ketorolac	24	Alta incidência de efeitos adversos do trato GI	Alta
Estrogênio oral	23	Potencialmente carcinogênico, além de carecer de efeitos cardioprotetores em mulheres mais idosas	Baixa
Hidroxizine	21	Potentes efeitos anticolinérgicos	Alta
Sulfato ferroso >325 mg/dia	18	Aumenta a incidência de constipação, mas não na quantidade absorvida	Baixa
Oxibutinina	17	Mal tolerada no idoso, em função de efeitos adversos anticolinérgicos, sedação e fraqueza	Alta
Metocarbamol	17		Alta
Indometacina	15	Maioria dos efeitos adversos neurológicos (SNC) de todos os NSAIDs	Alta
Nitrofurantoína	14	Insuficiência renal em potencial	Alta

Tabela 1.2 Medicação mais comumente prescrita segundo os critérios de Beers (Continuação)

Medicação	Número de pacientes	Motivos para evitar o uso no idoso	Classificação de gravidade
Piroxicam	11	Potencial de sangramento do trato GI, insuficiência renal, hipertensão, e insuficiência cardíaca	Alta
Digoxina >0,125 mg/dia	10	A diminuição na depuração renal pode levar ao aumento no risco de efeitos tóxicos	Baixa
Lorazepam >3 mg/dia	9	Altamente anticolinérgico, eficácia questionável	Alta
Hiosciamina	9	Alta sensibilidade observada em pacientes idosos (por essa razão, é desejável a administração de doses menores)	Alta
Meperidina	6	A dosagem oral não é eficaz, além de ter o potencial de efeitos adversos do SNC; nesse caso, existem alternativas mais seguras	Alta

Adaptação feita a partir da Tabela 1, *Arch Inter Med.* 2003;163:2719-20.

Farmacocinética:

Absorção: A absorção de ciprofloxacina é reduzida pela administração concomitante de antiácidos ou sucralfato (Pharmacotherapy 1996;16:314); o omeprazol inibe a absorção da cianocobalamina.

Distribuição: Os pacientes que tomam outros medicamentos interativos ou se apresentam em estados hipoalbuminêmicos (baixos níveis de albumina), como em casos de insuficiência renal e desnutrição, podem revelar indícios de toxicidade, apesar dos níveis séricos normais, p. ex., nistagmo com fenitoína; varfarina deslocada e, portanto, potencializada pelo alopurinol, metronidazol (Flagyl), trimetoprim/sulfametoxazol (Bactrim); fenitoína (Dilantin) potencializada por isoniazida, benzodiazepínicos, fenotiazínicos; o aumento nos níveis plasmáticos da glicoproteína B_1-ácida induz a um incremento na ligação protéica de agentes alcalinos, diminuindo com isso a quantidade de princípio ativo livre, p. ex., lidocaína e propranolol.

A proporção de tecido adiposo aumenta com o envelhecimento de 18 para 36% (homens) e de 36 para 48% (mulheres); o conteúdo de água corpórea total diminui em torno de 15% entre 20 e 80 anos de idade; por essa razão, há uma elevação no volume de distribuição de medicamentos lipofílicos, resultando em um período de tempo mais prolongado para se atingir um nível constante e um tempo maior para serem eliminados do corpo, p. ex., diazepam, flurazepam, trazadona, haloperiodol; além disso, ocorre uma redução no volume de distribuição de medicamentos hidrofílicos, culminando em níveis sanguíneos iniciais mais altos, p. ex., digoxina, aminoglicosídeos, penicilinas (Mayo Clin Proc 2003;78:1564).

Excreção: Diminuição no fluxo sanguíneo renal em 1%/ano após os 50 anos de idade. Declínio na taxa de filtração glomerular (TFG) por volta de 35% entre a 3ª e a 10ª décadas de vida.

Depuração de creatinina:

Creat Cl
= [(140 − idade) × peso corpóreo ideal em kg/creatinina sérica × 72] (× 0,85 se mulher)

Se < 30, reduza a dose do medicamento pela metade; a intoxicação por digoxina nem sempre é identificada no idoso; dessa forma, é imperativo calcular a dose com base na depuração de creatinina (JAGS 1996;44:54); há duas possibilidades: aumentar o intervalo ou diminuir a dose (Drugs 1994;48:380):

Intervalo entre as doses = (Creat Cl normal/Cl Creat do paciente) × intervalo normal

Dose do medicamento = (Creat Cl do paciente/Creat Cl normal) × dose normal

A depuração mensurada de creatinina pode ser mais eficiente do que a estimada em idosos mais funcionais (Jags 1993;41:716); os níveis dos medicamentos devem ser traçados imediatamente antes da dose programada após 3-5 meias-vidas da dosagem; os aminoglicosídeos podem ter a mesma eficácia com uma única dose diária (Clin Infect Dis 2000;30:433); a meia-vida determina o intervalo e a dose de ataque, enquanto o Vd (volume de distribuição) determina a dose (Mayo Clin Proc 2003;78:1564).

Metabolismo: Os medicamentos que necessitam da fase 1 (oxirredução, hidrólise), p. ex., diazepam (Valium), lidocaína, isossorbida, são afetados pela atividade enzimática reduzida do citocromo P-450 com o envelhecimento (Med Lett 1999;41:59); já o metabolismo de medicamentos que exigem a fase 2 (conjugação), p. ex., oxazepam, lorazepam, não é influenciado pelo envelhecimento (Figura 1.1) (Med Lett 1996;38:75).

Alterações no metabolismo hepático com a idade

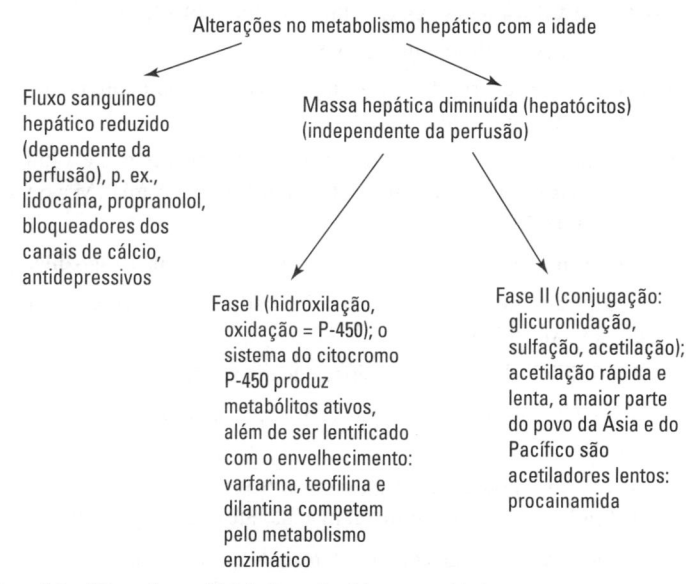

Fluxo sanguíneo hepático reduzido (dependente da perfusão), p. ex., lidocaína, propranolol, bloqueadores dos canais de cálcio, antidepressivos

Massa hepática diminuída (hepatócitos) (independente da perfusão)

Fase I (hidroxilação, oxidação = P-450); o sistema do citocromo P-450 produz metabólitos ativos, além de ser lentificado com o envelhecimento: varfarina, teofilina e dilantina competem pelo metabolismo enzimático

Fase II (conjugação: glicuronidação, sulfação, acetilação); acetilação rápida e lenta, a maior parte do povo da Ásia e do Pacífico são acetiladores lentos: procainamida

Figura 1.1 Alterações no Metabolismo Hepático com a Idade.

Com o emprego concomitante de medicamentos excretados por via renal, ocorrem mais interações medicamentosas adversas, p. ex., a digoxina não é eliminada quando administrada com quinidina ou verapamil; da mesma forma, o lítio não é eliminado quando fornecido com NSAIDs ou tiazidas. Tipos de interações medicamentosas-renais: (1) as reações alérgicas não estão relacionadas à dose e levam semanas para desaparecer, p. ex., meticilina, inibidores da ECA, NSAIDs, trimetoprim, cimetidina; (2) as alterações hemodinâmicas são relacionadas à dose e levam dias para desaparecer, p. ex., agentes antiinflamatórios, inibidores da ECA; (3) as interações tóxicas são relacionadas à dose e levam semanas para desaparecer, p. ex., gentamicina, fenacetina, lítio; (4) a pseudo-azotemia está relacionada à dose e leva dias para desaparecer, p. ex., trimetoprim, cimetidina (Am J Kidney Dis 1996;27:162).

Interações entre os medicamentos (Ger Rv Syllabus 1999-2001, 4ª ed., p. 33) e condições necessárias para interações medicamentosas notáveis: 1) >80% do agente ligado à albumina, 2) índice terapêutico estreito, 3) Vd pequeno (Mayo Clin Proc 2003;78:1564).

Interações medicamentosas comuns:

- Antidepressivos tricíclicos e antiarrítmicos do tipo I apresentam interações potencialmente fatais.
- A varfarina interage com muitos medicamentos, p. ex., ela inibe o metabolismo de sulfoniluréias, levando à hipoglicemia (Mayo Clin Proc 2003;78:1564).
- A eritromicina pode aumentar os níveis de teofilina e digoxina.
- O contraste intravenoso é contra-indicado para pacientes submetidos à metformina.
- A quinidina eleva os níveis séricos de digoxina.
- A selegilina tomada com alguns antidepressivos pode causar delírio intenso.
- As estatinas podem interagir com outros medicamentos redutores de lipídeos (p. ex., genfibrozil, niacina) até causar rabdomiólise.
- O sucralfato interage com a absorção de quinolonas.

Farmacodinâmica: Resposta diminuída dos receptores: concentração reduzida de norepinefrina e dopamina com declínio no efeito das medicações adrenérgicas, p. ex., agonistas α-adrenérgicos, bloqueadores α-adrenérgicos, além de sensibilidade elevada aos bloqueadores dopaminérgicos, p. ex., metoclopramida.

Resposta ampliada dos receptores: atividade aumentada da MAO; efeito reforçado dos opiáceos, p. ex., morfina, e dos benzodiazepínicos, p. ex., diazepam; administre 0,5 mg de clonazepam na hora de dormir com aumento da dose em 0,5 mg a cada 1-2 semanas (meia-vida de 48 horas) e avalie a marcha do paciente.

Dor: (Management of Cancer Pain, US Department of Health and Human Services Agency of Health Care Policy and Research; Storey P, Primer of Palliative Care, Academy of Hospice Physicians; Pain, in Kemp C, terminal illness, JB Lippincott, 1995:112) e sumatriptano são mais seguros para enxaquecas do que os alcalóides de ergot.

O acetaminofeno na dose <4 g/dia pode causar hepatotoxicidade no idoso (Ger Rv Syllabus 1999-2001, p. 255).

Neuralgia pós-herpética: nortriptilina ou desipramina na dose de 10-25 mg, aumentada lentamente até a dose máxima de 75 mg uma vez ao dia, conforme a tolerância; gabapentina (Neurontin) com a dose inicial de 100 mg na hora de dormir, até 100-600 mg 3x/d; os SSRIs são menos eficazes do que os tricíclicos; emplasto tópico de lidocaína (Am Fam Phys 2005;71:806).

A serotonina e a norepinefrina deprimem os sinais periféricos de dor (Neuroscience 2000;100:861).

Dor neuropática: antidepressivos tricíclicos, ou venalfaxina (que possui menos efeitos colaterais), ou emplasto de lidocaína para dor neuropática periférica, ou gabapentina (Adv Studies Med 2004;4:88) ou baclofeno.

Opióides para dor intensa (Med Lett Drugs Ther 1993;35:1): sulfato de morfina para câncer ou dor pós-operatória; sulfato de morfina em formulação líquida com dose inicial de 10 mg a cada 4 horas com dose de resgate (5-15% da dose total de 24 horas a cada 1 hora, conforme a necessidade); a morfina de liberação lenta a cada 12 horas deve ser acompanhada pela morfina de liberação imediata para dor episódica e temporária (10% da dose de liberação lenta de 24 horas [sublingual, via oral, ou via retal]); ocorre sonolência dentro das primeiras horas de terapia, com início improvável após esse período; o surgimento de tolerância exige semanas a meses de administração contínua e ainda pode não se desenvolver em alguns pacientes; o desenvolvimento de depressão respiratória é improvável se nada estiver presente em 2-3 dias; monitore a freqüência respiratória durante o sono; se a freqüência não cair abaixo de 12 movimentos respiratórios/minuto quando a dose for aumentada, o paciente não desenvolverá depressão respiratória; no início da administração, não ocorre dependência física ou psicológica; os bisfosfonatos são bons analgésicos adjuvantes para osteoalgia; os pacientes ficam igualmente confusos após a administração de anestesia epidural ou geral (Jama 1995;274:44).

Evite propoxifeno e meperidina no idoso (o acúmulo de metabólitos ativos da última leva a mioclonia e delírio).

Ao trocar os opiáceos, calcule a dose equianalgésica; diminua a dose por volta de 25 e 50%, respectivamente, para dor intensa e moderada, para permitir uma tolerância cruzada parcial (ver Tabela 1.3).

Tabela 1.3 Tabela de conversão de opióide

Medicação	Dose parenteral Equivalente à dose única	Oral	Dose parenteral equivalente à dose diária	Oral	Uso de dose parenteral de partida	Oral
Morfina	10 mg	30 mg	12 mg (2 mg a cada 4 horas)	30 mg (5 mg a cada 4 horas)	2 mg a cada 4 horas	5 mg a cada 4 horas
Morfinal SR (liberação contínua)	NA	NA	NA	30 mg (15 mg a cada 12 horas)	NA	15 mg a cada 12 horas
						MS Contin
						Kaian 20 a cada 24 horas
						Avinza 30 a cada 4 horas
Oxicodona	NA	20 mg	NA	30-40 mg (5 mg a cada 3-4 horas)	NA	5 mg a cada 4 horas
Oxicodona SR (liberação contínua)	NA	20-30 mg	NA	20 mg (10 mg a cada 12 horas)	NA	10 mg a cada 12 horas
Metadona	1,5 mg			2 para 1 até 20:1 para MS1000 <50 mg M:MS = 1:2 10-100 M:MS = 1:3 101-300 M:MS = 1:5		

(Continua)

Tabela 1.3 Tabela de conversão de opióide (Continuação)

Medicação	Dose parenteral equivalente à dose única	Oral	Dose parenteral equivalente à dose diária	Oral	Uso de dose parenteral de partida	Oral
Metadona	1,5 mg			301-600 M:MS = 1:10 601-800 M:MS = 1:12 801-1000 M:MS = 1:15 >1000 mg M:MS = 1:20		
Hidromorfona	1,5 mg	7,5 mg	1 mg a cada 12 horas	2 mg a cada 3-4 horas	1 mg a cada 4 horas	2 mg a cada 4 horas
Hidrocodona	NA	30 mg	NA	20 mg 5-10 mg a cada 6 horas	NA	5 mg a cada 6 horas
Codeína com acetaminofeno	NA	200 mg	NA	15 mg a cada 4-6 horas (NR)	NA	15 mg a cada 4 horas
Tramadol	NA	150-300 mg	NA	25-50 mg a cada 4-6 horas (NR)	NA	50 mg a cada 8 horas
Fentanil	NA	NA	Emplastro de 25 mcg/hora Emplastro de 300 mcg/hora equivale a 1035-1124 mg/24 MS PO		Emplastro de 25 mcg/hora	

Adaptação de Advanced Studies in Medicine 2004;4(2):88-89
NA = não-aplicável; NR = não-recomendado

Tratamento de constipação induzida por opióide (Nejm1996;335:1124):

Prevenção: Docusato sódico 100 mg PO 2x/d e senna PO 1-2 comprimidos na hora de dormir; supositório de bisacodil (conforme a necessidade); adicione sorbitol 70%, 15-30 mL 2x/d (mais barato do que a lactulose); na ausência de movimento intestinal por 4 dias, realize enema; se houver impactação fecal, há necessidade de desimpactação manual ou aplicação de enemas antes de iniciar os laxantes (Ger Rv Syllabus, 5ª ed., 2002, p. 110).

Terapias alternativas contra a dor: Terapia tópica: adicione creme de capsaicina 0,25-0,75%, potência mais baixa nas primeiras 2 semanas (em seguida, mude para uma potência mais alta); pode ser mais tolerável se aplicada com pomada de lidocaína 2,5-5,0% nos primeiros dias do tratamento; pode interferir com a substância P (Life Sci 1979;25:1273); reduz a sensibilidade e a dor com um único efeito adverso de queimação transitória localizada (J Rheum 1992;19:604; Ann IM 1994;121:133); considere o bloqueio neural se nada disso funcionar.

Ervas:

- As ervas potencialmente perigosas incluem chaparral, confrei (hepatotóxico); éfedra, (HAS); lobela (atua como a nicotina); ioimbina (fraqueza); ginkgo biloba (aumenta o tempo de sangramento) (Arch IM 1998;158:2000).
- Pode-se usar camomila, equinácea, gengibre para náusea e saw palmetto (ou *Serenoa reppens*/palmeira anã) para hipertrofia prostática benigna (Arch Fam Med 1998;7:523).

Vitaminas:

- 1-6 g de vit C reduzem os sintomas de resfriado em 21% e abrevia o curso em 1 dia.
- A vit E estimula a resposta do sistema imunológico no idoso (Jama 1997;277:1380).
- O ácido fólico pode ser usado para prevenção de demência vascular (Arch of Neurol 1998;55:1449).

- O zinco melhora a resposta mediada por células, particularmente em casos de infecção crônica (Jags 1998;46:19).

Alternativas para o estrogênio oral:

- Os fitoestrogênios (Obgyn 1996;87:897) dietas (ricas em soja) de mulheres japonesas são associadas com ondas de calor infreqüentes e menor incidência de outros sintomas da menopausa (Lancet 1992;339:1233); ½ xícara de soja = 200 mg de isoflavona/dia (~ mg de estrogênio esteroidal conjugado), 100 mg/dia de isoflavina diminui os sintomas da menopausa e o colesterol LDL (Obgyn 2002;99:389).

- Uso de 1 g de creme de estrogênio uma vez ao dia na hora de dormir 3 vezes por semana para mucosa friável (Am J Med Sci 1197;14:262); ainda pode ser necessário o uso de progesterona para evitar hiperplasia (Jama 2004;291:1701).

1.5 Colonização/Infecção do Trato Urinário

Jags 1996;44,1235,4120; Clin Ger Med 1990;6:1; Ann IM 1990;150:1389; 1995;122:749

Causa: A *Escherichia coli* é o patógeno predominante (50%) no idoso; as instrumentações e as internações levam a infecções por *Proteus mirabilis, Klebsiella, Enterobacter, Serratia,* e *Pseudomonas aeruginosa*; 25% dos idosos com sondas urinárias apresentam enterococos na urina; presença de estafilococos coagulase-negativo em idosos de ambulatório; microrganismos resistentes, p. ex., *Citrobacter freundii, Providencia stuartii*.

Epidemiologia: F/M = 2:1; ITUS causam 30-50% de todas as bacteremias e septicemias; a bacteriúria induzida por sondas aumenta em torno de 3-10%/dia; a bacteriúria é elevada em clínicas de repouso (33%) e secundária a imobilidade, DM, incontinência fecal/urinária, estado mental em deterioração.

Fisiopatologia: A fixação das bactérias às células epiteliais da bexiga é promovida por mudança no estado hormonal do paciente idoso, hipertrofia prostática benigna (HPB), formação de cálculo (pedra) prostático ou renal, redução nas secreções bacteriostáticas da próstata, aumento no pH vaginal, diminuição dos lactobacilos, enfraquecimento anatômico do assoalho pélvico; EM, DM, AVC, doença de Alzheimer causam dano ao esvaziamento vesical e colonização bacteriana; a incontinência fecal provoca colonização retrógrada.

Sintomas: Disúria, febre, urgência e freqüência urinárias, hematúria, desconforto suprapúbico são sintomas específicos de ITU; os sintomas inespecíficos de ITU são muito mais freqüentes, p. ex., alteração no estado mental, mudança na capacidade funcional, incontinência de início agudo, hiporexia (apetite diminuído), fraqueza, quedas, hipotensão, dor abdominal, náusea e vômito, aumento no nível de açúcar sanguíneo (glicemia) em diabéticos; pode exibir sintomas específicos ou inespecíficos antes de iniciar o tratamento.

Sinais: Urina de odor fétido é mais indicativa de desidratação do que ITU (Nurs Home Med 1997;5:101).

Evolução:

Não-complicada: ITUs infreqüentes (separadas por, pelo menos, 2-3 meses), que ocorrem em um idoso funcionalmente independente (com base em comunidades) com nenhum histórico de complicações do trato genitourinário (GU) e melhoram dentro de 24-48 horas do início da terapia.

Complicada: Paciente hospitalizado ou ITUs recorrentes (separados por 4 semanas), instrumentação recente ou complicações GU; infecção recidivante (separadas por 2 semanas; persistência bacteriana) menos comum; descarte cálculos (pedras), prostatite crônica (urinálise positiva após massagem prostática), pielonefrite e fístulas.

Complicações: Sepse, pielonefrite crônica, incontinência.

Exames laboratoriais: Urinálise pelo método de captura de urina limpa: leitura positiva combinada em busca de nitratos e esterase leucocitária, altamente indicativos de UTI; submeter à cultura em caso de urinálise positiva discutível; substitua a sonda para obter uma amostra fresca de urina.

Raio-X: Ultra-som (US) vesical para pesquisa de resíduo pós-miccional (RPM); US renal em caso de suspeita de pielonefrite crônica ou obstrução.

Abordagem: Não foi comprovado que a o tratamento de bacteriúria diminua os índices de morbidade ou mortalidade (Nejm 2002;347:1576).

Preventiva:

Uso da sonda de demora em casos de:

1. Retenção intratável por meio de intervenção cirúrgica.

2. Risco de infecção de ferida por incontinência elevada.

3. Paciente com doença terminal com dor ao movimento (p. ex., durante a troca de roupa).

4. Preferência do paciente quando não há resposta a outra terapia para incontinência.

5. Bacteriúria 48 horas após uso a curto prazo de sonda: trate como se fosse um sintoma de ITU.

Suco de oxicoco: suco não-adoçado (8 onças [227 gramas]) ou extrato em comprimido – 1 comprimido (300-400 mg) 2x/d (Am Fam Phys 2004;70:22175), 2 g de vit C; o isolamento de pacientes com sondas de demora, internados em clínicas de repouso, em diferentes salas reduz o risco de ITU (J Hosp Infect 1997;36:147).

Suprima as infecções recorrentes (>3/ano) ou com histórico de urosepse: trimetoprim/sulfametoxazol (1 comprimido uma vez ao dia em homens e ½ comprimido em mulheres) e continue, contanto que a UA esteja negativa; nesse quadro, também é possível utilizar a nitrofurantoína; a aplicação intravaginal de estrogênio diminui o pH, reduzindo a colonização por bacilos gram-negativos (Nejm 1993;329:753) *vs.* recomendação contra supressão (Ger Rv Syllabus, 5ª ed., 2002, p. 310).

Cuidados com o uso crônico de sonda: Troque as sondas mensalmente em virtude de vazamentos típicos secundários a *debris* incrustados (em sondas de 16-18 French com balão de 5-10 mL); não irrigue com rotina (J Clin Epidem 1989;42:835).

Terapêutica: Trate a bacteriúria sintomática por 7-10 dias em mulheres e 14 dias em homens; trate os sintomas inespecíficos em sua primeira ocorrência; se eles não responderem ao tratamento, os sintomas podem não ser indicativos de ITU; trate a bacteriúria assintomática em pacientes com histórico de uso (a curto prazo) de sondas, bem como de manipulação e instrumentação urinárias (Arch IM 1990;150:1389).

Não-complicada: Trimetoprim/sulfametoxazol ou amoxicilina; na suspeita de resistência ou presença de alergia à medicação, use uma quinolona (ciprofloxacina ou levofloxacina 250-500 mg uma vez ao dia); substitua a sonda.

Complicada:

- Em pacientes estáveis de ambulatório ou clínica de repouso, comece com uma quinolona e depois mude para um agente de espectro mais limitado, assim que o resultado do antibiograma tiver retornado; trate por 14 dias para temperatura $> 101°F$ $(38,3°C)$ para infecção do trato urinário superior; substitua a sonda.

- Em pacientes instáveis de clínicas de repouso, use ampicilina e ceftriaxona IM a cada 12-24 horas, além de remover e substituir as sondas; em pacientes instáveis hospitalizados, administre ampicilina e gentamicina IV, vacomicina e gentamicina IV, fluoroquinolonas e ampicilina IV, cefalosporina de 3ª geração ou aztreonam IV (Nurs Home Med 1997;5:100); prostatite bacteriana crônica: trimetoprim/sulfametoxazol ou quinolona por 4 semanas; linezolida (Zyvox) PO 2x/d por 10 dias para infecções por enterococos resistentes à vancomicina (VRE) ou por *Staphylococcus aureus* resistentes à meticilina (MRSA), vancomicina para MRSA.

- O estriol na dose de 0,5 mg na hora de dormir por 2 semanas, depois 2 vezes/semana por 8 meses, diminui a ITU recorrente sem risco ao endométrio (Nurs Home Med 1998;6:77).
- A colonização costuma ser feita por leveduras, a menos em quadros de cuidado agudo (Jags 1998;46:849).

1.6 Constipação

Mayo Clin Proc 1996;71:81; Jags 1993;41:1130; 1994;42:701; Geriatrics 1989;44:53

Causa:

Causas primárias: Trânsito colônico lento; disfunção do assoalho pélvico (JAGS 2000;48:1142); diminuição na motilidade do intestino grosso (em função de dieta pobre em fibra), presença reduzida de líquido, imobilidade, abuso de laxantes.

Causas secundárias:

- Neurológicas: lesões neurológicas centrais (SNC), doença de Parkinson, AVC, demência.
- Obstrutivas (mais comuns): distúrbios colônicos-anorretais (divertículos, intestino irritável, megacólon, hemorróidas, estenoses, pólipos, câncer colorretal).
- Metabólicas: a constipação pode ser o 1º sinal de DM, hipotireoidismo, hipercalcemia, intoxicação por metais pesados, hiper/hipoparatireoidismo, hipocalemia.
- Medicamentos: ferro, anticolinérgicos, bloqueadores dos canais de cálcio (verapamil), antipsicóticos, diuréticos, narcóticos, agentes antiparkinsonianos.

Epidemiologia: Queixa digestiva mais comum; a natureza subjetiva da queixa dificulta a determinação exata da prevalência de constipação verdadeira; 10% para aqueles com >75 anos de idade (Gerontol Clin 1972;14:56); 30-50% dos idosos usam laxantes regularmente.

Fisiopatologia:

Definições:

Constipação funcional, por pelo menos 12 semanas não necessariamente consecutivas: tenesmo (esforço) >25% das vezes ou fezes endurecidas >25% das vezes ou sensação de evacuação incompleta >25% das vezes ou <3 movimentos intestinais (bms)/semana; ou sensação de obstrução anorretal em >25% dos bms; ou auxílio manual para facilitar >25% dos bms; ou fezes endurecidas ou grumosas >255 dos bms; não deve haver fezes amolecidas — sem sintomas de síndrome do intestino irritável.

Atraso na saída pelo orifício retal (defecação prolongada secundária à disfunção anorretal): caso de obstrução anal e defecação prolongada ou necessidade de desimpactação manual (Gastroenterol Int 1991;4:99).

Pacientes debilitados/institucionalizados com aumento no tempo total do trânsito intestinal: desenvolvem dilatação colônica em virtude da redução nas pressões intraluminais; o prolongamento nesse tempo de trânsito intestinal também é causado por interrupção no movimento segmentar coordenado da musculatura lisa circular do cólon, diminuição na sensibilidade e no tônus do reto; disquezia retal ou tônus retal aumentado (síndrome do intestino irritável); enfraquecimento dos músculos abdominais e tônus reduzido dos esfíncteres anais externo e interno.

Sintomas: Alteração na freqüência intestinal usual (<3 bms/semana); esforço na evacuação (tenesmo) e defecação prolongada (10 minutos ou mais para o término do movimento intestinal); sensação de defecação incompleta; escape e/ou incontinência fecais; distensão e desconforto abdominais; necessidade de desimpactação manual.

Sinais: Ruídos intestinais (borborigmos) diminuídos; musculatura abdominal frouxa/flácida; massas no cólon sigmóide, transverso e descendente; tônus retal reduzido; diminuição na sensibilidade perianal e no reflexo anal; presença de fezes endurecidas na parte superior do teto retal arqueado — como uma espécie de abóbada do reto (essa abóbada vazia é comum e não evita uma impactação acentuada); a presença de fezes amolecidas impactadas nessa abóbada retal pode indicar disfunção do reto; massas, hemorróidas, fissuras, escoamento das fezes (diarréia de alto fluxo); abdome distendido; náusea/vômito; fezes endurecidas no reto ou cólon; desidratação crônica ou semi-aguda com a pele em tenda (perda do turgor cutâneo).

Evolução: Pode ser crônica ou aguda; descarte síndrome do intestino irritável (geralmente associada com um histórico longo de distúrbios intestinais; "problemas de gases" (flatulência); dor abdominal aliviada por defecação e alternância entre constipação e diarréia); câncer colorretal com obstrução, fissura anal, isquemia retal, e tumor anorretal podem estar associados a dor no reto à defecação.

Complicações: Cardiovascular (angina, IAM, arritmias); megacólon (vólvulo do cólon sigmóide, ruptura do ceco); prolapso retal; incontinência fecal (ITUs e sepse, úlceras de decúbito); hemorróidas; abuso de laxantes.

Exames laboratoriais: Glicose de jejum, TSH (descarte hipotireoidismo), cálcio, potássio, uréia, creatinina, (pesquisa de sangue oculto nas fezes), urina, densidade urinária, triagem de metais pesados.

Raio-X: Radiografia simples do abdome para descartar impactação; os estudos com bário não são recomendados por causa da retenção desse meio de contraste; colonoscopia, se houver suspeita de câncer de cólon (anemia, histórico familiar ou teste de sangue oculto nas fezes positivo) (Mayo Clin Proc 1996;71:81).

Abordagem:

Preventiva: Aumente a ingestão de líquido para 1200-2000 mL/dia; depois, aumente o consumo de fibra (fibra da dieta ou suplementos vendidos sem receita médica, p. ex., metilcelulose [Citruce], psílio [Metamucil]) — o paciente deverá tomar, pelo menos, 1200 mL de líquido/dia, se fizer uso da suplementação de fibra; inicie um programa de exercícios regulares; ajuste os horários de toalete para que coincidam com a vontade natural de defecar; considere café ou chá pela manhã; evite medicamentos que levam à constipação; evite o uso rotineiro de laxantes estimulantes.

Terapêutica: Inicie as medidas preventivas, conforme descrito anteriormente; aumente a ingestão de fibra em 1 colher das de chá até 3 vezes ao dia, exceto se o paciente estiver acamado, ingerir <1000 mL de líquido/dia ou ter um histórico de megacólon ou vólvulo.

Em caso de lentidão no trânsito intestinal, use laxantes em ordem crescente de potência, conforme se segue: sorbitol 15-30 mL uma a 3 vezes ao dia; (Jama 2005;6:532) leite de magnésia 15-30 mL uma ou 2 vezes ao dia (contra-indicado em insuficiência renal moderada); senna 1-2 comprimidos uma vez ao dia na hora de dormir 3 vezes por semana ou uma vez ao dia na hora de dormir (para manutenção); bisacodil 10 mg até 3 vezes/semana; para disquezia retal: suplemento de glicerina 3 vezes/semana ou até uma vez ao dia; enema com água de torneira, 500 mL, conforme a necessidade; enema com óleo mineral, 100-250 mL, uma vez ao dia.

Em caso de impactação fecal: desimpactação manual (com o dedo), seguida por aplicação de enemas de retenção com veículo oleoso e, subseqüentemente, de enemas com água de torneira uma vez ao dia até obtenção de alívio; associe com catárticos para limpeza do cólon; senna 30 mg até 3 vezes ao dia e sorbitol 30 mL também até 3 vezes ao dia; se ainda houver um grande volume de fezes (mas sem obstrução), forneça 1-2 L de polietilenoglicol.

Quando a radiografia abdominal estiver livre de impactação, inicie o esquema intestinal de manutenção, conforme exposto anteriormente; administre amolecedores fecais, p. ex., docusato sódico (Colace), apenas quando é preciso evitar o esforço (tenesmo) (pós-IAM, angina, hemorróidas, pós-cirurgia); sempre evite o uso de laxantes altamente irritantes.

Conduta da equipe: A equipe de enfermagem e os familiares devem auxiliar o paciente, posicionando-o em uma posição cômoda e ereta quando ele tiver vontade de defecar; manobras osteopáticas, p. ex., balanço crânio-sacral (pressão suave sobre o sacro com inspiração enquanto o paciente está de bruços ou inclinado).

1.7 Desnutrição

Nurs Home Med 1994;2:206; Geriatrics 1990;45:7; Rueben D, Nutritional problems and assessment, UCLA intensive geriatric review course, 1/19/96; Jags 1995;43:415; 2002;50:1996; Ger Rv Syllabus, 3ª ed., 1996, 145.

Causa:

- Consumo alimentar inapropriado, dentição inadequada, pobreza e variação insuficiente de grupos de alimentos, má-absorção, interações entre nutrientes e medicamentos, doença crônica ou insulto agudo; diminuição no paladar secundária à redução no olfato com a idade (J Gerontol 1986;41:460).
- Desidratação: acesso reduzido a líquidos, declínio na percepção de sede, resposta diminuída à osmolalidade sérica, queda na capacidade de concentração urinária após privação de líquido.

Epidemiologia: A desnutrição ocorre em 37-40% dos idosos de comunidade, 35-65% dos idosos hospitalizados, 19-58% dos idosos institucionalizados (Nurs Home Med 1994;2:206).

Sintomas: Obtenha histórico nutricional do paciente ou do profissional da saúde a respeito das preferências, restrições e alergias alimentares; uso de suplementos minerais/vitamínicos e medicamentos sem prescrição; alteração do paladar, problemas de mastigação/deglutição, náusea/vômito/diarréia.

Sinais: Triagem (Jags 1996;44:980) com os seguintes sinais:

- Boca seca
- Dificuldade de alimentação
- Nenhum cuidado dentário recente
- Dor de dente ou da boca
- Alteração ou mudança na seleção de alimentos
- Lesões, úlceras ou protuberâncias na boca

As alterações observadas em deficiências nutricionais podem ser confundidas ao exame de triagem com as mudanças que ocorrem com o envelhecimento (cabelos e unhas quebradiços, olhos fundos, escleras pálidas, proeminência dos ossos do esqueleto, especialmente nas extremidades e no tórax); também é possível observar lábios rachados, úlceras ao redor da boca, dentição deficiente, língua magenta, emaciação muscular, edema periférico, estado mental embotado/entorpecido.

A altura e o peso são os itens mais confiáveis das mensurações antropométricas; avalie a capacidade de auto-alimentação; quando a ingestão for difícil de avaliar ou apresentar um nível obviamente insatisfatório, obtenha uma contagem calórica de 24-72 horas (em clínicas de repouso, realize essa contagem 2 semanas após a admissão, permitindo que o paciente se acomode no ambiente).

Medicamentos que interferem com as vitaminas:

- O trimetoprim e a fenitoína interferem com o folato.
- A colestiramina, o óleo mineral e a neomicina interferem com a absorção da vit A, causando cegueira noturna.
- A hidralazina é um antagonista da vit B_6; a isoniazida aumenta a excreção urinária dessa vitamina.

Exames laboratoriais:

IMC (índice de massa corpórea): Peso (kg)/altura(m^2) < 18,5 = desnutrição; 25-50% <RDA (ingestão dietética recomendada)

Avalie a gravidade da perda de peso, determinando-se a relação entre (peso corpóreo real) e (peso corpóreo ideal) do paciente; para os homens (M), é calculada em 106 libras (48 kg) nos primeiros 5 pés de altura (1,5 m) e 6 libras (2,7 kg) para cada polegada (2,5 cm) acima de 5 pés (1,5 m); para as mulheres (F), é de 100 libras (45 kg) nos primeiros 5 pés (1,5 m) e 5 libras (2,2 kg) para cada polegada (2,5 cm) acima de 5 pés (1,5 m).

As mensurações da altura do joelho, a envergadura do braço, ou a soma das mensurações das partes do corpo podem ser utilizadas para avaliar com precisão a altura em pacientes incapazes de se manterem eretos (Gottschlich M, Matavese L, Shronts EP, eds., Nutrition Support Dietetics Core Curriculum, 2ª ed., Silver Spring, MD, American Society of Parenteral and Enteral Nutrition, 1993:44); leve em consideração a variação étnica e compare com outros membros da família. O peso real é afetado pelo estado de hidratação; por esse motivo, deve-se descartar a desidratação antes de investigar outras causas de perda de peso. Perda significativa de peso: 2% em 1 semana ou 5% em 1 mês; 7,5% em 3 meses; redução de 10% no peso a partir do (peso corpóreo habitual) em 6 meses.

Evolução: As vitaminas do complexo B e a vitamina C tornam-se deficientes em semanas a meses, enquanto as lipossolúveis (A, D, E, K) levam mais tempo em virtude da circulação enteroepática.

Complicações: Formação de úlcera de pressão, comprometimento da função imunológica, aumento na taxa de infecção, períodos mais longos de recuperação e conseqüente perda da independência.

Abordagem:

Preventiva: Trate os problemas de higiene bucal com pastilhas mastigáveis de clorexidina, xilitol (Jags 2002;50:1348).

Os pacientes mais idosos que tentam ganhar peso necessitam de 30-35 kcal/kg de peso ideal; avalie a concentração de eletrólitos para o fornecimento de um suporte nutricional agressivo; se a alimentação por meio de sonda for indicada, inicie com 20 kcal/kg de peso ideal e aumente lentamente para 30-35 kcal/kg de IBW; as necessidades energéticas dos pacientes, cujo peso é <76% do IBW, devem ser calculadas utilizando o peso real, e não o peso ideal, o que poderia resultar em uma superestimativa das necessidades calóricas, quantidades extremas de líquido e desvios eletrolíticos.

Estime as necessidades protéicas, utilizando os níveis de albumina; a albumina tem meia-vida de 21 dias e reflete gasto protéico prévio ocasionado por uma série de causas, p. ex., hepatopatia, infecção, síndrome nefrótica, estado pós-operatório, ingestão inadequada e má-absorção; a desidratação pode causar uma falsa-elevação da albumina; os níveis dessa proteína de 3,1-3,5 g/dL indicam depleção branda; 2,6-3,1 g/dL apontam para uma depleção moderada; e <2,6 g/dL sinalizam uma depleção grave; a hipoalbuminemia também é um indicador de mortalidade (Jama 1994;272:1036); no entanto, o único indicador mais satisfatório de óbito em pacientes desnutridos internados em clínicas de repouso corresponde a um nível de colesterol abaixo de 150 mg/dL (Jags 1996;44:37).

Ingestão dietética recomendada (RDA) de proteína 1,0 g/kg de peso corpóreo/dia: Os pacientes de clínicas de repouso necessitam de 1 g de proteína/kg de peso corpóreo ideal/dia; isso aumenta para 1,2 g/kg de peso ideal na presença de infecção ou úlceras de pressão e para 1,5 g/kg de peso corporeo ideal em casos de infecções avassaladoras e após grandes cirurgias. A proteína fornece 20% da energia a partir de uma dieta regular; portanto, uma dieta de 1800 calorias proverá 90 g de proteína. A maior parte dos suplementos dietéticos fornece 10 g de proteína/lata (240 mL). Entretanto, as fontes protéicas são dispendiosas para os idosos em baixas condições financeiras (pobreza).

Dietas com restrições: É improvável que a dieta de 3 g de Na recomendada pela Associação Americana de Diabéticos (*American Diabetic Association* [ADA]) melhore o estado de quadros de ICC ou DM em idosos; é mais provável que essa dieta provoque desnutrição protéico-energética.

Cicatrização insatisfatória de feridas: Considere a vit C na dose de 500 mg/dia e sulfato de zinco na dose de 200 mg 3 vezes ao dia (Ann IM 1988;109:890).

Tratamento:

Desidratação: Necessidades de fluido de 1500 mL/dia; para os casos de desidratação, pode-se considerar a infusão SC de fluidos (JAGS 2000;48:795); o clise (hidratação subcutânea ou hipodermóclise) é um método tão eficiente quanto a reidratação (Jags 2003;51:155); útil em clínicas de repouso.

Hipernatremia: Exige 30 mL de água livre/kg de peso corpóreo ou reponha 25-30% do déficit/dia: Déficit de água livre = 0,6 × peso ideal × (1-140/Na sérico mensurado) (Nejm 1977;297:1444).

Suplementação de vitamina: Baixas doses de múltiplas vitaminas estimulam a proliferação de linfócitos e a produção de IL-2, além de diminuir o risco de infecção nos idosos.

Com a pele em processo de envelhecimento: A síntese de vit D a partir da luz solar sofre um declínio; por essa razão, suplemente os idosos com risco de osteoporose (medida particularmente importante nos institucionalizados); a vit K também ajuda com o metabolismo ósseo.

Vit B_6: Ajuda a manter a tolerância à glicose e auxilia a função cognitiva; estimula o sistema imunológico no envelhecimento, mas diminui a eficácia da L-dopa no tratamento da doença de Parkinson.

Vit B_{12}: Protege contra os altos níveis de homocisteína associados com acidente vascular cerebral; nem a vit B_{12} nem o ácido fólico são absorvidos de forma satisfatória em casos de gastrite atrófica; faça a triagem em busca de deficiência de vit B_{12} (Jags 1995;43:1290); a administração oral dessa vitamina (1000-2000 g/dia) é eficaz na ausência de fator intrínseco.

Aumento no consumo de vegetais folhosos: Além de serem ricos em retinóides, esses vegetais diminuem o risco de degeneração macular relacionada à idade (Jama 1994;272:1413).

Antioxidantes (vits C, E e β-caroteno): Embora possam reduzir o risco de câncer, cataratas e cardiopatia (Nutr Ver 1994;52:S15), os β-carotenos não têm utilidade comprovada (Nejm 1996;334:1145, 1150).

Fibra: Os produtos com psílio em sua composição também reduzem os níveis de colesterol quando administrados junto com as refeições; os fitatos (cereais, legumes, vegetais) podem prejudicar a absorção de Ca e Za.

Uso de temperos de ervas para alimentos quentes: Para compensar a perda do olfato e do paladar, evite o uso excessivo de sal e açúcar.

1.8 Visão

Cataratas

UCLA Intensive Geriatric Review Course, 1/96; Ger Rv Syllabus, 3ª ed., 1996, p. 138.

Causa: Exposição ao sol, idade, traumatismo, uveíte, retinite pigmentosa, malignidades intra-oculares, DM, hipoparatireoidismo, hipotireoidismo, esteróides (tópicos e sistêmicos), distúrbios congênitos, radiação ambiental/UV, tabagismo (cigarro), dietas pobres em antioxidantes.

Epidemiologia: 18% dos idosos entre 65-74 anos de idade e 46% com >75 anos; as cataratas constituem uma causa de cegueira reversível nos E.U.A.; além disso, representam a 2ª causa de cegueira total nesse país; a extração de catarata corresponde à extração cirúrgica mais realizada na população registrada no Medicare.

Fisiopatologia: As proteínas insolúveis em água aumentam com a idade, induzindo ao aparecimento de uma pigmentação de cor castanha no cristalino:

- Catarata nuclear (mais comum): esclerose das fibras no cristalino com índice refrativo aumentado secundário a alterações de cor.
- Catarata subcapsular anterior: a irite costuma induzir à aderência ao cristalino, dando origem a sinéquias posteriores e, por fim, com

a proliferação das células epiteliais, a uma placa subcapsular de tecido conjuntivo; o cristalino apresenta-se opacificado e liquefeito até que todo o córtex dessa estrutura ocular esteja envolvido, formando uma catarata "madura".

- Catarata subcapsular posterior: formada por células epiteliais que migram sob a cápsula posterior e aumentam de volume.

Sintomas: O principal sintoma consiste em uma diminuição na acuidade visual, embora possa haver relatos de visão de perto melhorada (nuclear) e dispersão da luz ("clarão") aumentada ou para objetos distantes (subcapsular posterior).

Sinais: As opacidades são freqüentemente visíveis ao exame oftalmoscópico; além disso, há uma dificuldade de visualização do fundo ocular.

Evolução: As cataratas desenvolvem-se após os 40 anos de idade, embora quase qualquer pessoa que viva por um período suficientemente longo possa desenvolvê-las; as cataratas evoluem para uma perda variável progressiva indolor da visão.

Complicações: Descarte as alterações normais decorrentes do envelhecimento: adaptação ao escuro, diminuição da visão periférica, percepção reduzida de objetos de baixo contraste; a catarata avançada pode sofrer intumescimento e a cápsula pode ficar "mal vedada", ocasionando glaucoma secundário.

Tratamento:

- Noventa por cento das extrações de cataratas são extracapsulares, ou seja, um procedimento que mantém a cápsula posterior no local; isso, por sua vez, produz uma espécie da âncora para o cristalino intra-ocular.
- A facoemulsificação (onda ultra-sônica) é utilizada para pulverizar o cristalino, de modo que ele possa ser aspirado antes da colocação do implante; essa técnica tem menos valor para os pacientes com cataratas nucleares escleróticas firmes.

- Complicações do tratamento: opacificação da cápsula posterior (50% em um período de 3 anos) — o laser pode ser utilizado para correção, exibindo uma melhora em 90% dos pacientes.

- Os pacientes com degeneração macular, relacionada também à exposição solar, também podem exibir cataratas; por esse motivo, não promova o reparo de cataratas quando houver uma degeneração macular grave concomitante (algumas vezes, a decisão clínica não é uma tarefa fácil).

- As taxas de complicações pós-cirúrgicas são baixas: falha na oclusão da ferida com extravasamento do humor aquoso e glaucoma secundário intratável; hemorragia expulsiva de coróide que pode causar cegueira; endoftalmite que exige hospitalização para administração IV de antibióticos e corticosteróides (The Merck Manual of Geriatrics, 3ª ed., Beers MH, et al., eds. Whitehouse Station, NJ: Merck Research Laboratories, 2000).

- Uma segunda cirurgia de catarata traz melhores resultados funcionais, como: leitura de impressões normais, além de engajamento em atividades previamente dificultadas pela diminuição na acuidade visual (Lancet 1998;352:925).

Glaucoma

Causa: Glaucoma primário de ângulo aberto (GPAA): 70% dos casos se devem à diminuição na drenagem do humor aquoso pela rede trabecular; o POAG responde por 90% dos casos de glaucoma no idoso nos EUA; glaucoma de ângulo fechado (GAF): induzido por esteróides ou baixa tensão, bem como por lesões traumáticas, inflamatórias ou neovasculares.

Epidemiologia: Fatores de risco: idade avançada, sexo feminino; associação mais tênue com HT, doença cardiovascular, diabete, tabagismo (cigarro), exposição à luz UV e dieta; é 6 vezes mais comum em negros, enquanto é mais prevalente entre os asiáticos, especialmente os chineses.

Fisiopatologia:

Os canais de fluxo de saída permanecem normais em termos anatômicos, mas há uma resistência elevada ao fluxo do humor aquoso em virtude de uma oclusão gradativa da rede trabecular.

À medida que o cristalino sofre espessamento, a superfície da câmara anterior torna-se mais rasa, sobretudo em pacientes com hipermetropia e olhos menores; ocorre um aumento na pressão intra-ocular quando a base da íris é tracionada para a frente, obstruindo o fluxo da rede trabecular; o humor aquoso (continuamente produzido pelo olho) que circula através da câmara anterior não consegue passar pelos canais de escoamento, produzindo uma pressão intra-ocular de 50-60 mmHg em horas (pressão intra-ocular normal = 20 mmHg) e alterações irreversíveis em 48-72 horas.

Evolução:

Perda de 2% do campo visual/ano (Nejm 1993;328:1097).

Sintomas:

Permanece assintomático até uma fase muito tardia, pois a perda dos campos visuais é gradativa durante anos; NAG: dor aguda, visão embaçada, halo formado por edema de córnea, náusea.

Sinais:

O diagnóstico depende da presença de escavação do nervo óptico (depressão em forma de cálice), defeitos do campo visual, com ou sem aumento na pressão intra-ocular (embora seja comum, essa elevação não é um aspecto diagnóstico exclusivo); em casos de pressão intra-ocular <21 mmHg sem déficit do campo visual, considere apenas a presença de HT ocular.

Abordagem:

Preventiva: a mensuração anual da pressão intra-ocular com tonômetro de Schiotz e o exame oftalmoscópico em busca da escavação da cabeça do nervo óptico aumentam a taxa de detecção desse tipo de glaucoma para 80%; em geral, tais exames são feitos por optometrista ou oftalmologista; os equipamentos estereoscópicos e o teste formal do campo visual aumentam a precisão do diagnóstico.

Terapêutica: o tratamento compete basicamente sobre o oftalmologista, sendo voltado para a redução da pressão intra-ocular (o que nem sempre interrompe a evolução da perda visual).

Tópica: os β-bloqueadores diminuem a secreção do humor aquoso, mas fique atento para os efeitos colaterais sistêmicos desses agentes (bradicardia, ICC).

Os medicamentos adrenérgicos, p. ex., epinefrina, reduzem a produção do humor aquoso e aumentam o escoamento desse líquido pela rede trabecular.

Os agentes mióticos, p. ex., pilocarpina, carbacol, promovem a constrição das fibras musculares longitudinais do corpo ciliar e conseqüente miose pupilar, promovendo a abertura dos poros da rede trabecular.

Oral: os inibidores da anidrase carbônica, p. ex., acetazolamida, diminuem a produção do humor aquoso, mas possuem inúmeros efeitos adversos no idoso — confusão, parestesia, sonolência, anorexia, formação de cálculos renais (pedras nos rins) de fosfato de cálcio; os análogos da prostaglandina não exacerbam os sintomas de asma ou cardiovasculares (Sci Am 1998 IX; 8:13).

Cirúrgica: procedimentos de filtração destinados a criar uma drenagem ente a câmara anterior e o espaço subconjuntival; acompanhe o paciente a cada 6 meses.

Pilocarpina de emergência a 2-4% a cada 5 minutos por 6 vezes, ou acetazolamida 250 mg.

Cirúrgica: Iridotomia a laser dentro de 24 h com expectativa de cura.

Degeneração Macular

UCLA Intensive Geriatric Review Course, 1/96; Am Fam Phys 2000;61:3035.

Causa:

Epidemiologia: A degeneração macular constitui uma causa de cegueira irreversível nos idosos dos EUA.; entre as pessoas com >55 anos de idade nos EUA, 2,2% são cegos de um dos olhos em virtude da degeneração macular; incidência elevada em idosos, brancos e mulheres; associação mais tênue com HAS, doença cardiovascular, diabetes Mellitco, cigarro (Jama 1996;276:1141,1147), exposição à luz UV.

Fisiopatologia: As alterações degenerativas na mácula ocular levam à perda da visão central fina, mas não da visão periférica; como as alterações maculares, como pigmentação mosqueada, e o aparecimento de gânglios[1****] também ocorrem em todas as retinas "mais velhas", a indicação de degeneração macular aguda é empregada apenas quando há uma perda concomitante da acuidade visual; em ambas as condições, as alterações anatômicas ocorrem em continuidade; por essa razão, é difícil estabelecer os critérios de definição entre um olho enfermo e um saudável em um idoso.

Sintomas: Perda súbita ou recente da visão central, visão embaçada, distorção, indicação de neovascularização por novos escotomas[2****]; a grade de Amsler facilita a monitoração.

Sinais: Os gânglios firmes de coloração amarelo-esbranquiçada e com o tamanho de uma cabeça de alfinete consistem em um distúrbio localizado do epitélio pigmentar retiniano, enquanto os gânglios maleáveis representam um dano mais disseminado; há 3 formas: degeneração macular seca ou atrófica (80-90% com perda central da visão), mem-

---

[1****] N. de T.: Corpos hialinos ou colóides que contêm sialomucina e cerebrosídeos e estão localizados em células pigmentares retinianas degeneradas (Fonte: Stedman).

[2****] N. de T.: Uma área isolada de tamanho e formato variáveis, dentro do campo visual, na qual a visão está ausente ou deprimida (Fonte: Stedman).

brana neovascular sub-retiniana, descolamento do epitélio pigmentar da retina com formação de gânglios.

Tratamento:

Aparelhos visuais (para baixa visão): Dispositivos de ampliação; p. ex., TV ampliada, iluminação especial (J Am Optom Assoc 1988;59:307; Geriatrics 1995;50:51).

Fotocoagulação (Arch Ophthalm 1994;112:489): indicada para os casos de neovascularização sintomática da coróide para fora da zona avascular da fóvea (minoria dos pacientes); essa técnica posterga a perda visual. Complicações: formação cicatricial, se o procedimento "escoar" além da área planejada para o tratamento.

Terapia fotodinâmica com verteporfina (Vis Dyne): Indicada para pacientes com neovascularização (úmida) subfoveal clássica de coróide relacionada à idade (Med Lett 2000;42:81).

Iloprost (análogo da prostaciclina): Indicado para os casos de degeneração macular não-exsudativa (Jags 2000;48:1350;2002;50:780).

Conduta da equipe: Use os aparelhos visuais para baixa visão; lance mão de grupos de apoio; para as pessoas de baixa acuidade visual, restabeleça a função em banheiros, utilizando cores contrastantes de copos, sabonetes, e saboneteiras; instale um porta-sabão na parede e um espelho com braço de extensão; organize o gabinete de remédios em ordem alfabética; mantenha os armários fechados; marque as posições de quente e frio na torneira para que a mesma temperatura possa sempre ser selecionada; coloque os xampus e outros itens em frascos de formatos distintos; marque o nível de água desejado na banheira (Am Fam Phys 2000;61:3035).

1.9 Retinopatia Diabética

Causa: Neovascularização e hemorragia decorrentes do diabetes Mellitco.

Epidemiologia: A retinopatia constitui a 3ª causa de cegueira no adulto (7% de todas as cegueiras); aumento na prevalência (3%) com longevidade maior — positivamente correlacionada com a duração do diabetes Mellitco.

Fisiopatologia: Perda seletiva das células murais na membrana basal dos capilares retinianos; quando a glicose é convertida em sorbitol pela aldose redutase, a água desloca-se para as células murais e elas se rompem; tais células possuem propriedades contráteis e sua perda resulta em dilatação capilar, levando ao aumento no volume do fluxo sanguíneo e conseqüentes microaneurismas, que sofrem hemorragia e induzem à formação de exsudato.

Sintomas: Perda de visão, glaucoma nos estágios finais.

Sinais:

Não-proliferativa: Hemorragias tanto na fibra nervosa como nas camadas médias da retina, "manchas em algodão" (infartos da camada das fibras nervosas), dilatação e tortuosidade vasculares, microaneurismas, edema macular.

Proliferativa: Neovascularização no disco e, em qualquer outro lugar, hemorragia pré-retiniana/vítrea, deslocamento da retina por tração, rupturas retinianas posteriores, glaucoma, edema macular.

Evolução: Primeiramente, observa-se perda visual mínima precoce (3-5 anos) ocasionada pelo edema macular ou embaçamento da visão por pequenas hemorragias vítreas e microaneurismas (>5 em cada olho); em seguida, evolui para alterações não-proliferativas e depois proliferativas.

Abordagem:

Preventiva: Exame oftalmológico anual; há uma correlação entre inibidor da ACE e adiamento da retinopatia diabética (Am J Med Sci 1993;305:280); o controle diabético rigoroso reduz a evolução.

Terapêutica: Inibidor da aldose redutase (Epalrestat) para diminuir o sorbitol; proliferativa: a fotocoagulação a laser retarda inicialmente a perda visual; em casos não-proliferativos, realize vitrectomia com deslocamento retiniano iminente.

1.10   Problemas Auditivos

UCLA Intensive Geriatric Review Course, 1/96

Causa:

- Perda auditiva sensorioneural (mais comum): dano ao nervo coclear ou auditivo devido a ruídos intensos (geralmente bilateral); os efeitos de medicamentos ototóxicos podem ter início tardio; a perda auditiva relacionada à dose de aminoglicosídeos é menos comum do que distúrbios vestibulares e zumbidos; os distúrbios vestibulares e os zumbidos são freqüentemente os primeiros sinais, levando até 2 semanas para desaparecer após a interrupção do medicamento; envelhecimento (presbiacusia: perda de alta freqüência); as causas unilaterais incluem traumatismo, infecção, neuroma acústico, síndrome de Ménière — associados também com vertigem periférica.
- Perda auditiva condutiva (menos comum): impactação de cerume, comprometimento do ouvido médio, otosclerose.
- Perda auditiva central: dano à discriminação da fala além do que seria esperado, com base na alteração de limiar (10% de diminuição na função cognitiva).

Epidemiologia: A prevalência aumenta com a idade; no estudo coorte de Framingham, 41% com >65 anos de idade exibiam algum nível de dano, mas apenas 10% haviam lançado mão de aparelhos auditivos; 80% dos homens entre 85 e 90 anos de idade relataram ter problemas auditivos; em clínica de repouso, a prevalência varia de 50-100%.

Sinais: Teste do sussurro feito por trás do paciente; observação da leitura dos lábios ("índice de concentração"); tipos de perda auditiva:

- Condutiva: limiares do osso > limiares do ar.

- Sensorioneural: os limiares tanto do osso como do ar encontram-se elevados.

Evolução: Declínios 2 vezes mais rápido nos homens do que nas mulheres; as mulheres possuem audição mais sensível acima da freqüência de 1000 Hz., enquanto os homens apresentam uma audição mais sensível em freqüências mais baixas (J Acoust Soc Am 1995;97:1196); descarte neuroma acústico — 50% exibem vertigem ou zumbido.

Complicações: Isolamento/afastamento social de conversas, frustração/ressentimento; erroneamente rotulado com demência, depressão; maior risco de quedas, diminuição na mobilidade, dano cognitivo.

Exames laboratoriais: Testes de audiometria e interpretação: mensurados em decibéis — nessa unidade de medida, o estímulo pode ser ouvido 50% das vezes; habilidade do teste em compreender as palavras (discriminação da fala); o audioscópio é fixado em 40 dB. Tom de teste em 60 dB, depois 4 tons (500, 100, 2000, 4000 Hz) a 40 dB. Falha se não conseguir ouvir estímulos de 1000 ou 2000 Hz em ambos os ouvidos ou estímulos tanto de 1000 como de 2000 Hz em qualquer um dos ouvidos (Clin Ger Med 1999;15:153).

Tratamento:

Perda auditiva condutiva: Amplificação (para perdas de 45-60 dB): restabelecimento da função social, do bem-estar emocional e da função comunicativa, além de diminuição da depressão; os aparelhos auditivos são mais úteis para compreender a fala e assistir a TV ou filmes, mas não tão benéficos em ambientes lotados ou barulhentos. Empecilhos: custo (representa o maior obstáculo, pois não é coberto pelo Medicare); autopercepção da deficiência auditiva; as dificuldades com os pequenos controles devem-se à artrite; feedback excessivo proveniente dos aparelhos auditivos moldados à orelha; em casos de perda auditiva >80 dB, há somente uma melhora limitada com o uso de aparelhos auditivos.

O envolvimento de um especialista nesses aparelhos de audição é essencial para identificação de equipamentos apropriados, bem como para treinamento e aconselhamento; a adaptação pode levar semanas a meses, sendo fortemente influenciada pela motivação; use implantes cocleares com surdez sensorioneural profunda se o emprego dos aparelhos auditivos convencionais não for possível (Nejm 1993;329:1092).

Conduta da equipe: Relação entre médico e paciente: minimize os ruídos de fundo o máximo possível; use boa iluminação; encare a pessoa ao nível dos olhos; estimule os pacientes a usar os aparelhos auditivos durante uma consulta; fale claramente de um raio de distância mais próximo e com um tom de voz mais baixo, se possível, em vez de gritar; use gestos e anote as instruções importantes; os clínicos podem adquirir amplificadores pessoais de bolso e de baixo custo, com fones de ouvido, para que os pacientes possam utilizá-los durante a entrevista.

1.11 Incontinência Urinária

Incontinência de Urgência

Jama 2004;291:986,996; Nejm 2003;350:786; 1989;320:1;1985;313:800; AHCPR Publc N. 92-0039, U.S. Pub Health Service, 1992; Lancet 1995;346:94; Ann IM 1995;122:438; Michelle Eslami, UCLA Geriatric Review Course 9/02 *Urinary Incontinence*

Causa: A diminuição na inibição do SNC é comum em muitos idosos normais; acentuada em casos de demência (a disfunção miccional em clínicas de repouso origina-se de compressão paraventricular dos centros inibitórios frontais, o que leva à incontinência de urgência), doença de Parkinson, AVC, ou estenose cervical; com agentes parassimpaticomiméticos, como o betanecol (Urecholine), a cisaprida, ou irritação causada por cistite, prostatite, hipertrofia prostática benigna (HPB), tumor vesical.

Epidemiologia: Um terço dos idosos apresentam incontinência de urgência (comum naqueles que vivem em comunidades). De todas as mulheres com certo grau de incontinência, é mais provável que as negras e as hispânicas tenham esse tipo de incontinência de urgência (Am J Obgyn 2004,191:2).

Fisiopatologia: A instabilidade hiperativa do detrusor pode ser ocasionada por lesão do SNC, hiper-reflexia do detrusor ou envelhecimento (Urol Clin N Am 1996;23:55) (90% dos casos são idiopáticos).

A instabilidade do detrusor com (forma mais comum no idoso) ou sem diminuição na contratilidade (J Urol 1993;150:1668).

Sintomas: Baixo estado de alerta; o extravasamento é tardio ou persiste após tosse (i. e. o idoso urina ao tossir); o volume de urina perdida pode ser grande ou pequeno; roupas manchadas; o questionamento sobre o uso de fraldas ou em relação à ocorrência de acidentes chega a ser um insulto para o idoso (Geriatrics 1999;54:22); pergunte sobre o grau de controle.

Exames laboratoriais: A cistometria demonstra as contrações espásticas; realize a cistometria no consultório (Am Fam Phys 1998;57:2675); mensure os níveis de Ca e glicose, além de efetuar a urinálise e a cultura da urina.

Tratamento:

- Antibióticos para qualquer infecção.
- Se a incontinência for mínima nos idosos que vivem em comunidades: planeje a micção e evite cafeína, álcool e bebidas carbonatadas (p. ex., refrigerantes).
- Biofeedback ou biorretroalimentação (Jama 2004;291:986,996; Ann IM 1985;103:507); exercícios pélvicos; prolongue os intervalos de micção em incrementos de meia hora quando seco (Jama 1991;265:609; 1998;280;1995; Jags 1999;47:309); a micção induzida (esvaziamento vesical por indução) a cada 2 horas ajuda os pacientes com dano cognitivo (Jags 1990;38:356) e tem eficácia de 25-40% (Dis Mo 1992;38:65).
- A terapia comportamental associada a medicamentos trouxe benefícios no tratamento da incontinência de urgência (Jags 2000;48:370).
- Oxibutinina (Ditropan) na dose de 5 mg PO TID (anticolinérgicos, i. e., inibição parassimpática), oxibutinina de liberação prolon-

gada, oxibutinina transdérmica na dose de 10 mg uma vez ao dia (J Urol 2002;168:580); a adição de oxibutinina à micção induzida é um método mais eficaz (Jags 1995;43:610) ou propantelina na dose de 7,5-30 mg PO 3x/d; a tolterodina (Detrol) na dose de 1-2 mg PO 2x/d pode causar efeitos antimuscarínicos menos intensos, como boca seca (Med Lett 1998;40:101; 2001;43:28; Mayo Clin Proc 2001;76:258; Jama 2004;291:991).

- Imipramina na dose de 25-50 mg PO na hora de dormir (α-estimulação, inibição parassimpática).
- O flavoxato não é eficaz.
- O cloreto de tróspio (Sanctura) apresenta uma absorção deficiente (Med Lett 2000;46:63).
- Tentativa do uso de relaxantes vesicais; em caso de retenção urinária >150 mL, suspeite de hiper-reflexia do detrusor concomitante com obstrução branda do fluxo urinário em homens, ou hiperatividade do detrusor com diminuição na contratilidade; em pacientes com hiper-reflexia do detrusor e contratilidade reduzida (em que as contrações involuntárias são incitadas apenas sob volumes vesicais mais elevados), sonde-os na hora de dormir e evite o uso de relaxantes vesicais (Jama 1996;267:1832).
- Os estrogênios (intravaginais) podem atenuar a dispareunia[3*****] e diminuir a freqüência de cistite recorrente (Nejm 1993;329:753, S. Cummings AMDA Annual Conference Mar 2000, Osteoporosis); entretanto, não se constatou que os estrogênios evitem a incontinência de urgência (J Obgyn 2001;97:116), com ou sem progesterona (Jama 2005;293:935); é preciso ter cautela com a absorção sistêmica.
- Recorra a exames urológicos mais avançados e minuciosos em caso de ITUs recorrentes (Ann IM 1995;122:749), hematúria microscópica, falha na resposta à terapia farmacológica ou comportamental, dúvida do diagnóstico.

[3*****] N. de T. Ocorrência de dor durante as relações sexuais (Fonte: Stedman).

Incontinência com Fluxo Constante

Causa: Obstrução do orifício vesical, p. ex., hipertrofia prostática benigna (HPB), prolapso uterino, cistocele ampla, estenose ureteral (associada com vaginite atrófica), constipação (até 10% em pacientes hospitalizados), agentes estimulantes, neuropatia (diminuição dos impulsos sensoriais ao centro de micção sacral); ou redução na força do detrusor (flacidez em função de comprometimento do neurônio motor inferior); ou herpes zoster (incontinência por dor); ou neurossífilis que causa dissinergia do esfíncter do detrusor (Urol Clin N Am 1996;23:11); ou medicamentos (anticolinérgicos, bloqueadores dos canais de cálcio, relaxantes da musculatura lisa, opiáceos).

Epidemiologia: A incontinência com fluxo constante é menos comum do que outras formas de incontinência.

Sintomas: Sintomas obstrutivos com jato urinário diminuído; extravasamento de urina, geralmente em pequenas quantidades; alteração da freqüência urinária; em casos de incontinência neuropática, o paciente não exibirá nenhuma sensação de repleção vesical.

Sinais: O tamanho palpado da próstata correlaciona-se mal com o volume real desse órgão; realize exames suprapúbico e abdominal para bexiga distendida.

Exames laboratoriais: Resíduo pós-miccional (RPM) >200 mL (procedimento de fácil execução no consultório); em mulheres com cistoceles amplas, a urina pode "empoçar" sob o raio de alcance da sonda, gerando um valor falsamente baixo de RPM; obtenha os testes de função renal (Ouslander 1996, UCLA Intensive Geriatric Review Course, 1/96) e recorra à cistometria ou citouretrografia miccional; a cistometria revela ausência de contrações com >400 mL quando decorrente de diminuição na sensibilidade.

Tratamento:
- Amolecedores fecais para constipação.

- Trate os casos de prolapso ou HPB; a finasterida tem benefícios modestos e tardios (Nejm 1992;327:1185); o tratamento por 4 anos reduziu a probabilidade de cirurgia ou induziu a uma ressecção menos extensa da próstata com anestesia local em idosos debilitados (Nejm 1998;338:557).

- Bloqueie a constrição do esfíncter (bloqueio-α) com prazosina na dose de 1-2 mg PO 3x/d ou terazosina; a finasterida (inibidor da α-redutase que diminui a HPB) não é tão eficaz (Ann IM 1995;122:438), mas a combinação de dois medicamentos é melhor do que um isolado — finasterida + doxazosina (Nejm 2003;549:2387).

- A neuropatia vesical causada por deficiência de cobalamina é reversível com a reposição de vit B_{12} (J Intern Med 1992;231:313); 60% dos diabéticos com incontinência não apresentam bexiga neuropática, mas exibem constipação ocasionada por neuropatia autônoma (Jags 1993;41:1130).

- A auto-sondagem (JAGS 1990;38:364) pode ser impraticável em idosos debilitados (Ouslander 1996, UCLA Intensive Geriatric Review Course, 1/96); a inserção de sondas a longo prazo é indicada em 1-2% dos pacientes.

- O betanecol na dose de 10+ mg PO três vezes ao dia pode ser utilizado para aumentar a força contrátil da musculatura detrusora, sendo particularmente útil quando os agentes anticolinérgicos não podem ser interrompidos; ou use a fenoxibenzamina na dose de 10 mg PO uma vez ao dia (simpaticomimético); monitore o RPM.

- As roupas íntimas absorventes com fibras celulósicas derivadas da polpa de madeira são superiores ao gel de polímero; no entanto, as peças de roupas para homens e mulheres diferem em função da zona-alvo distinta de perda urinária (Urol Clin N Am 1996;23:11); tais roupas implicam um desembolso considerável (Geriatrics 1999;54:22).

- Uso da sonda de demora: não irrigue nem grampeie; o extravasamento pode ocorrer em virtude de espasmo vesical; por essa razão, use sondas de calibre menor; trate apenas as ITUs sintomáticas e não use em profilaxia; considere a acidificação da urina na ausência de microrganismos que promovem a clivagem da uréia, e contemple o uso de sondas de silicone em casos de obstrução freqüente.
- Recorra a exames urológicos minuciosos na presença de grande cistouretrocele, aumento de volume prostático acentuado (avalie o PSA primeiro), sintomas ou sinais de obstrução, e se o paciente for um candidato à cirurgia.

Incontinência de Esforço

Causa: Efeito da deficiência de estrogênio sobre a mucosa da uretra; relaxamento pélvico pós-parto ou pós-cirurgia urológica; neuropatias.

Epidemiologia: Um terço dos idosos apresenta grau variado de incontinência de esforço e incontinência de urgência. A incontinência de esforço é 4 vezes mais comum em mulheres brancas do que negras ou hispânicas (Am J Obgyn 2002;186:5). O risco está associado com parto vaginal e aumenta com a paridade. A obesidade também é incluída como um fator de risco significativo. Os tumores fibrosos não contribuem com o risco (Am J Obgyn 2004;191:2).

Fisiopatologia: Insuficiência do esfíncter.

Sintomas: Perda de urina com tosse, espirro ou risada.

Sinais: Cistocele ao exame físico, se decorrente de relaxamento pélvico.

Exames laboratoriais:
- O registro miccional mantido por 48-72 horas é útil; a forma mais branda de deficiência intrínseca do esfíncter ocorre em mulheres mais idosas, resultante de atrofia uretral; tais pacientes podem apresentar extravasamento de urina com uma capacidade vesical de 200 mL; por esse motivo, se a paciente exibir incontinência pela manhã

após uma noite plena de sono, é provável que haja uma incontinência de esforço dependente do volume.

- Teste urodinâmico: o paciente deve tolerar 300-500 mL antes de se sentir muito desconfortável; se tolerar <250 mL, serão necessárias outras avaliações em busca de cistite intersticial (dor relacionada à micção sem provas objetivas de doença, o que pode ser devido à deficiência no revestimento vesical; fenômenos auto-imunes; descarte carcinoma *in situ* com cistoscopia) (Waxman J, Texas A + M Univ Health Science Center, Conference on Women's Health, 2/28/96, Cancun, México).

Tratamento:

- Exercícios de Kugel com 20-200 contrações da musculatura do assoalho pélvico uma vez ao dia (J Gerontol 1993;48:M167); manobras posturais (Obgyn 1994;84:770); as pré-contrações podem reduzir a micção relacionada à tosse (Jags 1998;46:870); os pesos vaginais são mais eficientes do que os exercícios de Kegel; os pessários (supositórios vaginais) (JAGS 1992;40:635) são mais eficazes em pacientes com sintomas concomitantes de pressão gerada por prolapso uterino (Am J Obgyn 2004;190:4); 3 substituições, conjunto de 8-12 supositórios, com duração de 8 segundos 3 vezes por semana (Nejm 2004;350:786).

- A injeção periuretral de colágeno não é eficiente (J Urology Int 1999;84:966).

- Para a incontinência do tipo neuropática, administre imipramina 25+ mg na hora de dormir (α-estimulação, inibição parassimpática); ou fenilefrina (α-estimulação); ou use o biofeedback (Ann IM 1985;103:507).

- Cirurgia (a suspensão do colo vesical é uma intervenção segura e eficaz, mas também há o reparo ântero-posterior e o reparo esfincteriano).

- Pessários (supositórios): recriação pregueável do ângulo uretrovesical (Smith-Hodge); uso de supositórios infláveis semelhantes a *dou-*

ghnuts ("rosquinhas") e ocupadores de espaço em casos de prolapso sem incontinência.

Incontinência Funcional

Causa: Dificuldade de ir ao toalete (i. e., dificuldade de encontrar um local adequado para urinar).

Sinais: Tudo normal.

Tratamento: Os horários associados ao reforço da micção induzida com taxa de resposta de 25-40% podem ser identificados durante um período de testes de 3 dias (Jama 1995;273:1366).

1.12 Disfunção Sexual Feminina

Causa: O útero não é um órgão necessário para o orgasmo; além disso, os procedimentos radicais para remoção de parte da vagina não afetam a capacidade de ter orgasmo (Obgyn 1993;81:357); a qualidade da primeira experiência sexual após o tratamento de câncer de mama influencia fortemente a recuperação sexual mais tarde (CA 1988;38:154); as mulheres recebem menos aconselhamento sexual após IAM do que os homens; em casais que não retomam a atividade sexual, há uma deterioração de seus relacionamentos emocionais (Heart Lung 1987;16:154); qualquer doença relevante na própria pessoa ou no parceiro pode ser um "divisor de águas".

Epidemiologia: Os jovens, especialmente os médicos, subestimam o grau de interesse sexual de idosos.

Fisiopatologia: Os androgênios derivados basicamente da glândula adrenal e uma pequena quantidade proveniente dos ovários mantêm a libido; no entanto, a atividade coital não se correlaciona com os níveis sanguíneos de estradiol, testosterona, androstenediona, FSH ou LH (Maturitas 1991;13:43).

Sintomas: Questões-chave de triagem: Você é sexualmente ativo? Você tem um parceiro saudável? Há alguma mudança em seu nível de desejo? Há algum desconforto com a atividade sexual? O ressecamento vaginal é um problema? Há alguma dificuldade em atingir o orgasmo?; a dispareunia (em 33% das mulheres com >65 anos de idade) está associada a atrofia urogenital pós-menopausa, incluindo uma sensação de ressecamento, tensão/estreitamento, irritação vaginal, queimação com o coito, bem como mancha e sensibilidade (dor) pós-coitais; em indivíduos muito idosos, explore a função sexual partindo-se da avaliação dos pensamentos e das sensações sexuais; sempre pergunte sobre a auto-estimulação, como a masturbação; pode ser útil começar a avaliação com a seguinte afirmação, seguida por uma pergunta: "O prazer sexual continua sendo importante para muitas pessoas durante o envelhecimento — isso, algumas vezes, pode surpreender as pessoas à medida que elas ficam mais velhas. Como você descreveria essa parte de você?"

Sinais: Procure por sinais de vaginite (intróito eritematoso), atrofia (mucosa pálida e adelgaçada), depressão.

Evolução: O determinante mais significativo da atividade sexual é a indisponibilidade do parceiro; a freqüência de atividade sexual no início da vida persiste na idade idosa; o orgasmo geralmente sobrevive a grande parte das doenças e tratamentos; o toque sexual quase sempre continua a ser prazeroso; a maioria dos casais retoma a atividade sexual 7 meses depois de quadro IAM; o risco de morte durante a relação sexual é muito baixo.

Abordagem:

Preventiva: É importante que as mulheres mais idosas saibam que as fantasias e os desejos sexuais são normais; no entanto, não julgue aquelas que estão satisfeitas com a abstinência; proponha uma discussão aberta da imagem do corpo com casais (após a remoção da mama, com aplicação de bolsas de ostomia, incontinência, acidente vascular cerebral); a suposição da heterossexualidade leva a uma relutância de lésbicas idosas interagirem com o sistema de saúde (J Gerontol Nurs 1990;16:35); dê assessoria a problemas centrais de atitudes e crenças para os idosos internados em clínicas de repouso e classificados por terem problemas sexuais (Jags 1987;35:331: Arch Sex Behav 1994;23:231); os agentes β-bloqueadores diminuem a lubrificação vaginal; os inibidores da ACE e os bloqueadores dos canais de cálcio não provocam disfunção sexual; todos os agentes psicotrópicos são associados com inibição da função sexual; os antidepressivos podem causar anorgasmia (bloqueio do orgasmo) (J Clin Psychiatry 1991;52:66); o álcool causa disfunção sexual, embora quantidades muito pequenas possam ajudar algumas pessoas.

Terapêutica: A orientação formal sobre sexo gera atitudes mais permissivas (Int J Aging Hum Dev 1982;15:121); a terapia com estrogênio reverte as alterações atróficas, mas pode levar até 6-12 meses; os lubrificantes à base de água são mais satisfatórios, p. ex., Astroglide, Replens; o vaginismo (contrações musculares involuntárias da vagina, causadas por relação sexual dolorosa) responde ao estrogênio, bem como a contração e o relaxamento voluntários do intróito vaginal com o dedo nessa estrutura, depois penetração do parceiro em estágios; o uso de androgênios é controverso (administre agente progestacional para evitar hiperplasia do endométrio); masturbação (manual ou mecânica); forneça uma sugestão de leitura aos pacientes: Gershenfeld M, How to Find Love and Sex and Intimacy After Age 50; A Woman's Guide (Ballantine, 1991) e Silverstone B, Growing Older Together: A Couple's Guide to understanding and coping with the challenges of later life (Pantheon, 1992).

1.13 Disfunção Sexual Masculina

Jags 1987;35:1015; 1988;36:57; 1997;45:1240; Arch IM 1989;149:1365; Ger Rv Syllabus 3ª ed., 1996, p. 310; Jama 1993;270:83

Causa:

- Diminuição na libido por fatores psicológicos, sociais, físicos (perfusão testicular reduzida) e endócrinos.
- Declínio na produção de androgênios, secundário à insuficiência testicular, bem como à hiporresponsividade hipotalâmica e ligação excessiva da testosterona no plasma: o pico matutino de testosterona é muito mais baixo no idoso.

- Redução na rigidez erétil (disfunção hipotalâmica-hipofisária-testicular-autônoma ou sinalização nervosa inadequada dos vasos penianos observada em lesão da medula espinhal, EM, prostatectomia radical, doença oclusiva arterial peniana, doença de Peyronie após radiação causando extravasamento venoso).

- Queda no orgasmo (nível diminuído da testosterona, ejaculação retrógrada secundária a dano do esfíncter proximal pós-ressecção transuretral da próstata ou causado por DM).

Epidemiologia: Vinte de nove por cento dos homens com >80 anos de idade têm relação sexual 1 vez/semana; a probabilidade de disfunção erétil em homens com >70 anos é de 67% (Arch Sex Behav 1993;22:545); pode haver múltiplas causas, vasculares ou neurológicas (48%), diabetes Mellitco (17%), problemas psicológicos (9%), medicamentos (4%), baixos níveis de testosterona (3%).

Fisiopatologia: Aterosclerose, coágulo ou cirurgia vascular levam à redução no suprimento arterial em direção ao pênis; extravasamento venoso; traumatismo aos nervos do pênis causado por discopatia lombar, cirurgia retal, prostatectomia; neuropatia diabética; neuropatia periférica alcoólica; medicamentos, p. ex., β-bloqueadores, álcool, cimetidina, antipsicóticos, antidepressivos, lítio, hipnóticos sedativos, hormônios.

Sintomas: Disfunção erétil ou falta de interesse ou mobilidade diminuída; a falha em atingir a ejaculação é muito comum e pode passar despercebida se não for questionada.

Sinais: Ginecomastia, diminuição nos pêlos em um padrão masculino sugere etiologia endócrina; ruídos abdominais/femorais indicam doença vascular; o tamanho do pênis pode frustrar a eficácia do dispositivo de sucção; a presença de bandas ou placas fibrosas sobre o pênis é sugestiva de doença de Peyronie; o índice de pressão peniano-braquial após uma corrida de bicicleta por 3-5 minutos com as pernas ao ar é utilizado para o diagnóstico de "seqüestro pélvico"; a tumescência noturna não é confiável; a atrofia testicular sugere hipogonadismo; a ausência de sensação vibratória ou de arcos reflexos neurais é indicativa de neuropatia; faça uma revisão dos medicamentos; o debate de casal é útil.

Mecanismo da ereção

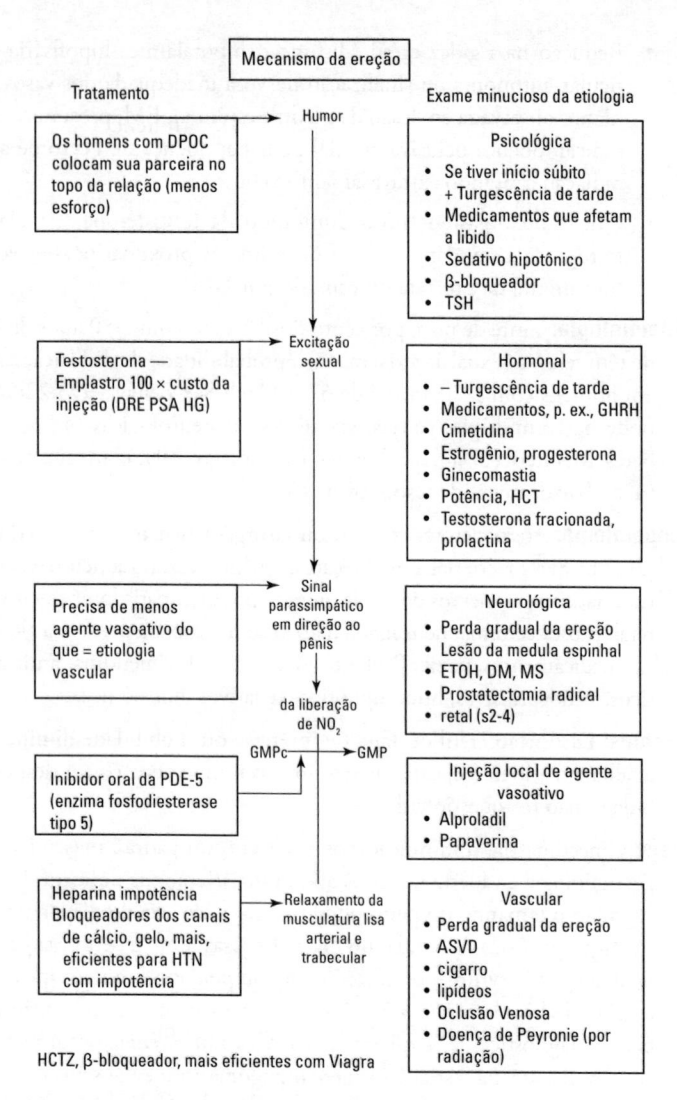

Tratamento — **Exame minucioso da etiologia**

Os homens com DPOC colocam sua parceira no topo da relação (menos esforço) → **Humor**

Psicológica
- Se tiver início súbito
- + Turgescência de tarde
- Medicamentos que afetam a libido
- Sedativo hipotônico
- β-bloqueador
- TSH

Testosterona — Emplastro 100 × custo da injeção (DRE PSA HG) → **Excitação sexual**

Hormonal
- – Turgescência de tarde
- Medicamentos, p. ex., GHRH
- Cimetidina
- Estrogênio, progesterona
- Ginecomastia
- Potência, HCT
- Testosterona fracionada, prolactina

Precisa de menos agente vasoativo do que = etiologia vascular → **Sinal parassimpático em direção ao pênis**

↓ da liberação de NO_2

Neurológica
- Perda gradual da ereção
- Lesão da medula espinhal
- ETOH, DM, MS
- Prostatectomia radical
- retal (s2-4)

Inibidor oral da PDE-5 (enzima fosfodiesterase tipo 5) — GMPc → GMP

Injeção local de agente vasoativo
- Alproladil
- Papaverina

Heparina impotência Bloqueadores dos canais de cálcio, gelo, mais, eficientes para HTN com impotência → **Relaxamento da musculatura lisa arterial e trabecular**

Vascular
- Perda gradual da ereção
- ASVD
- cigarro
- lipídeos
- Oclusão Venosa
- Doença de Peyronie (por radiação)

HCTZ, β-bloqueador, mais eficientes com Viagra

Figura 1.2 Algoritmo para a Avaliação de Disfunção Erétil (DE). ICI – injeção intracavernosa; LD = dose baixa; EAS – ereções associadas ao sono; T = testosterona

Evolução: A evolução intermitente sugere uma origem psicogênica, enquanto um caráter progressivo indica uma origem orgânica; no entanto, uma doença crônica também pode provocar intermitência.

Exames laboratoriais: Hematócrito (Htc), nível sanguíneo de açúcar em jejum, perfil lipídico, HbA1c, nível de testosterona livre, LH, se hipogonadal, nível de prolactina, TSH (Jama 2004:291:2994).

Diagnóstico: Injeção intracavernosa de um vasodilatador — papaverina ou prostaglandina E_1 (PGE_1). Se houver suspeita de etiologia neurogênica, administre 15 mg de papaverina ou 5 mg de PGE_1. Na suspeita de etiologia vascular, aplique 30 mg de papaverina ou PGE_1 com agulha de calibre 28 inserida na face lateral do pênis por 30-60 segundos — a resposta é observada em 15 minutos com ereção de 20-40 minutos.

Abordagem:

Terapêutica: Ver Figura 1.2. Evite medicamentos com efeitos adversos de disfunção sexual: os bloqueadores dos canais de cálcio e os inibidores da ACE apresentam o menor efeito dos medicamentos anti-hipertensivos; a fenotiazina provoca ejaculação retrógrada; os tranqüilizantes menores afetam o sistema límbico, diminuindo a libido; além desses agentes que interferem com a função sexual, temos os inibidores da MAO, os tricíclicos amínicos terciários, a cimetidina, a digoxina, os agentes progestacionais, a heparina, o estrogênio, a espironolactona, os alfa-adrenérgicos, os antagonistas do GHRH.

Trate os quadros de hipotireoidismo e diabetes Mellitco.

Disfunção mecânica: oriente as esposas de pacientes com DPOC a assumir a posição superior na relação sexual.

Hipogonadismo: humor deprimido, diminuição no vigor, na massa muscular e na força, declínio na densidade óssea, anemia, fadiga, dano cognitivo, dificuldade de atingir o orgasmo, redução na intensidade do orgasmo, prazer sexual diminuído no pênis, queda no volume do ejaculado. O hipogonadismo é comum em virtude da redução nos níveis de testosterona (por volta de 1%/ano). Os géis de testosterona são muito mais caros do que as injeções. Se o PSA subir para ≥1,0 ng/mL em 6 meses, realize a biopsia. Em câncer de próstata de alto grau, o escore de Gleason de 8-10 está associado com baixos níveis de testosterona (J Urol 2000;163:824). Monitore o paciente sob testosterona com a realização de exame retal com o dedo enluvado, bem como com a mensuração de PSA e Hgb 2-3 vezes/ano e depois 1-2 vezes por ano (Jama 2004;291:2994).

Faça a reposição de zinco em pacientes com hiperzincúria: zinco elementar de 70 mg/dia (Jags 1988;36:57).

Etiologia vascular ou neurológica: alprostadil (Nejm 1996;334:873;1997; 336:1); prostaglandina E_1 tópica (J Urol 1995;153:1828; Clin Diabetes Mellitco 1996;14:111). Se esses tratamentos não forem bem-sucedidos, tente o implante de próteses penianas (80% de sucesso): próteses hidráulicas completas (modelos Flexi-Flate e Hydroflex) ou próteses mecânicas com um mecanismo acionado por cabo (OmniPhase); há uma baixa satisfação com a injeção intracavernosa de prostaglandina; proceda à injeção lenta de PGE_1 para evitar a indução de dor; ou administre comprimidos de prostaglandina (para o tratamento de ereção prolongada por >4-6 horas, com aspiração de 10-20 mL de sangue do corpo cavernoso com agulha calibre 18, depois injete 0,5-1 mL de 0,5 mg de fenilefrina/mL); a angioplastia produz resultados insatisfatórios e decepcionantes. Dispositivos de ereção a vácuo: satisfação de 70-90%.

Inibidor oral da fosfodiesterase para casos de etiologia mista: além de ser bem tolerado, o sildenafil (Viagra) aumenta a resposta peniana à estimulação sexual (Nejm 1998;338:1397) e inibe o metabolismo do GMPc — maior relaxamento da musculatura lisa e ingurgitamento (Jama 2004;291:2994).

Não use em casos de hipotensão induzida por nitratos. Não use com α-bloqueadores. Pode tomar com atenolol e hidroclorotiazida (HCTZ). Evite em grupos de alto risco: angina instável ou refratária, HAS descontrolada, ICC de alto grau, iam dentro de 2 semanas, arritmias de alto risco, miocardiopatia obstrutiva, doença valvular moderada a grave. Risco intermediário: angina moderada, IAM recente <6 semanas.

A discussão da adaptação com o passar do tempo é justificável, já que muitos homens vêm a compreender que a sexualidade e a intimidade sexual não são dependentes da capacidade de praticar uma relação sozinho.

1.14 Hipotermia

Geriatrics 1999;54:51; Conn Med 1995;59:515

Causa: Acidental: declínio espontâneo da temperatura central para um valor abaixo de 35ºC (95ºF) geralmente em um ambiente frio ou disfunção da termorregulação hipotalâmica causada por doença subjacente (hipotireoidismo, mixedema, hipoglicemia, hipoadrenalismo, pancreatite) ou medicamentos; diversos fatores fisiológicos e estados patológicos relacionados à idade predispõem os pacientes idosos à hipotermia:

- Desnutrição.
- Infecções (passam despercebidas com muita freqüência).
- Fatores sociais (isolamento, pobreza).
- Intoxicação por álcool (Geriatrics 1999;54:51).
- Disfunção autônoma: incapacidade de promover a vasoconstrição de vasos periféricos ou aumentar a freqüência cardíaca em resposta ao frio; capacidade diminuída de percepção das mudanças de temperatura cutânea; diminuição na taxa metabólica com declínio na produção de calor e na resposta de tremor (Conn Med 1995;59:515).

Epidemiologia: Os idosos com >75 anos têm uma probabilidade 5 vezes maior de morrer por hipotermia (Geriatrics 1999;54:51); 33% dos pacientes idosos desenvolvem hipotermia em meses quentes; também ocorre com sepse, hipoproteinemia, caquexia, medicação neuroléptica (mais comumente a tioridazina) (Arch IM 1989;149:1521); índice de mortalidade de 74% (Conn Med 1995;59:515).

Fisiopatologia: A queda na distribuição de O_2 aos tecidos ocorre em casos de aumento na viscosidade sanguínea, diminuição do débito cardíaco, e desvio para a esquerda da curva de dissociação da oxiemoglobina, além de alcalose respiratória.

Também há uma redução no fluxo sanguíneo renal com decréscimo na taxa de filtração glomerular (TFG) em torno de 50%, incapacidade renal de reabsorção de água, diurese induzida pelo frio, levando à depleção de volume intravascular (Geriatrics 1999;54:51).

Sintomas:

- Percepção reduzida ao frio.
- A hipotermia branda pode mimetizar os quadros de declínio cognitivo, acidente vascular cerebral e hipotireoidismo ou coma mixedematoso; o metabolismo cerebral diminui 7% para cada 1ºC de queda na temperatura (Geriatrics 1999;54:51).
- Temperatura <32ºC (89,6ºF): pele fria, tremor intenso, calafrios, fadiga, confusão, alucinações.
- Temperatura abaixo de 28ºC (82,4ºF): paciente inconsciente; anuncie o óbito se o nível de K^+ estiver <10 ou se não houver nenhuma atividade cardíaca espontânea após reaquecimento para 34ºC (93ºF).

Sinais: A hipotermia é definida como temperaturas corpóreas centrais abaixo de 35ºC (95ºF), mensuradas por via esofágica ou retal. Pode ser classificada como:

- Hipotermia branda entre 32,2-35ºC (90-95ºF): a disfunção cerebral começa a se manifestar com confusão, desorientação, introversão e amnésia; taquicardia evoluindo para bradicardia; aumento na BP; broncoespasmo; diurese induzida pelo frio; tremor, ataxia.
- Hipotermia moderada entre 28-32,2ºC (82,4-90ºF): nível deprimido de consciência; dilatação da pupila; "nudez" paradoxal (i.e.,

o paciente tira a roupa paradoxalmente); diminuição de 50% do pulso; fibrilação e flutter atriais, batimentos ectópicos ventriculares, inversão da onda T, prolongamento dos segmentos PR/ST, ondas J de Osborne (Figura 1.3); hipoventilação; ausência de atividade da insulina; hiporreflexia; diminuição do tremor; rigidez.

- Hipotermia grave/profunda <28ºC (82ºF): coma; perda dos reflexos oculares; BP diminuída; disritmias ventriculares, assistolia; apnéia, oligúria extrema; arreflexia periférica.
- Hipotermia aos 19ºC (66,2ºF): eletroencefalograma (EEG) plano.

Complicações: Fibrilação ventricular, hipoglicemia, hipercalemia, depuração reduzida de medicamentos, insuficiência renal aguda, coagulopatia intravascular disseminada (DIC), sangramento da porção superior do trato GI, insuficiência respiratória; miocardiopatia tardia ocasionada por múltiplos microinfartos. Ocorrem reações adversas com o reaquecimento:

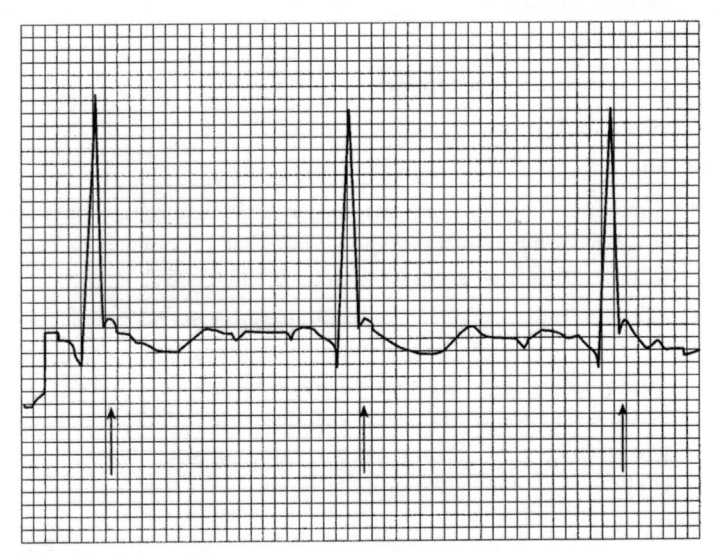

Figura 1.3 Onda de Osborne

1. Choque por reaquecimento — deterioração súbita no estado cardiovascular.
2. Queda contínua da temperatura central em até 3ºC após início do reaquecimento e da ressuscitação, provavelmente em virtude da reperfusão de extremidades frias.

Exames laboratoriais:

- Monitoramento contínuo com ECG: procure pelas ondas J de Osborne (ampla inclinação vertical [*slurring*[4*****]] no QRS terminal) a <27ºC (80ºF), podendo ser um alerta de fibrilação ventricular iminente.
- Mensuração de K^+ a cada 30 minutos.
- Glicemia.
- CBC e perfil de coagulação devido à incidência de citopenia e coagulação intravascular disseminada (CIVD) nessa faixa etária.
- Triagem toxicológica.
- Amilase/lipase.
- Gasometria sanguínea arterial
- Níveis de digoxina.

Tratamento:

- A manipulação e a movimentação suaves são essenciais, sobretudo em casos de hipotermia profunda, para evitar a ocorrência de fibrilação ventricular ou assistolia (Geriatrics 1999;54:51).
- Hipotermia branda: o reaquecimento passivo evita mais perdas por condução, convecção, radiação e evaporação; as fontes de aquecimento, como luzes radiantes, circulação forçada de ar quente, cobertores elétricos, colchões térmicos, devem ser utilizadas em temperaturas >31º (87,8ºF); o aquecimento ocorrerá gradativamente em 0,5-2ºC/hora (Geriatrics 1999;54:51).

[4*****] N. de T.: O slurring ocorre quando a onda S "mergulha" direto na onda T — ou seja, não há segmento ST, pois a onda S cai (na vertical) direto na onda T.

- Considere a administração de uma cobertura antibiótica de amplo espectro na possibilidade de sepse; forneça tiamina (Conn Med 1995;59:515).
- Hipotermia moderada a profunda: não realize a ressuscitação cardiopulmonar (RCP), contanto que haja um pulso palpável, mesmo se estiver muito lento; a RCP pode causar fibrilação ventricular e aí está o perigo (Geriatrics 1999;54:51); faça a RCP com metade da velocidade normal; o reaquecimento central ativo consiste em:

  1. Máscara de O_2 aquecido e umidificado (40-46ºC/104-114,6ºF) ou intubação endotraqueal; o CO_2 fica retido em estados hipotérmicos; por essa razão, ajuste a ventilação de acordo com o nível do CO_2, e não do O_2.
  2. A lavagem pleural torácica feita com solução salina a 40ºC (104ºF) reaquece o paciente em 2ºC/hora.
  3. O desvio (*bypass*) reaquece em 4ºC/hora.
  4. Administre glicose se indicada (Conn Med 1995;59:515); evite o fornecimento de insulina em casos de hiperglicemia, pois a ação desse hormônio é retardada até que a temperatura se normalize (normotermia), ocasionando hipoglicemia.
  5. Tente usar baixas doses de catecolaminas para BP baixa, se o paciente não responder aos fluidos cristalóides e ao reaquecimento (Nejm 1994;331:1756).

Capítulo 2

Manutenção dos Cuidados de Saúde

2.1 Doença Cardiovascular Arteriosclerótica

Pressão Sanguínea

Jama 1995;274:570; U.S. Preventive Services Task Force, Guide to Clinical Preventive Services. Williams & Wilkins, 1996; Ann IM 1995; 122:937; Arch IM 1997; 157:2413; Canadian Task Force on The Periodic Health Examination, Ottawa, Canada Communication Group, 1994

Pontos relevantes: Em um estudo sobre Hipertensão Sistólica em Pessoas Idosas (SHEP), houve um aumento significativo na incidência de acidente vascular cerebral entre os idosos jovens provocado por esse tipo de hipertensão (Jama 1991;265:3255; Canadian Task Force 1994:943).

Os benefícios podem não ser demonstráveis entre os idosos acima de 85 anos de idade (Jama 1994;272:1932; Lancet 1995;345:825; J Hypertens Suppl 1986;4:S642); a mortalidade está inversamente relacionada à elevação nas pressões sanguíneas sistólica e diastólica nos pacientes com >85 anos (BMJ 1988;296:887); no entanto, os índices mais altos de IAM fatal ocorrem em homens quando a pressão diastólica induzida por meio farmacológico diminui de 90 para 86 mmHg (J Hypertens 1994;12:1183); 20% dos idosos, cujos medicamentos anti-hipertensivos foram retirados enquanto estavam normotensos, permaneceram com a pressão sanguínea normal por 3 meses a 1 ano (J Intern Med 1994;235:581).

Intervenção: Faça a triagem de pacientes internados em clínicas de repouso quanto à presença de HT, mas tenha cuidado ao tratar aqueles com >80 anos; fique um período sem medicação, sobretudo se o idoso se tornar mais sedentário (p. ex., pacientes com deficiências progressivas ou internados em clínicas de repouso).

Pulso

Ann IM 1988;108:70; Canadian Task Force on The Periodic Health Examination, Ottawa, Canada Communication Group, 1994

Pontos relevantes: O risco de acidente vascular cerebral de pacientes com fibrilação atrial e, pelo menos, um outro fator de risco (HT, DM, TIA, histórico de acidente vascular cerebral) é de 8% ao ano.

Intervenção: Verifique o pulso em pacientes, cujo tratamento com aspirina ou varfarina seria considerado (Arch IM 1994;154:1443, 1449).

Palpação da Largura da Aorta Abdominal

Ann IM 1993;119:411; Canadian Task Force on The Periodic Health Examination, Ottawa, Canada Communication Group, 1994

Pontos relevantes: A palpação de aneurisma aórtico abdominal tem 80-90% de sensibilidade; risco de cirurgia eletiva não-emergencial para os casos de aneurisma >5 cm = 5% (exatamente oposto ao índice de mortalidade inesperado de 50-70%).

Intervenção: Palpação da aorta abdominal em paciente candidato à cirurgia (Prim Care 1995;22:731); os homens com >75 anos de idade são os mais beneficiados da triagem (BMJ 2004;329:1259); faça a triagem de fumantes do sexo masculino com o exame ultra-sonográfico (faixa etária de 65-75) (BMJ 2005;330:750).

Tabela 2.1 Recomendações para triagem de idosos

Triagem	Idade sugerida
Pressão sanguínea	Todo exame, pelo menos a cada 1-2 anos
Exame físico da mama	Anualmente se a expectativa de vida for de 5-10 anos
Mamografia	A cada 1-2 anos de a expectativa de vida for de 5-10 anos
Exame pélvico/Papanicolau	A cada 2-3 anos após 2 exames anuais negativos; a freqüência pode ser reduzida ou interrompida após os 65 anos de idade
Colesterol	Adultos a cada 5 anos, >75 com CHD conhecida
Exame retal, pesquisa de sangue oculto nas fezes	Anualmente em idosos com ≥50 anos de idade
Sigmoidoscopia	A cada 5 anos em idosos com ≥50 anos de idade ou colonoscopia a cada 10 anos
Exame/pesquisa quanto à diminuição da acuidade auditiva	Periodicamente em adultos com idade mais avançada por meio de questionário
Exames de boca, linfonodos, testículos, pele, coração, pulmão	Anualmente
Glicose	Exame periódico em grupos de alto risco; a cada 3 anos, iniciando com 45 anos de idade TSH a cada 5 anos para mulheres com ≥50 anos de idade
Função da tireóide (TSH)	Periodicamente com >40-50 anos de idade
Eletrocardiograma	Exame periódico feito por oftalmologista em idosos com >65 anos de idade
Exame da visão/triagem de glaucoma	Conforme a necessidade; fique atento às quedas
Estado mental/funcional	Se necessário para tomada de decisão terapêutica
Osteoporose (BMD)	Anualmente em idosos com ≥50 anos de idade se a expectativa de vida não-relatada for >10 anos, especialmente com >70 anos de idade
Exame da próstata/PSA	Não-relatadas/conforme a necessidade
Radiografias do tórax	

2.1 Doença Cardiovascular Arteriosclerótica

Tabela 2.1 Recomendações para triagem de idosos (Continuação)	
Triagem	Idade sugerida
Profilaxia/aconselhamento	
Exercício	Estimule a prática de atividade física aeróbica e exercícios de resistência, conforme a tolerância
Vacina contra influenza	Anual em idosos com >65 anos em casos de doença crônica
Vacina contra pneumococcus	23-valente (polissacarídica), pelo menos, uma dose em idosos com >65 anos de idade, a cada 6 anos
Vacina contra tétano-difteria	Série primária, depois reforço a cada 10 anos
Cálcio; vit D	800-15 mg/dia, 800 UI
Aspirina	Os homens com fator de risco de CHD beneficiam-se mais que as mulheres 80-325 mg em dias alternados
Vitamina E, vinho tinto, NSAIDs, Ginkgo biloba	Podem evitar/tratar/retardar a evolução de doença cardiovascular e demência

Auscultação de Carótidas

Pontos relevantes: Uma redução de 55->60% no risco relativo origina-se da realização de endarterectomia em pacientes assintomáticos com >70% de estenose (Circ 1995;91:566; Jama 1995;273:1421); tanto a Força-Tarefa Canadense de 1994 (*Canadian Task Force*) como o estudo europeu (*European study*) (Lancet 1995;345:209), no entanto, não defendem a prática dessa intervenção cirúrgica (endarterectomia) em pacientes assintomáticos; a auscultação de ruído carotídeo apresenta uma baixa especificidade para estenose da carótida.

Intervenção: Na disponibilidade de serviços cirúrgicos de alta qualidade, promova a auscultação das carótidas em pacientes de alto risco com <80 anos de idade, considerados bons candidatos à cirurgia (recomendações da Associação Americana de Medicina Familiar [*American Academy of Family Practice*], Prim Care 1995;22:731) *vs.* consenso contra a endarterectomia e a triagem de rotina para estenose assintomática da artéria carótida (Arch Neurol 1997;54:25).

Colesterol

Pontos relevantes: A alta prevalência de hipercolesterolemia em idosos assintomáticos exigiria a obtenção de mais perfis lipídicos no acompanhamento do paciente, gerando uma enorme carga sobre os sistemas de saúde (J Fam Pract 1992;34:320).

- O baixo nível de HDL prediz a mortalidade por CHD em pessoas idosas (Jama 1995;274:539); os níveis de colesterol total relacionam-se diretamente com a ocorrência de CAD no idoso (Ann IM 1997;126:753).

- Estudo prospectivo de estatinas em idosos sob risco de doença vascular: diminuição na IAM, maior benefício em idosos com LDL >132 mg/dL e HDL <43 mg/dL (Lancet 2002;360:1623; Jama 2001;285:2486; Circ 2004;110:227), mas não em mulheres (Jama 2004;291:2243).

- Relação inversa entre altos níveis de colesterol e óbito causado por CAD por volta dos 70-80 anos de idade (Arch IM 1993;153:1065; Jama 1994;272:1335).

Intervenção: Pacientes com >2 fatores de risco cardíaco (Ann IM 1996;124:515); segundo a Associação Americana do Coração (*American Heart Association*), deve-se fazer a triagem de qualquer idoso entre 75 e 85 anos de idade. Os pacientes com uma expectativa de vida <3 anos não devem ser submetidos à triagem em busca de hipercolesterolemia; as estatinas são extremamente bem toleradas em coorte de idosos (Jags 1997;45:8) e eficazes na prevenção de CAD, IAM (Jama 1998;279:1615; Ann IM 1998;129:681; Nejm 1998;339:1349; Geriatrics 2003;58:18; Jags 2003;51:717).

Estratificação do risco: 1 fator de risco (HT, cigarro, baixo nível de HDL, idade avançada, CHD prematura em membro da família) — objetivo: LDL <160 mg/dL; +2 fatores de risco — objetivo: LDL <130 mg/dL, CHD — objetivo: LDL <100 mg/dL (Jama 2001;285:2486; Circ 2004;110:227).

Em clínicas de repouso, intervenha em casos de LDL >160 mg/dL ou LDL >130 mg/dL com CAD estabilizada (Nurs Home Med 1997; suplement D:1D); os pacientes com nível reduzido de colesterol pode exibir maior risco do que aqueles com nível elevado; o nível baixo desse lipídio indica um estado nutricional deficiente e ainda está associado com um alto índice de mortalidade de 6 meses (Jags 1991;39:455).

Obesidade

Pontos relevantes: 42% das idosas que residem em comunidades se encontram acima do peso ideal, levando a comorbidades clínicas, tais como: DM do tipo II, osteoartrose dos joelhos, hiperlipidemia, sarcopenia, apnéia do sono, CAD, acidente vascular cerebral (Ann IM 2002;162:2557).

Intervenção: Se obeso, o paciente deverá perder aproximadamente 200 g por semana (Jama 2003;289:1747); orientação do paciente (Am Fam Phys 2001;63:2185).

Eletrocardiograma

Pontos relevantes: A triagem com ECGs apresenta baixa especificidade e constitui um indicador insatisfatório de eventos cardíacos futuros; a Força-Tarefa do Departamento de Serviços Públicos dos EUA. (*U.S. Public Service Task Force*) recomenda a realização de ECGs em pacientes com 2 ou mais fatores de risco cardíaco, mas não trata especificamente do idoso; a descoberta de isquemia silenciosa em triagem por ECG pode conduzir a um tratamento com efeitos colaterais significativos (Ann IM 1989;111:489).

Intervenção: ECG basal (comparativo) para todos os pacientes internados em clínicas de repouso e para aqueles em clínicas de acompanhamento.

Aconselhamentos (Cigarro, Exercícios, Aspirina, Estrogênio)

Pontos relevantes: Os benefícios cardiovasculares advindos da interrupção do tabagismo (cigarro) não diminuem com a idade (Nejm 1988;319:1365); o Colégio Americano de Médicos (*American College of Physicians*), a Força-Tarefa Canadense (*Canadian Task Force*) e a Força-Tarefa Preventiva dos EUA (*U.S. Preventive Task Force*) recomendam a interrupção do hábito de fumar; isso, no entanto, não é uma tarefa fácil, especialmente em clínicas de repouso, onde os pacientes exigem o direito à liberdade de escolha.

O aumento na atividade física reduz a incidência de HT, DM2, câncer de cólon, depressão, ansiedade e CDH em pacientes do sexo feminino de até 69 anos de idade (Jama 1997;277:1287; Clin Ger 2004;12:18: Jama 2003;289:2083); diminui o colesterol; pode melhorar a função cognitiva e a auto-imagem (Ann Rv Pub Hlth 1987;8:253; Nejm 1986;314:605; 1991;325:147; Jags 1990; 38:123; Jama 1984;252:544); o treinamento aeróbico de intensidade moderada melhora a tolerância à glicose, independentemente da adiposidade (Jags 1998;46:875); episódios reduzidos de CHF em idosos que caminham 4 horas/semana sob 75% de sua freqüência cardíaca máxima (Jama 1994;272:1442, Ann IM 1996;129:1051); as pessoas idosas que geralmente já estão ativas começam com um aumento no volume de exercícios aeróbicos ou treinamento resistivo[1*], como: andar de bicicleta, caminhar rápido, nadar (caminhadas lentas por 5 minutos e alongamento de 5-10 minutos antes da prática de exercícios moderados e depois do treinamento resistivo); pratique levantamentos de pesos livres em uma posição confortável (70%) através de uma amplitude livre de movimento por uma única vez, aumentando-se a freqüência mensalmente; aumente para 3 conjuntos de 8-12 repetições com repouso de 1-2 minutos entre eles; expire 2-4 segundos ao levantar o peso e inspire 4-6 segundos ao abaixar o peso (Jags 2000;48:318).

Intervenção: Estimule o paciente idoso (até mesmo aqueles entre 75-85 anos de idade) a parar de fumar, a menos que a expectativa de vida seja <2 anos (J Fam Pract 1992;34:320); não pense que os pacientes que precisam parar de fumar farão isso para sempre; por essa razão, continue o aconselhamento (Prim Care 1995;22:697); a triagem de câncer

---

[1*] N. de T.: Exercícios com peso no qual há uma resistência (Fonte: Google).

de pulmão em fumantes com o uso de tomografia computadorizada helicoidal é um exame de alto custo (Jama 2003;289:313).

Proponha programas de caminhadas para pacientes ambulatoriais apropriadamente selecionados; exercícios com sustentação do peso que evitam a flexão da coluna vertebral para pacientes com osteoporose; prática de tai chi chuang (Jags 1996;44:489,498); estimule o treinamento com peso.

A Força-Tarefa Preventiva dos EUA (*U.S. Preventive Task Force*) recomenda o uso de aspirina para pacientes com >40 anos de idade e, no mínimo, 2 fatores de risco de CAD (parente de 1º grau, cigarro, HT, DM, histórico de acidente vascular cerebral ou doença vascular periférica, obesidade, baixos níveis de HDL) (Jags 1990;38:817,933; Arch IM 2003;163:2006; Ann IM 2002;136:157); além disso, a aspirina diminuiu a taxa de pólipos adenomatosos (Nejm 2003;348:883,891); no idoso, entretanto, os benefícios advindos da aspirina podem não superar os riscos desse medicamento, como: sangramento do trato GI (J Am Board Fam Pract 1992;5:127), além de não evitar acidente vascular cerebral (Arch Neurol 2000;57:326).

2.2 Câncer

Considere as estimativas de expectativa de vida, que são responsáveis pela comorbidade, estado funcional e idade, bem como os riscos físicos e psicológicos de resultados falso-negativos (Jama 2001;285:2750).

Câncer de Mama

Pontos relevantes: O câncer de mama é menos agressivo em mulheres na fase pré-menopausa; os tumores mais mal diferenciados com células menos organizadas (i. e., sem receptores hormonais) são selecionados pela idade, resultando em tumores mais diferenciados que duram até a idade idosa. De acordo com a estatística atuarial, as mulheres saudáveis com 80 anos de idade viverão 9 anos a mais, mas a maior parte das pacientes internadas em clínicas de repouso apresenta problemas clínicos que abreviarão a expectativa de vida; o risco é maior se a mulher foi submetida à terapia de reposição hormonal por >7 anos (Jags 2000;48:842).

Morbidade: Tumores fungiformes, metástase a osso, fígado, pulmão, além de 15% no cérebro; 50% das mulheres idosas assintomáticas com câncer de mama podem apresentar metástases ósseas (Ger Med Today 1989;8:27). As complicações locais desenvolvem-se em quase metade das mulheres não tratadas com 85 anos de idade e um nódulo na mama; uma mulher de 85 anos de idade com demência apresenta uma probabilidade de 75% de vir a óbito antes do desenvolvimento dessas complicações (Jags 1995;43:282).

O tamoxifeno vem sendo utilizado no lugar da intervenção cirúrgica em pacientes idosas debilitadas que desenvolvem câncer de mama (Br J Surg 1991;78:591; Jags 2000;48:346); além de ser facilmente tolerado, esse medicamento também pode proteger contra osteoporose.

A prática de exercícios (≥4 horas/semana) diminui o risco de câncer de mama (Nejm 1997;336:1269).

Intervenção: Em pacientes selecionadas (cuja chance de desenvolver morbidade por câncer de mama antecederá a morte por outras causas), faça a triagem para esse tipo de câncer na última fase da vida com o uso da mamografia, bem como com o exame de mama (Lancet 1993;341:1973), uma vez ao ano ou a cada 2 anos até os 75 anos de idade (Am Fam Phys 2002;65:2537). Em seguida, realize exames bienais ou a cada 3 anos (depois disso, não há limite superior de idade), contanto que a expectativa de vida seja de 4 anos (NYFC III, CHF IV, DM com dano em órgão-alvo, COPD dependente de esteróide ou O_2, demência grave, malignidade) (Jags 2000;48:842; por AGS Clin Ger 2003;11:52). Em pacientes debilitadas e internadas em clínicas de repouso com expectativa de vida média, restrinja a triagem ao exame de mama (Ann IM 1995;122:539); o tratamento de baixo risco (p. ex., tamoxifeno) é facilmente encontrado.

Câncer de Cólon

U.S. Preventive Services Task Force, Guide to Clinical Preventive Services, 2ª ed., Williams & Wilkins, 1996; Lancet 1996;348:1467; Am Fam Phys 2002;66:2287; Jama 2003;289:1297

Pontos relevantes: Dois terços de casos novos de câncer de cólon diagnosticados a cada ano são encontrados em pessoas com mais de 65 anos de idade; o período de tempo para que um pólipo se torne maligno varia de 5-12 anos (Ann IM 1991;115:807); o diagnóstico e o tratamento de câncer colorretal são curativos ou paliativos e podem melhorar a qualidade de vida, embora a mortalidade perioperatória aumente com a idade.

Exame digital do reto, pesquisa de sangue oculto nas fezes e sigmoidoscopia: redução de 25% na mortalidade associada com o emprego desses exames (Nejm 1993;328:1365; Ann IM 1993;118:1); os estudos bem projetados de controle de casos sugerem que a proteção permaneça inalterada por, no mínimo, 10 anos após sigmoidoscopia rígida (U.S. Preventive Task Force, 1996); o teste simples de pesquisa de sangue oculto pode induzir a colonoscopias seriadas, bem como acarretar gastos e desconforto ao paciente, sem aumentar necessariamente a longevidade em idosos debilitados; apesar de controverso, sugere-se uma triagem única com colonoscopia para aqueles pacientes com >60 anos de idade (National Polyp Study — Am J Gastroenterol 1994;86:197; Nejm 1993;329:1977; Jama 1994;271:1011).

Intervenções:

- População geral de idosos em bom estado geral: a triagem com a pesquisa de sangue oculto nas fezes (anualmente) e a realização de sigmoidoscopias (a cada 5 anos) é apropriada, além de colonoscopia a cada 10 anos (Jags 1999;47:122).

- Para ajudar nas recomendações mais específicas, há necessidade de estudos colorretais de triagem com alvo sobre a população crescente em clínicas de repouso.

- Em casos de alta suspeita clínica, tire vantagens do baixo custo da triagem feita com o exame de sangue oculto fecal e repita a triagem como uma importante ferramenta diagnóstica; abstenha-se de aspirina (>325 mg/dia), doses substanciais de NSAIDs, carne vermelha, aves, vegetais crus, peixe, vit C para a realização de um estudo preciso (Jags 2000;48:333).

Câncer da Cérvix Uterina

Pontos relevantes: 40% das mortes por câncer da cérvix uterina ocorrem em mulheres com >65 anos de idade; 15% das mulheres acima de 65 anos nunca foram submetidas a um esfregaço de Papanicolau (Jags 2001;49:1499) e mais 25% não passam por triagens regulares; as mulheres com >65 anos que nunca fizeram um exame de Papanicolau apresentam um risco 2-3 vezes maior que mulheres mais jovens com um Papanicolau anormal (Am J Obgyn 1991;164:644); as mulheres com >65 anos se beneficiariam da triagem de câncer, mais do que qualquer outra faixa etária, com um melhora de 63% na mortalidade em um período de 5 anos (Lancet 1990;335:97).

As recomendações canadenses sugerem que 2 esfregaços negativos de Papanicolau sejam suficientes, mesmo em mulheres com >65 anos não submetidas à triagem anteriormente (Jags 2001;49:655). A triagem do câncer da cérvix uterina, de acordo com essas diretrizes, custa em torno de 1/6 dos gastos envolvidos na triagem feita com mamografia por ano de vida salva.

As mulheres que nunca exibiram nenhuma anormalidade prévia no Papanicolau devem ser submetidas à triagem a cada 2-3 anos na última fase da vida (U.S. Preventive Task Force, 1996); com esfregaços negativos de Papanicolau regularmente documentados, é seguro e eficaz (em termos de custo) interromper a triagem com 65 anos de idade (Ann IM 1992;117:529).

Fisiopatologia da cérvix uterina com o envelhecimento: À medida que uma mulher envelhece, a zona de transformação migra em direção à cérvix, dificultando ainda mais a visualização do clínico; sabe-se que o estrogênio reverte essa alteração; sendo assim, para obter uma citologia altamente confiável em mulheres idosas de alto risco, use estrogênio intravaginal por 3 semanas antes de realizar o esfregaço de Papanicolau para evitar resultados falso-positivos, já que as alterações atróficas podem ser lidas como atipia no exame de Papanicolau (Ger Rv Syllabus 2002, 5ª ed., p. 351).

Barreiras mecânicas à triagem: O exame pélvico pode não somente ser inconfortável, mas também levar à dor em mulheres gravemente acometidas por artrite e/ou osteoporose; considere o emprego da posição "calcanhares juntos, joelhos separados" com suporte lateral para os joelhos (em vez de estribos-padrão) para um conforto maior. As pacientes com demência podem ser incapazes de colaborar com o procedimento; por essa razão, é possível que elas queiram ser examinadas na posição em decúbito lateral esquerdo; a diminuição nos níveis de estrogênio também provoca estenose, encurtamento e estreitamento do intróito vaginal (entrada da vagina).

Histórico natural de doença: O histórico natural de câncer não-tratado da cérvix uterina costuma envolver disseminação local com subseqüente obstrução ureteral e intestinal, levando à morte; as opções terapêuticas dependem do estágio da doença, indo desde criocirurgia, procedimento de excisão cirúrgica em alça por meio de eletrocautério e laser, até cirurgia e radiação.

Intervenção: Um programa eficiente (em termos de custo) de triagem do câncer da cérvix uterina pode ser limitado a mulheres não submetidas à triagem prévia e naquelas com esfregaços anormais anteriores de Papanicolau, que são capazes de tolerar a realização desse exame e da colposcopia, além dos vários tratamentos para displasia e câncer da cérvix uterina.

Outras neoplasias ginecológicas: A triagem de rotina para os casos de câncer de ovário ainda não demonstrou reduzir os índices de morbidade ou mortalidade (Jama 1995;273:491). Um histórico meticuloso para trazer padrões anormais de sangramento à tona que exigem biopsia endometrial constitui a ferramenta inicial de triagem para os casos de câncer do endométrio (J Fam Pract 1992;34:320).

Câncer de Próstata

Pontos relevantes: Câncer mais comum em homens; 2ª causa de morte por câncer em homens com >75 anos de idade, depois do câncer de pulmão (J Fam Pract 1992;34:320); >99% dos homens diagnosticados com essa doença morrem de outras causas (Prog Clin Biol Res 1988;269:87). A Sociedade Americana do Câncer (*American Cancer Society*) começou a recomendar o teste de PSA junto com o exame digital do reto, começando aos 50 anos de idade para homens com uma expectativa de vida de pelo menos 10 anos (CA 1993;43:42); o PSA pode ser mais sensível para cânceres agressivos (em comparação aos não-agressivos) e ainda antecipar a detecção de câncer precoce de próstata por volta de 5,5 anos (Jama 1995;273:269).

Apesar da detecção mais precoce de câncer e da subseqüente prostatectomia nos EUA, não havia nenhuma alteração na incidência dos casos de doença avançada ou do índice de mortalidade global: a incidência de 1% de óbito com prostatectomia é quase a mesma que a possibilidade de morte devido ao próprio câncer de próstata em um indivíduo com idade mais avançada (Lancet 1994;343:251). Outros riscos de cirurgia incluem impotência e incontinência (freqüentemente escondidas pelo paciente). O benefício da triagem é compensado pela morbidade do tratamento (Jama 1994;272:773); A sobrevida a longo prazo após tratamento conservador de câncer de próstata localizado não se alterou em casos de tumores de baixo grau (Jama 1995;274:626); a velocidade de aumento do PSA >2,0 ng/mL aumentou o índice de mortalidade (Nejm 2004;351:125).

Intervenções: A triagem e o tratamento do câncer de próstata são controversos até mesmo em homens em bom estado geral e contra-indicados em grande parte dos pacientes internados em clínicas de repouso, cuja expectativa de vida média é muito menor que 10 anos; a literatura especializada de rápido desenvolvimento exige tanto a atenção dos médicos como a discussão com os pacientes antes de se fazer a triagem; não se recomenda a triagem com o uso de US transretal (Ann IM 1997;126:480); a velocidade do PSA identifica os pacientes de alto risco, que podem se beneficiar da terapia de supressão androgênica (Jama 2005;294:440).

Câncer de Pele

Pontos relevantes: A mortalidade decorrente de melanoma aumentou em torno de 50% em mulheres com >65 anos de idade e por volta de 100% em homens com >65 anos. Alta incidência de ceratoses actínicas combinadas com baixa incidência de conversão em carcinoma de células escamosas; até mesmo os carcinomas de células basais podem se desfigurar rapidamente, o que torna importante a detecção precoce para o paciente.

Intervenção: A Força-Tarefa Preventiva dos EUA (*U.S. Preventive Task Force*) recomenda o exame de triagem anual para pessoas com exposição solar elevada ou com um histórico familiar de nevos displásicos. É importante que o profissional da área de saúde acompanhe todas as lesões anormais com exames seriados para um tratamento eficaz em termos de custo.

Câncer Oral

Pontos relevantes: O câncer da língua é o mais comum (26%), seguido por cânceres da orofaringe (22%), lábios (19%), gengiva (19%), assoalho da boca (16%), mucosa bucal (3%), palato duro (2%) nessa ordem de incidência. A leucoplaquia e a eritroplaquia salpicadas carregam maior risco do que a leucoplaquia. Menos de 50% dos idosos sobrevivem ao câncer oral; 50% dos idosos apresentam doença gengival não detectada, o que pode ter um impacto sistêmico sobre a saúde. A xerostomia é comum em idosos internados em clínicas de repouso, particularmente naqueles submetidos a agentes anticolinérgicos (Am J Nurs 1995;81:1135).

Intervenção: Faça a triagem de pacientes com histórico de uso de tabaco ou álcool para os casos de câncer oral, além de outros problemas da cavidade oral; embora não existam estudos coorte controlados e bem projetados que comprovem a triagem dentária como um método eficaz no idoso, não é difícil fazer a triagem anual com um exame da cavidade oral (Gerodontics 1988;4:207).

2.3 Controle de Infecção

Vigilância em Infecção

Clin Ger Med 1992;8:1821; Antimicrobial therapy in the elderly patient, Yoshikawa TT, Norman DC, eds.; 1994; Clin Ger Med 1995;11:467; Nurs Home Med 1995;3:207

Pontos relevantes:

Clínicas de repouso: Infecções endêmicas (ITU, IVAS, pele) e epidêmicas (influenza, tuberculose, gastroenterite); aproximadamente 1 infecção/residente/ano; o critério de febre deve ser reduzido para 99º F/37,2ºC (retal) ou 100ºF/37,7º (oral), e a elevação da temperatura de 2ºF a partir do valor basal deve ser encarada como uma resposta febril (Jags 1996;44:74). Manifestações clínicas atípicas: anorexia, queda, incontinência, mudança no estado mental; infecção por *Staphylococcus resistente* à meticilina (MRSA): 10-25% dos pacientes internados em clínicas de repouso são colonizados, mas apenas 3-5% são infectados.

Intervenção:

Clínicas de repouso: Desenvolver sistemas de relatórios diários, incluindo critérios de infecção, para uso da equipe de enfermagem; a partir desses critérios, é possível determinar as taxas de infecção nas clínicas de repouso.

Os pacientes colonizados por MRSA não necessitam de isolamento, mas não devem dividir o mesmo quarto com pacientes com sondas gástricas, feridas, cateteres IV ou imunossupressão (Am J Med 1993;94:313).

Enterococos resistentes à vancomicina (VRE) (Nurs Home Med 1997;4:371; Nejm 1999;340:517,556; Inf Contr Hosp Epidem 1998;19:532). As precauções de contato para pacientes colonizados ou infectados incluem: agrupamento dos pacientes na mesma sala; uso de luvas e batas caso haja previsão de contato com o paciente ou superfície do ambiente; cuide dos equipamentos freqüentemente utilizados e imponha limites para os equipamentos compartilhados, como aparelhos de exercícios. O controle da infecção por VRE compreende a supervisão com culturas de fezes[2**] ou *swabs* do reto de companheiros de quarto de pacientes com colonização recém-descoberta por VRE; as precauções de contato podem ser removidas mediante a detecção de 3 culturas negativas para esse tipo de microrganismo, separadas por intervalos semanais. O tratamento antimicrobiano é associado com o prolongamento do estado de portador do VRE (Jags 1998;46:157). Nova medicação utilizada para infecções por VRE e MRSA — Linezolida (Zyvox) 600 mg IV a cada 12 horas (Med Lett 2000;42:45).

Tuberculose

Pontos relevantes: O declínio no sistema imunológico leva à reativação de infecção quiescente; tosse crônica, perda de peso incorretamente atribuída à COPD ou desnutrição podem resultar em epidemia não identificada de tuberculose.

Intervenção:

Clínicas de repouso: Faça a triagem de novas admissões hospitalares com um procedimento composto de 2 etapas: triagem anual tanto da equipe de funcionários como dos pacientes. Para a triagem inicial das entradas de pacientes em clínicas de repouso, proceda ao teste cutâneo de tuberculina (PPD); se esse teste se apresentar <10 mm após 48 horas, reforce-o em 2 semanas.

- Use controles dérmicos para pacientes imunocomprometidos.

[2**] N. de T.: Também conhecidas como coproculturas.

- Acompanhamento de PPD positivo com radiografia do tórax e triagem em busca de sintomas de tuberculose ativa; em caso de PPD positivo, radiografia torácica negativa, ausência de indícios de tuberculose ativa e estado não-conversor do paciente (<2 anos), avalie os fatores de risco (Am Fam Phys 2000;61:263); em caso de conversor recente ou independentemente da duração de PPD positivo na presença de fatores de risco, trate a tuberculose latente (quimioprofilaxia).

Quimioprofilaxia: Trate a conversão de <10 mm para ≥15 mm dentro de 2 anos com isoniazida (INH) 300 mg uma vez ao dia e piridoxina 50 mg uma vez ao dia por 6 ou 9 meses. Avalie a atividade da AST a cada 3 meses, interrompa o tratamento se a AST aumentar acima de 3 vezes o valor normal, e repita o tratamento assim que essa enzima retornar ao normal, com INH 50 mg, aumentando-se a dose em 50 mg semanalmente para 300 mg/dia; não repita o tratamento se a AST subir outra vez.

Úlceras por Pressão

Pontos relevantes: Prevalência em clínicas de repouso >20-30%; expõe o paciente a um risco 4 vezes maior de óbito.

Intervenção: Escalas de Norton ou Braden (Decubitus 1989;2:44) (ver úlceras por pressão, 12.19).

Faça a triagem quanto ao risco de úlceras por pressão, levando-se em consideração a condição física e mental, o nível de atividade, a mobilidade e a incontinência do paciente. Para os pacientes de alto risco, garanta um esquema adequado de reposicionamento, avalie o nível de albumina e receite dietas ricas em proteína (J Am Diet Assoc 1994;94:1301) (ver Tabela 2.2).

Tabela 2.2 Escala de Braden para predição do risco de úlcera por pressão

Nome do paciente:	Nome do examinador:			Data de avaliação:
PERCEPÇÃO SENSORIAL Capacidade de responder de forma significativa ao desconforto relacionado à pressão/compressão	1. Completamente limitada: irresponsivo (não se queixa, não se retrai nem se agarra a alguma coisa) a estímulos dolorosos, em virtude do nível diminuído de consciência ou sedação. OU Capacidade limitada de percepção da dor em grande parte da superfície corpórea.	2. Muito limitada: responde apenas a estímulos dolorosos. Não consegue transmitir o desconforto, exceto por meio de gemidos ou inquietação. OU Apresenta um dano sensorial, que restringe a capacidade de percepção da dor ou desconforto em ½ do corpo.	3. Levemente limitada: responde a comandos verbais, mas nem sempre consegue transmitir o desconforto, ou então a posição do paciente precisa ser mudada. OU Apresenta certo dano sensorial, que restringe a capacidade de percepção da dor ou desconforto em uma ou duas extremidades.	4. Nenhum dano: responde a comandos verbais. Não exibe déficit sensorial, o que limitaria a capacidade de percepção ou vocalização da dor ou desconforto.
UMIDADE Grau de exposição da pele à umidade	1. Constantemente úmida: a manutenção da umidade da pele é quase constante por meio de transpiração, urina etc. A umidade é detectada toda vez que o paciente é mudado de posição ou virado.	2. Muito úmida: a pele encontra-se freqüentemente úmida, mas nem sempre. A roupa de cama deve ser trocada, no mínimo, a cada turno de trabalho	3. Ocasionalmente úmida: a pele está ocasionalmente úmida, exigindo uma troca extra da roupa de cama em torno de uma vez ao dia.	4. Raramente úmida: a pele costuma estar ressecada, exibindo a troca da roupa de cama apenas nos intervalos habituais.

Capítulo 2: Manutenção dos Cuidados de Saúde

ATIVIDADE Grau de atividade física	1. Acamado: confinado à cama	2. Confinado à cadeira: capacidade muito limitada ou inexistente de caminhar. Não consegue sustentar o próprio peso e/ou deve ser auxiliado com o uso de cadeiras ou cadeiras de rodas.	3. Caminha ocasionalmente: caminha de vez em quando durante o dia, mas por distâncias muito curtas, com ou sem assistência. Gasta a maior parte do tempo na cama ou na cadeira	4. Caminha com freqüência: caminha fora do quarto por, pelo menos, duas vezes ao dia e dentro do quarto por, no mínimo, uma vez a cada 2 horas durante as horas de vigília.
MOBILIDADE Capacidade de modificar e controlar a postura do corpo	1. Completamente imóvel: não consegue fazer pequenas mudanças na postura do corpo ou na posição das extremidades sem assistência.	2. Muito limitado: consegue mudar ligeira e ocasionalmente a postura do corpo ou a posição das extremidades, mas é incapaz de fazer mudanças freqüentes ou significativas com independência.	3. Levemente limitado: faz mudanças freqüentes, embora pequenas, na postura do corpo ou na posição das extremidades de forma independente.	4. Sem limitações: realiza mudanças freqüentes e significativas de posição sem assistência.

(Continua)

Tabela 2.2 Escala de Braden para predição do risco de úlcera por pressão (Continuação)

Nome do paciente:	Nome do examinador:		Data de avaliação:
NUTRIÇÃO Padrão de consumo alimentar *habitual*	1. Muito deficiente: nunca consegue fazer uma refeição completa. Raramente come mais do que 1/3 de qualquer alimento oferecido. Come 2 porções ou menos de proteína (carne ou produtos lácteos) por dia. A ingestão de líquido também é deficiente. Não toma um suplemento nutricional líquido. OU Não recebe nada por boca e/ou é mantido sob a ingestão de líquidos ou a administração intravenosa de fluidos por mais de 5 dias.	2. Provavelmente inadequada: raramente faz uma refeição completa e geralmente come apenas metade de qualquer alimento oferecido. O consumo de proteína inclui apenas 3 porções de carne ou produtos lácteos por dia. Ocasionalmente, receberá um suplemento nutricional. OU Receberá uma quantidade abaixo da ideal de dieta líquida ou alimentação via sonda.	3. Adequada: come mais da metade de grande parte das refeições. Ingere a soma de 4 porções de proteína (carne, produtos lácteos) ao dia. Ocasionalmente, recusará uma refeição, mas costuma tomar um suplemento se oferecido. OU É submetido à alimentação via sonda ou esquema de TPN (Nutrição Parenteral Total), que provavelmente supre a maior parte das necessidades nutricionais.	4. Excelente: come quase todas as refeições. Nunca recusa um alimento. Geralmente, alimenta-se de um total de 4 porções ou mais de carne e produtos lácteos. Ocasionalmente, come entre as refeições. Não necessita de suplementação.

FRICÇÃO/ATRITO E CISALHAMENTO	1. Problema: exige assistência moderada a máxima no deslocamento. É impossível a suspensão completa do paciente sem deslizá-lo nos lençóis. Com freqüência, escorrega na cama ou na cadeira, exigindo o reposicionamento freqüente com máxima assistência. Fatores como espasticidade, contraturas ou agitação levam à fricção quase constante.	2. Problema em potencial: desloca-se de forma débil ou exige assistência mínima. Durante uma mudança de posição, a pele provavelmente escorrega, até certo ponto, sobre lençóis, cadeiras, instrumentos de contenção ou outros dispositivos. Mantém uma postura relativamente satisfatória na cadeira ou na cama grande parte do tempo, mas ocasionalmente escorrega.	3. Sem problema aparente: desloca-se na cama e na cadeira com independência e possui força muscular suficiente para se levantar completamente quando muda de posição. Sempre mantém uma posição satisfatória na cama ou na cadeira.

©Copyright Barbara Braden e Nancy Bergstrom, 1988

Para mais informações sobre aplicação e escore, consulte Braden BJ, Bergstrom N. Clinical Utility of the Braden Scale for Predicting Pressure Sore Risk. Decubitus 1989;2:44-6, 50-1.

2.4 Imunizações

Influenza

Pontos relevantes: A influenza constitui a 4ª causa de óbito em pacientes com >75 anos de idade: 70% dos residentes de clínicas de repouso contraem essa enfermidade durante surtos, 10-20% em anos não-epidêmicos; índice de fatalidade de 30% (Jama 2000;2:S25) efetivo em clínicas de repouso e comunidades (Jama 2004;292:2089). A freqüência de imunização é de 20-40%, porque os médicos não se comunicam ou porque os pacientes não compreendem a gravidade da doença (Clin Ger Med 1992;8:183). A imunização é eficaz em termos de custo.

Intervenção: É recomendável a vacinação de todos os idosos (Jama 1997;278:1333), embora a eficácia seja discutida (Lancet 1998; 357:399);

A vacinação visa imunizar 80% dos pacientes internados em clínicas de repouso (Jama 1994;272:1133); no transcorrer de surtos, inicie a profilaxia tanto em pacientes doentes como nos não acometidos, independentemente do *status* de vacinação; a rimantadina tem menos efeitos colaterais atribuídos ao CNS, além de ser mais cara que a amantadina (Geriatrics 1994;49:30). Diminua os efeitos colaterais da amantadina, dosando-a de acordo com a depuração de creatinina calculada e diminuindo-se a dose de outros agentes anticolinérgicos.

Pneumonia Pneumocócica

Pontos relevantes: Incidência elevada por 2-4 vezes em pacientes com >65 anos de idade.

Intervenção: A imunização tem o objetivo de vacinar 60% dos pacientes internados em clínicas de repouso; revacinar a cada 6 anos os idosos com asplenia, síndrome nefrótica ou insuficiência renal; a revacinação com a vacina 23-valente deve ser considerada para pacientes que foram vacinados com a vacina 14-valente (Am Fam Phys 1995;51:859). A Força-Tarefa dos EUA (*U.S. Task Force*) recomenda a revacinação a cada 6 anos (Jama 2000;1:S25); os pneumococos resistentes a medicamentos são mais comuns; por essa razão, busque a liberalização do uso da vacina (Nejm 1998;338:1861, 1915).

Tétano

Pontos relevantes: (Mmwr 1998;47:1)

Há um aumento na incidência com a idade, em virtude do declínio nos níveis da antitoxina protetora; 28% dos idosos apresentam níveis protetores acima dos 70 anos de idade (Nejm 1995;332:761); 10% dos pacientes são carreadores fecais de *Clostridium tetani*, deixando as úlceras de pressão sob risco de contaminação; o índice de fatalidade dos casos é de 50%.

Intervenção: Forneça a imunoglobulina antitetânica a pacientes com úlceras contaminadas que concluíram a série primária de vacinação, mas não foram submetidos à reimunização no período de 10 anos. Administre essa série primária aos pacientes com *status* de imunização desconhecido (Jags 2000;48:949). A série primária de imunização consiste na aplicação de uma segunda dose 4-6 semanas após a primeira, seguida por uma terceira dose 6-12 meses depois (Sci Am 2000:CE V).

Hepatite B

Vacine contra hepatite B os pacientes com insuficiência renal crônica antes do procedimento de diálise, múltiplos parceiros sexuais, viagens internacionais prolongadas a países de alto risco (Mmwr 2003;52:965).

2.5 Função

Avaliação Funcional

Pontos relevantes: Enfatize as questões de qualidade de vida em detrimento ao prolongamento do tempo de vida; a triagem dá ênfase à preservação da função. A Força-Tarefa Canadense (*Canadian Task Force*) e a Força-Tarefa Preventiva dos EUA (*U.S. Preventive Task Force*) recomendam a triagem quanto à avaliação funcional no idoso.

Intervenção:

No consultório e em clínicas de repouso: As enfermeiras realizam uma avaliação funcional anual (Ger Rv Syllabus, 2002, 5ª ed., 49, 404).

Como um dos métodos mais comuns, a avaliação funcional de Katz avalia a capacidade real (e não o desempenho) e registra a perda da independência em 6 atividades de vida diária na ordem em que elas são perdidas: banho, ato de se vestir, toalete, transferência (passar de um lugar para outro), continência e alimentação. Essas atividades costumam ser recuperadas na ordem inversa.

2.6 Sensorial — Audição e Visão

Audição

Pontos relevantes: A Força-Tarefa Canadense (*Canadian Task Force*) e a Força-Tarefa Preventiva dos EUA (*U.S. Preventive Task Force*) recomendam a triagem quanto à perda auditiva no idoso; essa triagem é particularmente eficaz no paciente acima de 85 anos de idade (J Fam Pract 1992;34:320); 41% dos pacientes com >65 anos de idade apresentam diminuição na acuidade auditiva (Ear Hear 1990;11:247).

Intervenção: (Am Fam Phys 1997;56:2057).

A voz sussurrada e a otoscopia são os métodos de triagem mais sensíveis e específicos (86-96%) (Ann IM 1990;113:138; Canadian Task Force, 1994). A observação do comportamento de escutar é útil. Obtenha um histórico contínuo de perda auditiva, realize otoscopia para avaliar a presença de acúmulo de cera ("impactação de cerume"), e acompanhe o paciente com audiometria portátil em busca de presbiacusia[3***] quando indicado. Algumas vezes, os pacientes recusam o uso de aparelhos auditivos; por essa razão, determina o motivo dessa "falta de colaboração", como: encaixe ou ajuste insatisfatórios, dificuldade de

---

[3***] N. de T.: Perda da capacidade de perceber ou discriminar sons, como parte do processo de envelhecimento, podendo variar o padrão e a idade de início (Fonte: Stedman).

manipulação, alteração no déficit auditivo, depressão, demência, em vez de aceitar a indiferença ou a resistência do idoso.

Visão

Pontos relevantes:

Comunidades:

- 9% dos idosos com >65 anos de idade e 50% com >75 anos apresentam diminuição na acuidade visual, alterações ópticas no envelhecimento (Mangione CM, Intensive Course in Geriatric Medicine e Board Review, 1/96).
- Aumento na absorção de luz pelo cristalino, diminuindo a intensidade que chega aos fotorreceptores.
- Miose senil: as pupilas de idosos são menores, induzindo a menor captação de luz pela retina em condições de baixa luminosidade.
- Aumento na dispersão da luz intra-ocular, levando à intensificação na sensibilidade à luz forte e ofuscante.
- Diminuição na amplitude de acomodação do cristalino (presbiopia); de modo que perto dos 60 ou 70 anos de idade a maioria dos idosos precisa usar óculos para a visão de perto.
- Alteração no eixo do astigmatismo, requerendo refração.
- Alteração neural com perda de discriminação das cores azul-amarelo; no entanto, não há estudos prospectivos demonstrando que a triagem do idoso quanto à acuidade visual seja um método digno de nota (i. e., que valha a pena).

Clínicas de repouso:

- 17% dos pacientes internados em clínicas de repouso são cegos e outros 19% apresentam visão <20/40; 20% de cegueira e 37% de diminuição remediável na acuidade visual com refração adequada (Nejm 1995;332:1205). Em um estudo ocular feito em Baltimore, as cataratas não-operadas eram responsáveis por 27% de todas as cegueiras em negros, sugerindo que os idosos com menos acesso aos cuidados com os olhos se beneficiariam da triagem em busca de cataratas (Nejm 1991;325:1412; Mangione CM, 1996).

- A degeneração macular é uma causa de cegueira entre os brancos (3% de todos os brancos com >80 anos de idade); o tratamento precoce com laser é eficaz para retardar a evolução em uma minoria de pacientes que exibem neovascularização (ver Degeneração Macular no capítulo de Problemas Geriátricos Comuns); o encaminhamento aos serviços de baixa visão pode ajudar o paciente a maximizar a visão periférica.
- A retinopatia diabética é mais tratável na fase pré-sintomática, quando as alterações neovasculares acabaram de começar.
- A diminuição na acuidade visual também está relacionada a quedas e fraturas de quadril; assim, a triagem dos idosos em busca desses eventos pode ser benéfica (Nejm 1991;324:1326).
- A triagem é feita com o uso de uma combinação de exame do campo visual, tonometria e oftalmoscopia direta por oftalmologista, com os olhos do paciente completamente dilatados (fenilefrina a 2,5% com oclusão do ducto lacrimal para diminuir a absorção sistêmica). Há uma fase assintomática longa e potencialmente tratável antes da perda irreversível da visão (UCLA Intensive Board review, 1/96). No entanto, além de não haver testes confiáveis para a triagem de glaucoma, o tratamento precoce não melhora os resultados do paciente (Surv Ophthalmol 1983;28:194).

Intervenção: A triagem quanto à acuidade visual deve ser anual, e os critérios dessa triagem para encaminhamento a um especialista incluem: olho perfeito <20/40 (correção exaustiva), diferença nas linhas de Snellen >2 entre os dois olhos. O histórico de problemas em dirigir à noite é útil para a prevenção de acidentes *vs.* triagem de visão sem aparente benefício, pois há muitas causas intratáveis (BMJ 1998;28:316).

2.7 Problemas de Saúde Mental

Demência

Nejm 1990;322:1212

Pontos relevantes: A triagem é recomendada pela Faculdade Americana de Médicos (*American College of Physicians*), Força-Tarefa Canadense (*Canadian Task Force*) e Força-Tarefa Preventiva dos EUA (*U.S. Preventive Task Force*). O Mini-Exame do Estado Mental (MMSE) tem uma ampla variação; os déficits moderados, mas não os brandos, podem ser detectados; o teste de Wechsler identifica déficits sutis, mas sua aplicação é demorada; pode haver um atraso de 4-7 anos para a consulta junto ao profissional da área de saúde. Realize triagens com entrevistas de saída em busca de demências subcorticais, testando-se a função executiva.

Intervenção: Use o MMSE (Folstein, Bar Harbor, ME, 6/96) para detectar o déficit do período de atenção associada com as demências reversíveis (e delírio), como: distúrbios da tireóide, outras anormalidades metabólicas e infecções agudas; o MMSE ajuda a identificar o tipo e o estágio da demência; evite a agitação desnecessária em pacientes com demência, oferecendo desafios apropriados para o estágio do distúrbio, sem estimulá-los demasiadamente com atividades muito difíceis para eles; o histórico cuidadoso do cônjuge e da família é provavelmente subestimado como ferramenta diagnóstica.

Depressão

Pontos relevantes: 10-15% da população geriátrica geral têm depressão; 60% dos idosos internados em clínicas de repouso podem estar deprimidos. A depressão mascarada é mais comum entre os idosos que se apresentam com sinais de agitação, preocupação ou somatização.

Intervenção: A simples pergunta "Você está se sentindo deprimido?" pode ser tão eficaz quanto a Escala de Depressão Geriátrica (GDS) (Jags 1994;42:1006). A anedonia (ausência de prazer para realizar atos que habitualmente seriam aprazíveis) pode ser um sintoma sensível; a GDS apenas solicita respostas de sim/não e apresenta um formulário breve, mas pode carecer de especificidade entre os pacientes clinicamente doentes. Os inventários de depressão de Beck, Zung, e Hamilton contam maciçamente com as queixas somáticas e, por essa razão, são menos úteis no idoso; a escala de depressão não-verbal desenvolvida por Hayes e Losche é útil em pacientes mais debilitados internados em clínicas de repouso (Clin Gerontol 1991;10:3).

Problemas com Álcool

Jags 1995;43:415

Pontos relevantes: Prevalência de problemas com o álcool = 10% na comunidade; nas clínicas de repouso, a prevalência varia de 2,8-15%; 33% dos pacientes que são internados em uma clínica de repouso retornarão à sua comunidade, tornando com isso a reabilitação do álcool mais pertinente (Ger Rv Syllabus, 2002, 5ª ed., p.101). O conhecimento do histórico do consumo de etanol pode ajudar na compreensão das interações entre família e paciente; os comportamentos exibidos com a equipe de funcionários, como as reações de "dry-drunk"[4****], assumirão um novo significado; a mudança para comunidades de aposentados está associada ao aumento no nível de consumo de etanol.

Intervenção: A triagem de álcool com o questionário CAGE ou o teste MAST-G (*Michigan Alcoholism Screening Test – Geriatric version*) (ver "abuso de álcool") produz, respectivamente, porcentagens de 82/90 e 93/65 de sensibilidade/especificidade (Ger Rv Syllabus 1996). O questionário CAGE não é confiável e serve apenas como ferramenta de triagem em pacientes ambulatoriais >60 anos de idade. Os clínicos devem perguntar diretamente sobre o consumo de bebidas alcoólicas por semana (Jama 1996;276:1964). Fique atento para a relutância em

---

[4****] N. de T.: Termo técnico usado por terapeutas de combate ao alcoolismo, e que literalmente significa "bêbado seco", ou seja, é quem, mesmo anos depois de abandonar a bebida, ainda apresenta reações semelhantes às de um bêbado. Em outras palavras, é quem, após ter abandonado o álcool, apresenta em certos momentos, mesmo sóbrio, comportamento semelhante ao de alguém embriagado. (Fonte: Google).

modificar o consumo de etanol com doenças e novos medicamentos; aponte a porcentagem de calorias diárias fornecidas por 1, 2, 3 e assim por diante; as bebidas podem ajudar a melhorar a nutrição.

2.8 Quedas

Pontos relevantes:

Comunidades: A disfunção das extremidades inferiores prediz uma subseqüente deficiência física (Nejm 1995;332:556); o equilíbrio em uma das pernas é um importante indicador de possíveis quedas prejudiciais (Jags 1997;45:735); o ato de se levantar de cadeiras muito lentamente, a diminuição na força do braço, a redução nas acuidades visual e auditiva, bem como os escores elevados de ansiedade ou depressão, predizem possíveis quedas (Jama 1995;273:1348).

Clínicas de repouso: Observa-se um aumento na freqüência de quedas em idosos que residem em clínicas de repouso, sobretudo após relocação ou transferência para um novo recinto (Jags 1995;43:1237); os pacientes que caem com menor freqüência têm o maior risco de lesão, pois eles tendem a se movimentar mais rapidamente no ponto de impacto; esses pacientes, bem como aqueles que caem com freqüência, podem ser auxiliados por uma intervenção que determine a etiologia de suas quedas; o medo de cair leva ao declínio funcional (Gerontol 1994;40:38) e deve ser considerado como uma parte importante de toda a conduta relacionada a quedas.

Intervenção: Faça a triagem de todos os pacientes de ambulatório e de clínicas de repouso com uma avaliação do equilíbrio e da marcha (ver osteoporose, fratura de quadril). A ferramenta de avaliação de Tinetti (Jags 1986;34:119) avalia a capacidade normal e adaptativa em manter o equilíbrio ao se levantar de uma cadeira, ao ficar de pé com os olhos fechados, ao se virar e receber uma cotovelada ou cutucada no esterno; também avalia diversos componentes da marcha (altura do passo, oscilação da postura, desvio do rumo/trajetória). As anormalidades em pontos importantes do exame apontam para etiologias intrínsecas específicas de queda, como "o uso dos braços para ajudar a se manter em pé — nesse caso, o idoso pode ter uma fraqueza muscular proximal, podendo ser ajudado por um programa de treinamento de força para os músculos do quadril e do quadríceps"; o ato de arrastar os pés durante a fase de balanço da marcha — nesse caso, o idoso pode ter fraqueza muscular tibial, podendo ser auxiliado por órtose para tornozelo/pé ou por recondicionamento; além disso, faça uma análise da marcha mediante observação.

Evite as quedas por meio de abordagens intrínsecas e extrínsecas: o aumento na força muscular está associado a redução nas quedas (Jags 1994;42:953); o treinamento com exercícios físicos também diminui as quedas (Jama 1995;273:1341); trabalhe com um fisioterapeuta para desenvolver um plano terapêutico; lance mão de exercícios antigravidade que não flexionem a coluna vertebral para evitar fraturas vertebrais por compressão em pacientes com osteoporose grave.

A presença de osteoporose é provável em pacientes cuja altura diminuiu na triagem anual; pacientes de alto risco: brancos, asiáticos, nulíparos, sedentários, mulheres cifóticas, com passado ou histórico familiar de fratura, fumantes de ambos os sexos, COPD ou esteroidoterapia crônica; pacientes submetidos aos bisfosfonatos (ver Osteoporose, cap. 10.1). Vit D 800 UI uma vez ao dia (Jama 2004;291:1999); a calcitonina por via intranasal é uma opção terapêutica de alto custo para pacientes com dor ocasionada por fraturas (Ann IM 1992;117:1038).

As fraturas de quadril diminuem por volta de 23% quando uma suplementação adequada de Ca é prescrita (1,2 g/dia) com 800 UI de vit D (Osteoporosis Int 1994;4:7); a menos que as mulheres idosas tenham um histórico de cálculos renais (pedras nos rins), o consumo total de Ca deve ser de 1,2 g/dia com adição de vit D, se elas não forem expostas à luz solar direta por, no mínimo, meia hora por dia; uma porção de brócolis ou produto lácteo é equivalente a 1 comprimido de potência regular Tums® (carbonato de cálcio), o que corresponde a

0,2 g de Ca elementar; use isso como um guia para decidir quanto à suplementação de Ca em comprimido.

Abordagens extrínsecas: os protetores de quadril (acolchoamento) e os andadores mantêm a independência nas caminhadas, além de evitar a ocorrência de lesões graves (Lancet 1993;341:11); "construa" uma casa "à prova de quedas" e use sapatos apropriados (consulte os manuais no www.americangeriatrics.org). A diminuição na contenção não aumenta a ocorrência de quedas graves (Jags 1994;42:321,960; Arch IM 1992;116:368). Avalie os seguintes medicamentos: sedativos, narcóticos, neurolépticos e anti-hipertensivos.

Tabela 2.3 Questões úteis sobre o histórico sexual

O que acontece de fato quando você tenta ter relações sexuais?
O pênis está ereto o suficiente para penetrar em seu parceiro?
O pênis sempre fica ereto?
  Ao acordar?
  Com masturbação?
Há quanto tempo isso é um problema?
Aconteceu alguma coisa de âmbito clínico ou social quando esse problema começou?
O que *você* acha que está causando o problema?
Como isso afetou você? Seu parceiro? Seu relacionamento?
Você tem interesse em tratar o problema?
Você consegue ter um orgasmo?
Há alguma curvatura nova do pênis quando você tem uma ereção?
Que tratamentos você já tentou até agora?

Boxe 2 Jama 2004;291:2997.

2.9 Incontinência

Urinary Incontinence in Adults: Clinical Practice Guideline, AHCPR Public N. 92-0038, Rockville, MD, Urinary Incontinence Guideline Panel, Agency for Health Care Policy and Research, Public Health Service, U.S. Dept of Health and Human Services, 3/92.

Pontos relevantes: 50% dos pacientes internados em clínicas de repouso apresentam incontinência urinária, resultando em embaraços sociais e complicações clínicas, como infecções de pele; a prevalência de homens e mulheres que vivem em comunidades e escondem esse problema é alta.

Intervenção: (Ver Incontinência, cap. 1.11) Realize a triagem de causas reversíveis de incontinência:

- Causas locais: infecção vesical, vaginite atrófica, impactação fecal.
- Causas funcionais: delírio, depressão, imobilidade.
- Doenças sistêmicas: CHF, hiperglicemia.
- Medicamentos: agentes anticolinérgicos e adrenérgicos.
- Dieta: excesso de cafeína, bicarbonato de sódio, álcool (todos são "irritantes da bexiga").

Colabore com as enfermeiras para determinar a etiologia da incontinência, obtendo um histórico significativo e positivo quanto à presença de urgência, estresse, fluxo excessivo ou incontinência funcional; a ingestão de líquido, o padrão de micção, o volume de resíduo pós-miccional (PVR) e a urinálise totalizam os exames necessários para o tratamento empírico. A triagem nesse sentido permitirá a identificação de um número seleto de pacientes que, provavelmente, responderão ao retreinamento vesical — uma intervenção que exige um comprometimento significativo da equipe, além de paciência; o manejo cuidadoso do diagnóstico precoce e o tratamento (alteração de hábitos, exercício, medicamentos) dos idosos de comunidades podem ser recompensadores.

2.10 Função Sexual

Nurs Home Med 1995;3:56

Pontos relevantes: Em clínicas de repouso, 70% dos homens e 50% das mulheres têm o desejo de se relacionarem ou se tornarem íntimos (Arch Sex Behav 1988;17:109); os contatos sexuais freqüentemente são casuais e envolvem estimulação manual ou oral da genitália, em vez do coito propriamente dito; os quartos privativos, muitas vezes, são deficientes ou mal-equipados para um encontro de casais para um ato sexual mútuo, mesmo para um casal fisicamente saudável; os espaços privativos raramente são construídos para os indivíduos heterossexuais casados e quase nunca estão disponíveis para casais de gays, lésbicas ou bissexuais; a masturbação pública pode ocorrer quando os pacientes procuram poços de escada ou alcovas, tentando evitar o olhar observador da equipe.

Vinte e nove por cento dos homens com >80 anos de idade têm 1 relação sexual/semana; o principal motivo de as idosas não terem relações sexuais é a indisponibilidade do parceiro (Arch Sex Behav 1993;22:543; 1994;23:231) (ver Problemas Geriátricos Comuns).

Intervenção: Ver Tabela 2.3. Remova as barreiras para a manifestação sexual, estimulando a privacidade (com avisos de "não perturbe", além de portas fechadas), permitindo as visitas conjugais ou domiciliares, avaliando as queixas de função sexual e modificando os medicamentos que comprometem a função sexual. Aconselhe os pacientes interessados em sexualidade, avalie a capacidade de tomada de decisões do idoso com déficits e forneça orientação à equipe de funcionários (Am Fam Phys 1995;51:121); avalie a situação: voluntariedade, capacidade de interromper e iniciar um comportamento interativo quando desejável, adequação de tempo e espaço, bem como abstinência de dano, exploração e abuso (Elder Abuse: Assessment and Intervention. Hamilton, Ricker, LMSW Presentation May 26 2005 Maine Med Ctr Portland, Maine).

Paciente ambulatorial: Forneça orientação educacional para aumentar o conforto do paciente em lidar com problemas sexuais e amplie as perspectivas de sexualidade para engatar as questões de maior intimidade, bem como a ampla variação de uma adaptação sexual "saudável".

2.11 Outras Medidas Preventivas

Condução

Ferramentas de triagem correlacionadas com o desempenho por "trás do volante": Teste de trilha parte B, MMSE, força de preensão, momento de reação (Jags 2004;52:1326).

Diretivas Antecipadas

Ouslander JG, Osterweil D, Morley J, Ethical and legal issues, in: Medical Care in The Nursing Home. New York: McGraw-Hill 1991:358.

Pontos relevantes: A definição de futilidade médica é vaga; os pacientes com >69 anos de idade apresentam uma chance de 5% de sobreviverem à ressuscitação cardiopulmonar (CPR), mas os médicos subestimam que os pacientes considerem essa medida fútil; outros pacientes considerariam essas chances como algo encorajador e preferível à morte (Jama 1995;273:156; Ann IM 1989;111:199); os pacientes com demência podem ser capazes de tomar algumas decisões sobre os cuidados relativos à saúde (Jama 1995;273:124; 1988;260:797), p. ex., pode ser mais difícil compreender as opções referentes a uma perda gangrenosa do que submeter ou não o paciente à CPR (J Am Board Fam Pract 1992;5:127).

Os pacientes e os familiares podem temer que essas diretivas antecipadas não sejam prontamente executadas em muitos hospitais; a falha de pacientes em rever as diretivas antecipadas com crianças adultas pode levar a conflitos internos na família no momento de crise da saúde; o poder de documentos pode depender de reiterações regulares de valores e desejos ao médico pessoal registrado na ficha clínica.

Intervenção: As decisões relativas ao fim da vida devem ser discutidas com o paciente ou o tutor, bem como com os membros da família; tais decisões incluem a discussão do seguinte: CPR, suporte ventilatório, admissão hospitalar ou na unidade de terapia intensiva, transfusão sanguínea, terapia IV, alimentação com sonda, antibióticos; os questionários de valores podem ser úteis para facilitar as discussões (Arch Fam Med 1994;3:1057); as discussões precoces (momento do diagnóstico de doenças terminais, inclusive demência) são benéficas.

2.12 Medicações

Nurs Home Med 1995;3:6

Pontos relevantes: O risco de reação medicamentosa adversa é diretamente proporcional à quantidade de medicamentos aos quais o paciente é submetido (Ger Rv Syllabus, 2002, 5ª ed., p.40).

Intervenção:

Comunidades: Se o paciente tiver muitos médicos, use a estratégia de "trabalho" para determinar a lista completa de medicamentos (Prim Care 1995;22:697).

Clínicas de Repouso: Evite a freqüência excessiva na dosagem, a duração prolongada dos medicamentos, a repetição da terapia e os efeitos colaterais que superem os benefícios da medicação. Não adicione um medicamento para aliviar os efeitos colaterais de outro remédio, exceto nos casos de uso de anticolinérgicos para tratar os efeitos colaterais extrapiramidais, regime intestinal para evitar constipação com narcóticos, ou misoprostol para evitar gastrite ocasionada por NSAIDs. Leve o custo em consideração. As equipes interdisciplinares, incluindo consultores farmacêuticos, podem revisar regularmente as interações entre os medicamentos, bem como entre a doença e o medicamento; considere todos os agentes terapêuticos como candidatos à reavaliação regular.

- NSAIDs: avalie os níveis de BUN, creatinina, e Ht a cada 2 meses.
- Diuréticos: avalie os níveis de BUN e creatinina a cada 4 meses (Ann IM 1994;121:584).

2.13 Abuso de Idosos

Prim Care 1993;20:375; Nejm 1995;332:437; Jags 1994;42:169; 1996;44:65; Clinics in Ger Med 2005;21:279

Pontos relevantes: A prevalência não é bem-documentada; familiares, profissionais da área de saúde e outros vizinhos (Jags 1998;46:885) de idosos que vivem em comunidades, bem como outros idosos que residem em clínicas de repouso, além da própria equipe da clínica ou os visitantes, podem ser implicados em atos de abuso; o profissional de saúde estressado, particularmente de pacientes com deficiências funcionais significativas, representam a maioria avassaladora (Patterson C. Secondary prevention of Elder abuse. Canadian Task Force on the Periodic Health Examination. Canadian Guide to Clinical Preventive Health Care. Ottawa: Health Canada, 1994;922); o abuso de idosos também é associado a abuso de crianças e baixa renda (Jags 2000;48:513).

Clínicas de repouso: O treinamento inadequado e inconstante de profissionais da área de saúde pode contribuir para o abuso. Em um estudo, 10% dos assistentes de enfermagem admitiram, pelo menos, 1 ato de abuso físico e 40% confessaram, no mínimo, 1 ato de abuso psicológico no ano anterior.

Os sintomas são variados, desde hábitos insatisfatórios de higiene, sinais de desidratação, múltiplas lesões de pele com vários graus de cicatrização, contusões por contenção do pulso ou tornozelo, além de dor com fraturas ocultas; podem ser sutis: contenção química não-justificada, ataque verbal e emocional ou falha na adoção de um plano terapêutico apropriado. Os pacientes com déficit cognitivo e físico e comportamento violento, disruptivo ou irritante apresentam um risco peculiar de sofrer abuso.

Avaliação inicial do ambiente: O exame físico básico e a perspectiva a longo prazo podem fazer com que o médico perceba as alterações na conduta ou no comportamento do paciente, como abstinência, depressão ou lesões sugestivas de abuso.

- Questione os residentes aptos diretamente para esclarecer qualquer dúvida em relação a abuso ou negligência:
- Alguém já tentou machucar você?
- Alguém já o obrigou a fazer coisas que você não queria?
- Alguém já tomou alguma coisa de você sem o seu consentimento?
- Avalie o estado mental para validar o histórico, bem como o *status* de condução de veículos.
- Trate de assuntos espirituais.

- Entreviste os membros da família, amigos íntimos e a equipe para determinar o estado e o suporte psicossociais; as diferenças em detalhes de explicações improváveis de eventos, vindas de vários grupos diferentes, podem levantar a suspeita de abuso.

  Documente o abuso físico com fotografias quando possível (Public Health Service, U.S. Dept, of Health and Human Services, AHCPR Publc N. 92-0038, 3/92).

  Na maioria dos estados, é obrigatório relatar a suspeita de abuso (U.S. Preventive Services Task Force, Guide to Clinical Preventive Services: An Assessment of the Effectiveness of 169 Interventions. New York: Williams & Wilkins 1996).

Intervenção:

Comunidades: Agências de cuidado doméstico, organizações de voluntários, cuidados diurnos de adultos, além de outras formas de repouso.

Clínicas de repouso: Os grupos de alívio da pressão e tensão semanal (para a equipe discutir seus sentimentos de frustração no desafio de cuidar de seus pacientes) fornecem um fórum de mudanças criativas e construtivas em planos terapêuticos. Treinamento da equipe em técnicas de modificação comportamental.

Capítulo 3
Endocrinologia

3.1 Diabetes Melito

Am Fam Phys 1995;1:1; Sci Am Med 1995;9:VI; Clin Ger Med 1999; 15; Ger Rv Syll 2002, 5ª ed.; Am J Ger Soc 2000;51:s265)

Causa: Resistência periférica aos efeitos da insulina; bem como diminuição na liberação da insulina com o envelhecimento (Diabetes 1991;40:44); causas secundárias: glicocorticóides, hidroclorotiazida; β-bloqueadores, estrogênio, hemocromatose; síndrome de Cushing, acromegalia, feocromocitoma.

Epidemiologia: Pelo menos 20% dos pacientes acima de 65 anos de idade sofrem de diabetes. Em 1998, 12,7% dos pacientes com 70 anos ou mais apresentavam um diagnóstico de DM, e 11% da população dos EUA entre 60-74 anos exibiam a DM não-tratada (Diab Care 1998:21:518;2000;23:1278); prevalência de 18%; os americanos de origem latina apresentam um risco 3 vezes maior que os brancos e um risco 3 vezes maior de retinopatia grave (Diabetes 1988;37:878); os americanos nativos demonstram um risco 5 vezes maior que os brancos (Diabetes 1987;36:523); ocorrência de doença renal em estágio terminal é 4,3 vezes mais alto em negros e 6 vezes mais alto em americanos de origem latina (Nejm 1989;321:1074); associada a perda de vida de 5-10 anos.

Fisiopatologia: A glicotoxicidade induz tanto à resistência à insulina como à diminuição na produção desse hormônio (Diabetes 1985;34:222); no paciente obeso, observa-se resistência periférica genética à insulina, e níveis elevados desse hormônio causam exaustão eventual das células-β (Ann IM 1990;113;9050); a diminuição ou o retardo na liberação de insulina em resposta à carga de glicose também faz com que a neogênese hepática persista por 1-2 horas, depois ocorre excesso de insulina (Nejm 1992;326:22); envelhecimento de 10 anos, com aumento nas rugas (formadas pelas ligações cruzadas de colágeno), no espessamento da membrana basal dos capilares e nas cataratas, bem como diminuição na função cognitiva e na densidade óssea, além de aterosclerose; no envelhecimento, a elevação do hormônio amilina leva a aumento nos níveis da glicose; a redução da listina com o envelhecimento induz ao incremento na adiposidade (Morley, David, Diabetes na Conferência Anual da AMDA 3/5/99 Orlando, Fla); idoso com DM do tipo II está sob risco de sofrer coma hiperosmolar (HHCN), secundário a estresse, esteróides, alimentação com sonda; a falha na reposição de água decorrente da diminuição na sede e no estado mental aumenta a osmolalidade.

Síndrome Metabólica: Hiperinsulinemia, hiperglicemia, hipertrigliceridemia, diminuição nos níveis de HDL, e hipertensão causada pela enzima óxido nítrico sintetase, inibida pela metformina e troglitazona (Ger Clin 1999;15:211).

Sintomas: Apresentação geralmente atípica no idoso, com lentidão no desaparecimento de infecção, perda de peso, fadiga, fraqueza, estados agudos de confusão mental, depressão.

Sinais: Necrobiose lipoídica = placas cutâneas pigmentadas com centro lipídico branco, irregular e atrófico; hepatomegalia gordurosa; retinopatia com exsudatos duros, microaneurismas e hemorragias (ver fotos em Nejm 1993;329:320); neuropatia com diminuição na sensibilidade, no sentido vibratório e na propriocepção; acantose nigricante.

Evolução: Alguns anos antes do início do diabetes do tipo II, os pacientes apresentam hipertriglicemia; baixos níveis de HDL e hipertensão. Fatores que influenciam o controle do diabetes no idoso: visão reduzida, paladar alterado, dentição deficiente, artrite, tremor. A vida solitária dificulta o preparo e o consumo de alimento, bem como a administração do medicamento.

Complicações:

- A glicotoxicidade leva ao aumento nas infecções e na percepção de dor.

- HHCN: hiperglicemia >600 mg/dL sem cetose ou cetoacidose, com grave depleção de volume (25% do peso corpóreo); osmolalidade sérica >350 mOsm/kg costuma fazer parte da doença; esteroideterapia ou alimentação com sonda com soluções concentradas de carboidrato.

- Doença cardiovascular: 2-3 vezes mais acentuada no DM do tipo II do que na população geral; IAM e doença vascular periférica provocam 60% dos óbitos decorrentes do DM do tipo II; o controle da glicose diminui o risco de MI; metade das amputações não-traumáticas deve-se ao DM do tipo II (Therapy for Diabetes Mellitus and Related Disorders. 2ª ed, Lebovitz HE, ed. American Diabetes Association 1994).

- Retinopatia: após uma duração de 15 anos, a $HgbA_1c$ <7 diminui o risco de retinopatia (Jags 1994;42:142) proliferativa em 25% dos casos de DM do tipo II sob terapia com insulina e 5% daqueles sob dieta e agentes hipoglicemiantes orais (Diabetes Metab, ver 1989;5:559); a não-proliferativa é mais comum. A perda das células de sustentação da vasculatura retiniana induz à ocorrência de microaneurismas, particularmente na mácula, comprometendo a visão central e a acuidade visual; ao extravasarem, os microaneurismas formam hemorragias puntiformes arredondadas em forma de manchas (*dot and blot*) que, em seguida, dão origem a exsudatos duros; tais exsudatos, por sua vez, provocam edema macular se eles se acumularem próximo à macula. Com a evolução da retinopatia, os capilares terminais ficam obstruídos e a retina torna-se isquêmica; os infartos da camada constituída pelos nervos causam exsudatos em flocos de algodão (*cotton-wool*). Em resposta à isquemia, ocorre a proliferação de novos vasos sanguíneos, que podem sangrar no humor vítreo e levar à formação de cicatrizes; tais cicatrizes são capazes de retrair a retina, induzindo ao descolamento da retina e perda permanente da visão. Os diabéticos do tipo II são propensos ao desenvolvimento de glaucoma, cataratas, abrasões corneanas, erosões corneanas recorrentes, presbiopia.

- Nefropatia: mortalidade mais alta de todas as complicações; 20% dos pacientes com DM do tipo II desenvolvem nefropatia (Arch IM 1989;111:788); começa com microalbuminúria 30-300 mg/24 h; os fatores de risco de nefropatia incluem a duração do DM e da hipertensão (Nejm 1988;318:140); tendências hereditárias ao ASDH (Nejm 1992;328:673) e índices mais elevados de infecção.

- Neuropatia: a neuropatia periférica sensorimotora simétrica é comum — com distribuição em meia ou luva (*stocking-glove*); as disestesias evoluem para uma anestesia mais grave e úlceras neuropáticas nos pés.

- Mononeuropatias assimétricas afetam os nervos tanto periféricos como cranianos, secundariamente a infartos dos nervos.

- Síndromes de encarceramento, como síndrome do túnel do carpo.

- Neuropatia autônoma leva à gastroparesia (esvaziamento gástrico tardio, saciedade precoce, repleção gástrica, náusea e vômito), hipotensão postural, bexiga atônica; a polineuropatia é mais comum em pacientes com DM do tipo II e hipoinsulinemia (Nejm 1995;333:89).

- Associado com declínio cognitivo (Diabet Med 1999;6:93; Arch IM 2000;160:174; Neurol 1999;52:97; Lancet 1998;352:837; Jama 2004:292:2237).

- Diminuição na percepção de dor visceral, com risco de angina silenciosa e IAMs (Ann IM 1988;108:170); a hiperglicemia reduz o limiar de dor, aumentando essa sensação com a ocorrência de neuropatia periférica (Morley, Diabetes in the Nursing Home no encontro anual da AMDA 3/5/99 Orlando, Fla).

- Aumento no risco de fratura do quadril em idosos do sexo masculino e feminino com DM, sobretudo naqueles submetidos à medicação oral ou insulina (Am J Ger Soc 2004:52:1778).
- Cistopatia diabética: diminuição na sensibilidade da bexiga, aumento na capacidade vesical, redução na contratilidade do músculo detrusor; geralmente se apresenta sob a forma de incontinência com fluxo constante, embora também possa haver elementos de incontinência de urgência (hiperatividade do detrusor); não há tratamento farmacológico eficaz (Ger Nurs 2003;24:138).
- DM associado com tuberculose reativa.
- Aumento na prevalência de depressão com DM.

Exames laboratoriais:

- Critérios da ADA: diagnóstico provisório com glicemia de jejum (FBG) ≥126 mg/dL, teste de tolerância à glicose oral (OGTT) de 2 h (dose de 75 g) ≥200; ou sintomas de poliúria, polidipsia, perda de peso inexplicável com mensuração aleatória de glicose ≥200; todos esses valores devem ser confirmado com a repetição do teste em um dia diferente; utilize o OGTT se a FBG for <125 com suspeita de DM; não é recomendável o uso da HgbA1c para o diagnóstico; o nível sanguíneo de açúcar em jejum (FBS) de 100-150 ou o OGTT de 140-199 indicam um estado de pré-diabetes (Diretrizes da ADA 2004).
- Monitore a HbA_{1C} a cada 6 meses se o quadro se apresentar estável e a cada 3 meses se o controle estiver insatisfatório; objetivo <7% em indivíduos relativamente saudáveis com bom estado funcional; objetivo <8% para idosos frágeis com expectativa de vida <5 anos ou quando os riscos do tratamento superam os benefícios. A HbA_{1C} aumenta na deficiência de Fe e diminui na anemia falciforme.

Abordagem:

Preventiva: Exames anuais para detecção precoce da retinopatia; cuidado com os pés, exame meticuloso dos pés na primeira consulta; mensuração do peso e da pressão sanguínea (BP) na primeira consulta; detecção precoce da neuropatia, por meio do exame sensorial com monofilamentos; triagem em busca de microalbuminúria com diagnóstico; em seguida, triagem anual se não for demonstrado nenhum sinal prévio de macro ou microalbuminúria; com o controle rigoroso dos níveis sanguíneos de açúcar, observa-se uma evolução menor (J Am Ger Soc 1994; 42:142). Objetivo da BP <140/80; com microalbuminúria, o objetivo é de 130/80; há certos indícios de aumento dos benefícios com uma BP <130/80 em todos os idosos com DM, mas o tratamento gradativo da hipertensão é necessário para evitar complicações (Am J Ger Soc 2003;51:5269).

Terapêutica: (ver Tabela 3.1)

- Qualquer redutor dos níveis de glicemia diminui o índice de complicações (BMJ 200:321:405).

- Pouco debilitado (expectativa de vida ≥ 8 anos): o tratamento visa à normoglicemia; demência ou comorbidades significativas que reduzem a expectativa de vida: controlar o DM com tratamento farmacológico e minimizar a hipoglicemia; casos terminais (expectativa de vida <1 ano): BS pós-prandial <200 mg/dL, dieta sem restrição (tabela de pedidos permanentes das clínicas de repouso em Ann Long-Term Care 2002;6:100).

- Para 85% dos diabéticos obesos: a dieta pobre em gordura e colesterol tem melhor relação risco-benefício; a dieta visa os seguintes valores: colesterol total em jejum <200 mg/dL; LDL em jejum <100 mg/dL, triglicerídeos em jejum <150 mg/dL e HDL >40 mg/dL (ADA, 2004); avalie o nível desses lipídios, no mínimo, uma vez ao ano, e com maior freqüência se os objetivos não forem alcançados (exceção para os residentes e/ou pacientes de clínicas de repouso com redução significativa na expectativa de vida).

- A perda de peso de 2,3-4,5 kg é adequada (BMJ 1975;3:276); os pacientes diabéticos apresentam maior dificuldade de perder peso do que os não acometidos por essa doença; em princípio, 20%

dos pacientes controlam o diabetes apenas com a dieta (Diabetes 1995;44:1249); evite dietas diabéticas em clínicas de repouso, onde os pacientes estão sob risco de desnutrição, pois as dietas com restrição são insossas.

- A prática de exercícios durante 20 minutos 3 vezes por semana diminui o risco de diabetes do tipo II (Nejm 1991;325:147); a prática de exercícios 1 vez por semana reduz o risco de desenvolvimento do DM por volta de 40% (60% para homens acima do peso); o treinamento de resistência progressiva diminui a resistência à insulina e pode ser mais praticável do que os programas de exercício anaeróbico nos idosos (Diab Care 2003;26:1580).

- Interrompa os medicamentos indutores de hiperglicemia, como estrogênio, tiazidas (ou tente reduzir a dose das tiazidas = 12,5 mg uma vez ao dia), glicocorticóides, simpaticomiméticos (ver lista em Ann IM 1993:118:536)

- Condições que exigem a terapia medicamentosa: sintomas secundários à hiperglicemia não controlada só com a dieta hiperglicemia com risco de desidratação, presença de cetonas; perda de peso rápida e descontrolada; hiperlipidemia-hipertrigliceridemia; no idoso, o principal objetivo é evitar os sintomas de hiperglicemia, que geralmente começam a ocorrer com concentrações de glicose de 200-250 mg/dL (Nejm 1996;334:574).

Medicações

- Diminuição dos sinais autônomos de hipoglicemia (sudorese, palpitações) nos idosos, especialmente naqueles submetidos aos β-bloqueadores.

- A maior parte dos agentes diabéticos orais proporciona 75% ou mais do efeito máximo com 50% da dose máxima — doses submáximas de duas medicações são mais eficazes do que uma dose máxima de uma; se a HgbA1c estiver >8-8,5% com duas medicações orais, a adição de insulina é preferível ao acréscimo de qualquer outro medicamento oral (Med Clin N Am 2004:88:851).

Sulfoniluréias de 2ª Geração: Glipizida, glimiperida, gliburida; estimulam a insulina endógena; apesar de causarem hipoglicemia com maior freqüência (sobretudo as de ação mais prolongada), as sulfoniluréias de 2ª geração raramente sofrem interações com outros medicamentos, em comparação as de 1ª geração; a gliburida causa mais hipoglicemia do que a glipizida (J Am Ger Soc 1996;44:751); portanto, comece com doses baixas e aumente a dose a cada 4-7 dias; glipizida de liberação contínua uma vez ao dia; 20% de falhas primárias.

A insulina tem mais efeito benéfico sobre os lipídios (Ann IM 1988;108:134); a hipoglicemia decorrente da insulina é menos prolongada do que com os agentes hipoglicemiantes orais.

Insulina + Hipoglicemiante Oral: Há necessidade de apenas 5-20% da dose de insulina se utilizada isoladamente (Ann IM 1991;115:45). A terapia de combinação com o emprego de insulina e dos agentes orais mais recentes — metformina e glitazonas — é mais bem-sucedida e produz bons resultados em relação ao custo (Med Clin N Am 2004;88:869).

Biguanidas: A metformina inibe a gliconeogênese e aumenta a captação de glicose mediada ela insulina, além de não causar ganho de peso (Nejm 1995;333:550); a metformina diminui a mortalidade (Lancet 1998;352:854); comece com 500-850 mg PO na hora de dormir ou BID; aumente por volta de 500 mg a cada 1-2 semanas, não ultrapassando a dose de 2500 mg; administre junto com as refeições; probabilidade reduzida de hipoglicemia; forneça após falha na terapia com dieta ou adicione se a monoterapia com sulfoniluréia falhar; diminuição moderada nos níveis de triglicerídeos e LDL, aumento moderado da HDL; ficou demonstrado que apenas os agentes orais reduzem as complicações macrovasculares do diabetes do tipo 2 (Lancet 1998;352:854); efeitos colaterais GI (diarréia, náusea, anorexia, desconforto abdominal, paladar metálico, absorção reduzida de vit B_{12}, folato); acidose láctica, especialmente com diminuição na função hepática e renal (testes de função hepática anormais, Cr >1,5). Evite a metformina em pacientes com >80 anos de idade e também nos seguintes quadros: Cr basal acima do nível normal para o sexo, problemas cardíacos ou respiratórios que podem levar a hipoxia, infecção grave, abuso de álcool; evite o uso agentes de contraste radiográficos (Nejm 1996;334:577); geralmente admitidos no paciente internado.

Tiazolidinedionas: Pioglitazona (Actos) na dose máxima de 15-45 mg uma vez ao dia na monoterapia e 30 mg uma vez ao dia na terapia de combinação; rosiglitazona (Avandia) na dose de 4 mg uma ou duas vezes ao dia, 8 mg uma vez ao dia no máximo na monoterapia ou com metformina, 4 mg uma vez ao dia com insulina ou sulfoniluréia; melhora a resistência à insulina sem estimular a secreção desse hormônio; também pode ajudar na presença de hipertensão, dislipidemia (aumentos da HDL e reduções dos TGs), aterosclerose (Clin Diabetes 1997;15:60; Am Fam Phys 1997;56:1835); aumenta o risco de CHF, contra-indicado em insuficiência cardíaca de classe III ou IV pela NYHA, interrompa em caso de qualquer declínio da condição cardíaca; aumento de 3 vezes da ALT (Nejm 1998;338:861); avalie a função hepática a cada 2 meses por 1 ano; interrompa se a função hepática anormal estiver >2,5 nl; a rosiglitazona associada à metformina melhora o controle glicêmico no DM do tipo II dentro de 2 meses (Jama 2000;283:1695); histórico de lesão hepática com rosiglitazona (Ann IM 2000;132:118).

Meglitinidas: A repaglinida (Prandin) e a nateglinida (Starlix) (secretagogos não-sulfoniluréias de insulina) atuam diretamente sobre os canais de Ca, estimulando a secreção de insulina; ação rápida; administre 30 minutos antes das refeições; potencial de interações medicamentosas; é preciso ter cautela na presença de insuficiência renal ou hepática; freqüência reduzida de hipoglicemia (Sci Am 1998); meia-vida curta — portanto, não use em clínicas de repouso, onde as refeições podem sofrer atrasos.

Inibidores da α-glicosidase: A acarbose e o miglitol diminuem a digestão e a absorção dos dissacarídeos na dose de 25-100 mg PO antes das refeições TID (Ann IM 1994;121:928); tome com a primeira abocanhada das refeições; os efeitos colaterais GI podem ser desagradáveis (diarréia, dor abdominal, flatulência); pode não ser desejável o uso com metformina por causa dos efeitos GI adicionais; trate a hipoglicemia com glicose e não com sacarose, pois este açúcar pode não ser adequadamente hidrolisado ou absorvido (Med Lett Drugs Ther 1996;38:9) (Tabela 3.2); evite o uso da α-glicosidase em caso de Cr >2 mg/dL; monitore os testes de função hepática quando o paciente é submetido à acarbose, mas não é necessário com o miglitol.

Tipos de insulina: Ver tabela 3.3. Lispro (Humalog, Novolog) com início em 5-15 minutos, pico em 0,5-2 horas, duração de 6-8 horas; insulina regular com início em 15 min-1 h, pico em 2-4, duração de 8-12 h; NPH com início em 1-1,5 h, pico em 4-12 h, duração de 12-24 h; insulina glargina (Lantus) com início em 1-2 h, nível contínuo sem pico por 24 h na maioria dos casos (duração reduzida naqueles com resistência significativa à insulina), diminuição de 45% na hipoglicemia noturna, em comparação com a insulina NPH (Diab Care 2003:26:3080); as bombas de insulina estão cada vez mais populares; no idoso, os níveis basais de insulina (insulina de longa ação administrada por infusão ou em horários programados) são altamente preferíveis à insulina de "escala variável" em pacientes hospitalizados.

Tabela 3.1 Considerações especiais para o tratamento de diabetes no idoso

Diagnóstico

Identificação do agravamento da tolerância à glicose com o envelhecimento, que contribui para o aumento na incidência do diabetes do tipo II na população idosa

Uso de diretrizes de normas para ajudar a descobrir o diabetes nas fases precoces e assintomáticas

Tratamento

Uso de exercícios e dieta para ajudar a melhorar a resistência à insulina e manter uma massa corpórea magra

Evitar a hipoglicemia ao escolher a terapia medicamentosa

Impedir a mudança no estado mental e a descarga adrenérgica durante os baixos níveis sanguíneos de glicose

As tiazolidinedionas são seguras e bem toleradas no idoso (mais bem estudadas com a rosiglitazona)

Os inibidores da α-glicosidase são seguros, mas limitados pelos efeitos colaterais gastrointestinais potenciais

O emprego da metformina também evitará a hipoglicemia; no entanto, a perda da filtração glomerular com o envelhecimento e o declínio na função renal precisam ser considerados

Se utilizados, os secretagogos de insulina de curta ação e os agentes mais recentes (repaglinida, glimepirida) são mais seguros; evite a clorpropamida e outros secretagogos de insulina com meias-vidas longas.

Adaptação de Clinical Geriatrics 2000;8(7):54.

Tabela 3.2 Tipos de insulina e monitoração da glicose sanguínea

Tipos e Ações de Insulina

Tipo de insulina	Ação	Início (horas)	~Pico	~Duração clínica
Lispro	Ultra-rápida	¼	1 hora	3-4 hora
Regular	Rápida	½-1	3 horas	6-8 horas
NPH & Lenta	Intermediária	2-3	6-8 horas	14-16 horas
Ultralenta (humana)	Longa	4-8	6-16 horas	18-24 horas
Glargina	Basal/muito longa	?	Nenhum	>24 horas

Momento de monitoração da glicose sanguínea

	Antes do café-da-manhã	Antes do almoço	Antes do jantar	Na hora de dormir
Dose da insulina com influência sobre o nível sanguíneo de açúcar	NPH na hora de dormir ou NPH à noite	Regular no café-da-manhã ou Lispro no café-da-manhã	NPH pela manhã ou Regular/Lispro na hora do almoço	Regular na hora do jantar ou Lispro na hora do jantar
Refeição com influência sobre o nível sanguíneo de açúcar	N/A	Café da manhã	Almoço	Jantar

Tom Bartol, RN-C, MN, CDE, 2000.

Tabela 3.3 Titulação da insulina lispro

Comece com 10 UI de insulina basal/dia na hora de dormir e ajuste semanalmente

Média de valores automonitorados da glicemia de jejum de 2 dias prévios	Aumento na dose de insulina (UI/dia)
≥180 mg/dL (10 mmol/L)	8
140-180 mg/dL (7,8-10,0 mmol/L)	6
120-140 mg/dL (6,7-7,8 mmol/L)	4
100-120 mg/dL (5,6-6,7 mmol/L)	2

O alvo terapêutico da glicemia de jejum era ≤100 mg/dL. As exceções a esse algoritmo incluíram: (1) sem aumento na dose ao se documentar uma glicose plasmática fosse <72 mg/dL em qualquer momento da semana anterior, e (2) além de não aumentar a dose foram permitidas pequenas reduções na dose de insulina (2-4 UI/dia por ajuste) em casos de hipoglicemia intensa (que necessitasse de assistência) ou glicose plasmática <56 mg/dL na semana anterior.

Diabetics Care, 2003;26:3080-3086

Considerações Especiais:

- Inibidor da ACE ou ARB em caso de hipertensão, fator de risco cardiovascular, albuminúria; avalie a Cr 1 semana após o início, com qualquer aumento de dose, ou pelo menos uma vez ao ano.
- AAS na dose de 81-162 mg uma vez ao dia, se não for contraindicada.
- A suplementação com vit D pode corrigir o DM brando.
- O controle metabólico do diabetes diminui o risco de CHD (Diabetes 1994;43:960), mas está associado a maior número de acidentes de trânsito (J Am Ger Soc 1994;42:695).
- Coma hiperosmolar (HHNC): procure infecções precipitantes; reponha o déficit de volume com solução fisiológica (NS) até que os níveis corrigidos de sódio se normalizem; em seguida, administre metade da dose da NS (adicione dextrose quando o nível de glicose estiver <250); infusão de baixa dose de insulina; mortalidade de 50%; em geral, o tratamento a longo prazo com a insulina não é necessário se o paciente se recupera; a terapia com bicarbonato não costuma ser recomendada, sendo reservada para os casos com pH <7.
- Retinopatia: a retinopatia proliferativa e o edema macular respondem ao tratamento a laser (Ophthalm 1991;98:766); a vitrectomia para as cicatrizes formadas no humor vítreo pode restaurar a visão (Arch Ophthalm 1985;103:1644).
- Nefropatia: controlar a hipertensão, fornecer dietas com restrição de PO_4 (Nejm 1991;324:78) e pobres em proteína (BMJ 1987;294:295), tratamento intensivo contra o diabetes (Nejm 1993;3329:977); os inibidores da ACE evitam a proteinúria (Nejm 1993;329:1456; Jama 1994;271:275; Med Lett Drugs Ther 1994;36:46; Arch IM 1994;154:625). O carvedilol provoca uma melhoria significativa na HbA_{1C}, em comparação com o metoprolol (Jama 2004;292:2227). Estudos recentes revelam que os ARBs são igualmente eficazes na prevenção da proteinúria (Nejm

2004;351:1934); doença renal em estágio terminal: diálise peritoneal em vez de hemodiálise, em função do aumento no risco de acidente cardiovascular, e sangramento retiniano com oscilações da BP e anticoagulação; se ocorrer insuficiência renal na ausência de proteinúria ou retinopatia, pesquise outras etiologias (p. ex., NSAIDs ou UTI).

- Neuropatia: gabapentina na dose de 100 mg ao dia na hora de dormir até 600 mg TID.

Conduta da equipe:

- Os antioxidantes, vit C e E, estimulam a liberação (induzida pela glicose) de insulina (Clin Ger Med 1999;15:239).
- Prática de exercícios (Jama 1999;282:1433).
- Terapia ocupacional: lentes de aumento para as seringas, dispositivos de preenchimento que dão um estalido, "medidores de glicose sonoros"; os familiares ou enfermeiros podem ter de suprir essa aparelhagem semanalmente.
- Úlceras/infecções nos pés (Nejm 1994;331:854) com microrganismos anaeróbicos e *Pseudomonas*; tratamento com a administração parenteral de imipenem ou ticarcilina-clavulanato (Timentin); ou com a administração oral de fluoroquinolona associada à clindamicina PO por 10-14 dias; ou clindamicina, cefalexina ou amoxicilina/clavulanato em casos de úlceras/infecções brandas sem tratamento prévio ou risco de perda dos membros; descartar osteomielite (Jama 1995;273:712). Evite caminhadas descalço, use sapatos confortáveis, trate os calos, avalie a temperatura da água ao lavar os pés e corte as unhas dos pés; administração de zinco na dose de 220 mg TID (70 mg de zinco elementar) (Morley 1999, encontro anual da AMDA, Orlando, Fla.) com risco de dispepsia.

3.2 Tireóide

Hipotireoidismo

Clin Ger Med 1995;11:231,239; Jama 1995;273:808; Jags 1993; 41:1361; 1994;42:984; 1995;43:592

Causa: Tireoidite auto-imune; os medicamentos com iodo em sua composição diminuem a secreção dos hormônios tireoidianos (Nejm 1995;333:1688) como agentes de contraste radiográficos; amiodarona (Br J Clin Pract 1993;47:123); antitussígenos, como bromidrato de dextrometorfano e fosfato de codeína (Tussi-Organidin); soluções antisépticas, como iodo povidona (Betadine); lítio a longo prazo (South Med J 1993;86:1182); colestiramina; hidróxido de alumínio; o sucralfato (Carafate) diminui a absorção de T_4; raramente tumores hipofisários e hipotalâmicos.

Epidemiologia: prevalência de 2-5%; F/M = 5:1; fatores de risco para insuficiência da tireóide: família com histórico (h/o) de qualquer doença na tireóide, h/o de hipertireoidismo, tireoidite subaguda, doença pósparto da tireóide, radiação (cabeça, pescoço, tórax), outra doença autoimune, como doença de Addison, anemia perniciosa; 50% dos pacientes com PMR desenvolvem hipotireoidismo (BMJ 1989;298:647).

Sintomas: Nenhum paciente ou nenhuma família tem consciência das alterações ocorridas com o passar dos anos; debilidade e apatia (66%); quedas (17%), freqüentemente subclínicos (14%).

Sinais:

- Pele: a infiltração mixedematosa da derme afrouxa as camadas de interface dérmica-epidérmica, conferindo uma aparência de papel brilhante ao tecido; perda de cabelo do couro cabeludo.
- Cabeça/pescoço: bócio raro, voz rouca (0,8%), expressão facial hipotireóidea (3,3%) (Jags 1995;43:59); oftalmológicos: glaucoma primário de ângulo aberto (Ophthalm 1993;100:1580; Can J Ophthalm 1992;27:341).

- Neurológicos: diminuição da audição, síndrome do túnel do carpo, parestesias, vertigem posicinal, miopatia (1,7%).

- Estado mental: introvertido/retraído, confuso (3,3%), psicótico (Int J Psychiatr Med 1990;20:193), déficit cognitivo (Jags 1992;40:325); demência tratável (Am J Phys Med Rehab 1992;71:28).

- Cardiovasculares: efusões pleurais (11%), angina (8%), CHF (5,2%), CVA pleural (3,3%), CPK-MB elevada, bradicardia, hipertensão infreqüente.

- Respiratórios: obstrução das vias aéreas, secundária ao intumescimento (inchaço) da língua e da faringe.

- Metabólicos: SIADH, hipotermia (1,7%).

- A anemia pode ser a única manifestação; fazer triagem em busca de hipotireoidismo em casos de anemia perniciosa (Arch IM 1982;142:1465).

Complicações: Coma mixedematoso (letargia, confusão, psicose, algumas vezes cefaléia frontal/occipital) associado a infecção grave, exposição ao frio, medicamentos psicoativos (Ger Clin N Am 1993;222:279).

Exames laboratoriais:

- TSH> 10 mU/L; o TSH pode estar aumentado por causa do bloqueador dopaminérgico; pode haver uma elevação aguda do TSH em doenças não-tireóideas; por isso, reavalie 4-6 semanas depois após o desaparecimento da doença; associado a níveis elevados de colesterol.

- Descartar dano ao eixo hipotalâmico-hipofisário: pesquise por DI, acromegalia, hipogonadismo, insuficiência adrenal.

- Se não houver sintomas, avalie a presença de anticorpo antimicrossomal; se os níveis desse anticorpo estiverem elevados, é provável que o hipotireoidismo subclínico se converta em hipotireoidismo clínico em um período de 5 anos; monitore o T_4 livre a cada 6 meses com TSH de 5-10 mU/L (Clin Ger 2005;13-43).

ECG: Bradicardia sinusal, QT prolongado e de baixa voltagem, bloqueio AV, atraso na condução intraventricular.

Raio-X: Efusão pleural.

Abordagem:

Preventiva: A triagem de todas as mulheres idosas é recomendada por alguns grupos, mas a Força Tarefa de Serviços Preventivos dos EUA (U.S. Preventive Services Task Force) não encontra indícios a favor da triagem ou contra ela (USPSTF, 2004); alguns defendem a "descoberta de casos agressivos", com baixo limiar de pedidos de exames em pacientes com queixas inespecíficas (Jags 1996;44:50), e em todos os pacientes com deterioração cognitiva, clínica ou funcional, não use como triagem disseminada (Jama 2004;292:2591).

Terapêutica:

- L-tireoxina (Synthroid) na dose de 25 mcg /d, aumentando em aproximadamente 0,025 mg/d a cada 4-6 semanas até que os níveis de TSH se normalizem; em pacientes idosos com doença cardíaca, pode-se iniciar com uma dose de até 12,5 mcg/d em virtude do risco de precipitação de isquemia.

- A troca de uma preparação de tireóide dessecada, que apresenta biodisponibilidade variável, para a L-tireoxina pode levar ao hipertireoidismo iatrogênico.

- Os pacientes hipotireóideos com angina podem ser submetidos a cirurgia sem reposição; não protele a cirurgia de emergência de CABG em pacientes hipotireóideos com angina instável; tenha cuidado com medicamentos que ativam o SNC, em função da remoção mais lenta em casos de hipotireoidismo (Ann IM 1981;95:456; Am J Med 1984;77:261).

- A reposição dos hormônios tireoidianos não afeta a densidade óssea, a menos que essa reposição seja demasiada.

- Do coma mixedematoso: T_4 inicial na dose de 100-500 μg IV; dose subseqüente de 100 μg IV uma vez ao dia durante 10 dias, depois PO.
- Os pacientes com hipotireoidismo intenso que precisam passar por uma cirurgia de emergência devem receber a L-tireoxina no pré-operatório na dose de 300-500 μg em infusão IV lenta + hidrocortisona na dose de 300 mg IV; monitoração de Swan-Ganz; fique atento quanto ao desenvolvimento de íleo prolongado e infecção (resposta febril alterada) (Clin Ger Med 95;11:251).
- Alguns defendem o tratamento para retardar a aterosclerose e reduzir o colesterol se o TSH estiver levemente elevado e o T_4 estiver normal (Solomon D, Thyroid Disease Intensive Geriatric Review course, UCLA 1996; Jama 2004;291:228). Trate os sintomas e os anticorpos antitireóides, bem como o LDL-C aumentado, o bócio ou o TSH repetido >10 (Jama 2004;4:335).

Hipertireoidismo

Clin Ger Med 1995;11:181; Jama 1995;273:808

Causa: A causa mais comum é o bócio nodular tóxico; a doença de Graves ou bócio nodular difuso é menos comum em uma fase tardia da vida; iatrogênico: leva 5-6 meias-vidas de T_4 a atingirem um estado estacionário no idoso; ou 6-7 semanas em pacientes com 80-90 anos de idade; por essa razão, pode-se induzir ao hipertireoidismo caso não se espere um período de tempo adequado antes de aumentar a dose; o T_4 pode ser suprimido em toxicose por T_3 (observada quase que exclusivamente no idoso). Em virtude da escassez de queixas, é importante fazer a triagem a cada 2 anos com o TSH (Jags 1996;44:50).

Epidemiologia: 15-25% dos casos ocorrem no idoso; prevalência de 0,47% em idosos da comunidade estudada.

Fisiopatologia: A tireotoxicose apatética diminui a sensibilidade pós-receptora aos hormônios tireoidianos com a idade.

Sintomas: Raramente se relatam fezes amolecidas, mas é possível notar uma correção da constipação, redução no apetite, consumo de menos calorias, perda de peso; incapacidade de levantar da cadeira em função de fraqueza muscular proximal; hipertireoidismo apatético.

Sinais: Tremor grosseiro; menos comum em idoso; a manifestação cardíaca mais freqüente é a taquicardia sinusal; fibrilação atrial.

Complicações: Acelera a renovação óssea, levando à osteoporose; causa resistência à insulina (2-3% dos pacientes tireotóxicos desenvolvem diabetes significativo do ponto de vista clínico); CHF (60% dos idosos com hipertireoidismo desenvolvem CHF). A insuficiência de alto débito induz a um aumento na pressão de pulso. Cinqüenta por cento apresentam fibrilação atrial; 20% exibem angina (Nejm 1992;327:94). Com freqüência, a tireóide situa-se basicamente em posição subesternal.

Exames laboratoriais: TSH <0,1 mU/L, reduzido por meio da administração de agonistas dopaminérgicos e corticosteróides (GRS 5ª ed., 2002, p.336); monitore o T_4 livre a cada 6 meses com TSH de 0,1-0,4 mU/L (Clin Ger 2005;13:43).

Raio-X: Diagnóstico confirmado pelo aumento na captação de iodo radioativo.

Abordagem:

Preventiva: Se o paciente for assintomático e apresentar níveis baixos de TSH (com T_3 normal), monitore com maior freqüência em busca de sintomas e aumentos nos níveis de T_3/T_4 e depois trate.

Terapêutica: O I^{131} usado no bócio multinodular tóxico requer 2-3 vezes a dose do radioisótopo para os casos de bócio tóxico difuso. Para doença de Graves: irradiação (Tabela 3-4), propiltiouracil (PTU) 3 semanas antes da terapia com iodo radioativo para eliminar a possibilidade de tireoidite induzida por radiação; a principal complicação da radiação é o hipotireoidismo: 50% dos pacientes desenvolvem essa endocrinopatia dentro de 20 anos.

Tabela 3.4 Carcinoma da tireóide

	Papilar	Folicular	Medular	Anaplásico
Causa	Doença de Graves: LATS	—	—	—
Epidemiologia	75% das neoplasias da tireóide	15%	5%	3%
Fisiopatologia	—	—	Associada com MEN tipo IIA, hiperparatireoidismo, feocromocitoma	—
Sintomas	30% apresentam-se como tumores ocultos; enfartamento dos linfonodos, rouquidão, disfagia, dor cervical	Bócio de crescimento lento; o enfartamento dos linfonodos não é tão comum quanto no tipo papilar; 50% sofrem metástase; tireotoxicose ocasional	—	Aumento súbito no tamanho do bócio; dificuldade de respiratória
Sinais	Bilaterais	—	Principalmente bilateral	Tireóide firme e sensível com áreas tênues de hemorragia e necrose

Evolução	Prognóstico bom se for <1,5 cm apesar do envolvimento dos linfonodos; 55% com sobrevida de 10 anos; entra em uma fase mais maligna depois de 10 anos com metástases ao pulmão, osso (fase lítica), cérebro e tecido mole	Mortalidade alta com invasão vascular	Evolui para linfonodos, fígado, osso e adrenal.	Mortalidade de 6 meses a 1 ano
Exames laboratoriais	Os corpúsculos de Psammonia são patognomônicos à histologia	—	Calcitonina >250 pg/mL indica câncer	—
Tratamento	Cirurgia: tireoidectomia com excisão de linfonodos sob suspeita; ablação pós-operatória com I[131]; avalie os níveis pós-operatórios de cálcio; acompanhamento dos níveis de T_4 a cada 6 meses, se estiver elevado; avalie por meio de cintilografia com radioiodo e trate a doença recorrente com I[131]	Iodo radioativo; reposição com T_3 em função da ação mais curta; a descontinuação é possível por apenas 2 semanas — momento em que se inicia a avaliação anual por meio da cintilografia com radioiodo	Não responsivo ao radioiodo; tratamento cirúrgico	A radiação retrai o tumor (4-5000 rads); pode causar obstrução traqueal; o câncer indiferenciado é fatal em 1 ano; trate com doxorrubicina (De Vita VT, Cancer principles and practice of oncology, 4ª ed., Lippincott, 1993;1333)

LATS = estimulador da tireóide de longa ação; MEN = neoplasia endócrina múltipla

Fonte: Gupta KL. Neoplasm of the thyroid gland. Clin Geriatr Med 1995;11:271-290.

- Metimazol (Tapazol): quando os níveis de TSH se encontram baixos e de T_3/T_4 normais, mas o paciente apresenta-se sintomático (Jags 1996;44:573; Nejm 2005;352:405).
- Doença de Graves: β-bloqueadores: para os sinais de intolerância ao calor, ansiedade, miopatia; efeitos adversos: distúrbios cardíacos e pulmonares, bem como de memória, humor e sono, além de fadiga.

O PTU 100 mg ou o metimazol (Tapazol) 10 mg a cada 6-8 horas bloqueia a síntese hormonal. Os bócios volumosos podem necessitar de uma dose duas vezes maior, raramente até 1000 mg/d de PTU; em 6 semanas, o paciente torna-se eutireóideo, depois se pode iniciar a dose de manutenção de 50-300/d por 1 ano; >1/3 dos pacientes respondem de forma permanente. Os efeitos adversos incluem hipotireoidismo, agranulocitose (0,5%) (no início do tratamento, com grandes doses, reversível com a suspensão do tratamento, obter leucograma basal e repetir com sinais de infecção — febre), erupção cutânea, artralgia, mialgia, neurite, SLE, psicose.

Antes da cirurgia em pacientes com hipertireoidismo não submetido ao tratamento: dose de ataque IV de PTU 1000 mg ou ipodato sódico 500 mg PO ao dia por 5 dias antes da cirurgia; ou propranolol na dose de 1 mg/min IV durante a intervenção cirúrgica.

Nódulos da Tireóide

Epidemiologia: Mais comuns em idosos e mais freqüentemente malignos; quando malignos, são mais agressivos do que em pacientes mais jovens; mais usuais entre as mulheres. Os tumores diferenciados são mais agressivos com >45 anos de idade; exclusivamente anaplásicos com >65 anos de idade.

```
┌─────────────────────────────────────┐
│ Nódulo da tireóide >1 cm detectado  │
│      por palpação ou ultra-som       │
└─────────────────────────────────────┘
                  │
                  ▼
┌─────────────────────────────────────┐
│ Avalie o nível do hormônio tireoestimulante (TSH)* │
└─────────────────────────────────────┘
```

- **Nível baixo de TSH** → Realize cintilografia da tireóide com radioiodo 123 (I123)
  - **Nódulo hiperfuncional** → Avalie a presença de hipertireoidismo
  - **Nódulo afuncional ou "isofuncional"‡** → Aspirado por agulha fina
- **Nível normal de TSH** → Aspirado por agulha fina, guiado por palpação ou ultra-som §
- **Nível alto de TSH** → Nódulo detectado inicialmente por ultra-som?
  - **Sim†** → Aspirado por agulha fina
  - **Não** → Avalie a presença de hipotireoidismo e administre a tireoxina para normalizar o nível de TSH
    - Nódulo ainda presente na palpação?
      - **Sim** → Aspirado por agulha fina
      - **Não** → Mantenha a terapia com tireoxina

Aspirado por agulha fina, guiado por palpação ou ultra-som §:

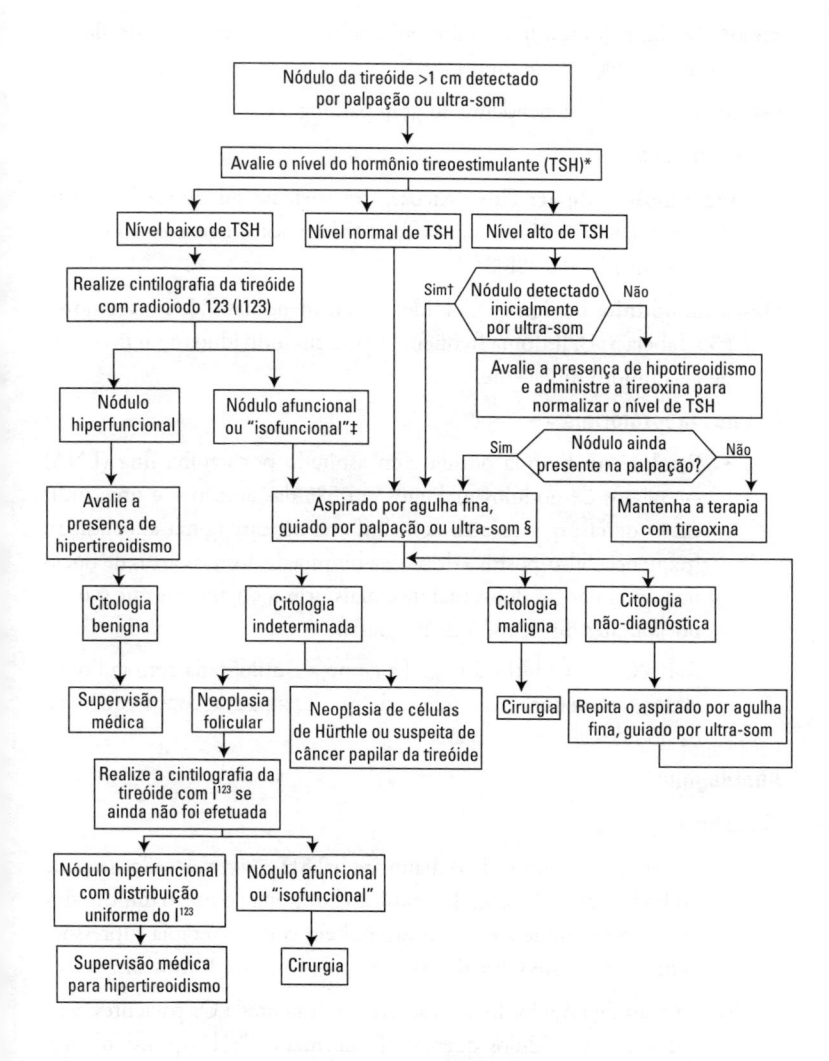

- **Citologia benigna** → Supervisão médica
- **Citologia indeterminada**:
  - **Neoplasia folicular** → Realize a cintilografia da tireóide com I¹²³ se ainda não foi efetuada
    - **Nódulo hiperfuncional com distribuição uniforme do I¹²³** → Supervisão médica para hipertireoidismo
    - **Nódulo afuncional ou "isofuncional"** → Cirurgia
  - **Neoplasia de células de Hürthle ou suspeita de câncer papilar da tireóide** → Cirurgia
- **Citologia maligna** → Cirurgia
- **Citologia não-diagnóstica** → Repita o aspirado por agulha fina, guiado por ultra-som

Figura 3.1 Avaliação de Nódulos da Tireóide (Jama; 292:2636).

Sintomas: Disfagia e dor sugerem câncer.

Sinais: Nódulos firmes, linfonodos enfartados, crescimento rápido devem levantar a suspeita de câncer.

Evolução: Variável e dependente do grau patológico.

Complicações

Do bócio multinodular: Tireotoxicose, tireotoxicose subclínica (Clin Endocrinol 1992;36:25), paralisia das cordas vocais, compressão da traquéia (Am J Med 1988;84:19).

Descartar nódulos benignos: Colóide (60%), adenomas (30%); carcinoma (ver Tabela 3-4), linfoma freqüentemente em indivíduos com tireoidite de Hashimoto subjacente.

Exames laboratoriais:

- Patológicos: biopsia obtida com aspirado por agulha fina (FNA) — relatos de nódulos malignos em 5% das amostras e uma indicação de cirurgia (exceto com linfoma ou carcinoma anaplásico); freqüência falso-positiva de 5-7%; biopsia de diversas áreas de bócio multinodular (nódulos maiores, mais firmes ou aqueles que são hipocaptantes ou "frios" à cintilografia).

- Raio-X: tanto a ultra-sonografia como a cintilografia com radionuclídeo têm maior sensibilidade do que a palpação; com freqüência, os nódulos são frios e maciços.

Abordagem:

Terapêutica:

Reposição de hormônio tireoidiano: Se o TSH estiver elevado, reavalie o nódulo após 2 meses de reposição hormonal; o bócio multinodular não responde a essa reposição, bem como à terapia supressora em casos de tireoidite de Hashimoto ou bócios difusos simples.

Tratamento de nódulos hipercaptantes ou "quentes": Os pacientes mais idosos com nódulos quentes, T_4 normal e TSH suprimido (tireotoxicose subclínica) apresentam um alto risco de osteoporose e possível doença cardíaca subjacente; além disso, eles devem ter um limiar mais baixo para o tratamento radioativo, nódulo funcional autonomamente solitário 200-400 uCi/g e 80-100 uCi/g para bócio multinodular tóxico; cirurgia se houver necessidade de rápida descompressão de estruturas vitais (Nejm 1998;338:1438).

Se o FNA for benigno e o nódulo <2 cm: use tratamento de supressão; em caso de FNA benigno e nódulo >2 cm, é indicada a cirurgia (os nódulos maiores não são tão responsivos).

Triagem cardíaca pré-operatória: para pacientes que serão submetidos à cirurgia da tireóide com os seguintes fatores de risco: IAM ao ECG, angina, DM, ectopia ventricular com necessidade de tratamento, idade avançada (Ann IM 1989;110:859).

Capítulo 4
Neurologia

4.1 Acidente Vascular Cerebral

Am Fam Phys 1994;49:1777; Clin Ger Med 1993;9:705; Ger Rv Syllabus, 5ª ed., 2002, p. 88; Am J Med 1996;100:465; Circ 1996;94:1167; Arch Neurol 1995;52:347; clin Ger 2004;12:27

Causa: Arco carotídeo ou aórtico (Nejm 1992;326:221), placa e/ou êmbolos plaquetários no sistema basilar, êmbolos cardíacos, espasmo vascular, estados hipercoaguláveis, causas idiopáticas.

Fatores de risco: HT (hipertensão), DM (diabetes melito), CAD (doença coronariana), MI (infarto do miocárdio ou insuficiência da mitral), fibrilação atrial (14% de risco de acidente vascular cerebral embólico no início e 5% ao ano), PVD (doença vascular periférica), tabagismo, lipídios, homocisteinemia (Jama 1995;274:1526; 1997;227:1775; Ann IM 1995;123:747; Nejm 1995;372:286,328); o colesterol está associado de forma positiva ou negativa com o risco de acidente vascular cerebral isquêmico ou hemorrágico, respectivamente (Jama 1997;278:316).

Acidente vascular cerebral hemorrágico: 50% devem-se à HT, 17% à angiopatia amilóide, 10% a tratamento anticoagulante, 5-10% a tumores cerebrais, 5% ao tabagismo (Nejm 1992;326:1672; Curr Concepts Cerebro Dis 1990;25:31; 1991;26:1).

Epidemiologia: 75% dos pacientes com AVC (acidente cerebrovascular) têm >75 anos de idade; incidência de 2%/ano para os idosos; 35.000 pacientes/ano em clínicas de repouso; 100.000 pacientes/ano em casa.

Fisiopatologia: Ocasionalmente, o acidente vascular cerebral é vasoespástico, podendo ser tratado com bloqueadores dos canais de cálcio (Nejm 1993;329:396).

Sintomas:

- TIA (ataque isquêmico transitório): a maioria se resolve em <24 horas, 70% em <1 hora.
- Infarto: histórico de TIA (80%); 60% ocorrem pela manhã (o paciente acorda com o acidente vascular cerebral).
- Sintomas da circulação anterior: amaurose fugaz (Stroke 1990;21:201); fraqueza causada por paresia do braço > face > pernas (padrão de envolvimento da artéria cerebral média); paresia dos pernas > braço > face (padrão de acometimento da artéria cerebral anterior); depressão; abulia[1****]; delírios; afasia caso afete o hemisfério dominante.
- Sintomas da circulação posterior: diplopia, entorpecimento na face e boca; fala arrastada ou desarticulada; perda da consciência; sinais cruzados dos nervos cranianos *vs.* do corpo; cefaléia; vômito; desmaio ou vertigem; ataxia.
- Lacunar: hemiparesia motora pura com acometimento da cápsula interna; síndrome sensorial pura com envolvimento do tálamo; disartria e mãos desajeitadas com comprometimento da ponte; ataxia e hemiparesia com a base da ponte e o joelho da cápsula interna afetados.
- Embolia: 75% dos casos ocorrem no mesencéfalo (cérebro médio); perda máxima de 90% no início; a perda da consciência (LOC) é comum; crise epiléptica.
- Infarto hemorrágico (ver Tabela 4.1): ocorrem durante atividade física, mais comumente em função de aneurisma saculado ou mi-

---

[1****] N. de T.: Perda ou distúrbio da capacidade de realizar ações voluntárias ou tomar decisões.

croaneurisma decorrentes de HT; diminuição no estado de alerta, vômito; hemiparesia com sangramento do putâmen ou do tálamo; sinais bilaterais e coma com acometimento do tronco cerebral; cefaléia, vertigem, ataxia, olhar fixo, além de paralisia facial com disfunção cerebelar.

Tabela 4.1 Tipos de acidente vascular cerebral e mortalidade

Infarto cerebral (75%)	Hemorragia intracerebral (15%)	Hemorragia subaracnóide (10%)
40%	80%	50%

Sinais:

- Alterações normais com o envelhecimento: diminuição na amplitude de oscilação do braço (30%), na sensação vibratória dos dedos do pé (20%) e na prega nasolabial; resposta pupilar ausente; sinal de Babinski positivo ou noção diminuída quanto à posição dos dedos do pé (10%), declínio na força do braço (5%).
- TIAs: no idoso, um sopro carotídeo assintomático está presente em 10% dos casos e não se correlaciona com a freqüência de AVC dentro ou fora da área acometida de distribuição da artéria carótida.
- Infartos: padrões específicos de oclusão.
- Infartos da artéria cerebral média: disfunção motora da face e do braço; afasia de Broca (expressiva).
- Infartos limítrofes da carótida: afasias parietais, com fraqueza do braço > face > pernas.
- Infarto da artéria cerebral posterior: hemianopsia homônima, perda hemissensorial, perda da memória (Curr Concepts Cerebro Dis 1986;21:25).
- Síndrome do infarto medular lateral (PICA: artéria cerebelar póstero-inferior); (Curr Concepts Cerebro Dis 1981;16:17): dor ipsi-

lateral e perda da temperatura na face, contralateral no restante do corpo, rouquidão, dificuldade de deglutição, síndrome de Horner, soluços, sinais cerebelares ipsilaterais.
- Hemorragia subaracnóide: HT, torcicolo (pescoço rígido).
- Hemorragia cerebelar: desperto e alerta mesmo com oftalmoplegias; hipotonia aguda; paresia do olhar conjugado.
- Hemorragia cerebral: crise epiléptica (13%) com início ou dentro de 48 horas.
- Hemorragia do tronco cerebral: perda inicial da consciência, sinais atribuídos ao tronco cerebral, quadriplegia.

Evolução:
- 20% dos pacientes com TIAs apresentarão AVC dentro de 1 mês; 50% em 1 ano.
- 50% dos pacientes com TIAs morrem de CAD, enquanto 36% vêm a óbito por AVC; a associação do TIA a IAM é tão forte quanto a de IAM e CAD de 3 vasos.
- Infarto: se houver a mais leve contração espasmódica voluntária dentro de 7 dias do início do acidente vascular cerebral, pode-se esperar uma recuperação plena das extremidades superiores; a flexão voluntária do quadril é preditiva da capacidade ambulatória; além disso, a espasticidade desaparece e a hiper-reflexia persiste.
- Acidente vascular cerebral embólico: 15% de mortalidade em 30 dias; 12% dos casos com acidente vascular cerebral embólico cardíaco apresentam um segundo êmbolo dentro de 2 semanas do primeiro evento.
- Acidente vascular cerebral hemorrágico: em um período de 1 mês, 33% dos casos vêm a óbito, 33% exibem alguma debilidade e 33% se recuperam (Nejm 1993;311:1547).

Complicações:

- TIA: descarte enxaqueca, lesão subdural, hematoma, crises epilépticas, hipoglicemia, tumor, MS (esclerose múltipla ou estenose mitral)
- Acidente vascular cerebral: descarte IAM (infarto do miocárdio ou insuficiência da mitral) com ECG.
- AVC: crises epilépticas (33% delas ocorrem dentro de 2 semanas após o infarto); a depressão ocorre em 40% dos infartos no hemisfério esquerdo; fenômeno provavelmente fisiológico e não psicológico (Stroke 1994;25:1099). Artrite do ombro após hemiplegia, apesar dos exercícios passivos de amplitude de movimento; êmbolos pulmonares; pneumonias; ITUs (infecções do trato urinário).
- Distrofia simpático-reflexa: dor tipo queimação, instabilidade vasomotora, alterações tróficas da pele, desmineralização óssea das mãos ou dos pés secundária à estimulação anormal do sistema nervoso simpático; diagnóstico com cintilografia óssea de 3 fases; tratamento: esteróides em doses altas e períodos curtos, fisioterapia, bloqueio nervoso simpático (Lancet 1993;342:1012).

Exames laboratoriais:

Não-invasivos: US dúplex da carótida, US Doppler da carótida, MRA — todos esses exames apresentam cerca de 85% de sensibilidade e 90% de especificidade (Ann IM 1995;122:360; 1988;109:805,835); CBC com plaquetas, TP/TTPa; VDRL; ECG (descarte IM, arritmia), o que freqüentemente revela padrões anormais de "IAM anterior" (Nejm 1974;291:1122; J Neurosurg 1969;30:521); ao exame de MR, a presença de lesões na substância branca prediz um acidente vascular cerebral (Jama 2002;288:67).

- Acidente vascular cerebral hemorrágico: realize punção lombar preferencialmente após CT para descartar a presença de lesão expansiva (tipo: massa); Punção do CSF: alguns sangramentos intracerebrais e todos os sangramentos subaracnóides revelam um líquido sanguinolento macroscópico com >1000 hemácias/dL (sensibilidade de

100%, especificidade de 80%), proteína > 1g/dL; xantocromia[2*****] presente em 90% dos casos (realize a centrifugação imediata para evitar resultados falso-positivos); redução do número de hemácias em 10 vezes do 1º ao 3º tubo analisado (Ann IM 1986;104:880).

Raio-X: Pesquisa minuciosa de TIA com US Doppler; CT é a melhor técnica para sangramento agudo, mas a MR pode ser um método tão bom quanto (Jama 2004:292:1823); em caso de síndrome lacunar — a MR não é satisfatória para sangramento agudo; acidentes vasculares cerebrais antigos são freqüentemente encontrados durante CT aguçada no idoso; a MRA é tão eficiente quanto a angiografia; use a videofluoroscopia para determinar a ocorrência de aspiração e o subseqüente risco de pneumonia (Arch Phys Med Rehab 1996;77:707).

- Acidente Vascular Cerebral hemorrágico: 25% dos sangramentos subaracnóides não revelarão a presença de sangue ao exame de CT.

Abordagem: Insira os fatores de risco modificáveis em uma tabela (Jama 2002;283:1385).

Preventiva:

- Redução da pressão sistólica para 140 até mesmo em pacientes com >80 anos de idade; diminui a incidência a longo prazo de AVC em torno de 3% e IAM por volta de 5,5%; medicamentos de escolha: tiazidas e β-bloqueadores, além de inibidores da ACE (para tratamento agudo da BP).

- Controle do nível de açúcar no sangue em pacientes diabéticos.

- Os idosos que fumam >20 cigarros por dia têm um risco 6 vezes maior de AVC; a incidência declina de forma significativa após 2 anos de abstenção do cigarro e cai para o risco de não-fumantes depois de 5 anos de abstinência.

[2*****] N. de T.: Coloração amarela do líquido cefalorraquidiano, devida à transformação da hemoglobina em pigmentos hematogênicos no caso de uma hemorragia meníngea (Fonte: Google).

- A administração de aspirina após TIA diminui a recorrência de acidente vascular cerebral não-fatal, IAM e morte vascular em 20-25% (BMJ 1994;308:81,1540; Curr Opin Neurol 1994;7:48), mas não sob risco elevado de sangramento intracraniano com lesão cerebral (J Neurosurg 2003;99:661).

- A varfarina é recomendada para todas as fibrilações atriais, a menos que haja contra-indicações (Ann IM 1994;121:41,54; Nejm 1995;332:238; 1995;333:5; Jama 1995;274:1839); no entanto, demonstra resultados desfavoráveis em casos de acidente vascular cerebral com fibrilação atrial (Stroke 2001;23:392); uma RNI (do inglês *Internacional Normalized Ratio* [INR]) >3,5 está associada a sangramento elevado em pacientes com >85 anos de idade (Ann IM 2004;141:745).

- Os pacientes com fibrilação atrial não-valvular podem ser tratados com aspirina em casos de baixo risco, como ausência de CHF ou fração de ejeção <25, tromboembolismo prévio, pressão sanguínea sistólica >160 mmHg (Jama 1998;279:1273), DM, tireotoxicose (Jama 2002;283:1385); velocidade de pico do átrio esquerdo <20 cm/segundo, independentemente do risco de trombose futura; TEE.

- Varfarina para pacientes com 60% de estenose carótida (Jama 1995;243:1421; Nejm 1995;332:238).

- Estatinas para reduzir o risco de acidente vascular cerebral não-hemorrágico (Ann IM 1998;128:89; Nejm 2000;343:317).

- Ácido fólico 1 mg PO uma vez ao dia para diminuir o risco de ASCVD (Jama 1998;279:359; Nejm 1998;338:1009).

- A adição de aspirina ao clopidrogel aumenta o sangramento, sem diminuir os eventos vasculares isquêmicos em pacientes de alto risco (Am Coll Phys J Club 2004;141:68).

Terapêutica: TIA: avalie imediatamente (BMJ 2004;328:326); endarterectomia em casos de >70-80% de estenose (Nejm 1991;325:445; Jama 1995;273:1421; Lancet 1998;351:1373,1379); é pouco provável que os homens mais velhos com >70% de estenose sejam beneficiados (Lancet 2004;363:915); considere a endarterectomia se a taxa de complicação de angiografia e cirurgia em seu hospital for <3%, já que muitas vezes a morbidade é de 14% em hospitais comunitários e apenas 1% em grandes centros hospitalares; observa-se um risco maior de IAM após endarterectomia em pacientes com >70 anos de idade (Cardiovasc Surg 1993;1:30); realize um teste de tolerância a exercícios se houver qualquer fator de risco cardíaco; administre varfarina por 3 meses. Se houver risco de sangramento, prescreva aspirina 300 mg, mas a ticlopidina (Ticlid) é melhor (Med Lett Drugs Ther 1992;34:65); efeitos adversos da ticlopidina: diarréia, cãibras abdominais, raramente neutropenia (monitore o hemograma uma vez por mês durante 3-4 meses) (Ann IM 1994;121:45).

Acidente vascular cerebral em evolução: A administração IV de TPA (ativador de plasminogênio tecidual) dentro de 3 horas do início do acidente vascular cerebral resulta em uma melhora clínica de 30%, mas em um aumento na incidência de hemorragia intracraniana dentro de 36 horas (6,45% *vs.* 0,6%) (Nejm 1995;333:1581; Jama 1996;276:961) em pacientes de até 85 anos de idade (Circ 1996;94:1826); alteplase (Activase) (Med Lett Drugs Ther 1996;38:99). Em caso de aumento no nível de açúcar do sangue, envolvimento cortical ou tratamento prolongado, o prognóstico será mau (Jama 2004;292:1839).

Infarto não-hemorrágico: Use anticoagulante apenas em casos de AVC em evolução ou TIA em pacientes submetidos à aspirina ou ticlopidina; do contrário, o risco de sangramento é muito grande (Stroke 1994;25:1901). Espere 48 horas antes da anticoagulação em amplos acidentes vasculares cerebrais embólicos da artéria cerebral média ou das artérias cerebrais média e anterior (Ger Rv Syll 2002; p. 296).

Cuidado crítico (Curr Concepts Cerebro Dis 1989;24:1): trate a BP diastólica >140 ou sistólica >230 imediatamente com nitroprussiato IV. Se a BP diastólica persistir >105 ou sistólica >180 por 1-2 horas, trate com labetalol IV ou PO, manitol 25-50 g em solução a

20% durante 30 minutos a cada 3-12 horas e/ou furosemida IV, e/ou nifedipina SL ou PO (a via sublingual [SL] pode reduzir a pressão de forma muito abrupta) (Stroke 1994;25:1901); mantenha a PCO_2 a 25-30 mmHg se o paciente estiver sob respirador artificial; monitore e administre 100-125 mL/hora de Ringer Lactato ou Solução de Dextrose a 5%.

Cuidado de suporte: heparina SC para evitar TVP (trombose venosa profunda), que ocorre em 70% dos casos (Ann IM 1992;117:353); a compressão pneumática evita ainda mais a ocorrência de TVP em pacientes que sofreram acidente vascular cerebral (Neurol 1998;50:1683); depressão pós-acidente vascular cerebral: SSRIs (Stroke 1994;25:1099) ou nortriptilina (Lancet 1984;1:297), pode-se tentar a trazodona ou o citalopram melhores do que os outros SSRIs (Jama 1997;278:1186;2000;283:1607).

Acompanhamento: acidente vascular cerebral embólico: se anticoagular o paciente em 2 anos, a ocorrência do acidente diminui em torno de 86%; taxa de sangramento anual de 2,5% (Ann IM 1992;320:352,392). Mantenha o valor da INR em 2-3; se o ecocardiograma exibir anormalidade, administre varfarina; promova a anticoagulação em >60% das estenoses carótidas assintomáticas ocluídas com fibrilação atrial intermitente ou crônica para diminuir o acidente vascular cerebral embólico, NNT = 16 (Jama 1995;273:1421); correção cirúrgica em >70% das estenoses carótidas (Nejm 1995;332:238; Lancet 2003;36:107).

Infarto hemorrágico: Evite aspiração; tenha cuidado com a hidratação; não reduza a BP de forma agressiva; extensão do infarto: supratentorial >5 cm e pontino >3 cm; ambos têm prognóstico mau.

Reabilitação (Clin Ger Med 1999;15:819,833): Prognóstico para pacientes com >65 anos e AVCs: 10% sem disfunção, 40% com disfunção moderada, 40% com disfunção grave, 10% de idosos institucionalizados. Inicie a fisioterapia logo após o acidente vascular cerebral em evolução até finalizar o programa como um idoso apto. Bons sinais prognósticos: motivado a participar de reabilitação, acompanha os comandos de uma etapa, memória para aprender, menos negligente, poucos déficits sensoriais, controle intestinal e vesical, habilidades de alimentação e auto-higienização, assistência social intensa. A reabilitação bem-sucedida não está associada com a magnitude ou o local do infarto (Arch Phys Med Rehab 1989;7:100) ou a idade isoladamente.

- 6 meses para recuperar a função motora com ganhos contínuos por 2-3 anos; 2-3 anos para recuperar a função da linguagem.
- As habilidades motoras das extremidades superiores podem melhorar apesar da espasticidade residual (Stroke 1998;29:75); tarefas completas e significativas são mais eficientes do que tarefas parciais (Am J Occup Ther 1997;51:508); o andador de 2-4 rodas é o mais popular entre os pacientes e deve ter um controle satisfatório; caso se necessite de maior sustentação, pode-se usar um semi-andador; uma bengala de 3 ou 4 pontas pode ser útil para o exterior; a bengala reta pode ser usada apenas quando há um equilíbrio satisfatório. A bengala deve ancorar o punho, além de ter uma flexão do cotovelo de 20-30º; use no lado não-envolvido. Abaixe a cadeira de rodas após o acidente vascular cerebral para que o paciente possa utilizar a perna saudável.

Critérios para admissão em estabelecimento de reabilitação crítica: rapidez na taxa esperada de melhora, p. ex., 3-4 semanas; tolerância de 3 horas/dia de terapia combinada por 6-7 dias/semana; demência mínima; pode ser desejável o uso do cloridrato de metilfenidato (Ritalin) para os pacientes gravemente apáticos para garantir sua candidatura à reabilitação, mas tente os SSRIs primeiro; a Ritalin é satisfatória antes do SSRI em virtude do rápido início de ação.

- Para conseguir um problema de reabilitação em casa, será necessária a provisão de duas terapias diárias, bem como uma enfermeira diária e a disponibilidade de um médico 24 horas por dia. O local de realização do programa de reabilitação pode variar com os programas de cuidados médicos com a saúde.

Conduta da equipe: (Dreshem GE, Duncan PW, Stason WB, et al. Post Stroke Rehabilitation Assessment, Referral and Patient Management Clinical Practice Guideline. Quick Reference Guide for Clinicians, No. 16 Rockville; MD: US Department of Health and Human Services, Agency for Health Care Policy and Research. May 1995. AHCPR Public No. 95-0663, 1995. Clinical Practice Guidelines, Jama 1997;45:881)

Fisioterapia: Retorno da função em 3-12 meses: inicie o uso de suporte ou órtese[3*****] quando houver um sinergismo flexor ou extensor "em massa" de todas as articulações e força 4/5, permitindo o balançar da perna saudável; em seguida, trabalhe sobre a flexão seletiva e permita o acesso à cama; em caso de espasticidade, emprega-se uma órtese metálica.

A dor nos ombros é comum e tem muitas causas possíveis: capsulite adesiva, subluxação do ombro, lesão do manguito rotador, tenossinovite, raramente distrofia simpática reflexa (sensibilidade da pele e inchaço das mãos e dos braços); trate com exercícios de amplitude de movimento, banhos quentes e frios; se continuar irresponsivo, pode-se tentar o uso de altas doses de corticosteróides, além de bloqueio do gânglio estrelado; trate a espasticidade com baclofeno, dantroleno ou tizanidina (agonista α_2-adrernérgico de alto custo) — todos esses agentes, no entanto, causam sedação.

Terapia ocupacional: Diagnostique e trate as perdas cognitivas e perceptivas, bem como os déficits das atividades diárias; além disso, ajude o paciente a voltar a se envolver em atividades sociais.

Avaliação da deglutição: A fase preparatória oral em que a língua coloca o alimento entre ela e o palato é avaliada pela capacidade de dizer "mi, mi, mi"; a fase oral em que o alimento é recebido pela faringe é avaliada pela capacidade de dizer "la, la, la"; e a fase faríngea em que a língua e

---

[3*****] N. de T.: Aparelho ortopédico que suporta ou mantém em posição correta qualquer parte móvel do corpo e permite seu movimento, em contraste com uma imobilização que impede o movimento da parte (Fonte: Stedman).

a faringe empurram o alimento em direção ao esôfago é avaliada pela capacidade de dizer "ga, ga, ga." (Am J Nurs 1995;95:34).

O mecanismo da deglutição envolve 6 nervos, bem como 25 músculos faciais e orais; 40-50% dos pacientes que sofrem acidente vascular cerebral apresentam certo grau de disfagia, o que pode implicar um risco de até 40% de aspiração. O tempo de trânsito alimentar é mensurado, colocando-se os dedos indicador e médio do examinador nas partes de cima e de baixo da cartilagem tireóidea enquanto o paciente deglute; um atraso de >10 segundos está associado a um risco significativo de aspiração (Am Fam Phys 1994;49:1777). O teste com o corante azul de metileno é útil para pacientes com traqueostomia — o aparecimento do azul de metileno nas secreções traqueais após a ingestão oral desse corante nos alimentos indica aspiração (Am J Nurs 1995;95:34).

Recomendações de alimentação:

1. Repouso de 30 minutos antes da refeição.
2. Observação dos elementos indispensáveis da alimentação até o estabelecimento do grau de risco.
3. Não aperte o botão de chamada da enfermeira se o idoso comer sem assistência.
4. Deixe o paciente comer por 30-40 minutos.
5. O oferecimento de suco é melhor do que de água, pois o sabor ajuda a "situar" o alimento na boca; no entanto, a polpa de sucos cítricos pode representar um problema.
6. Evite alimentos pastosos (úmidos), secos ou indutores da produção de muco, como produtos lácteos; o simples fato de o paciente ter o reflexo de vômito não significa que ele irá aspirar o alimento; pequenas quantidades de alimento podem não estimular esse tipo de reflexo; pode ser necessário que alguns líquidos sejam engrossados; os alimentos picados são melhores do que os purês.

7. Faça com que o paciente "limpe" a garganta antes da deglutição, solicitando que ele diga "ah"; se o som estiver gorgolejante, o paciente pode ter aspirado o alimento; o paciente pode remover um corpo estranho da faringe entre as deglutições, utilizando os dedos.

8. Não deixe o alimento se acumular por muito tempo na garganta; se o paciente apresentar um reflexo de deglutição débil, encha ¾ do copo de bebida para que ele não tenha de inclinar a cabeça muito para trás.

9. Mantenha o paciente na posição vertical por 40-60 minutos após a refeição.

10. Oriente o paciente sobre os fatores de risco (Jama 1998;278:1324).

11. A cabergolina (agonista dopaminérgico) e os inibidores da ECA melhoram a aspiração silenciosa (Jags 2003;51:1815; Lancet 1998;352:115;1999;353:1157).

4.2 Doença de Parkinson

Robbins L, UCLA, 1/96; Neurol 1994;44; Ger Rv Course UCLA 9/02 Jeff Bronstein, Parkinson's Disease

Tabela 4.2 Doença de Parkinson e outros distúrbios

	Bradicinesia	Tremor	Disfunção autônoma	Demência	Depressão	Paralisia do olhar conjugado para baixo/ disartria pseudo-bulbar, disfagia	Outros sinais neurológicos	Resposta ao tratamento dopaminérgico
Doença de Parkinson 130/100000	Facial Lentidão psicomotora (rigidez em roda dentada) Diminuição na velocidade da marcha e na amplitude de oscilação do braço, flexão anterógrada (para a frente) do pescoço e do tronco Diminuição da rotação (rigidez do tronco) Redução dos passos largos e da altura do "step" (marcha festinante) Salivação Fala hipofônica Micrografia	Flexão-extensão alternante dos dedos; ocorre em repouso, mas desaparece com o movimento; 4-5 crises/segundo; 70%	Hipotensão Constipação Aumento na salivação e na produção de sebo Disfagia	40% de aumento nos efeitos colaterais com os medicamentos	60%	Ausente/ausente	Ausentes	Sim

Paralisia supranuclear	Rigidez axial Postura com extensão do pescoço	Ausente	Ausente	Declínio da cognição Diminuição da memória Pensamento abstrato reduzido	Presente	Presente/presente	Problemas de deglutição e da fala	Insatisfatória
Infarto lacunar	Presente	Ausente	Presente	Precoce	Instabilidade emocional	Ausente/presente	Dificuldade de marcha	Nenhuma
Hipotireóideo	Resposta tardia Lentidão de movimento	Ausente	Ausente	Presente	Presente	Ausente/ausente	Marcha em base larga com arrastamento dos pés	
Hipoparatireóideo	Presente	Ausente	Ausente	Ausente	Ausente	Ausente/ausente	Presente, disfunção cerebral	

(Continua)

Tabela 4.2 Doença de Parkinson e outros distúrbios

	Bradicinesia	Tremor	Disfunção autônoma	Demência	Depressão	Paralisia do olhar conjugado para baixo/disartria pseudobulbar, disfagia	Outros sinais neurológicos	Resposta ao tratamento dopaminérgico
Medicamentos								
Metildopa								
Diazepam		Um tremor simétrico pode estar presente						
Lítio								
Reserpina	Presença de bradicinesia simétrica, que persiste por alguns meses depois da interrupção do medicamento		Ausente		Pode estar presente	Ausente/ausente	Ausente	
Colinérgicos								
Fenotiazínicos								Agravam os sintomas
Excesso de vit B_6	Presente	+/−	—	Delirium	+/−	−/−	—	
Outras causas								
AIDS								
Neoplasia								
Traumatismo								
Síndrome de Creutzfeldt-Jakob								
Pós-encefalite viral								
Hidrocefalia	Presente	—	—	—	—	Ausente/ausente	—	

Condição			Melhora com Exelon® (rivastig-mina)			
Demência por corpúsculo de Lewy	+/−	Raro	+	—	—/—	Psicose Distúrbio do sono REM	Agrava os sintomas psiquiátricos
Degeneração corticobasal	+/−	Assimétrico	—	Cortical	—/—	Distonia do membro, apraxia, sinais corticoespinhais	Insatisfatória
Atrofia de múltiplos sistemas	+/−	+	+	—	—	Sinais cerebelares e corticoespinhais Estridor respiratório +/−	Insatisfatória

4.2 Doença de Parkinson

Causa: Fatores ambientais (os negros da América apresentam um risco 5 vezes maior que os da Nigéria); causa genética, cromossomo 4 (Science 1996;274:1197); medicamentos com propriedades antidopaminérgicas: haloperidol (Haldol), metoclopramida, proclorperazina, amoxapina, lítio, metidopa (Aldomet); o desenvolvimento de doença de Parkinson induzida por medicamentos é possível nos 3 primeiros meses de terapia.

Epidemiologia: 50.000 novos casos anualmente; 1:100 idosos *vs*.1:1000 população geral; em termos de prevalência, perde apenas para a doença de Alzheimer entre as doenças neurológicas degenerativas: o tabagismo é associado com um risco reduzido de doença de Parkinson (Neurol 1995;43:1041). O alto consumo de cafeína também está relacionado com uma diminuição na incidência da doença de Parkinson (Jama 2000;283:2647). Os pacientes subtratados com doença de Parkinson internados em clínicas de repouso carecem de fisioterapia, tratamento contra depressão e interação social adequada (Jags 1996;44:300; Nejm 1996;334:71).

Fisiopatologia: Perda de neurônios pigmentados na substância negra e no tronco cerebral, além de corpúsculos de Lewy (inclusões citoplasmáticas hialinas concêntricas); dopamina reduzida na substância negra e no corpo estriado; os sintomas clínicos aparecem mediante a depleção de 80% da dopamina do corpo estriado. Neurotoxinas: intoxicação por manganês; o cobre na doença de Wilson destrói os neurônios dopaminérgicos (Onion DK, The Little Black Book of Primary Care. Malden, MA: Blackwell Science, 1996).

Sinais:

Tabela 4.3 Classificação clínica de tremores

Característica	Parkinsoniano	Fisiológico Exagerado	Essencial	Cerebelar
Freqüência (Hz)	4-7	6-12	6-12	3-5
Amplitude	Grosseiro	Delicado	Variável	Variável
Tremor em repouso	++++	+	+	+
Tremor com movimento		+		
Postural	++	++++	+++	+++
Intencional	++	++	++	++++
Distribuição	Membros, mandíbula, língua	Membros	Mãos, cabeça	Membros, cabeça

Bradicinesia, rigidez (sem perda da força muscular), distonia menos comum (Neurol 1988;38:1410), tremor (3-7 Hz), tremor tipo "rolamento de pílula"[4*] (não tão comum na doença de Parkinson induzida por medicamentos ou na doença de Parkinson aterosclerótica) (Lancet 1984;2:1092) e tremor bilateral 50% (Neurol 1988;38:1410), hipofonia, micrografia, depressão 15-40% (a via serotoninérgica também pode ser acometida), salivação, constipação, dermatite seborréica.

Evolução: Expectativa de vida média = 12,3 anos, alguns vivem +20 anos. Evolução mais rápida no idoso, declinando 5 anos após o diagnóstico.

Complicações: (ver Tabela 4.2) Distúrbio do sono, problema comum (Jags 1997;45:194).

- As alucinações associadas com a demência de Parkinson (ver Demência Subcortical) constituem o principal motivo de admissão nas clínicas de repouso para os pacientes parkinsonianos (Jags 2000;48:938).

[4*] N. de T.: Um movimento circular das extremidades opostas do polegar e do indicador que aparece como uma forma de tremor na paralisia agitante (Fonte: Stedman).

- Descarte o tremor essencial, que é esporádico ou hereditário com início precoce; interfere com os movimentos volitivos, p. ex., escrita, alimentação, ocupações altamente habilidosas; o álcool ajuda. Os β-bloqueadores (propranolol 40-320 mg/dia) promovem melhora significativa em metade dos pacientes; a primidona (125-750 mg/dia) também é eficaz; o clonazepam é uma terceira opção.
- Descarte o parkinsonismo vascular: problemas de marcha e equilíbrio desproporcionais à rigidez; o tremor não responde aos medicamentos.
- Descarte a doença por corpúsculo de Lewy: sintomas de demências precedidos por depressão/distúrbio do sono, alucinações induzidas por medicamentos. Pode responder à levodopa nos estágios iniciais.
- Descarte o tremor induzido por medicamentos/toxinas: metilxantinas, β-agonistas, valproato, hormônios tireoidianos, corticosteróides; metais pesados (mercúrio [Hg], chumbo [Pb], arsênio [As]), múltiplas toxinas ambientais, metilfeniltetraidropiridina (MPTP).
- Descarte a paralisia supranuclear progressiva (rigidez axial, paralisia do olhar conjugado vertical e depois horizontal, muito pouco no tocante a tremor);

Exames laboratoriais: CBC, bioquímica de rotina, albumina (avaliação nutricional), perfil da tireóide, VDRL (Laboratório de Pesquisa de Doenças Venéreas), nível de Pb.

- *Raio-X*: radiografia torácica — base para pesquisa de alterações causadas por aspiração.
- Fluxograma dos medicamentos utilizados na doença de Parkinson (ver Figura 4.1).

> 65 anos com função reduzida

(dose inicial de manutenção da levodopa 300-500 mg/dia com carbidopa 75 mg/dia)

↓

Necessidade de ação rápida (1/2 horas) liberação imediata em 25/100 minutos TID a cada 3-4 horas com início às 7 horas da manhã

Liberação lenta em 50/200 minutos BID em intervalos não inferiores a 6 horas

↓

Sofre o fenômeno "on, off"**

Exige uma liberação lenta de levodopa >800 mg/dia ou uma liberação imediata de 500 mg/dia ou sofre o fenômeno de "wearing-off"***

↓

Adicione tolcapona 100 mg TID (efeitos hepáticos decorrentes da inibição da COMT [Catecol-O-metil-transferase]) a cada 6 meses ou Entacapona 200 mg a cada dose de Ldopa (náusea, hipotensão)

Adicione agonista dopaminérgico ou abrevie o intervalo da levodopa*

↓

Discinesias

↓

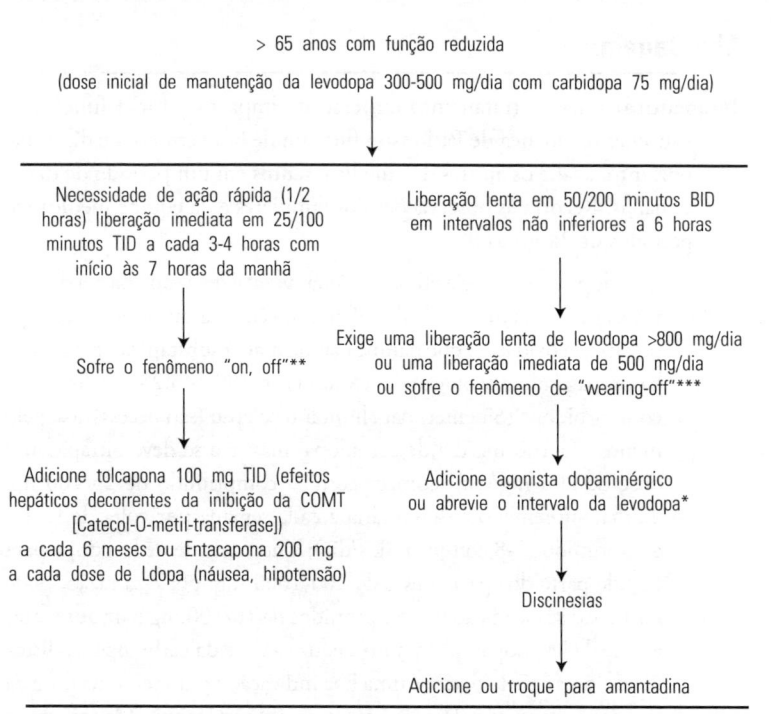

Adicione ou troque para amantadina

* O agonista dopaminérgico pode apresentar efeito neuroprotetor (Jama 2004;291:358)

Figura 4.1 Fluxograma dos Medicamentos Utilizados na Doença de Parkinson
Adaptação de Stacy M. Parkinson's disease: Therapeutic choices and timing decisions in patient management. Interview by Wayne Kuznar. Geriatrics 1999;54:44-9)

** N. de T.: Oscilações ou flutuações aleatórias da função motora caracterizadas pela alternância, muitas vezes imprevisível, entre um estado de boa função motora, geralmente associada a discinesias (período "on"), e um estado de profunda imobilidade (período "off"). Ocorrem após anos de resposta estável à medicação. (Fonte: Google, em site intitulado: Parkison online).

*** N. de T.: Deterioração de final de dose. (Fonte: Google – Revista de Neurociências da Unifesp).

Abordagem:

Terapêutica: Inicie o tratamento em caso de impacto sobre a função; os sintomas da doença de Parkinson flutuam de hora em hora e dia a dia; portanto, avalie os ajustes dos medicamentos em um período de dias a semanas. Recorra às observações dos familiares e da equipe médica em períodos de 24 horas.

- Levodopa: embora seja eficaz, algumas vezes é reservado para a doença mais avançada em virtude dos efeitos adversos; a carbidopa/levodopa precipita a oxidação, que danifica ainda mais a substância negra e acaba propagando a evolução da doença (Jags 1997;45:233); administre com carbidopa (Sinemet) para limitar o colapso (são necessários, pelo menos, 75-100 mg/dia de carbidopa, mas não se deve ultrapassar a dose de 200 mg/dia); comece com ½ comprimido de 25/100 mg 2x/dia, aumentado a dose diária a cada semana por volta de ½ a 1 comprimido (2-8 comprimidos/dia); a necessidade de levodopa para grande parte dos pacientes é de 500-1000 mg; por essa razão, pode ser necessária a adição de comprimidos de 10/100 mg para aumentar a dose da levodopa; no entanto, reduza a dose da carbidopa. A distonia dolorosa ao despertar é uma boa indicação de aumento na dose da levodopa. Forneça a 2ª dose à tarde para evitar insônia. Os principais efeitos colaterais são: alucinações e psicose. As discinesias, em geral, indicam a presença de altos níveis de dopamina; adote a tecnologia de liberação controlada (CR) com alimento e aumente a dose total da levodopa em torno de 30%, já que ela não é tão biodisponível quanto à de ação curta (Nejm 1993;329:1021); CR de 50/200 mg 2x/dia às 8 horas da manhã e 3-4 horas da tarde (J Am Board Fam Pract 1997;10:412); dividir o comprimido ao meio acelera a absorção e a ação do medicamento, 3x/dia ou 4x/dia; combine a dosagem CR noturna com múltiplas doses pequenas durante o dia (25/100 mg CR); use CR de 50/100 mg para flutuações motoras (Am Fam Phys 1996;53:1281). Evite suplementos que contenham altas doses de vit B_6 (50-100 mg), pois essa vitamina reduz a atividade da carbidopa.

- Agonistas dopaminérgicos: pode ser desejável o emprego inicial de agonista dopaminérgico para retardar ou minimizar o uso de carbidopa/levodopa e também para evitar os agentes anticolinérgicos. O pramipexol não é tão eficaz quanto a levodopa no tratamento inicial da doença de Parkinson (Jama 2000;284:1931). O paciente não precisa evitar a ingestão de proteína na dieta, uma vez que esse ingrediente não afeta a absorção da dopamina. A titulação deve ser lenta; pode ser neuroprotetor (Mayo Clinic Proc 1966;71:659; Med Lett 2001:43:57; Jama 2004;291:358); pode aumentar o risco de sonolência súbita (Arch Neurol 2005;62:1242).

- Bromocriptina (Parlodel): sob a concentração de 20-30 mg, exerce efeitos moderados sobre a bradicinesia; pode ser adicionada à levodopa para diminuir a dose necessária deste último medicamento: inicie a 1,25 mg/dia e aumente a dose em alguns dias a semanas (a cada semana, promova acréscimos de 1,25-2,50 mg/dia). Efeitos colaterais: náusea, vômito, boca seca, ortostase, confusão, alucinações. Não se espera que o ropinirol e o pramipexol tenham os efeitos colaterais da bromocriptina. Altere a evolução sintomática geral da doença de Parkinson, por meio da ligação seletiva aos receptores $\alpha 2$ (Med Lett 1997;39:102; Jama 1997;278:125).

- Selegilina (Deprenyl): um inibidor da MAO-B pode adiar o início da doença de Parkinson em 1-3 anos (Nejm 1989;321:1364); esse medicamento pode não ser tão eficiente para a doença de Parkinson precoce (Multicenter British Study [estudo multicêntrico britânico]-BMJ 1995;311:1602). Custo: 1400-1500 dólares/ano. Não é ativa no intestino; portanto, não tem efeito sobre a tiramina. A selegilina em doses de 2,5-10,0 mg/dia bloqueia o metabolismo da dopamina no CNS, intensificando com isso a levodopa; além disso, pode ser antioxidante.

- Outros agentes mais novos e recentes podem atuar de forma semelhante, como os inibidores da COMT (catecol-O-metil-transferase) que, em conjunto com a levodopa/carbidopa, aumentam a duração de ação da levodopa por meio da inibição da conversão deste agente em 3-OMD (3-O-metildopa); mais eficientes para o fenômeno de "wearing-off"; melhores no quadro de confusão (Jags 2000;48:692); podem ser mais satisfatórios do que os agonistas dopaminérgicos (Lancet 1997;350:712); em caso de aparecimento de discinesias, a dose pode ser ajustada para baixo (Tolcapona 100-200 mg/dia). Em virtude do metabolismo hepático, monitore a função hepática a cada 6 meses. Efetue reduções da dose de levodopa (Ann Long-Term Care 1998;6f:1).

- Selegilina: ocasionalmente utilizada em casos de doença avançada para reduzir o efeito de "wearing-off"; os efeitos adversos incluem: insônia, confusão, discinesias, angústia GI. Não associe com antidepressivos tricíclicos ou inibidores seletivo de recaptação da serotonina, em função do risco de reação hipertensiva. Sofre sérias interações medicamentosas com a meperidina (Demerol). A selegilina atua como inibidor da MAO-A a uma dose > que 10 mg/dia.
- Propranolol: a 160 mg/dia (liberação controlada), constitui a primeira escolha para tremor (Arch Neurol 1997;44:921).
- O tremor parkinsoniano pode ser concomitante com o tremor familiar — responsivos ao propranolol (20-320 mg) (Arch Neurol 1986;43:42). As altas dosagens podem agravar a depressão e o distúrbio do sono.
- Anticolinérgicos: costumam ser tóxicos e pouco benéficos. Benztropina a 0,5 mg/dia, aumentando lentamente para 2 mg BID; triexifenidil a 2 mg/dia, aumentando lentamente para 5 mg 3x/dia; cloridrato de etopropazina (Parsidol) a 50 mg/dia, com aumento gradativo para 600 mg/dia em casos de tremor.
- Amantadina: influencia a liberação de dopamina. Efeitos adversos: confusão, alucinações, edema, livedo reticular (mancha mosqueada de coloração púrpura na pele); eficácia modesta de meia-vida curta. Os pacientes podem responder novamente quanto reintroduzida. Mais eficaz para os casos de rigidez e bradicinesia do que de tremor.

- Antioxidantes (vit E): a selegilina pode ajudar.
- Pergolida (Permax): utilizada quando a bromocriptina não se mostra eficaz; no entanto, ambos têm alto custo (Mayo Clin Proc 1988;63:969). A pergolida é melhor do que a bromocriptina (Neurol 1995;45:522).

Com o passar do tempo, os custos de altas doses e a eficácia variável dos medicamentos obrigam a realização de revisões regulares, incluindo ensaios livres dos medicamentos, com observações meticulosas, abrangentes e detalhadas para determinar a eficiência da medicação envolvida.

Relaxantes musculares para dor e cãibra:

- Clozapina: 12,5 mg/dia na hora de dormir (Clorazil) para alucinações; dessa forma, pode-se continuar usando a levodopa e a selegilina. A psicose induzida por medicamento é tipificada por alucinações visuais com *insights*. A depressão ou demência psicótica está associada com alucinações auditivas. Os efeitos colaterais extrapiramidais são mais raros com baixas doses de olanzapina ou quietapina do que com outros antipsicóticos; a risperidona pode agravar os sintomas; para os casos de alucinações, pode-se tentar um inibidor da colinesterase.
- Os sintomas de confusão e desorientação podem ser curados ou corrigidos, reduzindo-se os medicamentos para a doença de Parkinson.
- Depressão responsiva à nortriptilina — além de ter efeitos anticolinérgicos brandos, ajuda nos casos de distúrbio do movimento, sialorréia, tremor; os inibidores da recaptação de serotonina também são úteis, mas sabidamente causam acatisia (para esse efeito colateral, os β-bloqueadores constituem o tratamento de escolha); a paroxetina (Paxil), o citalopram (Celexa) e a mirtazapina (Romeron) são indicados para problemas com o sono. A mirtazapina pode causar ganho de peso. A bupropiona (Wellbutrin) apresenta menor risco de impotência, mas diminui o limiar convulsivo. O zolpidem (Am-

bien) ou a zaleplona (Sonata) são usados a curto prazo para distúrbios do sono. Tanto os antidepressivos tricíclicos como os inibidores da recaptação de serotonina podem causar mioclonia — passível de controle com clonazepam. Identifique e monitore os sintomas-alvo específicos de depressão; pode não haver a necessidade de antidepressivos crônicos; nesse caso, a revisão é útil.
- Há o risco de polifarmácia ao se tratar o efeito colateral de uma medicação com outro medicamento.

Disfunção sexual: Sildenafil (Viagra).

Dermatite seborréica: Pode ser aliviada por levodopa, cetoconazol (Nizoral), além da atenção cuidadosa à higiene.

Palidotomia estereotáxica: Embora ainda não tenham sido estabelecidos os riscos/benefícios a longo prazo, as complicações incluem déficits do campo visual, paralisia contralateral e problemas da fala (Med Lett Drugs Ther 1996;38:107).

Transplante das células fetais: o distúrbio pós-operatório do sono e a alteração do estado mental são mais comuns e intensos em pacientes idosos (Ann Neurol 1988;24:150).

Conduta da equipe:

- Andador de rodas movimentado para frente, indicado na doença de Parkinson — evita a retropulsão e o tropeçamento do paciente.
- Restrição de proteína na dieta — restrinja a ingestão de proteína na hora do jantar; o investimento na orientação (a longo prazo) da família e da equipe médica é vital para um tratamento de qualidade; em caso de dor, fadiga, depressão ou relações familiares pouco amistosas — recorra a assistência domiciliar em saúde, serviço social, aconselhamento, grupos de apoio ao portador da doença de Parkinson (Jags 1997;45:844).
- Náusea: o dimenidrato 50 mg a cada 6 horas não bloqueia os receptores dopaminérgicos como outros medicamentos utilizados contra náusea (clorpromazina, metoclopramida), mas pode causar confusão e ataxia.

- Constipação: Senna (laxante) 1-2 comprimidos na hora de dormir.
- Sonolência diurna: estimulantes, p. ex., metilfenidato (Ritalin), dextroanfetamina (Dexedrine), pemolina (Cylert) (J Am Board Fam Pract 1997;10:412).

4.3 Crises Epilépticas

Nurs Home Med 1995;3:4b; Nejm 1990;323:1468; Jags 1998;46:1291; Mayo Clin Proc 2001;76:175; Am Fam Phys 2003;67:325; Jama 2004;291:606

Causa: Em 85-90% das crises epilépticas de início recente no idoso, há uma lesão cerebral identificável; doença vascular em 50% dos casos (33% ocorrem com evento embólico inicial — preditivo de epilepsia futura [Neurol 1996;46:35], 33% ocorrem durante a fase de reabilitação, 33% são recorrentes); as crises epilépticas focais costumam ser causadas por tumor cerebral (causa de ataques epilépticos em 12% da população idosa); abscesso cerebral; traumatismo craniano prévio; crise epiléptica generalizada associada com histórico de meningite ou encefalite; 25% dos pacientes com a doença de Alzheimer em fase terminal exibem crises epilépticas generalizadas; distúrbios metabólicos; hipoxia; retirada abrupta de benzodiazepínicos; limiar mais baixo de outros medicamentos, p. ex., fenotiazínicos, antidepressivos tricíclicos, meperidina, quinolonas de nova geração, teofilina.

Epidemiologia: Ocorrem em uma freqüência 2-3 vezes maior do que em pacientes mais jovens; crises epilépticas parciais complexas são comuns; menos de 20% dos pacientes sob terapia anticonvulsivante, internados em clínicas de repouso, apresentam, de fato, um diagnóstico de epilepsia (Nurs Home Med 1995;3:4b).

Sintomas: "Não estou me sentindo bem, algo está acontecendo comigo."

Sinais:

- A convulsão motora tônico-clônica generalizada ("grande mal") é o tipo mais comum de crise epiléptica no idoso.

- Crise epiléptica parcial complexa: "fora de sintonia ou desafinado", confusão intermitente, desorientação, olhar fixo; ações motoras repetitivas: bater de leve, esfregar/coçar, estalar os lábios, raramente divagar ou despir-se.

Complicações:

- Fraturas, estados de confusão, pneumonia por aspiração.
- Descarte comportamentos de demência precoce ou tardia, que podem ser confundidos com crises epilépticas complexas parciais (comportamentos que variam desde mutismo até alucinações); as crises epilépticas focais podem ser confundidas com ataques isquêmicos transitórios (TIAs).

Exames laboratoriais:

- CBC, função renal, eletrólitos, Ca, magnésio, glicose, teste de função hepática (LFTs).
- Não há necessidade de se realizar uma punção lombar a menos que haja suspeita de meningite.
- Exames não-invasivos: EEG, se o diferencial estiver confuso; grande parte do valor diagnóstico se dá durante o evento — descargas epileptiformes periódicas, que ocorrem no idoso com qualquer lesão aguda do SNC; possivelmente ECG.
- *Raio-X*: RM é o melhor exame para lesões estruturais pequenas; CT apenas em caso de emergência para descartar sangramento ou na contra-indicação de MRI; use contraste em ambos.

Abordagem:

Terapêutica:

Tabela 4.4 Tratamento de crises epilépticas

Tipo	Tratamento
• Parcial simples, parcial complexa, secundariamente generalizada	Carbamazepina, fenitoína, lamotrigina, levetiracetam, oxcarbazina (Mayo Clin Proc 2001;76:175)
• Ausência	
• Mioclônica	Etossuximida
• Tônico-clônica generalizada primária	Ácido valpróico
• Atônica	Ácido valpróico, fenitoína
	Ácido valpróico, clonazepam

Em função da alta taxa de recorrência de crise epiléptica no idoso, institua o agente antiepiléptico após a primeira crise, a menos que haja uma causa metabólica óbvia (Lancet 1988;1:721). A recorrência é mais provável em caso de crise epiléptica parcial, paralisia pós-ictal, histórico familiar, EEG positivo, exame neurológico anormal. Efeitos adversos de neurolépticos: distúrbio da marcha, sedação, tremor. A deficiência de folato predispõe os pacientes à neurotoxicidade. A gabapentina e a lamotrigina são mais bem toleradas do que a carbamazepina (Neurol 2005;64:1868).

- Ácido valpróico: para crises epilépticas generalizadas na dose de 250-750 mg 2-3x/dia. Por inibir as enzimas de metabolização hepática, esse medicamento eleva os níveis dos benzodiazepínicos: os pacientes podem desenvolver um tempo de sangramento prolongado, além de efeitos colaterais GI; monitore os testes de função hepática e as plaquetas.

- Carbamazepina (Tegretol): para crises epilépticas focais na dose de 100 mg 2-3x/dia; efeito colateral anticolinérgico; os pacientes com bloqueio cardíaco podem apresentar anormalidades de condução; em virtude da indução do sistema enzimático citocromo P-450, a carbamazepina interage com os medicamentos metabolizados por esse sistema, como os antidepressivos. Pode causar hiponatremia e neutropenia.

- Em pacientes com epilepsia de longa duração já submetidos ao fenobarbital (uma dose >60 mg não costuma ser tolerada, resultando em graves efeitos mentais e comportamentais; também pode causar osteopenia secundária à alteração no metabolismo da vit D) ou à

Tabela 4.5 Vantagens e desvantagens de medicamentos antiepilépticos

Antiepiléptico	Vantagens	Desvantagens
Felbamato	Amplo espectro de cobertura Eficácia	Efeitos colaterais idiossincráticos sérios Alto custo
Gabapentina 300-600 mg 3x/dia	Efeitos colaterais raros Sem interações medicamentosas Fácil de dosar Excreção renal	Eficácia limitada Múltiplas doses diárias Alto custo
Lamotrigina 100-300 mg 2x/dia	Amplo espectro de cobertura Bem tolerado Dosagem de duas vezes ao dia	Início lento de ação Erupção cutânea Alto custo Aumenta o intervalo PR (GRS 2002)
Topiramato 25-100mg 2x/dia	Amplo espectro de cobertura Dosagem de duas vezes ao dia Interações medicamentosas limitadas Metabolismo principalmente renal	Efeitos adversos cognitivos Alto custo
Tiagabina 2-12 mg 2-3x/dia	Bem tolerado Interações medicamentosas limitadas	Múltiplas doses diárias Efeitos adversos cognitivos Alto custo
Vigabatrina	Bem tolerada Sem interações medicamentosas Excreção renal	Múltiplas doses diárias Pode exacerbar distúrbio psiquiátrico subjacente Alto custo

Reproduzido com a permissão de Sirven JL. Epilepsy in older adults: causes, consequences and treatment. J Am Geriatr Soc 1998;46:1291-301. Apenas o felbamato, a lamotrigina, e a oxcarbazepina são aprovados para monoterapia (Jama 2004;291:606) fenitoína (Dilantin, 200-300 mg/dia como dose habitual), pode não haver a necessidade da troca do medicamento, a menos que se observem efeitos colaterais (como hirsutismo, hiperplasia gengival, deficiência de folato, osteopenia secundária à absorção prejudicada de cálcio); entretanto, o fenobarbital e a fenitoína não são agentes de primeira escolha para o tratamento inicial do idoso.

Nível eficaz da fenitoína = nível da fenitoína/[0,2 (albumina + 0,1)]

- Quanto menor a concentração de albumina, maiores serão a fração livre do medicamento e o nível de eficácia da fenitoína; portanto, os pacientes internados em clínicas de repouso costumam ter um nível "eficaz" de fenitoína 25-50% maior do que o nível indicado no soro.
- Muitos medicamentos psicoativos (sobretudo as fenotiazinas e os antidepressivos) diminuem o limiar convulsivo, especialmente com histórico de alcoolismo.
- Os estimulantes do SNC, como metilfenidato (Ritalin), pemolina (Cylert), descongestionantes orais, pentoxifilina (Trental), teofilina, podem provocar crises epilépticas (Nurs Home Med 1995;3:4b).
- A rimantidina pode diminuir o limiar convulsivo.
- Alimentações enterais, leite, suplementos e antiácidos reduzem a absorção de fenitoína e devem ser dosados com intervalo de algumas horas da administração dos agentes antiepilépticos.
- A ocorrência de diarréia pode reduzir a quantidade de anticonvulsivante.
- Considere a interrupção do medicamento anticonvulsivante em caso de um longo período isento de crises epilépticas e um EEG normal (Ger Rv Syllabus Suppl 1994;1:127S).
- Gabapentina (Nejm 1996;334:1583; Neurol 1994;44:787) (agonista gabaérgico) para crises epilépticas parciais; lipossolúvel; não afeta as concentrações de outros medicamentos anticonvulsivantes.

- Lamotrigina (Lamictal, um derivado fenotiazínico): Diminua a dose se for administrada com outros agentes anticonvulsivantes (Nurs Home Med 1996;4:6b).
- Algumas vantagens dos medicamentos mais recentes: menor interação medicamentosa; a lamotrigina produz menos ataxia e dano cognitivo.
- Retire o medicamento anticonvulsivante lentamente em alguns meses (reduza a dose do fenobarbital em 30 mg/mês).

Conduta da equipe: Oriente os familiares e a equipe médica quanto à identificação das crises epilépticas e as respostas do paciente.

4.4 Distúrbios do Sono

Am Fam Phys 1994;51:191; 2000;62:110; Alessi C, Sleep Problems in Elderly Geriatric Intensive Review Course UCLA 1/96; Sleep Med Rv 2000;4:5

Causas: Transitórias: estresse, cama nova, mudança de fuso horário; crônicas: depressão, medo da morte, abuso de substâncias, dor, parestesia, dispnéia, refluxo GE, ansiedade, delírio, mioclonia, pernas inquietas, apnéia do sono; drogas (15%): álcool, anti-hipertensivos, antineoplásicos, β-bloqueadores, cafeína, diuréticos, levodopa, selegilina, nicotina, contraceptivos orais (anticoncepcionais), fenitoína (Dilantin), inibidores de recaptação da serotonina, protriptilina (Vivactil), corticosteróides, estimulantes, teofilina, hormônios tireoidianos.

Tipos:

1. Dificuldade de iniciar ou manter o sono (insônia ou dissonia).
2. Sono excessivo.
3. Problemas do ciclo sono-vigília.
4. Ocorrência de parassonias durante as transições de sono-vigília; caracterizadas como comportamentos que perturbam o sono, mas não alteram a arquitetura do sono, p. ex., cãibras noturnas das pernas.

5. Distúrbios do sono associados com doença de Alzheimer: aumento na duração do sono ou na freqüência do despertar; diminuição das fases 3 e 4 do sono e do sono REM; cochilo diurno; apnéia do sono nos estágios mais tardios.

6. Distúrbio de comportamento do sono REM — induzido por medicamentos (SSRI, venlafaxina, inibidores da MAO, TCAs, cafeína, retirada de drogas ou álcool), doença de Parkinson, distúrbios psiquiátricos.

7. Distúrbios do sono associados com depressão: vigília noturna maior e diminuição do sono de onda lenta; despertar mais cedo; mais sono REM no início da noite; os idosos residentes na comunidade apresentam uma latência reduzida (quantidade de minutos para adormecer).

8. Apnéia do sono: interrupções/pausas repetidas por ≥10 segundos com saturação de oxigênio ≤80%.
   - Central: interrupção simultânea do esforço respiratório e do fluxo de ar pelo nariz e pela boca, bem como interrupção do esforço exercido pelos músculos diafragmáticos.
   - Obstrutiva: o fluxo de ar pára enquanto as respirações torácicas persistem (Jags 2005;53:S272).
   - Mista (características de ambos os tipos): mais comum.

9. Movimentos periódicos das pernas: caracterizados por movimentos debilitantes, repetitivos e estereotipados das pernas, que ocorrem em um sono não-REM.

10. Síndrome das pernas inquietas: impulso incontrolável de mexer as pernas de alguém à noite; sensação de "formigamento".

Epidemiologia: 50% dos idosos de comunidade apresentam problemas de sono, 90% dos pacientes internados em clínicas de repouso; 70% dos profissionais da área de saúde citaram os problemas de sono como os motivos de admissão de parentes às clínicas de repouso; os residentes dessas clínicas despertam, em média, a cada 20-25 minutos durante a noite; os medicamentos psicoativos deprimem ou amortecem a variação diurna normal no sono, p. ex., o sono durante o dia, e não à noite. Os pacientes que tomaram 30 pílulas para dormir no último mês apresentam o mesmo risco de mortalidade daqueles que fumam 1-2 maços por dia (Sleep Med Rv 2000;4-5).

A mortalidade aumenta com saturação de oxigênio <85% e >20 episódios de apnéia/noite.

Fisiopatologia:

- Alterações normais no padrão do sono com a idade: latência aumentada; eficiência diminuída (relação de tempo entre o estado sonolento e o tempo na cama); antecipação da hora de dormir; despertar pela manhã mais cedo; maior agitação durante a noite; mais tempo de cochilo diurno.

    Alterações na estrutura do sono com a idade:

- Estágios 1 e 2 (sono leve): permanecem os mesmos.
- Estágios 3 e 4 (sono profundo, sono de onda-delta lenta e amplitude alta): reduzidos.
- Diminuição do sono REM total. O sono REM tem início mais cedo e não aumenta em termos de duração em toda a noite, conforme é observado em jovens.

Sintomas: Perda de concentração e memória, disforia, mal-estar, irritabilidade, cochilo diurno, fadiga, interferência com as atividades diárias, cefaléias ao acordar.

Sinais: Apnéia do sono: considere esse quadro se o paciente tiver uma insuficiência cardíaca direita ou declínio na função cognitiva inexplicáveis; os episódios mais graves ocorrem no sono REM.

Complicações: Hipertensão pulmonar, insuficiência ventricular direita.

Exames laboratoriais: Não-invasivos: polissonografia em um laboratório envolvido no estudo do sono em casos de apnéia do sono, narcolepsia, movimentos periódicos das pernas.

Abordagem:

Preventiva:

- Perguntas de triagem: o paciente está satisfeito com seu sono? As atividades diurnas são interrompidas por sono ou fadiga? O cônjuge constata a presença de roncos, respiração interrompida, movimentos das pernas?

- Higiene do sono: ir para a cama ao mesmo tempo todas as noites; ambiente propício do quarto; evite cochilos excessivos ou a prática de exercícios antes de dormir. A prática de exercícios no início do dia ajuda os idosos que vivem em comunidades, mas não aqueles internados em clínicas de repouso (Jama 1997;277:32; Jags 1995;43:1098). Níveis confortáveis — temperatura, iluminação, ruído/barulho. Se o paciente não conseguir pegar no sono em meia hora, ele deverá sair da cama, participar de alguma atividade não-estimulante e voltar para a cama quando estiver sonolento ou cansado; além disso, faça um lanche ou refeição leve; implante técnicas de relaxamento para aqueles que meditam; e institua uma terapia leve se houver um sintoma de distúrbio afetivo sazonal (Jama 1997;277:990).

Terapêutica:

- Insônia crônica: dosagem intermitente (2-4 vezes por semana) (Nejm 1997;336:341).

- Praticamente todos os hipnóticos vendidos sem receita médica são anti-histamínicos com propriedades sedativas; além disso, esses agentes exibem propriedades anticolinérgicas; por essa razão, seu uso deve ser desaconselhado no idoso.

Tabela 4.6 Benzodiazepínicos — Início de ação e características de eliminação

Exame	Início rápido	Início intermediário	Início lento
Passado (6 h)		Triazolam	—
		oxazepam Lorazepam	
	Diazepam (Valium), clorazepato	Alprazolam	Temazepam
Intermediário (15 h)		Clordiazepóxido	
		Flurazepam	Prazepam
Lento (30-72 h)		Clonazepam	

- Os antidepressivos com efeitos sedativos, como a trazodona e a nortriptilina, podem auxiliar no sono, sobretudo em casos subjacentes de depressão, bruxismo e fibromialgia; p. ex., trazodona 25 mg uma vez ao dia na hora de dormir, mirtazapina (Remeron) em uma única dose na hora de dormir, não apenas para pacientes deprimidos (J Clin Psychiatry 1999;60:28).
- Agentes não-benzodiazepínicos (apenas para uso a curto prazo):
- Zolpidem: não possui propriedades anticonvulsivantes ou miorrelaxantes; até o momento, há poucos efeitos colaterais descritos: sem efeitos de abstinência, nenhuma insônia de rebote e ausência de tolerância. A eficácia dura um ano; o início de ação é rápido; meia-vida de 1,5-4,5 horas (mais prolongada em casos de hepatopatia). Pode ser usado com varfarina; as quedas são raras; comece com uma dose de 5 mg (dano cognitivo sob doses mais elevadas). Efeitos colaterais: pesadelos, agitação, cefaléia, vertigem, sonolência diurna, confusão, memória prejudicada, e marcha instável ou vacilante no meio da noite (Med Lett 2000;42:71).
- Zaleplona: uma imidazopiridina que não diminui o despertar prematuro nem aumento o tempo total de sono, mas parece ter um risco mais baixo de efeitos residuais no dia seguinte, mesmo com

a administração no meio da noite (Med Lett 2000;42:71); comece com uma dose de 5 mg uma vez ao dia antes de dormir; possui meia-vida de 1 hora; não tome com álcool.

- Se o paciente idoso estiver sob baixas doses de barbitúricos, glutetimida ou hidrato de coral já por alguns anos, pode ser razoável continuar a medicação se ele estiver muito resistente à interrupção ou, então, pode ser necessária a consulta de um psiquiatra (Ger Rv Syllabus 1996;175).

- Hidrato de coral: 500 mg/hipnóticos por 2-4 semanas; ocorre o desenvolvimento de tolerância a menos que seja dosado a cada 3 noites; aumenta o metabolismo da varfarina; após o uso prolongado do hidrato de coral, deve-se proceder à redução gradativa da dose, em vez da interrupção abrupta (Drugs 1993;45:44). Algumas fatalidades já ocorreram com a ingestão de até 4 g de hidrato de coral (Med Lett 2000;42:71); contra-indicações: condições renais, hepáticas ou cardíacas significativas.

- Benzodiazepínicos (não para uso a longo prazo): atuam sobre a via gabaérgica, sendo altamente ligados às proteínas; altamente lipossolúveis; metabólitos ativos prolongados em pacientes obesos, exceto para o oxazepam (Serax) e o lorazepam (Ativan), alterados em metabólitos inativos. Muitos desses agentes sofrem metabolismo hepático oxidativo; sendo assim, evite os seguintes fármacos no idoso: alprazolam (Xanax), clordiazepóxido (Librium), clorazepato (Tranxene), diazepam (Valium), prazepam (Centrax); os níveis são aumentados por medicamentos que inibem o metabolismo hepático, tais como: cimetidina, contraceptivos (anticoncepcionais), dissulfiram, fluoxetina (Prozac), isoniazida, ácido valpróico.

- Clonazepam: para mioclonia noturna.

- Flurazepam: apresenta meia-vida longa (85 horas) e efeito cumulativo; portanto, não deve ser usado no idoso.

- Temazepam: eficaz por 6-8 horas, mas tem início em 2-3 horas; além disso, provoca sonolência diurna.

- Triazolam: psicose e comportamento violento em doses acima de 1 mg (dose máxima para os idosos = 0,125 mg).
- Ao se remover os benzodiazepínicos de ação curta, diminua o medicamento em torno de 50% na primeira semana e depois em 12% para cada uma das próximas 4-8 semanas.
- Alívio da insônia com exposição à luz clara por tempo determinado (Jags 1993;41:829).
- A melatonina a 2 mg PO melhora a eficiência do sono em 75-85% (Lancet 1995;346:541), mas apresenta possíveis efeitos vasoconstritores (Ger Rv Course UCLA 2002).
- Para apnéia obstrutiva do sono: os antidepressivos tricíclicos reduzem o sono REM e, portanto, melhoram a apnéia; a progesterona ajuda, aumentando o controle respiratório (Nejm 1990;323:520); próteses dentárias; traqueotomia.
- Para apnéia central e mista do sono: pressão positiva contínua nas vias aéreas (a 5-20 cmH2O, com êxito de 50-70%).
- Para mioclonia noturna: evite a cafeína e os antidepressivos tricíclicos; use clonazepam a 0,25 mg na hora de dormir, aumentando em 0,25 mg a cada 2 semanas até, no máximo, 2 mg; trazodona 50-150 mg na hora de dormir; levodopa 100-200 mg, carbamazepina.
- Para a síndrome das pernas inquietas, evite: cafeína, álcool, tricíclicos, SSRIs, lítio, antipsicóticos e anti-histamínicos. Descarte deficiência de ferro: trate com "higiene do sono", automassagem, banhos. Tratamento: levodopa ou agonista dopaminérgico, carbamazepina, gabapentina, clonidina, clonazepam, temazepam se nada mais for eficaz (Am Fam Phys 2000;62:110) — tenha cuidado com o uso de analgésicos narcóticos.

Conduta da equipe: Para os idosos internados em clínicas de repouso, implemente um protocolo não-farmacológico para o sono, que envolve massagem, fitas de relaxamento, bebidas quentes (Jags 1998;46:700); fase tardia do sono: 2 horas de luz clara (2500 Lux) antes do meio-dia (de manhã), fase avançada do sono: 2 horas de luz clara (2500 Lux) à tarde.

4.5 Síndrome Maligna Neuroléptica (NMS)

Med Clin N Am 1993;77:185; Neurol Clin 2004;22:389

Causa: Reação idiossincrática, que envolve bloqueio dopaminérgico, hipertermia induzida por neurolépticos via desregulação do hipotálamo e dos gânglios basais, bem como rigidez muscular relacionada à mionecrose (Med Clin N Am 1993;77:185).

Epidemiologia: Rara com incidência de 0,02-3,23%; fatores de risco: idade avançada, neurolépticos em doses altas/potências elevadas, p. ex.: haloperidol, tiotixeno, flufenazina e trifluoperazina. A incidência também pode ser aumentada com medicamentos de depósito, lítio, antidepressivos ou múltiplos neurolépticos (doses baixas/potências reduzidas), carbidopa/levodopa e retirada da amantadina. Também se observa um aumento na incidência em pacientes com histórico de NMS, desidratação, desequilíbrio eletrolítico, tireotoxicose, temperatura ambiente elevada (Med Clin N Am 1993;77:185), dano subjacente do CNS (Jags 1996;44:474).

Fisiopatologia: Quadro precipitado por qualquer medicamento que atue como antagonista dos receptores $\alpha 2$-dopaminérgicos; observa-se um grave parkinsonismo induzido por bloqueio dopaminérgico com conseqüente rigidez muscular e subseqüente mionecrose; também se postula um distúrbio da termorregulação autônoma via impulso dopaminérgico (Dis Nerv Syst Clin Neurobiol 1992;62:831).

Sinais: Hipertermia com diaforese em 98% dos pacientes, mas podem estar ausentes no idoso; rigidez em 97% dos casos; outro distúrbio do movimento é menos freqüente; as alterações no estado mental variam desde consciência nebulosa até coma; instabilidade autônoma, taquicardia, hipotensão em 97% dos casos; taquipnéia secundária à acidose metabólica, pneumonia ou embolia pulmonar (Med Clin N Am 1993;77:185; Clin Pharmacol Ther 1991;50:580).

Evolução: Mortalidade alta se não for tratada; mortalidade de 10-20% com o tratamento; em geral, ocorre logo após a instituição do tratamento neuroléptico ou com aumentos da dose; a recuperação costuma ocorrer dentro de 10 dias ou até 30 dias (Med Clin N Am 1993;77:185).

Complicações: Dano cerebelar ou outra lesão cerebral secundários à hipertermia; arritmias fatais; acidose metabólica; êmbolos pulmonares; pneumonia; parada respiratória.

Descarte encefalopatias, tumores, acidente cerebrovascular (CVA), crises epilépticas, infecções, endocrinopatias (tireotoxicose, feocromocitoma), lúpus eritematoso sistêmico (SLE), lesão térmica, toxinas, drogas (Med Clin N Am 1993;77:185; Psych Ann 1991;21:130), polimiosite, oclusão vascular mesentérica, artrite reumatóide; cânceres de próstata, cólon, pulmão (células pequenas); doença renal crônica; mioglobinúria (67%).

Exames laboratoriais: EKG, CBC (a leucocitose é comum), elevação ocasionalmente extrema da CPK; mensuração do TSH; as enzimas LDH, transaminases e aldolase também podem estar elevadas em função da mionecrose; possível presença de acidose metabólica e hipoxia; monitoramento cardíaco.

Tratamento: Interrompa todos os neurolépticos e outros antidopaminérgicos de atuação central. Bromocriptina a 7,5-60,0 mg uma vez ao dia PO ou via sonda nasogástrica; o dantroleno, inicialmente a 1-2 mg/kg IV, depois 10 mg/kg uma vez ao dia, pode ter efeito sinérgico. Outros medicamentos úteis: amantadina; benzodiazepínicos, para diminuir a agitação. A terapia eletroconvulsiva é indicada para os casos refratários, mas também pode levar à NMS quando administrada em pacientes que exibem efeitos adversos extrapiramidais.

Conduta da equipe: Ao utilizar agentes neurolépticos em idosos, fique atento ao aparecimento de sinais precoces de NMS.

Capítulo 5
Psiquiatria

5.1 Depressão/Transtornos de Humor

Am J Ger Psychiatry 2002;10:233; 2005;13:88; 2002;10:256; 1993;1:421; 1994;2:193; J Clin Psychiatry 2004;65:5; Am J Psych 2002;159:1119; Nejm 1989;320:164; 2002;287:1568; Jama 1997;278:1186; Clin Ger 2004;12:51; BMJ 2002;325:991

Causa:

Depressão primária:

1. Vulnerabilidade biológica, particularmente em casos de depressão de início na fase adulta precoce que volta a acontecer no idoso;

2. Reação a quadros graves de estresse;

3. Na depressão de início tardio, observam-se alterações vasculares corticais (J Affect Disord 2001;65:19).

Depressão secundária: Decorrente de condições clínicas, especialmente em casos de disfunção da glândula tireóidea, diabetes Mellitco, deficiência da vit B_{12}, doença cardiovascular-cerebrovascular ou cânceres; ou atribuída a substâncias de abuso; ou secundária a efeitos de medicação (Psychother Psychosom 2004;23:207), sobretudo corticosteróides, benzodiazepínicos ou outros sedativos, interferon-alfa, interleucina-2, antagonistas do GnRH e, possivelmente, propranolol. Os β-bloqueadores são considerados menos depressores do que se pensava previamente (Jama 2002;288:351).

Epidemiologia: A prevalência durante a vida toda gira em torno de 20% em mulheres mais idosas e 10% nos homens (Arch Gen Psychiatry 2000;57:601), bem como 30-40% nos pacientes clinicamente doentes e naqueles internados em clínicas de repouso (Jama 1997;228:1186). A prevalência da depressão maior em amostras comunitárias, na verdade, diminui com a idade, mas a depressão subsindrômica ou menor é mais comum. A deficiência ou incapacidade é proporcional à sintomatologia depressiva (Am J Ger Psychiatry 2002;10:233). No entanto, na ala psiquiátrica de pacientes internos, os indivíduos com >70 anos de idade têm uma probabilidade 8 vezes maior de estar deprimidos do que aqueles com <30 anos (Int J Geriatr Psychiatry 2004;19:487). A depressão é subtratada em idosos entre as raças, particularmente em populações negras: tratamento de 16,7% de negros idosos com depressão *vs.* 32% de idosos brancos deprimidos (Am J Ger Psychiatry 2004;12:531). Transtorno bipolar: 10% dos casos são diagnosticados com <50 anos de idade, mas 50% dos casos maníacos primários ocorrem com >50 anos, e 25% com >65. É mais provável que a mania geriátrica seja secundária a distúrbios neurológicos, cerebrovasculares ou infecciosos, bem como a medicamentos (Am J Ger Psychiatry 1999;7:188).

Fatores de risco: Sexo feminino, deficiência ou incapacidade, perda ou privação (principalmente por morte), distúrbio do sono, histórico anterior de depressão são fatores de risco (Am J Psych 2003;160:1147). Além disso, há fatores de risco cerebrovasculares (Am J Ger Psychiatry 2002;10:592). Pobreza, carga de doença clínica comórbida, institucionalização também são fatores de risco. Seguem os riscos de suicídio: homens brancos idosos com problemas clínicos comórbidos; abuso de substâncias; presença de armas de fogo na casa. Em casos de homicídio-suicídio, o homem controlado tende a ser perpetrador, assumindo freqüentemente o papel de "profissional da saúde" para a esposa debilitada, e sente-se oprimido (Am J Ger Psychiatry 2001;9:49).

Fisiopatologia: Há uma ruptura do eixo hipotalâmico-hipofisário-adrenal e no ritmo circadiano; especula-se que os transmissores monoamínicos (i. e., da classe das monoaminas) e as vias neurais, incluindo o córtex pré-frontal, a amígdala (ou tonsila) e o eixo hipotalâmico, estejam envolvidos; além disso, a atividade da MAO encontra-se elevada no cérebro dos idosos (Am J Psych 1984;141:1276); também há a atuação de citocinas pró-inflamatórias envolvidas no aumento da produção de cortisol e na ativação do sistema imunológico (Am J Psych 2003;160:1342). Uma carga vascular também é citada (Am J Ger Psychiatry 2004;12:93).

Sintomas: Os critérios da DSM-IV (Manual Diagnóstico e Estatístico-IV) para o diagnóstico de depressão maior (uma porção significativa de depressão pode passar despercebida na faixa etária geriátrica) exige 2 semanas de humor deprimido ou anedonia e 2 semanas de, no mínimo, 4 dos sintomas expostos a seguir: sono prejudicado (freqüentemente com despertar muito cedo), humor deprimido, interesse diminuído ou perda de prazer para realizar as atividades habituais do dia-a-dia (anedonia), sentimentos de culpa, vigor reduzido, concentração alterada, hiporexia (diminuição no apetite), retardo psicomotor ou agitação, idéias suicidas. Manifestações menos típicas: hipocondríase, síndromes dolorosas, furtos em lojas, alcoolismo, demência depressiva, desnutrição, suicídio passivo, depressões não-disfóricas (Jags 1997;45:570), ansiedade/agitação (Jags 1989;37:458). A função executiva encontra-se prejudicada em casos de depressão geriátrica, levando à diminuição nas tarefas que envolvem a iniciação de repostas novas, solução de problemas e mudança de envolvimento (Am J Psych 2002;159:1119). Um aumento recente na agressão pode indicar um risco elevado de suicídio (Am J Ger Psychiatry 2004;12:37).

Transtorno bipolar no idoso: quando comparados aos pacientes com 40 anos de idade, os pacientes maníacos bipolares acima de 60 anos apresentam sintomatologia comparável, embora estes tenham um risco mais alto de disfunção cognitiva (Am J Ger Psychiatry 1999;7:188); duração maior dos episódios; índice de mortalidade mais elevado para o transtorno bipolar do que para o unipolar.

Sinais: Choro, postura curvada (cabeça e ombros inclinados para a frente), lamentação freqüente com suspiros, aumento na latência de resposta, volume baixo da fala, olhos abatidos, movimentos escassos, movimentos estereotipados das mãos ("contorcer as mãos"), perda de peso, inquietação. Sempre questione o paciente diretamente sobre o humor deprimido; os estudos atuais de coorte de idosos podem demonstrar resistência ao diagnóstico em função das expectativas discriminatórias pela idade, sentimento de vergonha, ou sensação de culpa.

Diagnóstico: O diagnóstico clínico é feito de acordo com o DSM-IV. Nas escalas de depressão (ver tabelas) (J Psych 1983;17:37), a escala de depressão geriátrica da questão de número 5 é validada em hospitais, comunidades e clínicas de repouso (Jags 2003;51:694). A Escala de Cornell de Depressão é utilizada nos casos de demência (ver Figura 5.1) (Biol Psychiatry 1988;23:271).

Diagnóstico diferencial: Demência de Alzheimer ou subcortical; reação de luto (começando dentro de 3 meses da perda e durando um ano), distimia (não está livre de depressão por >2 meses durante um período de 2 anos); distimia secundária (por dependência química, ansiedade, transtorno de estresse pós-traumático, angústia, ou doença física). Apatia por demência, acidente vascular cerebral, ou esquizofrenia.

Evolução: Se não forem tratados, a depressão ou os distúrbios de humor duram 6-14 meses; o índice de recidiva é elevado nos idosos, em comparação aos indivíduos mais jovens (Jags 1987;35:516; Convuls Ther 1989;5:75). O prognóstico é menos favorável em casos de perdas recentes por morte, desilusões (50% das vezes nos idosos), transtornos de pânico; observa-se uma resposta mais satisfatória aos antidepressivos quando o indivíduo desperta muito cedo do sono ou em casos de um período mais curto de depressão. Os casos de depressão no final da vida com dano cognitivo revertido por antidepressivos podem predizer o desenvolvimento de demência irreversível (Jama 1997;278:1186); a depressão que aparece pela primeira vez no final da vida freqüentemente se torna crônica e muitas vezes exibe uma neuropatologia vas-

Escala de Cornell para depressão em casos de demência

Nome _____ Idade _____ Sexo _____ Data _____

Paciente de ambulatório em uma clínica de repouso de internação

Sistema de Escore

A = impossível de avaliar   0 = ausente   1 = brando ou intermitente   2 = grave

As classificações devem ser baseadas nos sintomas e sinais que ocorrem na semana anterior à entrevista. Não se deve fornecer nenhum escore aos sintomas resultantes de deficiência física ou doença.

A. Sinais relacionados ao humor

1. Ansiedade: expressão ansiosa, "ruminações" (pensativo/contemplativo), preocupado   A 0 1 2
2. Tristeza: expressão abatida, voz tristonha, choro   A 0 1 2
3. Falta de reação a acontecimentos divertidos   A 0 1 2
4. Irritabilidade: o paciente se aborrece e se irrita com facilidade   A 0 1 2

B. Distúrbio comportamental

5. Agitação: inquietação, alteração na caligrafia, tricotilomania   A 0 1 2
6. Retardo: lentidão no movimento, na fala e nas reações   A 0 1 2
7. Múltiplas queixas físicas (escore 0 na presença apenas de sintomas do trato GI)   A 0 1 2
8. Perda de interesse: menos envolvido nas atividades habituais (pontue apenas se houver alguma alteração aguda, p. ex., em menos de 1 mês)   A 0 1 2

C. Sinais físicos

9. Perda do apetite: come menos do que o usual   A 0 1 2
10. Perda de peso (escore 2 se a perda for maior que 2,2 kg em 1 mês)   A 0 1 2
11. Falta de energia: apresenta fatiga com facilidade e não consegue agüentar as atividades (pontue apenas se houver alguma alteração aguda, p. ex., em menos de 1 mês)   A 0 1 2

D. Funções cíclicas

12. Variação diurna do humor: os sintomas agravam-se pela manhã   A 0 1 2
13. Dificuldade de pegar no sono: mais tarde do que o habitual para esse indivíduo   A 0 1 2
14. Desperta inúmeras vezes durante o sono   A 0 1 2
15. Desperta muito cedo: mais cedo do que o habitual para esse indivíduo   A 0 1 2

E. Distúrbio de idéias

16. Suicídio: sente que não vale a pena viver, tem desejos suicidas ou tenta o suicídio   A 0 1 2
17. Baixa auto-estima: autoculpa, autodepreciação, sentimentos de fracasso   A 0 1 2
18. Pessimismo: antecipação do pior   A 0 1 2
19. Delírios congruentes com o humor: delírios de pobreza, doença ou perda   A 0 1 2

Figura 5.1   Escala de Cornell para Depressão em Casos de Demência.

cular; a disfunção executiva prediz um risco maior de recidiva (Arch Gen Psychiatry 2000;57:285). Fique particularmente atento aos casos de depressão como a manifestação mais precoce de perdas cognitivas brandas da doença de Alzheimer.

Complicações: Índices de mortalidade elevados de 1 ano (8-15% *vs.* 5%); a depressão maior aumenta o risco de IAM e de morte por cardiopatia isquêmica (Circ 1996;943:3123; Ann IM 1999;130:563). Nota-se um rápido crescimento dos suicídios nos EUA; suicídios levados a cabo M > F; suicídio — 20% dos casos são fatais. O índice de suicídio em homens brancos com >84 anos de idade é 6 vezes mais alto do que na população geral; a depressão aumenta a incapacidade funcional e diminui a eficácia da reabilitação; internações hospitalares mais prolongadas; múltiplos sintomas depressivos estão associados com uma mortalidade 2 vezes maior. Mulheres com depressão estão sob alto risco de quedas (Sci Am Med 2000;13:2).

Exames laboratoriais: TSH, nível de B_{12}, eletrólitos, CBC; urinálise.

Tratamento:

Considerações gerais sobre os medicamentos:

- Inicie o tratamento com as doses mais baixas, aumente a dose de forma progressiva e lenta, mas prossiga sem parar.
- Comece com metade (1/2) das doses habituais para adulto (a desmetilação apresenta-se diminuída no idoso), aumente a dose mensalmente e use a menor dose eficaz.
- Acompanhe o tratamento do paciente ambulatorial por 1-2 semanas e avalie os efeitos adversos; acompanhe por mais 5-6 semanas e avalie a resposta; acompanhe por outras 8-12 semanas e avalie se o paciente está em remissão (Jama 2002;289:1569).
- Depressão pós-acidente vascular cerebral: o clínico dispõe de antidepressivos tricíclicos, ISRS, trazadona — todos esses medicamentos são igualmente eficazes (J Ger Psych Neurol 2001;14:37).

- Os sintomas biológicos podem melhorar antes do humor (a insônia pode melhorar nos primeiros dias de tratamento).
- A resposta da família pode ser um bom indicador de sucesso individual com um antidepressivo.
- O antidepressivo pode ser interrompido após 9 meses se não houver nenhum episódio prévio de depressão em 2,5 anos; reduza a dose pela metade e depois diminua a dose de forma gradativa e semanal para evitar a hiperatividade serotoninérgica com a retirada abrupta (vertigem, náusea, fadiga, ansiedade, irritabilidade, mal-estar, calafrios, mialgias); as doses de manutenção dos antidepressivos devem ser tão altas quanto as doses de tratamento agudo; ao planejar a interrupção dos antidepressivos, leve em consideração se houver um padrão de transtorno afetivo sazonal (TAS); na presença de episódios recorrentes, trate o paciente por 12 meses; na ocorrência de 2 episódios ou distimia, pode ser necessário o tratamento de manutenção por tempo indefinido.
- A eficácia é semelhante dentro da classe de medicamentos; praticamente todas as decisões são tomadas com base no perfil de efeitos colaterais e no histórico de resposta prévia.

Estabilizadores do humor: Embora existam pouquíssimos estudos controlados randomizados no grupo etário geriátrico, a opinião de consenso (J Clin Psychiatry 2004;65:5) é a seguinte:

1. Transtorno depressivo maior (TDM) não-psicótico com comportamento agitado

- Primeira linha de combate: antidepressivo isolado
- Segunda linha de combate (depois da falha de 2 antidepressivos):
  antidepressivo + antipsicótico
  antidepressivo + estabilizador do humor
  antidepressivo + benzodiazepínico
  terapia eletroconvulsiva (ECT)

2. TDM psicótico

- Primeira linha de combate: antipsicótico (por 6 meses) + antidepressivo
- ECT

3. Transtorno bipolar
- Depressão — estabilizador do humor
- Mania
- Brando — estabilizador do humor
- Grave
  Interrompa o antidepressivo
  Forneça estabilizador do humor
  +/– antipsicótico (por 3 meses)
- Tratamento de transtorno bipolar com psicose: estabilizador do humor + antipsicótico

Estabilizador do humor: (lamotrigina) para depressão bipolar; depakote, carbamazepina; lítio (use com cautela).

Antipsicóticos: Para transtornos de humor,
- Risperidona 1,25-3 mg/dia no total
- Olanzapina 5-15 mg/dia no total
- Quetiapina 50-250 mg/dia no total

Inibidores seletivos da recaptação da serotonina (ISRSs): (ver Tabela 5.1) São considerados a primeira linha de tratamento; embora tenham eficácia semelhante, os SSRIs são mais seguros do que os tricíclicos: 60-80% dos casos respondem aos SSRIs, mas o risco de quedas no idoso debilitado pode ser similar ao risco derivado dos tricíclicos, apesar da hipotensão reduzida (Nejm 1998;339:875; Lancet 1998;351:1303); no entanto, os ISRSs podem não ter são eficazes quanto os tricíclicos em pacientes hospitalizados idosos melancólicos (Am J Psych 1994;151:1735); os ISRSs não têm efeitos sedativos. Não produzem efeitos colaterais anticolinérgicos, não são cardiotóxicos e não provocam hipotensão. São úteis em casos de transtorno obsessivo-compulsivo (TOC) e ataques de pânico. Embora alguns possam causar superestimulação e agravar os sintomas de ansiedade, eles estão sendo utilizados em doses baixas para ansiedade; não são eficazes em dor neuropática (Nejm 1992;326:1250).

Os efeitos adversos incluem náusea, diarréia, cefaléia, ansiedade, maior disfunção sexual do que outros antidepressivos (Geriatrics 1995;50:S-41), particularmente inibição do orgasmo (reversível 3 dias após a interrupção ou responde ao Sildenafil) (Jama 2003;289:56), pseudoparkinsonismo, SSIADH, bradicardia com arritmia preexistente. Sofre interação com β-bloqueadores, antiarrítmicos da classe IC, alguns benzodiazepínicos (Am J Psych 1996;153:311); a combinação ISRS + tramadol ou a erva-de-são-joão ou o sumatriptano podem causar síndrome serotoninérgica (Am Fam Phys 2000;61:1745); observa-se uma crise hipertensiva com os inibidores da MAO (MAOIs); por essa razão, espere um período de 14 dias para remover a influência de outros tratamentos prévios antes de iniciar a administração do IMAO, exceto para a fluoxetina (que exige um período de eliminação de 5 semanas). Os ISRSs são menos eficazes em mulheres após a menopausa do que nas mais jovens. Com os ISRSs, pode ocorrer uma síndrome de abstinência (Sci Am Med 2000;13:II:9). Além de ocorrerem em 1% da população geral submetida aos ISRSs, os episódios de mania são mais comuns em casos de transtorno bipolar; paranóia e psicose são outros efeitos adversos; ocasionalmente, observam-se síndromes extrapiramidais (Nejm 1994;371:1354).

Os ISRSs de preferência são o citalopram e a sertralina em virtude das interações medicamentosas mais raras, da meia-vida mais segura e dos perfis de efeitos colaterais. A paroxetina também possui meia-vida favorável e sofre menos interações medicamentosas, mas está associada com um risco maior de sintomas extrapiramidais.

Tabela 5.1 Antidepressivos SSRI

Nome (nome genérico)	Dose de partida (mg)	Dose diária típica (mg)	Dose máxima (mg)	Esquema de dosagem (posologia)	Efeitos colaterais típicos	Considerações especiais/perigos	Meia-vida de eliminação
Inibidores Seletivos da Recaptação da Serotonina (ISRSs)					Distúrbio do sono Efeitos GI Cefaléia sexual Inquietação Ganho de peso	- Mudança para mania em pacientes bipolares - Hiponatremia - Síndrome serotoninérgica (rara) - É permitido usar baixa dose de ATC (antidepressivo tricíclico) contra dor - Não tome o antidepressivo erva-de-são-joão	
Citalopram	20	40	(40 pode ser a dose máxima)	Uma vez ao dia	ISRS ? menos efeitos colaterais sexuais?	- Poucas interações medicamentosas	35 horas
E-citalopram (Lexapro)	10	10	20	Uma vez ao dia			27-32 horas
Fluoxetina	10-20	20	80	Uma vez ao dia (pela manhã)	ISRS	- Meia-vida longa, de modo que os efeitos colaterais podem se estender mesmo com a interrupção do medicamento	24-96 horas

Capítulo 5: Psiquiatria

Fluoxetina semanal	90 mg uma vez por semana				
Fluoxamina	25-50	150-200 (divididos)	300	3x/d	SSRI	- Atua sobre os citocromos P-450 (CYP) 2D6 e 3A4 - Fique atento para os níveis de varfarina - Indicado para interações de medicamentos usados em TOC (Transtorno Obsessivo-Compulsivo): CYP 3A4. p. ex., alprazolam, ciclosporina, HIV, antivirais, fenitoína, teofilina, carbamazepina, varfarina	17-22 horas
Paroxetina (Paxil)	10-20	20-40	60	Uma vez ao dia (na hora de dormir)	ISRS Constipação	- Interações com o CYP 2D6, p.ex., antidepressivos tricíclicos (ATCs)	18-24 horas
Paroxetina de liberação controlada	25	25-62,5	62,5	Uma vez ao dia (pela manhã)		- Diminua a dose em caso de depuração de creatinina <30 mL/minuto	15-20 horas
Sertralina	25-50	50-150	200	Uma vez ao dia	ISRS Diarréia	- Prescreva 100 mg e fracione pela metade para obter a dose de 50 mg — isso reduz os custos - Efeito brando sobre o CYP 3A4	26 horas

(Continua)

5.1 Depressão/Transtornos de Humor

Tabela 5.2 Outros Antidepressivos

Nome (nome genérico)	Dose de partida (mg)	Dose diária típica (mg)	Dose máxima (mg)	Esquema de dosagem (posologia)	Efeitos colaterais típicos	Considerações especiais/ perigos	Meia-vida de eliminação
Bupropiona SR	100-150	150-300	400 300 para interrupção de tabagismo (cigarro)	2x/d pela manhã e à tarde (evite na hora de dormir devido à insônia)	Insônia Cefaléia Náusea Perda de peso Agrava a HAS (Clin Ger 2004;12:51)	- É permitido usar com outros antidepressivos - O medicamento de liberação contínua (SR, de *sustained release*) pode ter menos risco de causar epilepsia - Não provoca nenhuma disfunção sexual	8-24 horas
Duloxetina (Cymbalta)	20-40	60	60	Uma vez ao dia ou 2x/d	Efeitos anticolinérgicos e noradrenérgicos Náusea, constipação, boca seca, fadiga, insônia; Agitação no idoso	- Aprovado para neuropatia periférica diabética - NÃO use com inibidores da MAO - Evite o uso com glaucoma de ângulo estreito	8-17 horas
Mirtazapina (Remeron)	7,5-15	30-45	60	Uma vez ao dia na hora de dormir	Sedação e ganho de peso, especialmente com a dose de partida	- Agranulocitose (rara) – avalie o hemograma - Não provoca nenhuma disfunção sexual	20-40 horas

Medicamento	Dose inicial (mg)	Dose máxima (mg)	Posologia	Efeitos colaterais	Observações	Meia-vida
Nefazodona (não está mais disponível no mercado)	25 mg 2x/d	300-600	2x/d com doses mais altas na hora de dormir	600	Efeitos sedativos Menos disfunção sexual	Interações medicamentosas com o citocromo 3A4: p. ex., alprazolam, antivirais, ciclosporina - Pode melhorar o sono - Tarja preta - Não está mais sendo fabricado	2-4 horas
Erva-de-são-joão						Pode ter propriedades semelhantes aos inibidores da MAO; por essa razão, fique atento às interações medicamentosas	
Trazodona	25-50	50-200	Uma vez ao dia na hora de dormir	400	Efeitos sedativos	- Priapismo – DIRIJA-SE À SALA DE EMERGÊNCIA IMEDIATAMENTE - Hipotensão - Utilizado para o sono - Prescreva o medicamento de 100 mg e divida a dose para economizar dinheiro	4-13 horas
Venlafaxina XR	37,5	75-150	Uma vez ao dia	225	Ansiedade semelhante à provocada pelos ISRSs Sudorese	- HAS dependente da dose - Afeta mais neurotransmissores em doses mais altas - Aumento na BP diastólica em doses mais altas - É necessário reduzir a dose gradativamente	5-11 horas (a formulação XR, de *extended release*, que significa medicamento de liberação prolongada, retarda a absorção)

5.1 Depressão/Transtornos de Humor

Tabela 5.3 Antidepressivos tricíclicos e heterocíclicos

Nome (nome genérico)	Tipo	Dose de partida (mg)	Dose diária típica (mg)	Dose máxima (mg)	Esquema de dosagem (posologia)	Efeitos colaterais típicos	Considerações especiais/ perigos	Meia-vida de eliminação
Tricíclicos em geral						Anticolinérgicos: boca seca, constipação, visão embaçada, retenção urinária Anti-histamínicos: sedação, ganho de peso Antiadrenérgicos: hipotensão ortostática, disfunção sexual	- Fatal com overdose (doses excessivas) - Use com extrema cautela em idosos - Evite Aminas Terciárias - Jamais adicione um ATC (antidepressivo tricíclico) a um inibidor da MAO - É permitido usar baixas doses com ISRSs - SSIADH - Risco de epilepsia - Mudança para mania em transtorno bipolar	

Amitriptilina	Amina terciária	25-50	125-250	300	Uma vez ao dia na hora de dormir	ATC	- Doses mais baixas para dor - Nível sanguíneo de 50-100 ng/mL	10-22 horas
Clomipramina (Anafranil)	Amina terciária	25	125-200	250	Uma vez ao dia na hora de dormir	ATC	- Risco de crises epilépticas - Hipertermia (rara)	19-37 horas
Imipramina (Tofranil)	Amina terciária	25-50	125-250	300	Uma vez ao dia na hora de dormir	ATC	- Dose máxima de 100 mg no idoso - Mioclonia - Pode precipitar porfiria intermitente aguda	11-25 horas
Doxepina	Amina terciária	25-50	125-250	300	Uma vez ao dia na hora de dormir	ATC	- Efeitos sedativos e anticolinérgicos acentuados, além de anti-histamínico	11-23 horas
Nortriptilina (Pamelor)	Amina secundária	10-50	75-100	150	Uma vez ao dia na hora de dormir	ATC	- Menor ortostase - Nível sanguíneo de 50-150 ng/mL	15-39 horas

(Continua)

Tabela 5.3 Antidepressivos tricíclicos e heterocíclicos

Nome (nome genérico)	Tipo	Dose de partida (mg)	Dose diária típica (mg)	Dose máxima (mg)	Esquema de dosagem (posologia)	Efeitos colaterais típicos	Considerações especiais/perigos	Meia-vida de eliminação
Desipramina	Amina secundária	25-75	125-250	300	Uma vez ao dia na hora de dormir (3x/d é permitido)	ATC	- Nível sanguíneo >100 ng/mL - Abstinência de cocaína??, menos sedativo do que a nortriptilina	12-76 horas
Protriptilina	Amina secundária	5	15-30 total	60	3x/d (uma vez ao dia na hora de dormir é permitido)	ATC	- Menos ganho de peso	54-198 horas
Maprotilina (Ludiomil)	Amina secundária Tetracíclica	140-225					- Não é muito utilizada - Risco elevado de crises epilépticas	21-66 horas

TCA = os efeitos colaterais são iguais àqueles descritos para os antidepressivos tricíclicos em geral.

Antidepressivos tricíclicos (ATCs): Os tricíclicos causam mais impotência (enquanto os ISRSs provocam mais anorgasmia) e também podem induzir a episódios de mania (Am J Psych 1995;152:1130); evite certos tricíclicos (aminas terciárias, como amitriptilina, imipramina, clomipramina e doxepina) em função dos efeitos colaterais anticolinérgicos acentuados (Mayo Clin Proc 1995;70:999), da cardiotoxicidade (o bloqueio de ramo do feixe de His é uma contra-indicação) e da potente atividade β-bloqueadora indutora de hipotensão postural (pode não melhorar com a redução na dose).

Níveis medicamentosos mais confiáveis obtidos 12 horas após a última dose ocorrem com os seguintes medicamentos: imipramina (nível terapêutico = 125 ng/mL), desipramina (nível terapêutico = 225 ng/mL), nortriptilina (nível terapêutico = 50-150 ng/mL) (Am J Psych 1985;142:155).

Tricíclicos (aminas secundárias): Por exemplo, a nortriptilina e a desipramina (BMJ 2002;325:991) (Tabela 5.3)

Fique atento para os efeitos cumulativos decorrentes do uso de outros medicamentos anticolinérgicos (mesmo em doses terapêuticas) que produzam delírio anticolinérgico (ansiedade, confusão, comportamento assaltivo, paranóia, alucinações), o que pode levar ao coma e à morte. Os agentes com efeitos colaterais anticolinérgicos incluem antiespasmódicos, antidiarréicos, antipsicóticos de baixa potência, medicamentos antiparkinsonianos, anti-histamínicos, bem como remédios para vertigem e medicamentos vendidos sem receita médica para sono. Os tricíclicos bloqueiam os efeitos da clonidina (Am Coll Psychiatrists, 1993;13:1); a quinidina e a carbamazepina aumenta os níveis dos tricíclicos.

Dose excessiva (*overdose*) dos ATCs:

- Preserva apenas 1 g de ATCs de uma vez para evitar a dosagem excessiva potencialmente fatal.
- Tratamento: identifique os efeitos colaterais anticolinérgicos de excitação/inquietação com sedação progressiva paradoxal, crise epi-

léptica tônico-clônica, pele seca e ruborizada, pupilas dilatadas, ruídos intestinais (borborigmos) diminuídos, retenção urinária, taquiarritmias, hipotensão.

- Complexo QRS >0,10 segundos é preditivo de arritmia ventricular e crise epiléptica com risco de vida (Nejm 1985;313:474); em uma repolarização ventricular, a onda R >3 mm é o melhor valor preditivo de crise epiléptica ou arritmia ventricular (Ann EM 1995;26:196).

- Trate as arritmias cardíacas com propranolol; evite a digoxina, a procaína e a fisostigmina; monitore o paciente por vários dias.

- Terapia inicial: forneça comprimidos radiopacos; realize lavagem com carvão ativado (eficaz por um período de tempo prolongado após a *overdose*, em função do íleo paralítico provocado por essa dosagem excessiva); promova alcalinização da urina com bicarbonato de sódio; a hemodiálise pode não remover a medicação por causa da ligação protéica dos ATCs.

Depressão resistente:

- 30% dos casos de depressão; aumente a dose gradativamente e, se não houver resposta uma dosagem terapêutica total por 4-6 semanas, mude a classe do medicamento. Caso se observe um efeito parcial, acrescente lítio (com cautela), bupropiona, mirtazapina, metilfenidato, ou um antipsicótico atípico em uma dose baixa. O pramipexol pode ser útil, mas ainda há poucos dados disponíveis (Depress Anxiety 2004;20:131). Considere a terapia eletroconvulsiva (ECT).

- Estimuladores: L-tireoxina a 0,025 mg PO uma vez ao dia.

- Lítio: use com extrema cautela em grupo etário geriátrico; mesmo sob doses muito pequenas, ainda pode ocorrer intoxicação pelo lítio (Nurs Home Pract 1995;3:17). Tente esse antidepressivo por 2 semanas (Arch Gen Psychiatry 1994;50:387); administre até 300 mg PO 3x/d (acompanhe os níveis da dose após 12 horas); obtenha os níveis a cada 5 dias (concentração máxima de 1,0 mEq/L para evitar intoxicação). O nível terapêutico pode ser mais baixo (0,4-0,6 mEq/L); a meia-vida no idoso é de 36 horas; avalie os níveis de TSH, uréia e Cr a cada 6 meses; a retirada da cafeína pode causar intoxicação pelo lítio (Biol Psychiatry 1995;37:348). A carbamazepina aumenta a neurotoxicidade do lítio, provocando letargia, ataxia, fraqueza muscular, tremores e hiper-reflexia.

- Efeitos tóxicos precoces: dores articulares (artralgias) semelhantes às da gripe, fungadas, rigidez, angústia GI, distúrbio do equilíbrio.
- Efeitos tóxicos "benignos": náusea, vômito, diarréia, poliúria, polidipsia, tremor fino, ganho de peso, edema.
- Intoxicação aguda: vômito persistente, diarréia incontrolável, reflexos tendinosos profundos hiperativos, disartria, letargia, sonolência, crises epilépticas, coma e morte.
- Intoxicação crônica: manifesta-se como hipotireoidismo bociogênico, DI, necrose tubular; os níveis de lítio podem ser reduzidos por meio de alcalinização urinária; se houver a necessidade de diuréticos, use a amilorida (em vez da tiazida), pois o lítio compete com a reabsorção de sódio ao nível dos túbulos proximais; observam-se níveis elevados de lítio com dieta constituída por <2 g de sódio/dia (uma dieta hipossódica [pobre em sódio] não deve ser instituída quando o paciente estiver sob terapia com lítio), tiazidas, NSAIDs, IECAs.

Inibidores da MAO: Representam a 4ª linha terapêutica em função de interações tóxicas com alimentos e remédios, indutoras de crise hipertensiva; também provocam aumento no armazenamento de norepinefrina, epinefrina, serotonina; a tranilcipromina (Parnate) na dose de 10 mg 2x/d e até 40 mg/dia é utilizada em função de sua reversibilidade em 24 horas; os inibidores da MAO são usados para os casos de depressão atípica, bem como contra hiperfagia, hipersomnia, ataques de pânico. Além disso, os inibidores da MAO são mais seguros que os antidepressivos tricíclicos para bloqueio cardíaco e arritmias ventriculares. Os efeitos colaterais mais comuns incluem: sedação (nesse caso, não administre antes das 4 horas da tarde) e hipotensão ortostática (3-4 semanas de tratamento em virtude de um acúmulo de dopamina no gânglio simpático). Observa-se crise hipertensiva com alimentos contendo tiramina, como vinho, queijo, carnes envelhecidas, comida fermentada, bem como com agentes simpaticomiméticos e precursores catecolaminérgicos. Exercem efeitos sobre todos os precursores das catecolaminas: levodopa, pseudoefefrina, antigripais vendidos sem receita médica; a interação com os ISRSs causa síndrome serotoninérgica, que consiste em rigidez, diaforese, hipertermia, coma e morte. A meperidina aumenta a liberação de serotonina. Os inibidores da MAO-B apresentam os mesmos efeitos que os inibidores da MAO-A quando administrados em doses mais altas (30 mg).

Terapia eletroconvulsiva (Am J Ger Psychiatry 1993;1:30):

A idade não é uma contra-indicação para a terapia eletroconvulsiva (ECT); sendo assim, esse tipo de terapia constitui o tratamento de escolha para os casos de depressão psicótica geriátrica. É muito eficaz no idoso (Nejm 1984;311:163), com eficácia de 80% (Jags 2000;48:560); explique a terapia de forma clara tanto para o paciente como para os familiares, porque há uma concepção histórica de "violência" do tratamento.

- Indicações: pacientes resistentes ou intolerantes a medicamentos, casos de depressão delirante, comportamentos com risco de vida (pacientes suicidas, catatônicos, estuporados), a depressão psicótica responde rapidamente; em geral, o tratamento é feito por 6-8 vezes em intervalos de 1-2 dias; a recuperação é mais rápida com 3 tratamentos/semana; minimize os efeitos colaterais, utilizando uma derivação unilateral do lado direito e uma intensidade de estímulo 2,5 vezes maior que o limiar convulsivo (Am J Psych 1999;156:1865); o índice de mortalidade é de 1/10000, enquanto o índice de recidiva é de 10-20% com terapia de manutenção.

- Contra-indicações relativas: pressão intracraniana elevada ou lesão expansiva (tipo massa), IAM nos últimos 3 meses, osteoporose grave; <1 mês após AVC (Jags 2000;48:560;1987;35:516; Convuls Ther 1989;5:75); um β-bloqueador usado para uma cardiopatia isquêmica conhecida evita complicações cardíacas; também é recomendável a monitoração de arritmias, broncoespasmo e sintomas de aspiração. Os efeitos colaterais mais comuns incluem delírio, amnésia transitória, e distúrbios cardíacos (Jags 2000;48:560). Os pacientes com >70 anos de idade não exibiram mais dano cognitivo após ECT do que os mais jovens (Am J Psych 1999;156:1865). Na ocorrência precoce de delírio durante a aplicação da ECT, realize um exame minucioso; os episódios de delírio são comuns em depressão vascular (Jags 2000;48:560); a demência não é uma contra-indicação para a ECT (J ECT 2001;17:65); acompanhe a terapia de manutenção exigida, tanto na aplicação da ECT como no uso de antidepressivos.

Depressão associada com doença de Parkinson: Observa-se uma melhora transitória nos sintomas de tremor, rigidez e bradicinesia com a administração de ISRSs, bupropiona, nortriptilina, ECT.

Conduta da equipe:

Tratamentos não-farmacológicos: Intervenções não-farmacológicas breves podem ter um efeito maior sobre a depressão menor ou subsindrômica do que os antidepressivos (Am J Ger Psychiatry 2002;10:256).

Psicoterapia: Falar sobre a base clínica da doença ajuda a quebrar o estigma e aumenta a confiança (Jama 2002;287:1568).

Se houver intolerância à medicação, a psicoterapia sozinha ajuda, especialmente em casos de terapia cognitiva e comportamental e terapia interpessoal; a psicoterapia também é satisfatória para os pacientes em situações estressantes e com baixa assistência social, a terapia de grupo (limitada a grupos pequenos com cerca de 6-10 pacientes) a curto prazo (12 semanas), utilizando a terapia de reminiscência e o tratamento cognitivo-comportamental, aumenta a auto-estima, a percepção, a interação social e a complacência, além de diminuir a somatização; a psicoterapia associada à medicação é mais eficaz em manter a

remissão em casos de depressão recorrente (Jama 1999;281:39; Nejm 2000;342;1462). A terapia de solução de problemas também pode ser aplicada por 4-8 semanas (Jama 2002;287:1568); receba a orientação de um coordenador de cuidados[1*] (Jama 2002;288:2779).
- Modelo para estabelecimento de metas com a família.
- Terapia musical: nota-se uma melhora nos escores de depressão mesmo após um período de acompanhamento de 9 meses (J Gerontol 1994;49:P265).
- Um programa de grande alcance baseado na atuação de enfermeiras reduz os sintomas psiquiátricos em pessoas com distúrbios psiquiátricos (Jama 2000;283:2809); além disso, pode-se tentar um tratamento domiciliar contra depressão (Jama 2004;291:1081,1569).
- Prática de exercícios: pode não só atuar como um antidepressivo a longo prazo no idoso (J Gerontology Med Sci 2001;56A:M497), mas também aumenta a qualidade da terapia comportamental na doença de Alzheimer (Jama 2003;290:2015).
- Luz: a fototerapia com exposição à luz clara pela manhã (10.000 lux [unidade de iluminação] por 30 minutos/dia por, no mínimo, 5 dias) diminuiu os escores de depressão em pacientes institucionalizados (J Gerontol A Biol Sci Med Sci 2001;56:M356). Em pacientes com demência de Alzheimer e sono agitado, a fototerapia por 1 hora/dia melhorou o sono, mas não o humor (Int J Ger Psych 1999;14:520).

Clínica de repouso:
- As enfermeiras fornecem informações diagnósticas importantes sobre a depressão menor (Jags 1995;43:1118).
- A terapia individual ou a terapia de grupo pode ajudar nas situações que envolvem o estresse do profissional de saúde.

[1*] N. de T.: Pessoa que escreve o relatório, organiza e coordena os serviços para a pessoa que tem dificuldades de aprendizagem (Fonte: Google).

5.2 Ansiedade

Int J Ger Psych 1998;13:79; J Clin Psychiatry 1994;55:5; Am J Psych 1994;151:640; N Am Med 1998; 6:2211; Jags 2002;50:18; J Psych 2004;161:1642

Causa: Ansiedade primária ou transtornos de humor, doença/tratamento clínicos, fatores de estresse psicossocial, abstinência de medicamentos.

Epidemiologia: As pesquisas sobre esse assunto são limitadas. A incidência do transtorno de estresse pós-traumático (TEPT) raramente é relatada em estudos epidemiológicos. O DSM descreveu transtornos de ansiedade menos comuns no idoso — 3,5-5,5% naqueles com >65 anos de idade; a prevalência de todos os distúrbios de ansiedade é de 20% em um período de 6 meses e 34% durante toda a vida. Nesse grupo etário, a ansiedade é altamente comórbida com depressão (Int J Ger Psych 2005;20:218). Em todos os grupos etários, a ansiedade também é altamente comórbida com o abuso de substâncias (Arch Gen Psychiatry 2004;61:807).

Transtornos de ansiedade e fobias: O transtorno de ansiedade generalizada (TAG) é o distúrbio mais comum (5-7%), mas as fobias também são comuns (5-9%), incluindo as fobias simples. Embora existam poucos dados a respeito da prevalência da TEPT nesse grupo etário, esse transtorno persiste na vida de uma pessoa e as taxas devem se acumular com o passar do tempo.

Transtorno de estresse pós-traumático: Setenta por cento dos casos apresentam início precoce e persistem na fase idosa (Am J Psych 1994;2:239); além disso, os sintomas quiescentes podem recorrer após a aposentadoria (Am J Psych 2001;158:1474). A agorafobia (sem pânico) tem a mais alta prevalência de início na fase final da vida, sendo atribuída aos medos exagerados de doenças físicas, quedas ou assaltos; <11% dos agorafóbicos apresentam transtorno do pânico concomitante; na comunidade, a taxa de fobias não é diferente em idosos de 65-74 anos comparados àqueles com >75 anos.

Transtorno do pânico de início recente: Embora seja raro (0,3%) em idosos de amostras comunitárias, esse transtorno pode ter uma incidência mais alta em hospitais psiquiátricos ou gerais; praticamente todos os casos ocorrem em mulheres; associado a DAC, DPOC, problemas GI.

Transtorno obsessivo-compulsivo (TOC): Pode ocorre pela primeira vez em mulheres idosas; é mais provável que o transtorno obsessivo-compulsivo e a síndrome do pânico persistam na fase idosa mais que outros distúrbios de personalidade. O hábito de amontoar ou acumular coisas às escondidas pode ser um subtipo de TOC.

Os pacientes com doença de Parkinson exibem taxas muito mais elevadas de ansiedade do que aqueles com artrite ou EM (Neurol 2004;63:293); a ansiedade em pacientes clínicos é muito menos comum em idosos (2-13%) do que em jovens (10-40%).

Fisiopatologia: Anormalidades serotoninérgicas que resultem em depressão, ansiedade (J Clin Psychiatry 1994;55:2), doenças clínicas (disfunção da tireóide, DPOC) ou medicamentos/drogas que possam induzir ou exacerbar a ansiedade (como aminofilina, albuterol, levodopa, prednisona, cafeína, descongestionantes vendidos sem receita médica, abstinência de álcool ou benzodiazepínicos).

Sintomas: Taquicardia, tremor, rubor, inquietação, inconstância, frivolidade e distúrbios do sono; as queixas somáticas e relacionadas à ansiedade freqüentemente mascaram a depressão.

Sinais: Hiperventilação, humor disfórico; sentimentos subjetivos de ansiedade, p. ex., interpretação errônea de um tremor como ansiedade.

Evolução: Pode persistir por tempo indeterminado sem intervenção. Pode aumentar o risco de mortalidade em homens > mulheres (Br J Psychiatry 2004;185:399).

Complicações: Como o surgimento de novos ataques é menos comum do que em idades mais jovens, um distúrbio de pânico recente ou uma ansiedade grave podem incitar à revisão completa dos sistemas e triagem em busca de comorbidades clínicas. Transtorno do pânico: mortalidade elevada, doença cardiovascular (DCV), tabagismo (cigarro), além abuso de drogas e álcool. Em alguns grupos hispânicos/latino-americanos, observam-se *ataques de nervos* relacionados ao índice elevado de suicídios, à utilização de serviços de emergência, à qualidade de vida mais baixa (J Anxiety Disord 2004;18:841).

Exames laboratoriais: TSH, hemograma, eletrólitos, radiografia torácica e ECG em busca de indícios de comprometimento dos órgãos; o histórico, o exame do estado mental e o exame físico (p. ex, PA) podem sugerir a realização de estudos extras, como metanefrina urinária, 5HIAA (teste do ácido 5-hidroxiindolacético) ou TC do crânio (Mayo Clin Proc 1995;70:1999).

Tratamento: Quando possível, identifique e elimine os fatores indutores de estresse; certifique-se de que o abuso de substâncias não está relacionado ao caso em questão; dê todo apoio e companheirismo ao paciente; forneça também orientação sobre as técnicas de relaxamento muscular; possível aplicação de psicoterapia cognitiva; na adição de farmacoterapia, sempre considere o risco de efeitos colaterais *vs.* o benefício do tratamento; a depressão é freqüentemente comórbida e os tratamentos são muito semelhantes.

Os ISRSs são a primeira linha de tratamento. Os antidepressivos tricíclicos são os medicamentos utilizados com menor freqüência em função dos efeitos colaterais; entre os tricíclicos, as aminas secundárias (como nortriptilina e desipramina) possuem o menor efeito anticolinérgico; além desses medicamentos, os inibidores da MAO constituem outra opção terapêutica (Tabelas 5.1, 5.2, 5.3).

- Comece qualquer medicamento com a dose mais baixa e aumente a dose de forma progressiva e lenta para evitar a recusa do tratamento relacionada à ansiedade.
- Os β-bloqueadores reduzem os sintomas físicos, mas não necessariamente os emocionais.

- Os ISRSs apresentam um baixo risco de overdose; tais agentes podem diminuir ou aumentar os sintomas de ansiedade e insônia; a fluvoxamina (Luvox) é aprovada para os sintomas de transtorno obsessivo-compulsivo (TOC), mas sofre mais interações medicamentosas e, por essa razão, deve ser utilizada com cautela nesse grupo etário; são necessárias doses mais altas e períodos mais prolongados para que os ISRSs atuem nos casos de TOC mais que nos de depressão; a subregulação de receptores com o uso crônico do ISRS provoca uma melhora eventual dos sintomas.
- A risperidona (0,25 mg uma vez ao dia/3x/d) ou a quetiapina (12,5-25 mg uma vez ao dia/3x/d) são úteis como primeira linha terapêutica de pacientes agitados e ansiosos com demência ou psicose; os anti-histamínicos podem induzir à confusão.
- Cloridrato de buspirona: um período de tentativa de 6-8 semanas pode ser eficaz em uma dose muito baixa de 2,5 mg uma vez ao dia para diminuir os sintomas de ansiedade/agitação em pacientes não-submetidos aos benzodiazepínicos e naqueles com demência.
- Evite os benzodiazepínicos, sempre que possível. Se clinicamente necessário, use lorazepam (disponível em formulações PO, IM, IV), oxazepam e temazepam, em vez dos medicamentos com produtos de degradação de longa atuação, se possível; se o paciente estiver sendo submetido a uma dosagem crônica de benzodiazepínicos, reduza gradativamente a dose em alguns meses para evitar os sintomas de abstinência.

Conduta da equipe: Descubra as etiologias reversíveis; terapias comportamentais; terapia cognitiva a curto prazo (5 sessões); terapia expositiva a longo prazo (exposição ao fator precipitante da ansiedade); avalie com cuidado os benefícios ou os efeitos negativos do tratamento.

5.3 Abuso de Álcool

Int J Addict 1995;30:1819; Jama 2000;284:963; Jags 2000;48:985; 2000;48:985; Am Fam Phys 2000;61:1710; Clin Ger Med 2003;19:743

Causa: A tolerância reduzida e o conteúdo corpóreo mais baixo de água para uma determinada quantidade de álcool resultam em efeitos mais pronunciados decorrentes do abuso dessa substância. O álcool é utilizado de forma inapropriada para distúrbios de sono, dor, solidão. Os profissionais da área de saúde podem reforçar a negação por parte do paciente, em virtude de estereótipos não-examinados. A apresentação atípica atrasa o diagnóstico; fatores como dor, insônia, solidão, depressão, morte ou alcoolismo de companheiro ou cônjuge, falta de apoio familiar e social predispõem ao abuso de álcool no "final da vida". O histórico familiar de abuso de álcool representa um fator de risco no idoso. Doenças mentais concomitantes apresentam-se em 80% de "toda a vida" dos idosos que abusam do álcool (Clin Ger Med 2003;19:743).

Epidemiologia: A prevalência do abuso de etanol em idosos com >65 anos de idade é de 3% na comunidade, 10:1 entre M:F (Jama 1993;270:1222), 18% dos pacientes internados em clínicas médicas gerais e 44% daqueles internados em clínicas psiquiátricas; os dados referentes aos pedidos de indenização junto ao Medicare revelam que 1,1% de todas as hospitalizações de pacientes geriátricos decorrem de diagnósticos relacionados ao álcool (Am Fam Phys 2000;61:1710).

Fisiopatologia:

- A proporção de peso corpóreo total correspondente à gordura aumenta com a idade; o volume reduzido de distribuição no idoso eleva a concentração sanguínea de etanol por dose unitária desse álcool; uma ingestão moderada de álcool no idoso deve ser definida como não mais de 1 dose por dia.
- O aumento na permeabilidade da barreira hematoencefálica induz a uma morbidade mais acentuada no alcoolista idoso.

- Sessenta e seis por cento dos alcoolistas apresentam problemas por toda a vida com o etanol (o "início precoce" é definido como um início em torno dos 25 anos de idade); 33% desenvolvem o hábito mais tarde (o "início tardio" é definido após os 60 anos de idade).
- No idoso, a taxa de filtração glomerular (TFG) e a eficácia do metabolismo hepático também se encontram reduzidas.
- As concentrações da enzima álcool desidrogenase gástrica diminuem, retardando o metabolismo do álcool.

Sintomas:

- Consumo de álcool 5-6 dias/semana, com 4-5 doses por ocasião; confusão (10% dos casos de demências estão relacionados ao álcool); mulheres sem dano cognitivo com 1 dose/dia (Nejm 2005;352:245); negligência dos cuidados pessoais; os índices de consumo de álcool relatados pelo próprio idoso não indicam com precisão o impacto sobre o estilo de vida desse indivíduo.
- Lesão traumática (quedas, acidentes de trânsito).
- As triagens CAGE (teste de triagem do álcool) e MAST (teste de triagem do alcoolismo de Michigan) apresentam uma sensibilidade reduzida no idoso; esses testes são mais satisfatórios quando se questionam a quantidade e a freqüência de consumo do álcool (Jama 1996;276:1864); o teste MAST-G (versão geriátrica) tem sensibilidade de 95% e especificidade de 78% (GRS, 5ª ed., 2002; Jags 2000;48;985).
- Os sintomas tendem a ser inespecíficos: "falha de desenvolvimento", insônia, diarréia, incontinência, quedas freqüentes e repetidas, perda de libido, aumento no metabolismo de alguns medicamentos, p. ex., tolbutamida, fenitoína (Dilantin).
- O índice de suspeita será alto se o paciente hospitalizado desenvolver novos ataques de crises epilépticas, agitação, confusão e ansiedade.
- Pode-se observar o aparecimento tardio dos sintomas de abstinência em 2-10 dias, manifestando o sintoma de confusão.

- Alucinações; podem continuar por semanas a meses (Drugs Aging 1999;14:405).

Sinais: Anormalidades laboratoriais: inespecíficas; elevação do VMC (volume corpuscular médio) em 4-8 semanas de consumo maciço de álcool; aumento nos resultados dos testes de função hepática dentro de 4 semanas de consumo intenso e declínio 4 semanas após a interrupção do consumo (Ann IM 1995;155:1907); múltiplos nevos arâneos, hipoalbuminemia, oscilações na relação normalizada internacional (RNI).

Evolução: Observa-se uma melhora no prognóstico em casos de início tardio de alcoolismo, apoio social e familiar, ausência de demência.

- Fique atento para as interações entre etanol e medicamentos, especialmente os depressores do SNC: benzodiazepínicos, barbitúricos, difenidramina (Benadryl), psicotrópicos. O etanol interage com 50% dos medicamentos mais comumente prescritos!

- O consumo de álcool pode precipitar episódios hipoglicêmicos no DM.

- O álcool também pode resultar em hipertensão (HAS), fibrilação atrial, encefalopatia de Wernicke, síndrome de Korsakoff, sangramento GT.

- No primeiro ano após o diagnóstico de cirrose, observa-se uma mortalidade de 50% nos idosos com >60 anos em comparação a 7% dos indivíduos com idade inferior a esta.

- O consumo moderado de álcool (1-6 doses/semana) pode conferir proteção contra as demências tipo Alzheimer e vascular em algumas populações e também contra acidente vascular cerebral trombótico por cardiopatia (Jama 2003;289:1405).

Complicações:
- Mulheres alcoolistas apresentam um risco 4 vezes maior de DAC.
- Risco elevado de câncer (de fígado, esôfago, laringe, nasofaringe, cólon, próstata, mama).
- Trombocitopenia, hiponatremia.

Prevenção:
- A orientação do paciente idoso visa a ajudá-lo a compreender que o consumo habitual de álcool conforme a idade avança pode interferir na obtenção de uma saúde ideal e no bom funcionamento por aumentar as condições patológicas crônicas.
- Evite a armadilha de que o paciente tem apenas alguns anos de vida e, então, "por que não se divertir com a bebida?".
- Enfatize o efeito negativo do álcool sobre o padrão de sono, a nutrição e o vigor.
- Em virtude das alterações no metabolismo e reação aos medicamentos, o consumo apropriado de bebidas alcoólicas diminuiu para 1 dose por dia para homens e menos do que isso para mulheres. Os estudos recentes sugerem que o consumo moderado de álcool possa conferir proteção contra demência em algumas mulheres e, em menor grau, nos homens. O álcool protege contra agregação plaquetária, eleva os níveis de HDL e melhora a função endotelial. O vinho contém antioxidantes.

Abordagem terapêutica:

(Clin Ger Med 1993;9:197; Prim Care 1993;20:155)

Trate a abstinência:
- 10-30% dos consumidores de álcool sem problemas de dependência reduzirão o consumo para um nível moderado após uma breve intervenção realizada por um clínico. Em indivíduos mais idosos, abordagens de apoio e sem confronto funcionam bem.

- A detoxificação do álcool ou de medicamentos psicoativos é mais difícil em pacientes idosos em uma base ambulatorial. A idade representa um fator de risco de crises epilépticas, delírio tremens[2*], outras complicações. A detoxificação pode ser bem-sucedida na ausência de comorbidades e se for altamente motivada, com apoio social e disposição para o contato diário com o clínico. A visita de enfermeiras pode avaliar os pacientes em casa.
- Adie a realização de exame minucioso de perda cognitiva por algumas semanas.
- As indicações de detoxificação de pacientes internados incluem histórico anterior de abstinência complicada, abuso de múltiplas substâncias, use de doses muito altas de drogas ou álcool, tendências suicidas ou comorbidades psiquiátricas, comorbidades clínicas significativas (que podem ser exacerbadas por abstinência), apoio social deficiente para detoxificação do paciente ambulatorial.
    1. A detoxificação do álcool em pacientes internados envolve o monitoramento de sintomas a cada 1-4 horas, utilizando a escala CIWA (escala para avaliação da abstinência do álcool). Os sintomas e os sinais de abstinência começam dentro de 48-72 horas da última ingestão.
    2. Todos os pacientes são submetidos à administração programada de tiamina na dose de 100 mg PO uma vez ao dia por 5 dias (protege contra síndrome de Wernicke-Korsakoff) e magnésio na dose de 0,5-1 mEq/kg PO uma vez ao dia (protege contra arritmias, crises epilépticas). Para a detoxificação de pacientes internados, administre a dose inicial de 2-4 mEq IV.
- Mantenha os pacientes adequadamente hidratados. Evite exacerbação de CHF.
- Forneça a tiamina antes da glicose.

[2*] N. de T.: Variedade de delírio associado ao consumo ou abstinência de álcool (Fonte: Google).

- É mais provável que os pacientes mais idosos manifestem confusão, sonolência, fraqueza (p. ex., quedas) e HAS como os sintomas de abstinência.
- Há várias opções terapêuticas para os casos de abstinência do álcool, incluindo as administrações programada *vs.* deflagrada (pelos sintomas) de benzodiazepínicos (curta *vs.* longa duração).
- As vantagens da administração deflagrada pelos sintomas compreendem uma redução no tempo de hospitalização e no uso de medicamentos, enquanto as desvantagens englobam uma taxa mais elevada de crises epilépticas, especialmente de início tardio.
- Vantagens da medicação programada: pode proteger o paciente contra o fenômeno de "kindling" (fenômeno de condicionamento, cujo histórico de crises epilépticas diminui o limiar de crises futuras), auto-redução gradativa da dose, taxas reduzidas de sintomas intercorrentes ou episódicos.
- Desvantagens da medicação programada: aumento no risco de sedação excessiva com delírio e tempo mais prolongado de hospitalização. O paciente pode exibir uma abstinência tardia por benzodiazepínicos.
- Os pacientes com agitação ou doença aguda podem ser "atacados de frente" com doses freqüentes (de hora em hora) de benzodiazepínicos de curta ação até que os sintomas estejam controlados.
- É mais provável que os benzodiazepínicos de meia-vida longa e intermediária se acumulem em pacientes mais idosos, induzindo à ocorrência de uma "síndrome de abstinência" tardia dias ou semanas após a detoxificação do álcool.
- O uso de oxazepam e lorazepam é seguro em idosos com dano hepático.
- Outros medicamentos incluem os betabloqueadores ou a clonidina para hiperatividade autônoma. O propranolol pode aumentar o delírio. Além dos benzodiazepínicos, o haldol pode ser utilizado nos

casos de agitação; reduza o limiar de crise epiléptica e, então, inicie a dose mais baixa (0,25-1 mg).

- Fique atento para o aparecimento de depressão reativa e trate com ISRS; quando a depressão coexiste com o alcoolismo ("diagnóstico duplo"), ambos devem ser tratados para que se obtenha o sucesso terapêutico (Int J Addict 1995;30:1819).

Prevenção de recaída:

- NÃO PRESCREVA O DISSULFIRAM, porque os idosos são sensíveis a esse medicamento com resultantes complicações cardíacas.
- A naltrexona é aprovada para o tratamento de alcoolismo pelo FDA (Am J Med 1997;103:447).
- A ondansetrona é outra opção terapêutica (Jama 2000;284:963); tanto a naltrexona como a ondansetrona são indicadas para o tratamento de abuso de etanol de início precoce, mas a função desses agentes no tratamento de alcoolistas idosos ainda está sendo determinada.

Conduta da equipe:

- Unidades de reabilitação por 1-3 semanas; Alcoólicos Anônimos (cerca de 33% dos participantes de AA têm >50 anos de idade) ou situações sociais que ajudam o idoso a adotar um estilo de vida abstinente.
- Condutas apropriadas para o idoso:
- São específicas para a idade e instauradas em um ritmo mais lento.
- Concentradas sobre os problemas subjacentes de depressão, solidão, perda.
- Não são confrontacionais e respeitam a privacidade.
- Incluem terapia comportamental cognitiva.
- Estão ligadas aos serviços médicos.
- Os encontros dos AAs são localizados em centros do idoso.

- A conduta também envolve a avaliação da farmácia do paciente para monitorar a renovação de receitas; institua também um programa de amplo alcance.
- Orientação do paciente: o álcool afeta as condições clínicas (p. ex., pode agravar o DM, a ICC etc.) e interage com 50% dos medicamentos; os pacientes instruídos e informados podem mudar o comportamento.
- Explore os atributos da família: familiares de apoio, bodes expiatórios.

5.4 Abuso de Substâncias

Jags 2000;48:985

Causa: Necessidade ampliada para tratar dores emocionais e físicas, mais comumente em casos de artrite e distúrbios do sono; o abuso de substância aumenta o risco de interações medicamentosas em função da existência da polifarmácia[3]**, incluindo os medicamentos vendidos sem receita médica.

Epidemiologia: Cinco por cento dos adultos mais idosos usam drogas de abuso; a grande maioria do abuso de medicamentos envolve os benzodiazepínicos-diazepam, o clordiazepóxido e o propoxifeno (o abuso de narcóticos é raro entre os idosos, a menos que haja um histórico prévio de abuso em uma idade mais jovem.

Fisiopatologia: Redução da função renal e hepática; diminuição no conteúdo corpóreo de água e aumento proporcional da gordura; a substituição de um medicamento do local de ligação protéica por um outro torna a interação medicamentosa mais comum e difícil de tratar.

Sintomas: "Doctor shopping" (busca incessante por aconselhamento médico ou de vários especialistas), "pílulas perdidas", ansiedade, amnésia,

---

[3] ** N. de T.: A polifarmácia é definida como a administração diária de cinco ou mais medicamentos.

perda de memória, humor deprimido, agitação, quedas, dor abdominal ou constipação, deterioração da higiene pessoal, confusão, embotamento.

Evolução: A abstinência de medicamentos é mais prolongada em pacientes idosos; a mortalidade por abstinência de benzodiazepínicos é mais alta; depois de 2 meses de uso contínuo, podem ocorrer os sintomas de ansiedade, alucinações, taquicardia, náusea, insônia, tremor, hiporexia (diminuição do apetite), alteração no estado mental, vertigem; tais sintomas ocorrem em grande parte dos pacientes após 4-6 meses de uso; em casos de abstinência não-tratada, o risco de crise epiléptica é de até 30%.

Exames laboratoriais: Mensuração dos níveis dos medicamentos em abuso ou com agentes competidores de enzimas; os testes de função hepática podem estar elevados.

Tratamento: Trate a abstinência de medicamentos em ambientes clinicamente monitorados devido ao risco de síndrome hiperautonômica, delírio ou convulsão. Os benzodiazepínicos lipossolúveis provocam uma abstinência mais complexa (diazepam, clordiazepóxido); pode levar meses. Para medicamentos menos lipossolúveis, reduza a dose pela metade por 2 semanas, depois para ¼ por 1 semana e, em seguida, ¼ por 1-2 semanas e monitore os sinais vitais. A abstinência hipnótica sedativa dura 10-21 dias; os opióides são divididos pela metade em 5-10 dias e depois passam por uma redução gradativa em semanas; trate a dor com outros medicamentos.

Conduta da equipe: Terapias de grupos com grupos específicos para idosos; grupos de pacientes com dor crônica; unidades de dependência química, particularmente importante para os casos de abstinência de sedativos/hipnóticos em idosos; considere a participação em Narcóticos Anônimos (NA)/Alcoólicos Anônimos (AA); as questões psicossociais precisam ser tratadas; o abuso ou o mau uso podem corresponder a uma automedicação de condições de estresse ou perdas na fase final da vida; forneça orientação do paciente quanto ao potencial de interação de esquemas medicamentosos complexos e seu efeito acentuado sobre o idoso.

5.5 Demências

Demência cortical (Demência, Tipo Alzheimer [DA])

(ver Figura 5.2) Ann IM 1991;115:122; Nejm 1986;314:964; 1996;335:330; Clin Ger Med 1994;10:239; Med Clin N Am 1994;78:811; Sultzer DL, Cummings JL. Dementia Dx and Rx Intensive Geriatric Review Course, UCLA, January 1996; Sci Amer 1997;11:xi; Jama 1997;278:1363; 2002;287:2335

Causa: 20-40% de transmissão genética.

Início precoce (<60 anos de idade):

- Gene da proteína precursora de amilóide no cromossomo 21
- Gene da presenilina 1
- Gene da presenilina 2

Início tardio (>60 anos de idade):

- Gene da apolipoproteína E, hetero/homozigotos para o alelo E4 no cromossomo 19 (Nejm 2000;343:450).
- Cromossomo 12 autossômico dominante (Jama 1997;278:1237).

O início tardio está associado ao alelo E4 da apolipoproteína E (Jama 1995;273:1274; Nejm 1996;334:752), o que facilita o depósito da proteína β-amilóide em emaranhados neurofibrilares (Nejm 1995;333:1242) e também provoca constrição de vasos sanguíneos cerebrais (Neurol Res 2003;25:642); a alta concentração desses emaranhados neurofibrilares está associada ao declínio cognitivo (Jama 2000;283:1571, 1615); observa-se uma mortalidade mais alta em pacientes com demência e fenótipo da apolipoproteína E (Jags 1998;46:72); o alelo E2 tem características protetoras contra o desenvolvimento da doença de Alzheimer (Jama 1996;275:1612).

- O histórico familiar confere um risco 3-4 vezes maior que o da população geral; traumatismo craniano implica um risco 3 vezes maior que na população geral; grande parte das demências corticais é adquirida e de etiologia incerta; toxinas, p. ex., dióxido de carbono, monóxido de carbono; há um risco elevado de subseqüentes acidentes vasculares cerebrais em indivíduos mais idosos com dano cognitivo, sugerindo que a doença cardiovascular (DCV) desempenhe um papel importante como causa desse dano (Jags 1996;44:237); uma baixa habilidade lingüística precoce constitui um forte indicador de disfunção cognitiva e doença de Alzheimer no final da vida (Jama 1996;275:582); o tabagismo (cigarro) também confere aumento no risco (Lancet 1998;351:1840); o idoso sem demência, mas com humor deprimido, tem um risco maior de desenvolver a demência de Alzheimer (Arch Gen Psychiatry 1996;53:175).
- Alguns alegam a homocisteína como um fator de risco (Nejm 2002;346:476), outros defendem o contrário (Neurol 2004;62:1470).
- Os quadros de síndrome metabólica e inflamação aumentam o risco de declínio cognitivo (Jama 2004;292:2237).
- Níveis mais elevados de antioxidantes: os níveis plasmáticos de ácido ascórbico e o β-caroteno estão associados com um melhor desempenho da memória (Jags 1997;45:718).
- As ervas medicinais podem apresentar intoxicação/contaminação por metais pesados (Jama 2004;292:2868).

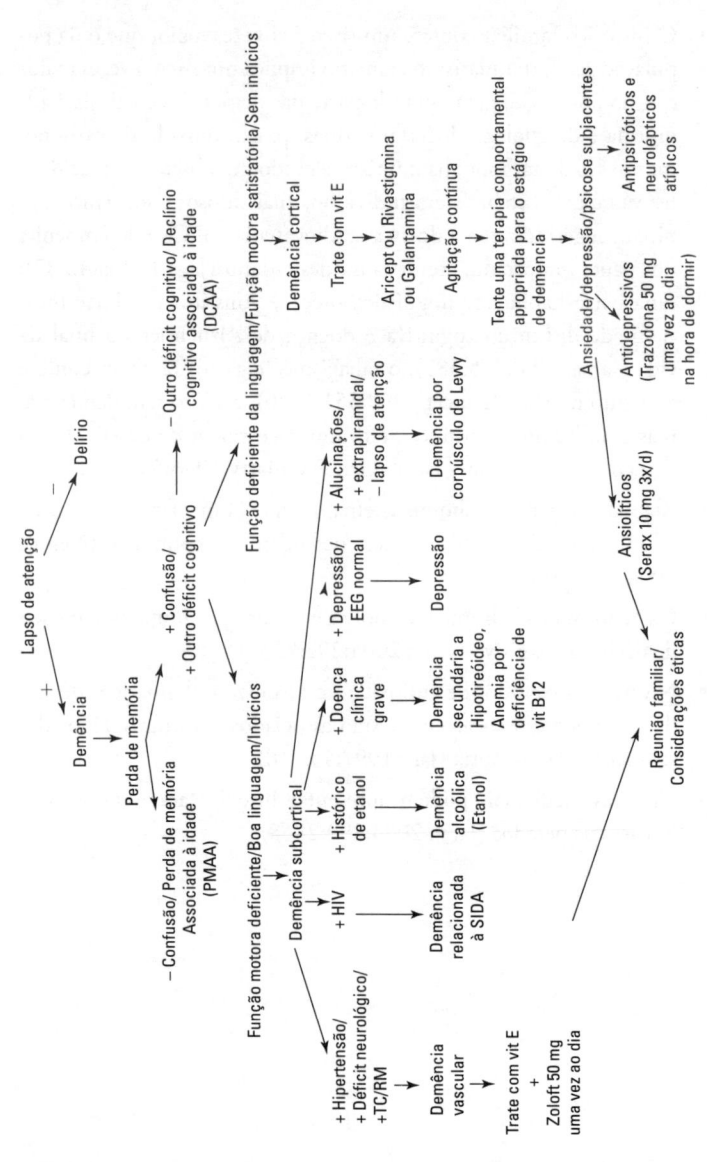

```
Lapso de atenção
    −         → Delírio
    +
Demência
    → Perda de memória
         − Confusão/Perda de memória Associada à idade (PMAA)
         + Confusão/ + Outro déficit cognitivo
              → Outro déficit cognitivo/ Declínio cognitivo associado à idade (DCAA)
              → Função deficiente da linguagem/Função motora satisfatória/Sem indícios
                   → Demência cortical
                        → Trate com vit E
                        → Aricept ou Rivastigmina ou Galantamina
                        → Agitação contínua
                        → Tente uma terapia comportamental apropriada para o estágio de demência
                        → Ansiedade/depressão/psicose subjacentes
                             → Antipsicóticos e neurolépticos atípicos
                             → Antidepressivos (Trazodona 50 mg uma vez ao dia na hora de dormir)
         → Função motora deficiente/Boa linguagem/Indícios
              → Demência subcortical
                   + Hipertensão/ + Déficit neurológico/ +TC/RM
                        → Demência vascular
                        → Trate com vit E + Zoloft 50 mg uma vez ao dia
                   + HIV → Demência relacionada à SIDA
                   + Histórico de etanol → Demência alcoólica (Etanol)
                   + Doença clínica grave → Demência secundária a Hipotireóideo, Anemia por deficiência de vit B12
                   + Depressão/ EEG normal → Depressão
                   + Alucinações/ + extrapiramidal/ − lapso de atenção → Demência por corpúsculo de Lewy
                        → Ansiolíticos (Serax 10 mg 3x/d)
                        → Reunião familiar/ Considerações éticas
```

Figura 5.2 Fluxograma da Demência

Tabela 5.4 Demências

	Delírio — infeccioso, metabólico etc.	Doença de Alzheimer (DA) (60%)	Demência do lobo frontal (10%), síndrome de Pick (1-2%)	Demência Subcortical (2-3%), (síndrome de Huntington, síndrome de Wilson, paralisia supranuclear (PSN), hidrocefalia de pressão normal (HPN), doença de Parkinson)	Demências vasculares (15%) (infartos múltiplos, síndrome de Binswanger, infartos corticais)	Síndrome de Wernicke-Korsakoff
Histórico Início, duração	Início súbito, horas a dias (o paciente com demência por DCJ morre dentro de 1 ano)	Início insidioso, meses a anos; 8-10 anos de DA	2-10 anos	—	Agudo, gradual*	—
Estado mental Atenção	Flutuante[a]	—	—	—	—	—
Memória Aprendizado Lembrança e reconhecimento	Prejudicados por atenção deficiente	Amnésia precoce	Amnésia tardia[a]	Suscetível ao esquecimento[a] (déficit de recuperação)		

(Continua)

Tabela 5.4 Demências (continuação)

	Delírio — infeccioso, metabólico etc.	Doença de Alzheimer (DA) (60%)	Demência do lobo frontal (10%), síndrome de Pick (1-2%)	Demência subcortical (2-3%), (síndrome de Huntington, síndrome de Wilson, paralisia supranuclear (PSN), hidrocefalia de pressão normal (HPN), doença de Parkinson)	Demências vasculares (15%) (infartos múltiplos, síndrome de Binswanger, infartos corticais)	Síndrome de Wernicke-Korsakoff
Linguagem Compreensão, repetição, nomeação	Normais ou anomia branda, nomeação errônea, disgrafia, podem estar prejudicadas	Afasia	—	Normais[a]	—	—
Fala	Arrastada (com pronúncia ininteligível)	Normal	Fala estereotipada, mutismo terminal	Anormal (hipofônico, disártrico, mudo)	—	—
Percepção Habilidades visuo-espaciais, apraxia construcional	Alucinação	Visuo espacial	Distúrbio visuo-espacial tardio	Prejudicadas	—	—

212 *Capítulo 5: Psiquiatria*

Cognição Cálculo, abstração, julgamento	—	Anormais[a] (acalculia, julgamento deficiente, abstração prejudicada)	Cálculos poupados no início	Anormais (retardados, dilapidados)	—	Confabulação precoce, perda de memória anterógrada[a]; não consegue aprender coisas novas
Habilidades executivas Direção de veículos, processos cognitivos de programação, resposta, controle e síntese	Muito deficientes	—	Dificuldade de iniciação, estabelecimento de metas, planejamento	Problemas com as habilidades executivas	—	—

(Continua)

Tabela 5.4   Demências (continuação)

	Delírio — infeccioso, metabólico, etc.	Doença de Alzheimer (DA) (60%)	Demência do lobo frontal (10%), síndrome de Pick (1-2%)	Demência subcortical (2-3%), (síndrome de Huntington, síndrome de Wilson, paralisia supranuclear (PSN), hidrocefalia de pressão normal (HPN), doença de Parkinson)	Demências vasculares (15%) (infartos múltiplos, síndrome de Binswanger, infartos corticais)	Síndrome de Wernicke-Korsakoff
Influência sobre o humor	Medo; muitas vezes, a desconfiança pode ser proeminente	Delírios paranóides, 25% dos pacientes mostram-se desinteressados ou desinibidos	Mudança de personalidade no início[a], síndrome de Klüver-Bucy[b], apatia, irritabilidade, jocosidade, euforia, perda do medo	Anormal (apático ou deprimido), entorpecimento, abstinência emocional	Conservação da personalidade; instabilidade emocional	Plácido, congenial (conforme a índole ou o gênio de alguém)

Função motora						
Postura, tônus, movimento, marcha	Tremor postural, mioclonia, asterixe (tremor adejante); AIDS: retardo psicomotor, sinais neurológicos focais	Normal nos estágios finais (em seguida, o paciente demonstra tônus elevado e postura flexionada)	—	Postura inclinada,[a] SNP (estendida ou flexionada) (doença de Parkinson) tônus, elevado, tremor, bradicinesia, coréia, distonia, marcha anormal	Defeitos multifocais, em doença lacunar, rígido, EPS, paralisia pseudobulbar	Nistagmo, ataxia (detectável nos estágios finais)

DA = doença de Alzheimer; DCJ = síndrome de Creutzfeldt-Jakob; Sida = síndrome da imunodeficiência adquirida; PSN = paralisia supranuclear; SEP = sindromes extrapiramidais.
[a] Achados mais característicos.
[b] Síndrome de Klüver-Bucy — resposta emocional entorpecida, hipersexualidade, glutonaria.
Modificado a partir de tabelas em Cummings, Benson, e Loverme, 1980. Sultzer/Cummings intensive course in geriatric medicine, 1/96.

5.5 Demências

Epidemiologia: Prevalência = 5% aos 70 anos de idade, 20% aos 80, 50% aos 90 (Jama 1995;273:1354); a prevalência, no entanto, duplica a cada 5 anos de 1% aos 60 anos de idade para 40% aos 85 anos (Neurol 1998;51:S2; Nejm 1999;341:1670); incidência de 50% nos membros da família de pacientes com doença de Alzheimer de início tardio (Geriatrics 2000;55:34); proporção de F:M: 1,5:1,2 (Arch Gen Psychiatry 1998;55:809); 100% dos pacientes com síndrome de Down acima de 35 anos de idade (Science 1992;258:668; Ann IM 1985;103:526).

Mais de 40% da demência de idosos consistem puramente na doença de Alzheimer, enquanto no restante predominam os múltiplos infartos vasculares (Nejm 1993;328:153); 70% dos pacientes internados em clínicas de repouso apresentam demência de Alzheimer; a "demência mista" parece ser comum.

Fisiopatologia: Observam-se alterações estruturais mais graves no hipocampo e associação com o córtex dos lobos parietal, temporal e frontal; a atrofia do corpo caloso diferencia a doença de Alzheimer de idosos saudáveis e a demência incipiente (Jags 1996;44:798); os emaranhados neurofibrilares são filamentos helicoidais pareados que contêm as proteínas tau e ubiquitina associadas com microtúbulos intracelulares (Nejm 1991;325:1849); possível deficiência de acetilcolina *vs.* glutamato (Jama 1999;281:1401, 1433); deficiência noradrenérgica e serotoninérgica (Jama 2002;287:2335; Geriatrics 2000;55:34).

Pausa na transmissão neuronal; síntese reduzida de acetilcolina (Nejm 1985;313:7); por essa razão, os agentes anticolinérgicos agravam o quadro (Nejm 1985;313:7); as placas formadas são conseqüência da alteração no metabolismo e correspondem a lesões causais primárias (Neuron 1996;16:921).

Sintomas: Comportamento repetitivo preditivo (Jags 2003;51:32); a perda das habilidades sociais e da memória não costuma ser admitida pelo paciente, a menos que esteja em um estágio precoce; a depressão está relacionada à percepção das perdas cognitivas.

Sinais: (ver Tabela 5.4) De acordo com o *National Institute of Neurological and Communicative Disorders and Stroke-Alzheimer's Disease and Related Disorders* (NINCDS-ADRDA, Instituto Nacional de Distúrbios Neurológicos e Comunicativos, bem como de Acidente Vascular Cerebral-Doença de Alzheimer e Distúrbios Relacionados, dos E.U.A.), a definição de demência exige um estado mental anormal (Psychiatr Clin N Am 1991;14:309) com perda da memória por >6 meses + 2 danos na função cognitiva. Tais critérios têm uma acurácia de 90-100% (Neurol 1993;43:250); o DSM-IV solicita apenas 1 déficit cognitivo para a definição de demência, possuindo uma acurácia de 80-85% (Am Psych Association, DSM IV, 1994;142); a interpretação apropriada do MEEM requer o conhecimento da idade e do nível educacional do paciente (Jags 1995;43:807).

- Os familiares constituem a chave para o diagnóstico precoce caso seja possível estimulá-los a compartilhar informações; a rejeição do cônjuge e o ato de esconder ou ocultar sintomas de perda são comuns; as histórias retrospectivas sugerem 3-4 anos de sintomas antes da consulta ao profissional de saúde.

- A perda de memória recente é muito pior do que a remota, incluindo a orientação em relação ao tempo (dia, mês, ano) (o dia da semana tem sensibilidade de 53% e especificidade de 92%) (Ann IM 1991;115:122); a lembrança de 3 itens está associada ao lobo temporal medial-hipocampo, os corpos mamilares e o hipotálamo.

- Desorientação perceptiva/espacial (Jags 1998;46:1226), p. ex., respostas para "Como você chegou lá"; teste o paciente pedindo para que ele desenhe um mostrador de relógio; a cópia de pentágonos entrelaçados está associada aos lobos parietal, frontal e occipital.

- Danos da linguagem: anomias/parafasias/afasias, que freqüentemente resultam em neologismos ou circunlocuções, além de afasia fluente (síndrome de Wernicke da parte posterior do cérebro esquerdo); uso de frases automáticas e clichês; à medida que o paciente se desenvolve, faça perguntas que exijam apenas respostas breves para demonstrar a compreensão; "Aponte para a luz"; "Você coloca os sapatos antes das meias?"; "O irmão da minha esposa é um homem ou uma mulher?"; "O leão foi morto pelo tigre. Qual animal está morto?".

- Danos de abstração: "O que significa dar o gelo em alguém?"; categorização; cálculos.
- Escore: <21 no MEEM é anormal para um nível de educação de 8º grau, <23 é anormal para educação do colegial, >24 é anormal para educação superior (faculdade); 18-24 representa um déficit cognitivo brando, 10-18 um déficit cognitivo moderado e <9 um déficit cognitivo grave. O MEEM é insensível a demências não-corticais; a escala de Hachinski ajuda a diferenciar outras demências da demência de Alzheimer. Se o MEEM for >2, faça perguntas de memória de longo prazo, pois o quadro pode ser um dano cognitivo brando e sinalizar o aparecimento de uma demência clara em uma data subseqüente (Jama 2002;50:1577).
- Habilidades executivas (Lancet 1999;354:1921): motivação; habilidades de iniciar atividades, reconhecer padrões, gerar programas motores, planejar e executar uma estratégia; padrão alternado de quadrado e triângulo (lobo frontal) (Exp Aging Res 1994;20:73); a disfunção executiva está altamente correlacionada ao aparecimento de problemas comportamentais na demência de Alzheimer (Exp Aging Res 1994;20:73).
- Mudanças de afeto e deficiência de julgamento: achados neuropsiquiátricos com outros testes de avaliação (J Fam Pract 1993;37:599).
- A dificuldade de memória verbal e de nomeação de categoria está associada com demência incipiente (Neurol 1995;45:957).
- A dilatação pupilar não é um sinal de demência (Arch Neurol 1997;54:55).
- O Inventário Neuropsiquiátrico (Neurol 1994;44:2308) consiste em um questionário sobre delírios, alucinações, agitação, desinibição, apatia, distúrbio motor, alimentação, comportamento noturno (J Neuropsych Clin Neurosci 2000;12:233).

Evolução:

- Lentamente progressiva; a sobrevida média a partir do aparecimento dos primeiros sintomas é de 10 anos, embora seja mais curta para os casos mais graves (Ann IM 1990;113:429). Declínio médio = 3 pontos por ano no MEEM; prognóstico mau com sinais extrapiramidais ou psicose (Jama 1997;277:806). Seguem os estágios de evolução (Am J Psych 1982;139:1136):
- 1 e 2: esquece o nome de familiares e lugares;
- 3: tem consciência da família e colaboradores;
- 4: tem dificuldade com as finanças;
- 5: precisa de ajuda para se vestir
- 6: sofre de incontinência e delírio;
- 7: resmunga e tem dificuldade de caminhar.
- As mudanças de personalidade (de uma passividade progressiva para uma hostilidade acentuada) podem se desenvolver antes dos danos cognitivos (J Ger Psych Neurol 1990;3:21).
- Delírios em 25% dos pacientes com demência; o tipo paranóide é o mais comum; acusações de roubo, infidelidade; alucinações, geralmente visuais em 25% dos pacientes; o aparecimento precoce de alucinações prediz um declínio rápido (Jags 2003;57:953; Arch Neurol 1999;56:1388).
- Depressão em 50% dos pacientes com demência; na demência de Alzheimer, ocorre o envolvimento precoce das regiões frontal orbitária (irritabilidade) e mediofrontal (apatia); o acometimento da região frontodorsal (afasia, apraxia, agnosia) ocorre mais tarde (Jags 1997;45:891).
- Variante por corpúsculo de Lewy: corpúsculos de inclusão intraneural na histopatologia, dano cognitivo tipo cortical, sinais extrapiramidais (Arch Neurol 1999;56:1388).
- Características clínicas de síndromes de demência atípica (Nejm 1996;335:330): aquelas com dificuldade da linguagem ou apraxia

construcional desproporcionais em relação à perda de memória evoluem de forma mais lenta.

- O comportamento agitado ocorre algum dia durante o curso da doença em 1/3 a 1/2 dos pacientes com doença de Alzheimer, mas não é preditivo de um declínio rápido.
- A febre é comum em casos de demência progressiva, mas grande parte dos pacientes se recupera, independentemente da administração de antibióticos; por essa razão, questione o benefício do tratamento em casos de demência avançada (Jama 1990;263:3168).

Complicações:

Descarte: *Perda de memória associada à idade* (PMAI), também denominada de *esquecimento senil benigno* e, se mais grave, *maligno*, pode ser um estágio monossintomático precoce da demência de Alzheimer; observam-se níveis mais baixos de N-acetil-acetato nos cérebros acometidos por AAM e DA (demência tipo Alzheimer), em comparação ao cérebro do envelhecimento normal (Jags 1996;44:133).

Descarte: *Comprometimento Cognitivo Leve* (MCI) (Neurol 2004;63:115) corresponde a um déficit cognitivo mais acentuado do que o envelhecimento normal, mas não preenche os critérios de déficit cognitivo global de demência; a perda de memória, que responde de forma deficiente aos testes de recordação tardia, está associada a atrofia do lobo temporal médio (Neurol 2004;63:94). A vit E não é útil para retardar a conseqüente evolução para Alzheimer (Nejm 2005;352:2439).

Descarte: *Delírio*, se agudo (nesse caso, o lapso de atenção constitui o déficit mais proeminente); realize o teste dos setes seriados; repetir dígitos seriados até 7, p. ex., números de telefones; soletrar a palavra "WORLD" de trás para frente, ou repetir os dias da semana em ordem inversa; o delírio está associado a uma mortalidade elevada (Jags 1992;40:759; Jama 1990;263:1097); se o declínio no MEEM for >3-4 pontos/ano ou apresentar um escore de 15 depois de um histórico de apenas 3 anos de demência, é imprescindível descartar outros problemas (Folstein M, Delirium, Bar Harbor, ME, 10/96); trate o delírio agudo com Haldol na dose de 0,5 mg PO, IV ou IM no hospital (Jags 1992;40:829; Nejm 1999;340;669); a contratação de pessoas para cuidar dos idosos e a aplicação de rotinas de reorientação são úteis.

- Os fatores de risco independentes de desenvolvimento de delírio em hospital incluem demência preexistente, >80 anos de idade, fratura na admissão hospitalar, infecção sintomática, sexo masculino, uso de medicamentos antipsicóticos ou narcóticos, encefalopatia séptica (Jama 1996;275:470): outros fatores de risco: condições clínicas comórbidas, pós-operatório, imobilidade, dificuldade nas atividades do dia-a-dia, desidratação, diminuição nas acuidades auditiva ou visual, dor, privação de sono, histórico de consumo de etanol, anormalidades hídricas e eletrolíticas, ht <30%, sondas, retenção urinária, impactação fecal, uso de contenções (Nejm 1999;340:669); a gravidade do Escore de Coma de Glasgow correlaciona-se a elevações nauréia, bilirrubina, bacteremia.
- Outros fatores de risco englobam medicamentos únicos ou múltiplos; agentes causadores de sintomas psiquiátricos (Med Lett 2002;44:59); as toxinas, como exposição a solventes/tintas ocultos, podem causar neuropatia periférica, miopatia, sinais cerebelares; níveis sanguíneos ou urinários elevados de chumbo (Pb), arsênico (As), mercúrio (Hg), manganês (Mn), tálio (Ti).
- Medicamentos que freqüentemente causam delírio: anticolinérgicos (sobretudo difenidramina, muito comum, e escopolamina), ATCs, fenotiazínicos, NSAIDs, esteróides (prednisona, em particular), antagonistas dos receptores H_2, digoxina, hipoglicemiantes orais, diuréticos, lítio, muitos antibióticos, donepezil, β-bloqueadores, ISRSs, anticonvulsivantes, meperidina (outros opióides, com menor freqüência), agonistas dopaminérgicos e muitos outros.
- Abstinência de benzodiazepínicos e do álcool, com risco particularmente alto em consumidores de grandes quantidades de bebidas alcoólicas, que não são diagnosticados e dão entrada ao hospital para a realização de procedimentos de rotina.

Tabela 5.5 Doenças demenciais classificadas por subtipos qualitativos

Demências tipo 1	Demências tipo 2
Doença de Alzheimer (DA)	Tipos frontais/síndrome de Pick (demência precoce)
Casos atípicos de DA	
Tipos frontais/síndrome de Pick (demência tardia)	Demência alcoólica
	Deficiência de vit B_{12}/folato
Síndrome de Creutzfeldt-Jakob	Demência da depressão
Doença cortical por corpúsculo de Lewy	Demência pugilística
Algumas demências vasculares	Síndrome de Huntington
	Hipotireoidismo
	Hidrocefalia de pressão normal (HPN)
	Demência de Parkinson
	Polifarmácia
	Demência vascular (a maioria dos casos)

Reproduzido com a permissão de Yeager BF, Farnett LE, Ruzicka AS. Management of the behavioral manifestations of dementia. Arch Intern Med 1995;155:250-60.

Descarte: *Outras demências corticais irreversíveis ou tipo I* (ver Figura 5.2), notáveis em casos de acometimento das regiões corticais posteriores (com características de amnésia, afasia, agnosia, anomia, apraxia) (Jags 1998;46:98).

- *Doença de Pick* (1-2% dos casos, corpúsculos de inclusão argentofílicos ou corpúsculo de Pick na histopatologia); sem histopatologia, a demência frontotemporal (Jags 1997;45:579) será semelhante à doença de Alzheimer, mas de início muito mais jovem, com menor perda de memória e mais mudança de comportamento (apatia, irritabilidade, jocosidade, euforia).

- *Síndrome de Klüver-Bucy* = embotamento emocional, perda do medo, comportamento exploratório oral, mudança dos hábitos alimentares, alteração na atividade sexual; função executiva desordenada (dificuldade de iniciação, planejamento e estabelecimento de metas); incapacidade de refrear o impulso de roubo de itens de lojas, trate com Risperdal e Zolofot; duração de 2-10 anos; apraxia ou déficit visuo espacial como ocorre na doença de Alzheimer; linguagem: fala desconcentrada (indistinta) e abundante, ecolalia[4*], palilalia[5**]; embora essa síndrome de Klüver-Bucy seja rara, as alterações anatômicas ficam isoladas nos lobos frontais e temporais.

- *Outras demências do lobo frontal*, que compreendem 10% das demências (degeneração do lobo frontal do tipo não-Alzheimer, glicose subcortical progressiva, síndrome de demência-esclerose lateral amiotrófica [ELA]), o MEEM pode se apresentar normal no início de demências do lobo frontal, por corpúsculo de Lewy, e de Pick.
- *Afasia progressiva primária* limitada aos achados precoces de linguagem (Nejm 2004;349:1535).
- *Síndrome de Creutzfeldt-Jakob*: doença rara, infecção por vírus lento, período de incubação prévio de vários anos; sem cura conhecida; evolução rápida uma vez ativa; morte dentro de um ano. Sinais cerebelares ou extrapiramidas, mioclonia do susto[6***], descargas assimétricas lentas ou periódicas com ondas de múltiplos picos no EEG.

Descarte: *causas reversíveis de demências subcorticais tipo II* (ver Figura 5.2), que afetam os sistemas frontais (ao nível do córtex frontal ou em nível subcortical), embora poupem as regiões corticais posteriores. São acometidas as funções executivas (ou controle executivo) em três sistemas principais: dorsolateral (abstração e geração de hipótese), orbitofrontal (controle emocional), mediofrontal (apatia, diminuição da atenção direcionada por metas). As pessoas com disfunção executiva são capazes

---

[4*] N. de T.: A ecolalia é a repetição involuntária de frases ou palavras ou repetição despropositada, aparentemente involuntária de palavras pronunciadas por outra pessoa — ou seja, de palavras alheias (Fonte: Google).

[5**] N. de T.: Dificuldade da fala, que consiste na repetição involuntária das próprias palavras e, às vezes, das frases. (Fonte: Google).

[6***] N. de T.: Forma peculiar de mioclonia que ocorre apenas quando o paciente sofre um susto súbito.

de desenhar a figura de um relógio, mas não conseguem ver as horas (p. ex., não conseguem indicar "1:45" — nesse caso, as mãos apontam para o 1, o 4 e o 5, em vez do 1 e do 9). Realize o teste de triagem da função executiva por meio de entrevista para pesquisa de disfunção executiva em casos de demência branda (Jags 2005;53:1577).

- *Distúrbios da tireóide* (depressão, irritabilidade, retardo mental): tanto o hipo como o hipertireoidismo podem se apresentar com uma psicose franca; mixedema; tireotoxicose – menos comum, retardo psicomotor, apatia, menos ansiedade, tremor, taquicardia do que é característico de pacientes mais jovens.

- *Deficiência de vit B_{12}*: irritabilidade, psicose, delírio, amnésia, também pode ocorrer lentidão dos processos de pensamento antes de neuropatia periférica (Nejm 1988;318:1720); atrofia óptica; os pacientes mais idosos apresentam sintomas com níveis mais altos de vit B_{12} (níveis normais-baixos) do que os mais jovens (Jags 1996;44:1355).

- *Hematoma subdural*: origina-se de atrofia cerebral e cisalhamento de veias em ponte (i. e., que transpõem o espaço subdural) já estiradas durante traumatismo.

- *Síndrome de Wernicke-Korsakoff* com perda de memória anterógrada, histórico de álcool; pode se recuperar parcialmente em 1 ano (Nejm 1985;312:16).

- *Pseudodemência de depressão*: maior quantidade de respostas "Não sei" do que as suposições ("Eu acho") da demência do tipo Alzheimer; falta de evolução dos sintomas; consciência preservada dos déficits; habilidades conservadas da linguagem; recordação normal com pistas; dificuldade de solução de problemas e geração de lista de palavras; além disso, tanto a depressão como a demência freqüentemente ocorrem juntas; é mais provável que a pseudodemência responda aos antidepressivos se o MEEM for >21; o tratamento de apatia responde a estimulantes, como metilfenidato (Ritalin); a depressão associada a um déficit significativo da memória pode ser, na verdade, uma demência pré-clínica (Jags 2000;48:479).

- *Demência sifilítica*: meningovascular (2-10 anos e, algumas vezes, 30-40 anos após a infecção inicial); arterite inflamatória que pode resultar em acidente vascular cerebral e demência vascular; paresia geral (7-12 anos depois da infecção inicial); os sintomas de delírios, alucinações e transtornos do humor estão, muitas vezes, presentes; paralisia pseudobulbar; coordenação deficiente; hiper-reflexia ou hiporreflexia; anormalidades pupilares, sinais de disfunção da coluna posterior (taboparesia); os testes de VDRL (pesquisa de doenças venéreas) e RPR (reagina plasmática rápida) mostram-se não-reativos em ¼ dos pacientes com neurossífilis tardia; o anticorpo de treponema fluorescente (FTA) é mais sensível, mas permanece positivo mesmo após o tratamento; não é o bastante justificar a triagem de rotina (Neurol 2001;56:1143).

Tumores frontais/temporais

Descarte: Causas não-reversíveis de demências subcorticais ou tipo II (Ann IM 1984;100;417) que revelam esquecimento, disfunção executiva (Jags 1997;45:386) e achados motores precoces (Arch Neurol 1993;50:873), ao contrário da amnésia e dos déficits precoces de linguagem na demência tipo Alzheimer.

- *Demência relacionada à SIDA*: retardo psicomotor, sinais neurológicos focais, perda de células do lobo frontal.
- *Tumores frontais/temporais*.
- *Demência da doença de Parkinson* (retardo na cognição), menos agnosia e mais apatia do que nos casos de demências corticais; 40% dos pacientes com a doença de Parkinson desenvolvem demência; um problema com a memória de recuperação e procedimento; não realiza satisfatoriamente as tarefas de interferência, além de exibir danos visuo espaciais e fluência verbal (caso contrário, seria conhecida como fala festinante [apressada] ou palilalia). A diminuição nos níveis de dopamina no lobo frontal médio conduz aos achados de demência. Os achados psicóticos podem ser secundários a déficit cognitivo executivo, transtorno do sono REM ou medicamen-

tos antiparkinsonianos. Trate os achados psicóticos com selegilina, inibidor da anticolinesterase, antipsicóticos atípicos, terapia eletroconvulsiva (ECT); evite os anticolinérgicos; use o clonazepam para os casos de transtorno do sono REM. O diagnóstico de *demência vascular por doença de Parkinson* é mais provável se o paciente não exibir tremor da porção inferior do corpo, incontinência, envolvimento pseudobulbar ou quedas por instabilidade postural, mas sim um histórico de HAS, acidente vascular cerebral, hiper-reflexivo com reflexos de Babinski para cima, lesão dos gânglios basais da substância branca ao exame de RM.

- *Doença difusa por corpúsculo de Lewy (DCL)*: (ver Tabela 5.6) alucinações visuais recorrentes vívidas, identificadas como irreais, ocorrem mais cedo; além disso, a disfunção extrapiramidal é mais branda do que com a doença de Parkinson e aparece com o início da demência; também há alteração no estado de alerta, atenção semelhante aos estados de confusão, perda transitória da consciência (Jags 1998;46:1449; Neurol 1996;47:111); essa doença difusa é sensível aos antipsicóticos, mas pode representar um risco de morte com a síndrome maligna neuroléptica, mesmo com a administração de risperidona; no lugar desse medicamento, considere a olanzapina (Nejm 1998;338:6031); observa-se uma resposta inferior com a L-dopa (Neurol 1997;48:376); predomínio serotoninérgico relativo; a ondansetrona (Zofran), um antagonista do receptor $5-HT_3$, é utilizada em casos de delírios e alucinações.

- *Paralisia supranuclear progressiva* (rigidez axial, paralisia do olhar vertical): pode responder à amitriptilina na dose de 10-40 mg 3x/d (Jags 1996;44:1072) ou ao zolpidem.

- *Outras demências subcorticais não-reversíveis*: degenerações espinocerebelar e olivopontina, doenças de Huntington e de Wilson, doenças sistêmicas: insuficiência renal em estágio terminal, ICC, DPOC, DM (lesões microvasculares subcorticais e dano ao hipocampo por hipoglicemia).

Tabela 5.6 Critérios diagnósticos clínicos para doença difusa por corpúsculo de Lewy (DCL)

1. A característica central consiste em um declínio cognitivo progressivo que equivale à demência; os déficits nos testes de atenção, habilidades frontossubcorticais e habilidade visuo espacial podem ser particularmente significativos.

2. Para um diagnóstico provável, são necessários dois dos itens expostos a seguir; para um diagnóstico possível de DCL, há necessidade de um deles:

a. Cognição flutuante com variações pronunciadas na atenção e no estado de alerta

b. Alucinações visuais recorrentes, tipicamente bem-formadas e detalhadas

c. Características motoras espontâneas de parkinsonismo

3. Características que apóiam o diagnóstico:

a. Quedas repetidas/freqüentes

b. Síncopes ou perdas transitórias de consciência

c. Hipersensibilidade neuroléptica

d. Delírios sistematizados

e. Alucinações em outras modalidades

4. A DCL é menos provável na presença de:

a. Acidente vascular cerebral, revelado por sinais neurológicos focais ou diagnóstico por imagem do cérebro

b. Indícios de qualquer outra doença física ou cerebral que possa ser responsável pelo quadro clínico

- *Hidrocefalia de pressão normal (HPN)*: obstrução do fluxo do LCR em torno da convexidade do cérebro, absorção prejudicada no seio sagital, anormalidades da marcha como sintoma inicial com passos pequenos com arrastamento dos pés em uma força variável, instabilidade postural, dificuldades com movimentos delicados das mãos, falta de iniciativa e lentidão de pensamento; os melhores resultados são obtidos a partir da cirurgia de desvio (*shunt*) realizada precocemente; essa hidrocefalia pode ser parcialmente reversível, não sem uma morbidade substancial (ver HPN).

- *Demências por múltiplos infartos*: evolução gradual, instabilidade emocional proeminente e histórico de HAS, AVC ou DAC; características de demência cortical/subcortical mista, ver demências vasculares (Arch Neurol 1993;50:873; Am J Psych 1997;154:562).

- *Demências relacionadas ao álcool*: histórico de alcoolismo por 10-15 anos; predomínio de apatia e características não-corticais; irritabilidade; pode apresentar um MEEM normal; parcialmente reversível com a abstinência; no entanto, o efeito tóxico direto do álcool ainda não foi estabelecido.

Descarte: *Parafrenia*: alucinações e delírios desproporcionais à disfunção intelectual.

Exames laboratoriais:

- O custo-benefício dos procedimentos diagnósticos utilizados em casos de demências reversíveis é questionável (J Neurol 1995;242:446).

- Mensuração de eletrólitos e cálcio, bem como funções hepática e renal, além dos exames de TSH, hemograma, nível de vit B_{12} com acompanhamento do nível do ácido metilmalônico, se <350 pg/mL, folato, urinálise; considere também os anticorpos contra treponema e HIV; a demência ocorre em 20% dos pacientes aidéticos.

- A histologia do cérebro após a morte (*postmortem*) revela a presença de emaranhados neurofibrilares, além de placas senis com amilóide eosinofílico.

- Ocasionalmente, o EEG é útil para diferenciar a demência de Alzheimer (ondas lentas) de depressão (ondas normais), distúrbio tóxico, quadro metabólico, epilepsia parcial complexa ou síndrome de Jakob-Creutzfeldt.

- Considere a realização de punção lombar em casos subagudos.

- A APOE (genotipagem para o alelo E) exibe um valor preditivo positivo muito alto, mas um valor preditivo negativo nulo; esse exame é recomendado apenas em combinação com critérios clínicos (Nejm 1998;338:506); não é utilizado para o diagnóstico clínico de rotina; não há marcadores colinérgicos até uma fase relativamente tardia no curso da demência de Alzheimer (Jama 1999;281:1401).

- A detecção do marcador de lesão axonal/neuronal, como a proteína tau, no CSF constitui outra opção de exame (Ann IM 2003;138:400), mas ainda não é utilizada em âmbito clínico.

Raio-X: Os exames de TC ou RM do cérebro distinguem a demência causada por múltiplos infartos — observam-se hiperintensidades periventriculares nas imagens ponderadas em T2 em casos de demência por múltiplos infartos e na substância branca profunda em casos de doença de Alzheimer (Neurol 1993;43:250); produção muito baixa de doença reversível, p. ex., <1:250.

Na presença de rigidez motora, p. ex., rigidez, assimetria reflexa, reflexos anormais, obtenha a imagem por ressonância magnética (RM) para detectar a ocorrência de acidente vascular cerebral e alterações isquêmicas (Jags 1995;43:138); a RM é melhor que a TC em processos patológicos subcorticais.

Tomografia por emissão de pósitrons (PET), tomografia computadorizada por emissão de fóton único (SPECT): detectam o declínio no fluxo sanguíneo do cérebro e no metabolismo de glicose no córtex parietal, temporal e frontal bilateralmente (Arch Neurol 1995;52:773); nesse sentido, esses exames constituem basicamente uma ferramenta de pesquisa; à medida que o tratamento precoce evoluir, tais exames se tornarão mais aplicáveis do ponto de vista clínico; o SPECT tem menor sensibilidade e especificidade na doença de Alzheimer (Jags 1997;45:15; Jama 2003;51:258).

Abordagem:

Preventiva:

- A triagem com a apolipoproteína E não é apropriada (Jama 1997;277:832).
- Os pacientes que possuem amplas redes de contato social podem ser protegidos contra o desenvolvimento de demência (Lancet 2000;355:1291).

- Os NSAIDs podem diminuir o risco (Neurol 1997;48:626; Jama 1998;279:688; Nejm 2001;345:1515,1567) — Há grandes estudos apenas epidemiológicos, não controlados; não como tratamento (Jama 2003;289:2819).
- A prática de caminhadas está associada a uma melhor função cognitiva (Jama 2004;292:1447, 1494).
- Considere a triagem limitada ou seletiva, bem como o cuidado preventivo, para outras doenças com base no prognóstico geral e na expectativa de vida (Jama 2000;283:3230).

Terapêutica:

- Auxílios de memória ou métodos mnemônicos (J Fam Pract 1993;37:6): a substância cinzenta é aumentada com treinamento mental.
- A sertralina é utilizada para disfunção executiva (Arch Gen Psychiatry 1999;56:713; 2000;57:285; 2002;159:1119).
- Inibidores da colinesterase: moderadamente úteis (Jags 2003;57:5289); melhora em itens não-cognitivos: cooperação, delírios, passo (Arch Neurol 1997;54:836; J Ger Psych Neurol 1996;9:1); além disso, os inibidores da colinesterase reduzem os problemas comportamentais (Jama 2003;289:210), reforçam o encontro de palavras, bem como a memória de nomes e eventos importantes, além melhorar as atividades do dia-a-dia; 20-30% dos pacientes tratados demonstraram uma lentidão do declínio em 1 ano (Am Fam Phys 2002;65:2525; Nejm 2003;348:2489,2508); é mais provável que os pacientes apresentem uma resposta clinicamente significativa em casos de demência branda a moderada com preservação relativa da linguagem e da rotina; os inibidores da colinesterase também diminuem a necessidade de outros medicamentos psicotrópicos (Ann Long-Term Care 1998;6:92).
- A rivastigmina também pode ajudar em casos de demência por corpúsculo de Lewy (Neurol 2000;54:A450).

- A quetiapina e a rivastigmina podem não aliviar a agitação decorrente de demência em estágio terminal (BMJ 2005;330:859).

- É pouco provável que os antipsicóticos atípicos aumentem o risco de acidente vascular cerebral do que os típicos (BMJ 2005;26:3307; CNS Drugs 2005;19:91).

- O donepezil na dose de 5 mg PO constitui outra opção terapêutica (Med Lett 1997;39:53; Neurol 1998;50:135; J Clin Psychiatry 1996;57:30), podendo ser aumentado para 10 mg após 4 semanas; a rivastigmina na dose de 1,5-6 mg 2x/d também pode ser usada; efeitos colaterais do trato GI, p. ex., náusea, vômito, dispepsia, diarréia, anorexia; mialgias (Clin Ger Med 2001;43:53); perda de peso, agitação, bradicardia; síndrome do nodo sinusal doente, doença pulmonar avançada, problemas com o fluxo de saída urinário; administre a medicação pela manhã (antes do meio-dia) para evitar pesadelos; o paciente necessitará de assistência por 6 meses a 2 anos; por essa razão, sugere-se um ensaio de 8 semanas; sem custo-benefício (Lancet 2004;363:2105; Neurol 2004;63:651); em virtude das interações medicamentosas, interações da isoenzima CYP (Med Lett 2000;7:28; 2000;42:93), esses medicamentos provavelmente não são apropriados em clínicas de repouso (Jags 2003;50:1431); há relatos de atrasos na internação em clínicas de repouso (Jags 2003;51:937); evite medicamentos com efeitos colaterais anticolinérgicos, como a ranitidina (Jags 2004;52:2082); (galantamina, ver demência mista/demência vascular).

- A memantina, antagonista dos receptores N-metil D-aspartato (NMDA), é usada para os casos avançados de demência (Nejm 2003;348:1333; Jama 2004;291;317); comece com a dose de 5 mg uma vez ao dia, aumentando-a em intervalos semanais para 10 mg 2x/d; além de ter alto custo, observam-se efeitos colaterais de vertigem e confusão (Med Lett 2003;345:73).

- Novas terapias medicamentosas estão sendo desenvolvidas: intervenções farmacológicas contra a cascata amilóide ou inibidores da β-secretase que liberam a β-lipoproteína (Ann IM 2003;138:400; Nejm 2004;351:56), agentes neuroprotetores, como antagonistas de glutamato, além de antioxidantes; a huperzina A (um composto isolado pela primeira vez das ervas medicinais da medicina tradicional chinesa), um potente inibidor da acetilcolinesterase, também pode proteger os neurônios (Jama 1997;277:276); a injeção de agentes neurotróficos no sistema ventricular é usada para retardar a degeneração neural (Nurs Home Med 1995;3:3E), além de um fator neurotrófico derivado do cérebro (Cell 2003;112:257).

- Acreditava-se que a vit E, até 2000 UI uma vez ao dia, retardasse a morte, a institucionalização, a perda das atividades do dia-a-dia e a evolução da demência; há relatos de redução do declínio cognitivo (Arch Neurol 2002;59:1125) vs. mortalidade mais elevada por todas as causas em doses >400 UI ao dia (Ann IM 2005;142:37); os inibidores da monoamina oxidase-B, p. ex., a selegilina a 5 mg PO BID, também podem ter efeitos neurotróficos (Nejm 1997;336:1216,1245; Science 1997;276:675; Neurol 2001;56:1154).

Ginkgo biloba promove melhorias modestas na função cognitiva sem efeitos adversos em 6 meses a 1 ano (Jama 1997;278:1327), mas não há um estudo cego (Med Lett 1998;40:63); alguns relatam a ausência de benefício (Jama 2002;288:836); tenha cuidado com o uso concomitante de aspirina ou anticoagulantes.

Tabela 5.7 Medicamentos para pacientes com demência agitada

Insônia, ansiedade, medo, tensão	Humor deprimido, choro	Hostil, assaultivo, psicótico
Benzodiazepínico, oxazepam até 10 mg 4x/d, ou propranolol até 40 mg QID mais buspirona	Antidepressivo, trazodona 25 mg até 200 mg/dia ou ISRSs	Carbamazepina 25 mg 3x/d até 400 mg/dia (nível = 7), ou risperidona 0,5 mg ou antipsicótico

Adaptado de Royall DR, Polk M. Dementias that present with and without posterior cortical features: an important clinical distinction. J Am Ger Soc 1998;46:98-105.

Tratamento de demência com comportamento agitado: Usos de medicamentos antipsicóticos: o aparecimento dos efeitos antiagressivos desses agentes pode demorar até 8 semanas; os pacientes com demência grave não respondem tão satisfatoriamente; a agitação pode ser decorrente da abstinência de benzodiazepínicos (Am J Hosp Pharm 1994;51:2917)

Seguem as indicações aprovadas pela OBRA (Lei de Reconciliação Orçamentária) e pelo Medicare para o emprego dos agentes antipsicóticos em clínicas de repouso: sintomas psicóticos agitados = atitudes de morder, chutar, arranhar ou outros comportamentos agressivos que representem um perigo para si ou para os outros; dano funcional causado por choro contínuo (24 horas); sintomas psicóticos de alucinações, paranóia ou delírios; é necessária a documentação tanto da freqüência como da duração desses sintomas (Fed Reg 1992;57:4519).

Medicamentos de primeira escolha para demência com agitação — Antipsicóticos atípicos (Am Fam Phys 2003;67:2335) — Antagonistas dos receptores serotoninérgicos e dopaminérgicos:

- *Risperidona* (J Clin Psychiatry 2003;64:134): reduz os sintomas negativos (depressão, isolamento social, apatia), bem como os positivos (delírios, alucinações, paranóia), de demência com agitação e esquizofrenia; diminui a depressão por meio do antagonismo dos receptores 5-HT_2 (American Medical Directors Association, 19º Annual Symposium, New Orleans, LA, 7 de março, 2005); não tem efeito anticolinérgico; sedação menos intensa em doses baixas; a dose inicial de 0,25 mg uma ou duas vezes ao dia, com titulação lenta até a dose máxima de 1-1,5 mg uma vez ao dia, diminui o risco de hipotensão (J Ger Psych Neurol 1995;8:159); sofre algumas interações medicamentosas; os efeitos colaterais extrapiramidais (SEP) dependem da dose. Os efeitos colaterais incluem: hipotensão ortostática, limiar convulsivo reduzido, disfunção da motilidade esofágica e aspiração, sonolência, hiperglicemia, elevação da prolactina, ganho de peso, disfunção sexual.

Tabela 5.8 Agentes psicotrópicos para distúrbios comportamentais na doença de Alzheimer

Medicamento	Dose diária Inicial	Dose diária final (Variação)	Sintomas-alvo	Efeitos colaterais
Antipsicóticos atípicos			Psicose e agitação	
Risperidona	0,25 mg diários	1,0 (0,75-1,5 mg uma vez ao dia)		Prolactina↑
Olanzapina	2,5 mg diários	5,0 mg (5-10 mg uma vez ao dia)		W, L, S, ↓BP
Quetiapina	25 mg diários	200 mg (50-150 mg 2 vezes ao dia)		W, L, S, ↓BP
Ziprasidona	20 mg diários	40 mg (20-80 mg 2 vezes ao dia)		
Aripiprazole	5 mg diários	10 mg (10-330 mg uma vez ao dia)		Prolonga o intervalo QT
Neuroléptico			Psicose e agitação	
Haloperidol	0,25 mg diários	2 mg (1-3 mg uma vez ao dia)		
Estabilizadores do humor			Agitação	
Divalproex sódico	125 mg 2 vezes ao dia	500 mg (250-500 mg uma vez ao dia)		Hemograma, função hepática
Carbamazepina	100 mg 2 vezes ao dia	400 mg (200-500 mg 2 vezes ao dia)		Amilase
Lamotrigina	25 mg			Sódio
Inibidores seletivo da recaptação da serotonina			Depressão, ansiedade, psicose e agitação	
Citalopram	10 mg diários	20 mg (20-40 mg uma vez ao dia)		
Escitalopram	5 mg diários	10 mg (10-20 mg uma vez ao dia)		
Paroxetina	10 mg diários	20 mg (10-40 mg uma vez ao dia)		SEP
Sertralina	12,5 mg diários	75 mg (75-100 mg uma vez ao dia)		SEP GI
Fluoxetina	5 mg diários	10 mg (10-40 mg uma vez ao dia)		Bradicardia

Antidepressivo tricíclico			Depressão
Nortriptilina	10 mg diários	50 mg (25-100 mg uma vez ao dia)	
Desipramina	10 mg diários	100 mg (50-200 mg uma vez ao dia)	
Inibidor da recaptação de serotonina e noradrenalina			
Venlafaxina	25 mg 2 vezes ao dia	200 mg (100-150 mg 2 vezes ao dia)	
Antidepressivo serotoninérgico específico e noradrenérgico			
Mirtazapina	7,5 mg diários	15 mg (15-30 mg uma vez ao dia)	

W = peso; L = lipídios; S = sedação

SEP= síndromes extrapiramidais

Adaptado com a permissão de Nejm 2004;351:56-67

5.5 Demências

- *Olanzapina*: antagonista serotoninérgico-dopaminérgico com poucos SEP, mas o perfil de efeitos colaterais é semelhante, possivelmente com um risco mais alto de hiperglicemia; 2,5-10 mg uma vez ao dia (meia-vida de 30 horas); comece com a dose de 2,5 mg em pacientes internados em clínicas de repouso (Nurs Home Med 1997;5:7F); os ensaios duplo-cegos apóiam o uso dessa medicação (Arch Gen Psychiatry 2000;57:968; 2001;16:62); disponível também para aplicação intramuscular – olanzapina IM (Neuropsychopharm 2002;26:494).

- *Quetiapina* na dose de 25-400 mg/dia; comece com 25 mg 2x/d e titule gradativamente para a dose mais baixa, mas eficaz, em algumas semanas; pode ser utilizada para comportamento sexualmente inapropriado (Jags 2000;48:707); efeito sedativo, ortostase (Am Fam Phys 2002;65:2525), dispepsia, ganho de peso; sem EPS; não induz a enzima p-450, mas a depuração é induzida pela fenitoína e diminuída pelo cetoconazol.

- *Ziprasidona* (J Psych Pract 2003;9:469).

- Sabe-se que os antipsicóticos atípicos causam hiperglicemia (Clin Diabetes Mellitco 2002;20:195).

- Os antipsicóticos mais eficazes são a risperidona e a olanzapina (Jama 2005;293:596), embora todos sejam caros.

- *Antipsicóticos fenotiazínicos mais antigos*: além de não serem recomendados como primeira linha terapêutica, raramente são utilizados, desde que os antipsicóticos atípicos entraram em vigor. Para aumentar os efeitos extrapiramidais e diminuir os efeitos sedativos/anticolinérgicos/hipotensivos (Tabela 5.9): Mellaril (tioridazina), (clorpromazina), (tiotixeno), (haloperidol), (flufenazina); 20-25% da dose são utilizados em indivíduos mais jovens.

- Efeitos colaterais extrapiramidais (SEP): as reações distônicas agudas são raras no idoso (Consult Pharm 1992;7:921) e tratadas com difenidramina (Benadryl); os sinais parkinsonianos são tratados com mesilato de benzotropina ou anticolinérgicos ou amantadina por 3 meses, ou troque por um antipsicótico de potência inferior. Acatisia: prevalência de 20%, os anticolinérgicos não são tão eficazes no tratamento quanto os benzodiazepínicos ou os β-bloqueadores em função dos efeitos sobre o GABA (Am J Hosp Pharm 1991;48:1271); os efeitos colaterais extrapiramidais também são tratados com diazepam; discinesia tardia: a prevalência chega até 40% e torna-se mais grave com a idade (Jags 1987;35:233); duas vezes tão freqüente em negros como em brancos. O aumento na dose dos antipsicóticos quando esse sintoma aparece pela primeira vez o eliminará temporariamente (em virtude da supersensibilização dos receptores dopaminérgicos após bloqueio prolongado do receptor, os movimentos anormais podem, paradoxalmente, se agravar quando a dosagem do antipsicótico for reduzida pela primeira vez). Com freqüência, os anticolinérgicos o exacerba. Observa-se um maior risco durante os 2 primeiros anos; a adição de lítio ao antipsicótico pode induzir a síndrome maligna neuroléptica (SNM) (J Clin Psychopharmacol 1993;54:35); 5-40% dos casos de discinesia tardia acabam diminuindo de intensidade.

- Hipotensão ortostática: o bloqueio dos receptores-β_1 é mais comum com antipsicóticos de baixa potência, fenotiazínicos alifáticos e clozapina; com esses medicamentos, também ocorre ganho de peso.

- *Clozapina*: menos sintomas extrapiramidais; não provoca discinesia tardia, mas sim agranulocitose em 1-2% dos pacientes, o que pode ser fatal; por essa razão, monitore o paciente semanalmente e relate a ocorrência de agranulocitose ao registro nacional dos E.U.A; os pacientes mais idosos têm maior risco de leucopenia, hipotensão e crises epilépticas; é possível manter a medicação e tratar as crises epilépticas com ácido valpróico; dose média de 37 mg/dia; a duração ideal da tentativa com a clozapina é de 6 semanas a 12 meses (J Ger Psych Neurol 1994;7:129; Med Lett Drugs Ther 1994;36:33; 1993;35:16; Drug Topics 1994;138:30; Am J Hlth Syst Pharmacol 1995;52:S9; Am J Ger Psychiatry 1995;3:26; Neurol 1994;44:2247; 1995;45:432; Can J Psychiatry 1995;40:208). A clozapina diminui significativamente a secreção ácida gástrica, resultando em diminuição nas úlceras estomacais (Am J Psych 1995;152:821).

- *Overdose* (dose excessiva) *da clozapina*: sonolência, taquicardia, pneumonia por aspiração, hipotensão, crises epilépticas; não há casos relatados de agranulocitose com a dosagem excessiva; o óbito é raro (J Emerg Med 1995;13:199).

- *Interações medicamentosas com a clozapina*: a clozapina e um antidepressivo tricíclico podem produzir delírio em função dos efeitos anticolinérgicos cumulativos; a toxicidade induzida por cimetidina ocorre pela inibição do citocromo P-450. Cinética: a clozapina é depurada principalmente por meio do metabolismo enzimático hepático; comece com a dose de 6,25 mg para evitar bradicardia (J Clin Psychiatry 1995;56:180).

Medicamentos de segunda escolha para demência com agitação:

- *Estabilizadores do humor/anticonvulsivantes* (fenômeno de estimulação límbica) (Am J Psych 1998;155:1512): ácido valpróico (500-1500 mg/dia) e carbamazepina (300-600 mg uma vez ao dia); eficazes no tratamento de agitação, agressividade, impulsividade e comportamentos sexualmente inapropriados; monitore não só o hemograma e a função hepática (J Clin Psychiatry 1990;51:115), mas também os níveis sanguíneos. Os níveis da carbamazepina são reduzidos por varfarina, teofilina, haloperidol, divalproex sódico, carbamazepina (auto-indução), mas aumentados por macrolídeos, cimetidina, propoxifeno, isoniazida, fluoxetina, bloqueadores dos canais de cálcio; o ácido valpróico pode diminuir os comportamentos de agressão, temperamentos explosivos e agitação (Am J Psych 1998;155:54); a aspirina pode aumentar os níveis de ácido valpróico e causar diarréia.

- *Buspirona*, quando administrada com agentes antipsicóticos, diminui a gravidade da discinesia tardia, além de melhorar a acatisia e o parkinsonismo. Troca de benzodiazepínicos para buspirona: mude o benzodiazepínico de ação curta ou intermediária, p. ex., alprazolam para um de ação longa, p. ex., clonazepam, adicione azaperona na dose de 5-10 mg 3 vezes por dia até 30 mg/dia; reduza gradativamente a posologia do benzodiazepínico em 60-90 dias; demora 2-3 semanas para a azaperona fazer efeito (Am Fam Phys 1996;53:2349).

- *Trazodona*: é benéfica no tratamento de privação do sono, agressão e hostilidade (J Clin Psychiatry 1995;56:374); administre na hora de dormir por causa da hipotensão.

Outras considerações sobre comportamentos associados com demência:

- Benzodiazepínicos para ansiedade, mas não para uso crônico, p. ex., oxazepam 10 mg PO 3x/d ou lorazepam 0,5-2,0 mg/dia em 2-3 doses divididas; o efeito diminui depois de alguns meses. A agitação pode ser resultado de abstinência dos benzodiazepínicos; o clonazepam (meia-vida longa) estimula a produção de serotonina e pode reduzir o comportamento agressivo, a hiperatividade, a intrusão social e a impulsividade.
- Propranolol 40-120 mg (Med Clin N Am 1994;78:814).
- Estrogênio 0,625-1,25 mg uma vez ao dia para os casos de agressão sexual em homens idosos (Jags 1991;31:1110); a ética do tratamento é questionável (Am J Psych 1981;138:5). Trate a hipersexualidade e as parafilias com ISRS — mais seguro; use um antipsicótico atípico ou estabilizador do humor, depois considere os antiandrogênios ou a medroxiprogesterona (J Clin Psychiatry 1987;48:368; Ann Long-Term Care 1998;6:248), o que provoca sonolência, DM branda, aumento do apetite e ganho de peso, perda de pêlo/cabelo (alopecia), calores da menopausa ("calorões"), depressão, diminuição no volume ejaculatório; com o estrogênio, há o risco de tromboembolismo, além de risco vascular. Os análogos do GnRH causam calorões, disfunção erétil e diminuição da libido; por esse motivo, não devem ser usados continuamente (Jags 99;47:231).

Tabela 5.9 Ferramenta de avaliação da doença de Alzheimer

Grupo	Média do MMSE (±SD)	Função característica e déficit cognitivo	Idade aproximada da função adquirida	Função característica preservada	Características psicológicas adjuvantes	Principais preocupações terapêuticas	Prognóstico durante acompanhamento de 4 Anos
Esquecimento (Estágio I)	29,6 (±0,7)	Nenhum	—	Todas	Nenhuma	—	—
Esquecimento (Estágio II)	28,9 (±1,3)	Queixas subjetivas de encontro de palavras, esquecimento dos nomes dos familiares, desempenho normal no trabalho	Adulto	Sem objetivo Déficit de memória na entrevista clínica	Ansiedade	Restabeleça a confiança Trate a ansiedade	A maioria dos pacientes não desenvolverá DA, mas apenas um esquecimento brando A expectativa de vida prevista na AD é de 8-10 anos
Confusão Estágio III	24,6 (±3,5)	Desorientação em relação ao tempo. Memória definida e déficit cognitivo Afastamento de situações desafiadoras (trabalho) Déficit do Encontro de palavras e nomes	Adulto jovem	As atividades diárias e as atividades instrumentais do dia-a-dia permanecem normais As atividades de rotina não são satisfatoriamente conservadas Deslocamento para áreas familiares	Ansiedade Depressão	Evite as condições que aumentem a ansiedade Trate a depressão	Deterioração de 80% na função cognitiva A expectativa de vida prevista é de 6-8 anos

Demência Estágio IV	20,0 (±3,8)	Desorientação em relação ao lugar Capacidade diminuída para controlar as finanças, realizar tarefas complexas e se lembrar de eventos recentes Capacidade reduzida na condução de veículos: o paciente se perde, pois não consegue interpretar os sinais	8 anos	Pode ser orientado por 2 vezes Capaz de se deslocar a ambientes familiares Capaz de permanecer na comunidade	Rejeição Pensamentos paranoides	Estratégia para se aproximar de um paciente com rejeição Administre as finanças Use um *notebook* como ferramenta de auxílio para a memória Controle o local de direção	25% dos pacientes são internados clínicas de repouso 25% dos pacientes permanecem na comunidade A expectativa de vida prevista é de 4-6 anos
Demência Estágio V	14,3 (±3,4)	Precisa de ajuda para escolher as roupas Esquece de tomar banho Não é capaz de ficar na comunidade sem assistência	5-7 anos	Capaz de se vestir Capaz de tomar banho sozinho	Agitação Padrões de sono reservados	Plena assistência domiciliar Cuidado diurno Prepare uma instalação para cuidado a longo prazo	A maioria dos pacientes fica em clínicas de repouso Deterioração gradativa persistente A expectativa de vida prevista é de 3-4 anos

(Continua)

Tabela 5.9 Ferramenta de Avaliação da Doença de Alzheimer

Grupo	Média do MMSE (±SD)	Função característica e déficit cognitivo	Idade aproximada da função adquirida	Função característica preservada	Características psicológicas adjuvantes	Principais preocupações terapêuticas	Prognóstico durante acompanhamento de 4 Anos
Demência Estágio VI	8,3 (±4,8)	Não se lembra dos nomes do cônjuge e dos filhos	5 anos	Linguagem prejudicada Caminhada com passos pequenos	Psicose violenta, p. ex., alucinação	Assistência domiciliar 24 horas Clínica de repouso Forneça tratamento contra agitação e psicose	Grande parte dos pacientes virá a óbito ou ficará internado em uma clínica de repouso
		Precisa de ajuda na hora do banho	4 anos				
		Precisa de ajuda para se vestir	3 anos				
		Precisa de ajuda para ir ao toalete	2 anos				
		Exibe incontinência urinária e fecal					
Demência Estágio VII	0 (±0)	Deterioração drástica nos seguintes itens: Atividade da fala		Nenhuma	Nenhuma	Dieta branda Sonda nasogástrica ou aplicada via PEG	14% dos pacientes virão a óbito por uma etiologia desconhecida Possivelmente devido à falha na regulação das funções vitais, p. ex., função respiratória
		Capacidade ambulatória	15 meses				
		Ato de sentar	12 meses				
		Ato de sorrir					
		Postura do corpo e da cabeça	8 meses 4 meses				
		Sinais neurológicos corticais	2 meses				

MEEM = Miniexame do Estado Mental; GEP = gastrostomia endoscópica percutânea; DA = doença de Alzheimer. De Am J Alzhei-

Tabela 5.10 Comportamento de pacientes com demência durante os estágios finais (geralmente internados em clínicas de repouso)

Estágio V/VII:

Costumam ser internados em clínica de repouso; têm consciência do que os cerca (ambiente), mas não conhecem os propósitos; "todos se arrumam sem ter nenhum lugar para ir"; mostram-se muito tristes quando precisam interagir com pacientes rudes e agressivos; p. ex., pacientes em estágio VII; apreciam a oportunidade de cuidar de pacientes cooperativos e necessitados (estágio VI/VII).

Estágio VI/VII:

Não têm certeza de onde ou com quem eles estão; precisam constantemente restabelecer e renovar a confiança; "estágio Velcro" (grude); eles se dão bem com os pacientes do estágio V/VII; parecem ser conduzidos por eles; não se importam com os pacientes do estágio VII/VIII; não têm consciência suficiente para serem aborrecidos por eles.

Estágio VII/VII:

Se a capacidade de caminhar ainda estiver presente, eles seguirão os estímulos de recolhimento; esses pacientes param de seguir as pessoas quando outros pararam de se movimentar; tendem a acompanhar os visitantes para fora da porta da clínica de repouso, mas são facilmente redirecionados.

Elaborada a partir de palestra ministrada por Lucero M, Lewinston, ME, 1994

Conduta da equipe:

- Objetivos do cuidado em casos de demência: melhorar a qualidade de vida do paciente, diminuir a carga de responsabilidade do profissional de saúde, protelar a internação em clínicas de repouso, obter uma morte serena (Jags 1998;46:782).
- É possível avaliar a carga de responsabilidade do profissional da área de saúde com a escala de Zarit.
- Promova reuniões familiares (Am Fam Phys 1984;29:149): é importante que o paciente seja incluído nas reuniões familiares iniciais; ele pode até não se lembrar do conteúdo, mas se lembrará de ser incluído e levado a sério.

- Estimule a catarse[7*] (ver Tabela 5.12): carga da família em explicar ou encobrir o segredo do mal de Alzheimer; perda familiar das funções e identidades sociais; violência oriunda de reações catastróficas do paciente. Ser acusado de motivos malevolentes pelo paciente; culpa em relação à raiva reflexa ao abuso físico pelo paciente; culpa pela irritabilidade e afastamento do paciente; dificuldades na supervisão constante do paciente.
- Facilite o aprendizado da família: há diferenças entre perda da memória e déficit de atenção; estágios de demência; cumprimente a família e o paciente pelo reconhecimento do problema e desfaça os mitos (o paciente não é preguiçoso nem está louco; a demência não é causada por estresse ou deficiência de vit, além de não ser condescendente à repetição; o paciente ainda pode sentir embaraço e vergonha).
- Estimule os profissionais de saúde a enviar cartas aos membros da família que se encontram geograficamente separados, que possam não ter reconhecido as alterações sutis no paciente ou que possam pensar que o profissional de cuidados primários está exagerando o problema.
- Ceda um material de leitura sobre a doença de Alzheimer à família e retorne para um acompanhamento sem o paciente: identifique quando a culpa induziu a comportamentos de abnegação do profissional de saúde; conheça seus medos futuros e fique firme nos momentos em que será necessária a tomada de decisões possivelmente inaceitáveis em relação aos seus pais ou cônjuges afligidos, p. ex., internação em clínicas de repouso (explore os valores culturais e os conflitos familiares).
- Ajude a família a traçar um plano de cuidado diário que produza um ambiente previsível e restabeleça a confiança; obtenha da família (ao

---

[7*] N. de T.: Liberação ou descarga de tensão emocional ou ansiedade por reavivação emocional, orientada pela psicanálise, de eventos passados, sobretudo reprimidos (Fonte: Stedman).

máximo possível) as informações sobre as abordagens e realizações bem-sucedidas para esse estágio da doença; saiba da importância de uma abordagem individualizada para o paciente e o cônjuge e garanta que o plano terapêutico integre seu trabalho anterior; forme uma "equipe" com a família e os profissionais de saúde; além disso, enfatize a importância do papel contínuo exercido pela família.

- Encoraje a família a participar de grupos de apoio e continue a suprir as próprias necessidades individuais; reforce o fato de que esses grupos são constituídos de especialistas valiosos para a comunidade como um todo; apóie o amparo político quando for sugerido pela família.

- Terapia comportamental: pesquise fatores precipitantes de comportamentos difíceis (o que, onde, por que, quando, quem); a confiança e o redirecionamento são eficazes, mas não "oriente a realidade" para os pacientes com demência cortical, pois isso pode resultar em "reações catastróficas"; no entanto, a orientação e indução da realidade são técnicas muito importantes em casos de demências subcorticais; caso contrário, os pacientes poderão entrar em depressão quando os profissionais de saúde admitirem que os pacientes são menos capazes do que são.

- Alucinações, delírios = prognóstico mau (Jags 1992;40:768); os pacientes podem freqüentemente se calar ao se perguntar sutilmente: "Como está o convívio com os outros parentes? Vizinhos? Vocês se dão bem? Eles estão causando algum transtorno? Eles estão deliberadamente tentando aborrecer você? Quando uma pessoa é idosa, as outras freqüentemente não se mostram solidárias — isso chega a ser um problema?".

- *Sundowning (Síndrome do pôr-do-sol)* ou confusão noturna (aumento na confusão ou agitação ao anoitecer, secundário a distúrbios no ritmo circadiano e no sono REM, além de deterioração no núcleo supraquiasmático do hipotálamo): restrinja o sono de dia, exponha a luz clara durante o dia, planeje atividades de baixo estresse (J Psychol Nurs 1996;34:40; Acta Psychiatr Scand 1994;89:1), pro-

porcione uma rotina, certifique-se de que o paciente possui óculos e aparelhos auditivos funcionais, evite hipnóticos sedativos, coloque objetos familiares na cama ou na cabeceira da cama do paciente para ajudar a garantir a segurança.
- Perambulação: "direcionada por metas" (oculte os sinais de saída e coloque sinais de parada), "perambulação a esmo (sem rumo)" (forneça mais estrutura e investigue possível desconforto).
- Fala repetitiva: canto em grupo, atividades reminiscentes.
- Resistência ao cuidado: aplique a intervenção do "profissional bonzinho e o malvado"; nesse tipo de intervenção, o paciente é resgatado de um profissional propositadamente dominador e autoritário por um mais bondoso e humano; desse modo, o paciente acompanhará o segundo profissional e realizará uma tarefa que ele ou ela geralmente se recusa a fazer.
- Os profissionais de saúde devem ser estimulados a reconhecer e admitir seu próprio estresse; "em dia, p. ex., de 36 horas"; nesse caso, os mantenedores recomendam um centro de cuidado diurno para adultos.
- Em clínicas de repouso, a perambulação também pode ser orientada por "áreas próprias para isso" com avisos afixados, quadros de residentes nas portas de seus quartos, barreiras com fitas no chão e nas portas, metade inferior das portas (portas não-inteiriças), fechaduras com acesso por código.
- Grito: os aparelhos auditivos podem evitar o grito de idosos com dificuldade auditiva (Nurs Home Med 1997;4:515; Jags 2003;52:143).
- Condução de veículos: o escore do MEEM e o rastreamento visual podem ser utilizados para estratificar quais pacientes com dano cognitivo são capazes de dirigir com segurança (Clin Ger Med 1993;9:279; Jama 1995;273:1360; Jags 1997;45:949; 2004;52:143); mesmo assim, o paciente não deve dirigir à noite, não em tráfego intenso, mas com uma companhia em estradas ou rodovias familiares; faça um *test drive* do motorista com co-piloto

(Jags 1996;44:815); enfatize para a família a necessidade de desenvolver um plano claro para interrupção da condução de veículos — uma meta eventual imprescindível. Indicadores de acidente de carro: teste do campo visual, queda nas últimas duas semanas, acuidade visual quase nula, amplitude de movimento limitada do pescoço, atenção visual (Jags 1998;46:556,562); os indivíduos com dano cognitivo brando sofrem tantas colisões de carro quanto os controles, mas os acidentes resultam em mais lesões e envolvem falhas de rendimento (Jags 2000;48:18).
- Considerações éticas: se os pacientes com demência se mostrarem incapazes de tomar decisões e lidar com as conseqüências, a suposição em favor de se manter a autonomia do paciente terá de ser reconsiderada (Jags 1995;43:1437); 80% dos idosos desejam conhecer a verdade sobre seu diagnóstico de doença de Alzheimer, enquanto 92% desejam tomar conhecimento sobre uma doença terminal de origem clínica (Jags 1996;44:404).
- Discussão com o paciente e a família, incluindo as diretivas antecipadas (testamento em vida com uma procuração permanente para cuidados de saúde) logo no início; consulte o capítulo sobre Doença de Alzheimer (J Gerontol Nurs 1983;9:93). Discuta o pedido de "não ressuscitar"; nos estágios terminais da doença, considere a internação em asilo; tranqüilize a família dizendo que não ressuscitar não significa "não tratar" (Clin Ger Med 1994;10:91); não se esqueça de definir quem é o procurador dos cuidados de saúde e qual o "ramo de comunicação" familiar que está em crise. Para os casos de doença aguda, concentre ao máximo possível os cuidados em clínicas de repouso, enfatizando os riscos avindos da hospitalização (agravamento dos problemas cognitivos, desorientação, falta de compreensão pelos funcionários de hospital); considere os pedidos de "não hospitalizar", "fornecer apenas os cuidados baseados no conforto", "sem antibióticos" ou "sem hidratação artificial"; considere o objetivo de "aumentar a qualidade de vida", em vez de terapias que "prolonguem a vida" do paciente; a alimentação com sonda não ajuda a evitar a aspiração, além de ser arriscada (Nejm 2000;342:206; Jama 1999;282:1365).

Tabela 5.12	Fases da adaptação da família à doença de Alzheimer	
Fase	Problemas	Intervenção
1. Pré-diagnóstico	• Ambigüidade, desunião — "O.k. da mãe, mas eu não estou bem" • Quebre tabus e fale sobre o problema para obter informações	• Informação/orientação
2. Diagnóstico	• Não procura por um diagnóstico doloroso até a ocorrência de uma crise (nesse caso, parte da família pode se separar) • Será difícil aceitar o diagnóstico se o processo encaminhá-los de volta à fase de pré-diagnóstico	• Os familiares precisam processar as informações juntos (por 1 hora e meia) • Mantenha o paciente dentro do limite familiar, ou seja, de quem está indo contar a verdade — marcador essencial de aceitação — e comece a se organizar
3. Mudança de funções	• Perdas repetidas à medida que o paciente gosta menos de si • Ambigüidade em relação a quando e como fazer as principais mudanças de papéis — p. ex., dirigir • Perigo = com perda de todas as expectativas, a existência do paciente passa a ser ignorada	• Mude as expectativas em vez de retirar a função — veja a possibilidade de co-participação, p. ex., co-piloto • Trabalho de relacionamento com familiares dementes e a família (trabalho de casais com esposa demente e marido com dificuldade de audição aos 80 anos de idade)
4. Cuidado crônico	• Dia de 36 horas para nora, embora haja outros comentários críticos ou "líderes de torcida" (eficientes, mas esmagadores) — fracasso	• Altere os limites — com quem o paciente pode contar • Mudança de estrutura: funções — Cuidado prático, imediato e pessoal Chamadas telefônicas E-mails • Mantenha a vitalidade da família, ou seja, os hábitos normais da vida familiar, como ações de graças e brigas de adolescentes (maquinação da alegria = um problema)

5. Cuidado compartilhado	• Quando os serviços de saúde não são uma conveniência. A assistência domiciliar em saúde implica o desenvolvimento de novos relacionamentos	• Os novos relacionamentos exigem que a cultura do profissional de saúde se entrose com os valores básicos da família — p. ex., autonomia vs. segurança
6. Cuidado a longo prazo	• Quase sempre traumático (culpa/fracasso/ marginalizado)	• As enfermeiras mostram-se tão proficientes que a família pode reagir pagando as contas e saindo ou ser crítica de cuidado
		• Os familiares precisam de uma função + expectativas da clínica de repouso em relação a eles ou, então, eles se tornam uma pessoa sem importância [Fornecedores de histórico e biografia]
		• Os familiares precisam ser parceiros, e não consumidores, o que exige uma atmosfera colaborativa (Jama 2004;292;961)
7. Fase final da vida	• Ambivalência, alívio, culpa, conflito	• Preveja a morte precocemente — fale a respeito de uma morte "satisfatória" (com o paciente em uma posição confortável, os familiares ao redor e generatividade); com isso, a família pode se deslocar com calma e legitimidade
		• Revisão da vida
		– Sente que o paciente ainda está presente, ainda que tenha morrido
		– A família emerge como um todo

Adaptado de Conferência da AMDA, 5 de março, 1999. Orlando, Flórida. Wayne Caron, PhD & James Pattee, MD, CMD.

5.6 Hidrocefalia de Pressão Normal

Nejm 1985;312:1255; Jama 1996;44:445

Causa: Idiopática, pós-cirúrgica, traumatismo, hemorragia subaracnóide, meningite infecciosa, doença de pequenos vasos.

Fisiopatologia: Uma "hidrocefalia comunicante" (em contraste com os tipos foraminal ou aquedutal); portanto, a obstrução situa-se na cisterna; por essa razão, o 4º ventrículo pode sofrer dilatação, causando compressão cerebelar.

Sintomas: Em princípio, observa-se dificuldade de caminhar (ataxia no início e espasticidade nas extremidades inferiores, induzindo a uma "marcha magnética", com os pés presos ao chão, suspendendo-os com dificuldade), demência progressiva e incontinência. A demência inclui lentidão psicomotora, diminuição na capacidade de concentração, dificuldades brandas de memória.

Sinais: Nistagmo horizontal, discos normais, espasticidade, sinais do lobo frontal.

Evolução: Demência progressiva.

Exames laboratoriais:

- LCR: melhora transitória, mas consistente, com a remoção de 50 mL (Acta Neurol Scand 1987;75:566); atualmente, alguns neurocirurgiões estão realizando cirurgias de desvio (*shunt*), a menos que o paciente melhore com esse primeiro procedimento. Teste de Miller Fisher: consiste em avaliações objetivas da marcha antes e após a remoção de 30 mL de LCR (Acta Neurol Scand 1986;73:566).

Raio-X: A TC revela os ventrículos cerebrais dilatados (100%); o cisternograma demonstra o movimento tardio ou a ausência de movimento do corante por fora dos hemisférios, mas esse exame também produz resultados falso-negativos.

Tratamento: Desvio cirúrgico (*shunt*), com 80% de êxito (Nejm 1985;312:1255).

Complicações: Infecções em 3-5% dos casos; fatores associados a resultados positivos na cirurgia de desvio: duração breve, causa conhecida (traumatismo, hemorragia), distúrbio da marcha antes do início de demência ou incontinência, presença de ondas de alta amplitude ao monitoramento da pressão intracraniana (Jama 1996;44:445).

5.7 Demências Vasculares

Causa:

1. Múltiplos infartos subcorticais (lacunares) ou corticais, demência por múltiplos infartos (DMI).
2. Desmielinização isquêmica da substância branca subcortical — doença de Binswanger — quadro clínico semelhante à DMI.
3. Infarto isolado e único; o acidente vascular cerebral nem sempre leva à demência (J Neurol Sci 1968;7:331); em geral, ocorre uma ampla destruição do tecido cerebral (J Neurol Sci 1970;11:205).

Epidemiologia:

As estimativas da prevalência variam:

- Quinze por cento de todas as demências diagnosticadas no período pós-morte são do tipo vascular; mais comum em negros e também em japoneses (Neurol 1995;45:1161); a DMI é superdiagnosticada, mas exige maior correlação neuropática (Neurol 1993;43:243); o acidente vascular cerebral freqüentemente coexiste com demência de Alzheimer ou de Parkinson (Arch Neurol 1989;46:651); o número estimado de demências vasculares aumenta quando se utiliza o índice de Hachinski (sistema de pontos, baseado na presença de doença neurológica e aterosclerótica) (47-60%) (Nejm 1993;328:153).
- Cinqüenta por cento dos idosos dementes que vivem em comunidades apresentam a demência vascular (Nejm 1993;328:153).

Fisiopatologia: Depósitos de amilóide nas paredes de pequenos vasos sangüíneos cerebrais.

Sintomas: Infartos subcorticais (gânglios basais, cápsula interna, tálamo): lentidão, esquecimento, apatia, déficit das habilidades executivas; a depressão e a ansiedade são mais graves em pacientes com demência vascular do que naqueles com doença de Alzheimer.

Sinais: Para se formular o diagnóstico de demência vascular, há necessidade de uma relação temporal entre o acidente vascular cerebral e a demência (Neurol 1992;42:473; 1993;43:250; Nejm 1993;328:153); 10-20% dos casos são mistos.

Seguem os critérios de Erkinjuntti para demência vascular (NINDS-AIREN, Fortschr Neurol Psychiatrie 1994;62:197):

1. Sinais neurológicos focais + achados do diagnóstico por imagem: múltiplas lacunas (múltiplos déficits motores e sensoriais, rigidez, sinais extrapiramidais, paralisia pseudobulbar), lesões amplas da substância branca, múltiplos infartos de grandes vasos estrategicamente posicionados (giro angular, tálamo, prosencéfalo basal, infartos bilaterais, infartos do hemisfério esquerdo).

2. O déficit neurológico e a confusão mental ocorrem dentro de 3 meses de um para o outro.

3. Evolução gradual: utilidade diagnóstica desconhecida de um histórico de "evolução gradual", p. ex., complicações comportamentais episódicas da doença de Alzheimer, p. ex., a ITU pode causar deterioração no comportamento (Am J Psych 1990;147:435).

Evolução: A mortalidade causada por demência vascular é mais alta; a prevalência aumentará quanto mais pessoas idosas sofrerem acidentes vasculares cerebrais e sobreviverem; também se observa um declínio nas atividades do dia-a-dia em casos de demência vascular subcortical, preditos por idade, efeito do etanol, falta de coordenação e reflexo do muxoxo[8*] (Jama 2002;50:1969)

[8*] N. de T.: Elevação dos lábios induzida por leve percussão dos lábios fechados próximos da linha média; observado quando há alteração da inervação piramidal da musculatura facial (Fonte: Stedman).

Exames laboratoriais:

Raio-X: TC: infartos lacunares 50% das vezes em casos de DMI; RM: doença de Binswanger: hiperintensidades confluentes da substância branca profunda, lesões periventriculares da substância branca (também no envelhecimento normal); atrofia central, além de dilatação do 3º ventrículo cerebral como marcador de demência vascular (Neurol 1995;45:1456).

Abordagem:

Preventiva: Evite e adie a ocorrência de ateromatose e embolização por meio de modificação da dieta e interrupção do tabagismo (cigarro), aspirina, eficácia desconhecida da pentoxifilina, ticlopidina. O controle da HAS pode, na verdade, reverter o dano cognitivo por tratar uma HAS preexistente (Jags 1996;44:411); os β-bloqueadores são mais eficientes do que os bloqueadores dos canais de cálcio e os diuréticos, resultando em um escore mais satisfatório no MEEM e melhora nos achados referentes à substância branca ao exame de RM (Jags 1997;45:1423). Trate os casos de DM e fibrilação atrial (Nejm 1993;328:153), previna os êmbolos com anticoagulantes; os agentes estimulantes metabólicos não produzem benefícios consistentes.

Demências mistas: Galantamina (Lancet 2002;359:1283; Jama 2004;292:2908), Rivastigmina (Eur J Neurol 2000;7:159), Memantina (Nejm 2003;348:1333; Jama 2004;291:317; Stroke 2002;33:1834) geram benefícios modestos sobre a função cognitiva.

5.8 Esquizofrenia em Idade Avançada

Nurs Home Med 1995;3:248; Jags 1980;8:193; Schizophr Bull 1993;19:701,817

Causa: O dano sensorial é discutível.

Epidemiologia: Porcentagem mais alta de psicoses semelhantes à esquizofrenia de início recente em pacientes internados em clínicas de repouso;

2/3 dos pacientes esquizofrênicos de início recente são abandonados com sintomas brandos quando idosos; M/F = 1:10 no idoso.

Fisiopatologia: Lesões no córtex pré-frontal dorsolateral, giro temporal superior e hipocampo, bem como nos gânglios basais.

Sintomas: Sintomas positivos ou negativos que duram mais de 6 meses. Positivos: delírios, alucinações, padrões distorcidos de linguagem e comunicação, comportamento desorganizado ou catatônico. Negativos: restrição na amplitude e na intensidade das expressões emocionais, alterações na fluência e na produtividade do pensamento e da fala, mudanças na iniciativa. Cinco categorias: tipos paranóide, desorganizado, catatônico, indiferenciado e residual. Os fatores de risco estão associados a personalidade pré-mórbida esquizóide, poucas crianças sobreviventes, surdez, classe socioeconômica baixa, sexo feminino.

Sinais: Dificuldade de concentrar a atenção e formular conceitos, retardo no tempo de reação; os danos cognitivos em termos de memória e construção, típicos da demência de Alzheimer, não são usuais com parafrenia.

Evolução: Delírios paranóides com ou sem alucinações, geralmente com preservação da personalidade e resposta afetiva; catatonia — pode ser observada em esquizofrenia, bem como em transtorno bipolar, infecções neurológicas, traumatismo craniano, doença cerebrovascular, distúrbio epiléptico, insuficiência hepática, abuso de medicamentos (Clin Gerontol 2003;11:26).

Complicações: Descarte demência, massas intracranianas, doença da glândula tireóidea, infecções, hepatopatia, abuso de substâncias, hidrocefalia de pressão normal (HPN), delírio, mania, depressão.

Exames laboratoriais:

Raio-X: TC, RM: dilatação dos ventrículos cerebrais, proeminência cortical, diminuição no tamanho do lobo temporal e do hipocampo, aumento no volume dos gânglios basais; 5-10% apresentam lesões decorrentes de acidente vascular cerebral.

Abordagem:

Terapêutica: A responsividade aos agentes antipsicóticos pode ser mais favorável do que em esquizofrênicos mais jovens; risperidona na dose de 0,25-1 mg uma vez ao dia, divididos 2x/d; quetiapina, 25-800 mg uma vez ao dia, divididos 2-3x/d; olanzapina, 2,5-10 mg uma vez ao dia.

Conduta da equipe:

Clínica de repouso: Não deixe de obter os registros psiquiátricos (o que deve ser um requisito para a admissão); identifique os antipsicóticos tomados no passado, especialmente no último mês; recorra ao tratamento da doença de Alzheimer.

Capítulo 6
Infecção

6.1 Pulmões

Nejm 2001;344:665;2002;347:2039

Causa: Adquirida da comunidade: freqüentemente envolve mais de um patógeno; a pneumonia estreptocócica ainda é a mais comum; muitas vezes, a tuberculose em pacientes com >60 anos de idade envolve co-patógenos: *Streptococcus pneumoniae, Staphylococcus aureus, Haemophilus influenzae,* bacilos aeróbicos Gram-negativos, microrganismos aeróbicos e anaeróbicos (aspiração), *Moraxella catarrhalis, Legionella pneumophila.*

Microrganismos de aspiração adquiridos em clínicas de repouso: *S. pneumoniae, Klebsiella pneumoniae, S. aureus, H. influenza, Escherichia coli, M. catarrhalis, Mycobacterium tuberculosis*; a *Chlamydia pneumoniae* constitui a causa da rápida disseminação de infecção respiratória (Jama 1997;277:1214).

Infecção hospitalar: microrganismos aeróbicos Gram-negativos, incluindo agentes periodontais: *Pseudomonas aeruginosa, S. pneumonia, S. aureus, H. influenza, Legionella* (Am Ver Respir Dis 1993;148:14118); o *S. aureus* e o *S. pneumoniae* são os co-patógenos mais comuns em casos de influenza.

Epidemiologia: A pneumonia é a causa indutora de morta a partir de doenças infecciosas no idoso (Geriatrics 1991;46:25); observam-se 11% de casos de pneumonia e 85% de mortes por pneumonia em pacientes com >65 anos de idade (Mmwr 1991;40:7); só a idade dobra o risco de complicações e óbito; o risco aumenta com cada fator comórbido adicional, particularmente ICC e DPOC (Am J Med 1990;88:1N; Ann IM 1991;115:428); há um aumento no risco com o uso de antiácidos (supressores da secreção gástrica ácida), pois a redução nessa secreção facilita a infecção oral (Jama 2004;292:1955).

Fisiopatologia: Alterações relacionadas à idade: queda da imunidade, redução dos reflexos da tose e do vômito, diminuição da atividade ciliar, aumento da colonização por microrganismos Gram-negativos resistentes; as doenças comórbidas (acidente vascular cerebral etc.) comprometem a capacidade de deglutição e aumentam o risco de pneumonia por aspiração; 25% de todos os pacientes clinicamente sépticos (não apenas por pneumonia) apresentam-se afebris em função da resposta IL-1 modificada — alterações hipotalâmicas.

Sintomas: Calafrio, febre, tosse; função diminuída (incluindo cognição), quedas, anorexia; 10% mostram-se assintomáticos; <35% exibe uma apresentação típica (Jags 1989;37:867); 50% dos pacientes geriátricos febris que se apresentam à sala de emergência com nenhum outro sintoma físico têm alguma doença grave, incluindo pneumonia.

Sinais: roncos, estertores, taquipnéia; confusão (33% casos de pneumonia adquirida na comunidade *vs.* 53% adquiridos em clínicas de repouso) (Jags 1986;34:697), taquipnéia, desidratação, função reduzida, anorexia, agravamento de CHF ou COPD preexistentes.

Evolução: O diagnóstico pode ser tardio em casos de "apresentação atípica"; isso e a comorbidade podem contribuir para o curso mais prolongado da doença, aumentando também o tempo de hospitalização do paciente; indicadores de mortalidade de 30 dias em clínicas de repouso: neoplasia, mudança do estado mental, freqüência respiratória >30, pressão sanguínea sistólica <90, pH <7,35, uréia > 23, glicemia <130.

Complicações: Resolução tardia, bacteremia (mortalidade de 40%), morte, infecções mistas; descarte outras infecções, COPD, TEP, malignidades, reações medicamentosas, síndrome mielodisplásica.

Exames laboratoriais:

- Hemograma — é importante comparar com os valores basais do leucograma, mas saiba que 20-40% de todos os pacientes sépticos não desenvolvem leucocitose (Ger Rv Syllabus 1996;264).

- Eletrólitos,

- Saturação de oxigênio (uso precoce e freqüentemente em clínicas de repouso) para avaliar a gravidade do quadro. Caso haja necessidade de hospitalização, considere os procedimentos de mensuração dos gases sanguíneos arteriais, hemocultura, coloração de Gram e cultura do esputo (muitas vezes, é impossível obter amostras adequadas; 50% podem produzir amostras diagnósticas) (Am J Med 1990;88:1N; Jags 1989;37:867).

- Antígeno urinário em busca de *Legionella*; realização de toracocentese com coloração e cultura na presença de quantidade significativa de líquido pleural (Post Grad Med 1996;99).

- ECG.

- Indicadores de comorbidades: >85 anos de idade com creatinina >1,5%, pressão sanguínea <90, pulso >110 (GRS 2002-2004:308).

Raio-X: Radiografia torácica com infiltrados (embora possam não ser evidentes em quadros de alterações pulmonares crônicas).

Tratamento: Fluoroquinolona em casos de COPD com VEF1 <30%, abrangendo infecções resistentes por *S. pneumoniae*, Gram-negativos, *Legionella*; os efeitos colaterais incluem aumento na amplitude do segmento QT e vertigem.

Tabela 6.1 Tratamento de pneumonia

1. *Via (PO ou IM) da Terapia inicial:*	**1. *Escolha de terapia empírica:***	**Microrganismos comuns:**
Tratamento com um agente parenteral (IM)	Ceftriaxona 500-1000 mg IV uma vez ao dia	Streptococcus pneumonia
Deve ser considerado se:	Cefotaxima 500 mg IV a cada 8-12 horas	Haemophilus influenza
a. não houver qualquer resposta a um agente oral	Ampicilina/sulbactam 1,5 g IV a cada 6-8 horas	
b. houver anormalidade dos sinais vitais	Cefuroxima 750 mg IV a cada 8 horas	
c. o paciente apresentar uma alteração aguda do estado mental e se mostrar incapaz de tomar os medicamentos por via oral (na indisponibilidade de sondas)	No paciente alérgico à penicilina, deve-se considerar o tipo de hipersensibilidade (erupção cutânea, urticárias) ao tomar qualquer decisão terapêutica	
2. *Escolha do agente parenteral:*	A Levofloxacina 500 mg IV uma vez ao dia é uma alternativa a ser considerada	
Ceftriaxona 500-1000 mg IM uma vez ao dia ou		
Cefotaxima 500 mg IM a cada 12 horas	É recomendável evitar a eritromicina IV, em função dos efeitos adversos, como dor e flebite, bem como aumento na resistência dos pneumococos aos macrolídeos.	
No paciente alérgico à penicilina, deve-se considerar o tipo de hipersensibilidade (erupção cutânea, urticárias) ao tomar qualquer decisão terapêutica		
3. *Momento da troca para um agente oral:*	Fluoroquinolona contra pneumococos (Levoquin 500/dia)	**Patógenos atípicos:**
Os pacientes submetidos ao tratamento por via IM deverão receber um agente oral quando eles atingirem:		Mycoplasma pneumonia
	β-Lactam-inibidor da β-lactamase + macrolídeo	Espécies de *Legionella*
Estabilidade clínica. Em grande parte dos pacientes (75%), isso ocorrerá em 3-5 dias de tratamento.		Chlamydia pneumonia

260 *Capítulo 6: Infecção*

A estabilidade clínica é definida pela presença de todos os itens descritos a seguir:

a. melhora nos sinais e sintomas
b. estado afebril (<38ºC) por ≥16 horas
c. ausência de evento cardíaco agudo ou qualquer outro que represente risco de morte nos 3 primeiros dias de tratamento
d. capacidade de tomar medicamentos por via oral

4. *Antibioticoterapia oral:*

Amoxicilina

Amoxicilina/clavulanato

Cefalosporina de 2ª ou 3ª geração PO no paciente alérgico à penicilina — a Levofloxacina 500 mg PO ao dia pode ser prescrita

5. *Duração da terapia:* 7-10 dias

6. Interrupção da terapia quando a temperatura estiver <37,7ºC, freqüência respiratória <24, freqüência cardíaca <100, pressão sanguínea sistólica ≥90%, COPD basal × 24º

Unidade de terapia intensiva

Cefalosporina de 3ª geração + fluoroquinolona contra pneumococos (Ceftriaxona & Levoquin)

— Sob risco de *P. aeruginosa*: β-lactam-inibidor da β-lactamase contra pseudomonas + fluoroquinolona piperacilina-tazobactam 3,375 a cada 6 horas + levoquin

— Pneumonia por aspiração: Ceftriaxona 1-2 g ou Levofloxacina 500

— Infecção periodontal grave: ceftriaxona 600 a cada 8 horas + clindamicina ou flagyl 500 a cada 8 horas

2. *Momento da troca para um agente oral:*

Quando o paciente atingir uma estabilidade clínica (em 4-6 dias), troque o medicamento para um agente oral:

Amoxicilina

Amoxicilina/clavulanato

Cefalosporina oral de 2ª ou 3ª geração

3. *Duração da Terapia:* 7-14 dias

Mesmos +

Staphyloccus aureus,

S. pneumonia resistente a medicamentos

Outros Gram-negativos

Cerca de 66% dos pacientes necessitarão de hospitalização; pode-se evitar o hospital (com riscos de delírio, depressão e infecção nosocomial) caso se proporcione um cuidado satisfatório na clínica de repouso ou em casa e se o paciente se mostrar estável do ponto de vista hemodinâmico. Em alguns casos, o idoso e seus familiares preferem não passar pelo tratamento hospitalar. Consulte as diretivas antecipadas em busca de orientação terapêutica; em princípio, escolha antibióticos empíricos de amplo espectro; se o microrganismo vir a ser conhecido, trate-o de maneira adequada; forneça oxigênio (O_2) se for indicado pelo declínio na saturação desse gás ou pela angústia respiratória clínica.

Prevenção: Vacina anual contra influenza; vacina contra pneumonia a cada 6 anos; há um maior consentimento quando se administra essa vacina junto com a vacina contra gripe (Jags 2004;53:25); o ginseng (CVT-E002) evita doença respiratória aguda (Jags 2004;52:13); a vit E 200 UI evita URIs em idosos (Jama 2004;292:828).

Abordagem terapêutica: Ver Tabela 6.1.

- O tratamento oral de pacientes de ambulatório ou clínica de repouso inclui eritromicina, azitromicina, claritromicina, amoxicilina-ácido clavulânico, trimetoprim/sulfametoxazol, cefalosporina de 2ª ou 3ª geração ou trimetoprim/sulfametoxazol (até 24% de resistência ao *S. pneumoniae*).

- Em pacientes que apresentam hipoxia, grave doença subjacente, ou vivem sozinhos, proteja-os de infecções por *S. aureus* e bacilos Gram-negativos com eritromicina oral ou IV; em pacientes sem nenhum acesso IV, associe com eritromicina ou azitromicina oral ou IV para obtenção de ampla proteção inicial. A clindamicina é utilizada quando há uma alta suspeita de envolvimento de microrganismos anaeróbicos.

- Infecção hospitalar: combinação IV de β-lactam-inibidor da β-lactamase, ou cefalosporina de 3ª geração e clindamicina ou piperacilina.

- Sensibilidades do *S. pneumoniae*: 100%: vancomicina; 99,2%: ceftriaxona, doxiciclina, levofloxacina; 94%: imipenem; 98,8%: eritromicina; 97,2%: ofloxacina; 96,2%: ciprofloxacina; 95%: cefuroxima; por volta de 1994, houve um aumento no desenvolvimento de resistência, sobretudo contra penicilina (14%), ceftazidima (12%) e trimetoprim/sulfametoxazol (24%) (Jama 1996;275:194; Nejm 1996;335:1445). Em caso de infecção endêmica por pseudomonas em clínica de repouso, use a ceftazidima; caso contrário, use ceftriaxona (Ann Long-Term Care 1998;6:7).

Conduta da equipe: O profissional da saúde deve ter conhecimento dos valores basais para identificar as alterações; deve haver esforços comunitários e institucionais para fornecer as vacinas adequadas, bem como a quimioprofilaxia contra influenza e pneumonia; utilize as crises agudas para enfocar as discussões futuras sobre diretivas antecipadas, particularmente com pacientes de clínicas de repouso.

Influenza

Ann Long-Term Care 2003;11:46; Med Lett 2002;44:75; Infections in the Elderly. P. Kamitsuka at Harvard Geriatric Rv Course, April 2004; Am Fam Phys 2001;63:257; Nejm 2001;345:1318;2000;343:1778

Causa: Vírus da influenza (tipos A, B e C).

Epidemiologia: Mundial, 90% dos óbitos associados com influenza ocorrem entre os idosos com >65 anos de idade.

Fisiopatologia: RNA vírus de fita simples, disseminado por gotículas respiratórias.

Sintomas: Tosse, febre, mal-estar, dor de garganta, além de dores de pequenas intensidades que persistem por períodos prolongados.

Sinais: Tosse; sinais geriátricos: exacerbação de doença cardiopulmonar ou crônica, mudanças de comportamento/cognição.

Evolução: Tempo de incubação de apenas 1-2 dias; duração dos sintomas geralmente de 5-6 dias; mal-estar de até 2 semanas.

Complicações: Descarte vírus sincicial respiratório (VSR) (índice de óbito menor que a influenza do tipo A, mas não superior à do tipo B) (Jama 2003;289:179). Os quadros de pneumonia primária por influenza, pneumonia bacteriana secundária, bem como exacerbação de doença cardiopulmonar e outras doenças crônicas, resultam em um aumento na hospitalização e nas mortes.

Exames laboratoriais: Realize sorologia nos primeiros casos para estabelecer o tipo e a cepa de um surto; o Quick Vue (imunoensaio que utiliza anticorpos monoclonais para detectar a nucleoproteína viral) constitui o teste mais fácil e rápido para diagnóstico imediato de influenza dos tipos A e B; no entanto, os testes negativos não excluem a influenza (Med Lett 1999;41:121).

Raio-X: Radiografia torácica na suspeita de pneumonia secundária (o limiar deve ser baixo para os raios-X).

Abordagem:

Preventiva:

- Vacina anual contra influenza para aqueles com >65 anos de idade e/ ou para idosos que trabalham, ou vivem, em instituições ou em centros comunitários (Ann IM 1995;123:518; Jama 2004;292:2089); toda vacina trivalente contra influenza costuma incluir duas cepas A inativadas e uma cepa B escolhida todo ano, com base nas cepas da estação anterior; uma nova combinação de vacinas é necessária todo ano, em função das mudanças contínuas (variação antigênica).

- A vacina pneumocócica deve ser administrada a cada 6 anos para os idosos com >65 anos de idade e deve diminuir a incidência de pneumonia bacteriana secundária; a administração simultânea das vacinas contra pneumococos e influenza é possível sem nenhuma complicação.

- A vacina contra a gripe é mais eficiente na prevenção de mortes causadas por influenza do que por infecção; em clínicas de repouso, a vacinação contra influenza evita uma porcentagem estimada de

50-60% de hospitalização e pneumonia, bem como 80% de óbitos; os anticorpos de alguns idosos declinam abaixo dos níveis protetores em 4 meses (Med Lett 2002;44:75). A vacina contra influenza é capaz de reduzir o metabolismo hepático de medicamentos, incluindo teofilina e varfarina em 50% por até uma semana. Para aqueles casos com contra-indicações à vacina contra influenza (alergia a ovos ou outros componentes da vacina), faça uso da profilaxia com amantadina ou rimantadina durante a época de pico da influenza.

- Comece com a amantadina ou a rimantadina ao primeiro sinal de surto de influenza A em clínica de repouso, por no mínimo 2 semanas ou até 1 semana após o término do surto; essa profilaxia diminui a taxa de infecção causada por influenza A por volta de 70-80%. Embora seja caro, o oseltamivir 75 mg em dias alternados para idosos com depuração de creatinina de 10-30 mL/min é uma opção (Am Fam Phys 2003;67:111).

Terapêutica: Abordagem para a febre em clínica de repouso: febre >37,7ºC para todas as infecções, inclusive influenza (Jags 1996;44:74); cepas antivirais resistentes têm surgido e podem ser liberadas logo após o término de um curso terapêutico; as dosagens para os idosos com >65 anos de idade são as mesmas para profilaxia e tratamento:

- Amantadina 100 mg PO uma vez ao dia com depuração de creatinina >50; ajuste a dose conforme as instruções da bula para valores de depuração <50.

- Rimantadina 200 mg PO uma vez ao dia, ou 100 mg PO uma vez ao dia para depuração de creatinina <10 ou em casos de hepatopatia; monitore o paciente e diminua a dose caso se observem efeitos colaterais do SNC; esse medicamento pode aumentar a atividade convulsiva.

- Inibidores da neuraminidase: a inalação de zanamivir (Jama 1999;282:31) ou a administração oral de oseltamivir 75 mg 2x/d por 5 dias instituídos dentro de 30 horas após o início da influenza podem abreviar a duração dos sintomas e possivelmente diminuem a incidência de complicações; o oseltamivir é associado com náusea, vômito, cefaléia (Med Lett 2002;44:75), enquanto o zanamivir está relacionado a broncoespasmo em paciente com doença pulmonar subjacente (Jama 2000;284:2847; Jags 2002;52:608); nenhum desses medicamentos substitui a vacinação (Med Lett 1999;41:91).

Tuberculose Pulmonar

MacLennan WJ, Infection in the Elderly. Boston: Little, Brown 1995; Am Fam Phys 2000;61:2673

Causa: Reativação; infecção cruzada em clínica de repouso.

Epidemiologia: taxa de conversão de 8% em 2,5 anos em clínica de repouso (Nejm 1985;312:1483); freqüência maior sob risco de reativação em casos de DM, alcoolismo, tabagismo, câncer, gastrectomia parcial, corticosteróides.

Fisiopatologia: As gotículas inaladas depositam-se nos alvéolos, replicam-se lentamente, disseminam-se aos linfonodos regionais e depois por via hematógena. Os pacientes podem apresentar broncopneumonia com infecção inicial, mas desenvolvem nódulos assintomáticos (complexo de Gohn) com maior freqüência. A reativação da tuberculose ocorre nos locais com alta concentração de oxigênio (lobos superiores), pois o agente causal é um microrganismo aeróbico obrigatório; os lobos médios e inferiores podem estar envolvidos em pacientes internados em clínicas de repouso.

Sintomas: Pode não ter febre ou sudorese noturna; os sintomas de perda de peso, tosse e falta de ar são mais comuns; os sintomas extrapulmonares incluem mudanças no estado mental, dor nas costas e dor abdominal.

Sinais: Efusão pleural.

Evolução: ARDS em caso de disseminação miliar; atelectasia segmentar do lobo superior; o envolvimento da língula ou do lobo mediano pode ser confundido com tumor.

Complicações: 10% das infecções primárias podem evoluir para tuberculose crônica ou morte (atribuída à pneumonia irresponsiva a antibióticos); disseminação para medula óssea, fígado, trato genitourinário, osso (coluna = doença de Pott).

Exames laboratoriais: O teste cutâneo da tuberculina (PPD) é negativo em 10-15% dos casos de tuberculose ativa; leucocitose por polimorfonucleares, anemia normocítica, velocidade elevada de sedimentação eritrocitária; examine 3 amostras de esputo em busca do bacilo ácido-resistente (BAAR), que pode levar até 12 semanas para crescer em meio de cultura (pode ser inibido por ciprofloxacina, gentamicina e amoxicilina-clavulanato, aka Augmentin). Pesquise DNA/RNA ribossômicos no esputo em caso de suspeita clínica com resultado negativo para o bacilo (BAAR); as efusões pleurais podem não revelar os microrganismos.

Raio-X: Resolução tardia de suposto infiltrado bacteriano; os achados clássicos de lesões cavitárias apicais são menos comuns; opacidades dos lobos medianos ou superiores isoladamente ou em conjunto com lesões apicais são mais comuns; a cavitação é menos comum em função do declínio na imunidade celular.

Abordagem:

Preventiva: Ver Controle de Infecção, Tuberculose (p. 73).

Terapêutica: Trate os pacientes de clínicas de repouso com isoniazida [INH] (300 mg/dia) e rifampina (600 mg/dia) por 9 meses para que não se crie resistência a múltiplos medicamentos; a administração de INH + rifampina + pirazinamida diminui a duração do tratamento de 9 para 6 meses:

- INH (300 mg): 5% dos pacientes desenvolvem hepatite; associe piridoxina (100 mg) para evitar neuropatia periférica; podem ocorrer múltiplas interações medicamentosas; não forneça acetaminofeno (paracetamol) concomitantemente.

- Rifampina (450 mg para os pacientes com <50 kg ou 600 para aqueles com >50 kg): 3% desenvolvem hepatite; desenvolvimento de hepatite em 8% dos pacientes quando tomada em combinação com INH; efeitos colaterais: erupção cutânea e sintomas GI; trombocitopenia (rara); neurite óptica; indução de microenzimas hepáticas.

- Etambutol (15 mg/kg): modifique a dosagem em caso de dano à função renal para evitar neurite retrobulbar (diminuição na acuidade visual, escotomas, cegueira às cores vermelha/verde); boa ação sinérgica com rifampina contra micobactérias resistentes.

- Pirazinamida (1,5 g para pacientes com <50 kg ou 2 g para aqueles com >50 kg): 2-6% desenvolvem hepatite (relacionada à dose), artralgia, anorexia, náusea, fotossensibilidade, gota.

- Estreptomicina: alta toxicidade (vestibular, renal).

- Trate o paciente no hospital até que a negatividade do esfregaço.

- Novas terapias estão sendo desenvolvidas: os compostos capazes de inativar a enzima isocitrato liase são críticos para proteger o ataque do macrófago pelo *M. tuberculosis* (Nature 2000;289:1123;2000;406:683).

6.2 Coração

Endocardite

Jama 1995;274:1706

Causa: Etiologia de septicemia encontrada em <50% dos pacientes; próteses valvulares; marca-passos; o *S. aureus* pode causar doença em uma válvula saudável preexistente.

Epidemiologia: Mais da metade dos pacientes com endocardite são idosos, em virtude da maior prevalência de próteses valvulares, bacteremia adquirida no ambiente hospitalar e lesões valvulares reumáticas.

Fisiopatologia: Alteração na superfície endotelial, depósito de plaquetas e fibrina, *formação de lesão vegetativa nos locais de alta turbulência*; agentes envolvidos: *Streptococcus* (25-70%); *Streptococcus bovis* em 25% dos casos (associado com malignidade gastrointestinal, sobretudo câncer de cólon); *Staphylococcus* (20-30%); *Enterococcus* oriundo do trato genitourinário (25%); o *Streptococcus viridans* é menos comum do que em pacientes mais jovens; cultura negativa em 10-20% dos casos.

Sintomas: A regurgitação das válvulas aórtica e mitral constitui o sintoma mais comum; além disso, observam-se embolias sistêmica e cerebral (em 25% das vezes, apresenta-se como um estado de confusão aguda), bem como insuficiência cardíaca.

Sinais: Suspeite de endocardite em pacientes com pirexia, alta velocidade de sedimentação eritrocitária, CHF, êmbolos periféricos, vaga indisposição após procedimento gastrointestinal ou genitourinário, sopros cardíacos variáveis; mesmo na ausência de sopro cardíaco, suspeite de endocardite com hemoculturas positivas; pode-se observar esplenomegalia com *S. viridans*; as lesões de Janeway na palma das mãos e na sola dos pés, bem como as manchas de Roth no fundo ocular, são indicativas de êmbolos; os imunocomplexos produzem nodos de Osler, artralgias, baqueteamento digital, petéquias, glomerulonefrite, hematúria.

Evolução: Mortalidade de 50%.

Complicações: Descarte abscesso miocárdico se a velocidade de sedimentação eritrocitária não se normalizar com o tratamento, com bloqueio do ramo esquerdo do feixe de His ou com prolongamento progressivo do intervalo PR.

Exames laboratoriais: Três hemoculturas espaçadas estabelecem a causa em 95% dos pacientes; *S. viridans* (30-45%); a endocardite está associada a procedimento odontológico, mas nem todos os agentes causais são sensíveis à penicilina; *Staphylococcus* (10-30%) coagulase-negativo associado com próteses valvulares, embora o prognóstico seja melhor do que com o *S. aureus*; outros estreptococos (10-15%) incluem *Enterococci* (*S. bovis*).

- Associados a câncer de cólon e diverticulose, manipulação genitourinária em homens, resistência variável.
- Velocidade de sedimentação eritrocitária >100 mm/h, nível elevado da proteína C-reativa, fator reumatóide positivo e FAN positivo em 50% dos casos, anemia normocítica normocrômica, contagem elevada de leucócitos.

Exames não-invasivos: Ecocardiografia (transtorácica e transesofágica): formações vegetativas sobre as próteses valvulares, abscesso septal ou anular; a ecocardiografia bidimensional permite a avaliação do tamanho da câmara cardíaca; em casos de agravamento da disfunção valvular, podem-se realizar avaliações seriadas; em casos de suspeita clínica mesmo com hemocultura negativa, reavalie o ecocardiograma.

Abordagem:

Preventiva: Para pacientes com distúrbios cardíacos: risco mais alto com próteses valvulares, endocardite infecciosa prévia, regurgitação e estenose aórticas, regurgitação e estenose mitrais, estado após cirurgia intracardíaca com anormalidade hemodinâmica residual (Nejm 1995;332:38; Med Lett 1999;41:75).

- Para procedimentos que envolvem a boca ou o trato respiratório: amoxicilina 2-3 g PO 1 hora antes do procedimento (Jama 1997;277:1794;GFT 2005:161).
- Manipulação dos tratos genitourinário ou gastrointestinal (*Enterococcus*); 1 g de ampicilina e 1,5 mg/kg (não ultrapassar 120 mg) de gentamicina IV 1 hora antes do procedimento e 6 horas depois (Jama 1997;277:1794); 1 g de ampicilina IM/IV ou 1 g de amoxicilina PO; em pacientes alérgicos à penicilina, substitua por 1 g de vancomicina.
- Evite infecção hospitalar.
- Profilaxia das próteses valvulares (*Staphylococcus*): utilize o esquema terapêutico para o *Enterococcus*.

Terapêutica (Tabela 6.2): Exige dose que atinjam concentrações bactericidas; ECG para acompanhar a evolução clínica; a intervenção cirúrgica pode ser necessária em casos de agravamento de CHF, embolia, abscesso cardíaco, formações vegetativas >10 mm ou infecção fúngica. A substituição da válvula é protelada até que a infecção residual do anel valvular e das estruturas adjacentes esteja diminuída; a anticoagulação não ajuda muito.

Tabela 6.2 Tratamento clínico da endocardite

Agente Infeccioso	Medicamento	Dosagem	Duração
Streptococcus viridans ou outros estreptococos suscetíveis à penicilina (CIM < = 0,1 mu G/ML)	Penicilina G aquosa (preferida no idoso) OU	12-18 milhões de unidade IV/24 h continuamente ou divididos a cada 4 h	4 semanas
	Ceftriaxona	2 g/dia IV ou IM	4 semanas
Alergia à penicilina	Vancomicina	30 mg/kg por 24 h IV em 2 doses (não ultrapassar 2 g/24 h)	4 semanas
Streptococcus viridans, outros estreptococos (CIM > = 0,1)	Penicilina G aquosa MAIS	18-30 milhões de unidades IV/24 h continuamente ou divididos a cada 4 h	4 semanas
	Gentamicina* (use com cautela no idoso)	1 mg/kg IM ou IV a cada 8 h	2 semanas
Alergia aos β-lactâmicos	Vancomicina	30 mg/kg por 24 h IV em 2 doses (não ultrapassar 2 g/24 h)	4 semanas
Enterococos	Penicilina G aquosa ASSOCIADA	18-30 milhões de unidades IV/24 h continuamente ou divididos a cada 4 h	4-6 semanas
	Gentamicina OU	1 mg/kg IM ou IV a cada 8 h	4-6 semanas
	Ampicilina MAIS	12 g IV/24 h continuamente ou divididos a cada 4 h	4-6 semanas
Triagem de todas as endocardites por enterococos quanto à resistência antimicrobiana	Gentamicina	conforme dose acima	

Alergia aos β-lactâmicos	Vancomicina MAIS	conforme dose acima	4-6 semanas
	Gentamicina	conforme dose acima	4-6 semanas
Staphylococcus, sem material protético	Nafcilina ou oxacilina MAIS (opcional)	2 g IV a cada 4 h	4-6 semanas
	Gentamicina	1 mg/kg IM ou IV a cada 8 h	3-5 dias
Alergia à penicilina	Vancomicina	30 mg/kg por 24 h IV em 2 doses (não ultrapassar 2 g/24 h)	4-6 semanas
Staphylococcus aureus resistente à meticilina (MRSA)	Vancomicina	conforme dose acima	4-6 semanas
Staphylococcus, com material protético (pode ser necessário remover ou substituir o material protético)	Nafcilina ou oxacilina MAIS	2 g IV a cada 4 h	6-8 semanas
	Rifampina MAIS	300 mg PO a cada 8 h	6-8 semanas
	Gentamicina	1 mg/kg IM ou IV a cada 8 h **(acompanhada por fluoroquinolona + Rifampina PO por 3-6 meses se a válvula for mantida no local)**	2 semanas
MRSA	Vancomicina MAIS	30 mg/kg por 24 h IV em 2 doses (não ultrapassar 2 g/24 h)	6-8 semanas
	Rifampina MAIS	300 mg PO a cada 8 h	
	Gentamicina	1 mg/kg IM ou IV a cada 8 h	2 semanas
Microrganismos HACEK (*Haemophilus, Actinobacillus, Cardiobacterium, Eikenella* e *Kingella*)	Ceftriaxona	2 g IV ou IM/dia	4 semanas

* Idade acima de 65 é uma contra-indicação relativa para o uso da gentamicina

Jama 1995;274:1706; Sci Am Med 1999; 7:XVIII; GRS 2004, p. 312.

6.3 Ossos e Articulações

Osteomielite/Artrite Séptica/Infecção de Prótese Articular

MacLennan WJ, Infection in Elderly Patients. London/Boston: E. Arnold/ Little Brown 1994. Little, Brown 1995; Nejm 1997;336:999

Causa:

- Artrite séptica: artrite séptica crônica mais freqüentemente causada por *Staphylococcus*.
- Infecção da prótese articular: *Staphylococcus*, microrganismos Gram-negativos, anaeróbicos.

Epidemiologia:

- Artrite séptica: 25-33% em pacientes com >60 anos de idade; sistema imunológico prejudicado; artropatia preexistente (p. ex., osteoartrite e artrite reumatóide); *Staphylococcus*, *Streptococcus*, bactérias Gram-negativas; disseminação hematógena a partir de infecção do trato urinário, celulite, endocardite, infecções intestinais por *Salmonella*; fatores predisponentes: desnutrição, diabetes, insuficiência renal crônica, cirrose hepática, malignidades, alcoolismo, corticosteróides.
- Infecção da prótese articular: 1-2%, disseminação hematógena a partir de cirurgia; fontes: gengivas, bem como os tratos gastrointestinal e genitourinário.

Sintomas:

- Artrite séptica: sensibilidade, vermelhidão, calor; os diabéticos podem não exibir dor ou pirexia; uma glicemia descontrolada pode ser o único sintoma observado; anemia normocítica normocrômica.
- Artrite séptica crônica: pode não demonstrar pirexia ou taquicardia.

Sinais: Osteomielite — pés: cabeças dos metatarsos e falanges proximais; em lesão próxima à úlcera, há uma secreção de pus a partir de um trajeto sinuoso; eritema e intumescimento (inchaço) sobre o osso infectado; tumefação flutuante; limitação dolorosa de movimentos ativos e passivos; geralmente febril; diagnóstico difícil com artropatia preexistente; sinais mascarados nas articulações esternoclaviculares, sacroilíacas e coxais (quadril), bem como no ombro.

Complicações: Artrite séptica: osteomielite nos ossos adjacentes, necrose avascular, septicemia, alta mortalidade; artrite séptica crônica: a bacteremia é comum, dando origem a endocardite, colecistite, abscesso cerebral (mortalidade chegando a 50%).

Exames laboratoriais:

- Osteomielite: hemoculturas positivas em 50% dos pacientes; cultura dos trajetos sinuosos drenantes com seringa estéril; biopsia óssea; contagem elevada dos leucócitos; alta velocidade de sedimentação eritrocitária pode não estar presente no idoso.

- Artrite séptica: apenas 50% dos idosos apresentam um leucograma elevado; a velocidade de sedimentação eritrocitária costuma estar alta; agulha de amplo calibre com heparina para evitar coagulação a partir de punção articular: leucócitos = 100.000, 90% de leucócitos polimorfonucleares, nível elevado de lactato, cultura positiva em 66% dos pacientes.

Raio-X:

- Osteomielite: as fases iniciais revelam intumescimento dos tecidos moles sobre a diáfise, indistinguíveis de alterações com celulite. Duas semanas após o início: transparência do córtex da diáfise e neoformação óssea radiopaca sob um periósteo elevado; esclerose em qualquer momento após 3 semanas.

- Em pacientes idosos, é mais provável que o periósteo fique aderido ao córtex; dessa forma, a infecção não separa as camadas ósseas; use a cintilografia com gálio para delimitar as áreas de infecção crônica ou subaguda; empregue a tomografia computadorizada e a ressonância magnética para distinguir a osteomielite de infecções dos

tecidos moles; a ressonância magnética é menos útil em infecções relacionadas aos instrumentos cirúrgicos.
- A osteoporose pode mascarar as áreas de lise; 95% de ressonância positiva em osteomielite vertebral.
- Artrite séptica: cintilografia com radionuclídeo para as articulações menos acessíveis: coxais e sacroilíacas.
- Infecção da prótese articular: transparência do osso circunjacente; as cintilografias com tecnécio e gálio são úteis em infecção tardia; ultra-som para detecção de abscesso.

Abordagem:

Terapêutica:

- Osteomielite: ≥3 semanas de antibióticos para evitar a evolução para osteomielite crônica; a terapia por via oral deve ser instituída 24 horas antes da interrupção dos antibióticos IV.
- Osteomielite crônica: trate por vários meses; o *S. aureus* resistente à meticilina pode responder à clindamicina, eritromicina, rifampina, embora possa ser necessária a adição de vancomicina; bactérias Gram-negativas (p. ex., *pseudomonas*): quinolonas (especialmente em casos crônicos). Osteomielite por anaeróbicos: metronidazol; o tratamento de osteomielite é difícil em áreas com traumatismo ou insuficiência vascular: freqüentemente exige intervenção cirúrgica.
- Artrite séptica: antibióticos IV por pelo menos 6 semanas; injeções intra-articulares não têm nenhum benefício; a benzilpenicilina e o aminoglicosídeo não atingem níveis adequados nas articulações; pode haver a necessidade de exploração e debridamento cirúrgicos, sobretudo em casos de envolvimento da articulação do coxal (quadril).
- Infecção da prótese articular: precoce; a administração de antibióticos por 3 semanas pode evitar a perda da prótese; tardia: remova a prótese, envolva-a com cimento impregnado de antibiótico e inicie antibioticoterapia parenteral por 6 semanas; persistente em 60% dos pacientes: pode exigir fusão articular e colocação de nova prótese.

Preventiva: Infecção da prótese articular: use antibióticos profiláticos 24 horas antes da cirurgia (J Bone Joint Surg Am 1990;72:1) — Amoxacilina 2 g ou clindamicina 600 mg em pacientes alérgicos à penicilina 1 hora antes do procedimento (GFT 2005;161); trate as infecções da boca, bem como dos tratos digestório e genitourinário (incluindo as infecções assintomáticas do trato urinário) antes da cirurgia.

6.4 Sistema Nervoso Central

Meningite

Sintomas de meningite em idosos: confusão (57-96%), cefaléia (21-81%); outros sintomas incluem náusea, vômito, crises epilépticas, fraqueza e fotofobia; a febre é inconstante e os pacientes podem apresentar hipotermia; a rigidez da nuca não tem sensibilidade nem especificidade; esse sintoma é positivo em apenas 57% dos casos, mas pode ser falsamente positivo em pacientes com espondilose cervical e doença de Parkinson; os estudos do líquido cerebrospinal (LCR) são necessários para obtenção do diagnóstico definitivo.

Tabela 6.3 Meningite

Microrganismo	Epidemiologia	Sinais/sintomas	Evolução/complicações	Exames laboratoriais	Tratamento	Tratamento alternativo	Profilaxia
Bacteriana, mas de etiologia desconhecida	—	—		Aumento dos PMNs, glicose >45 mg/dL, proteína <45 mg/dL	Ampicilina + cefotaxima/ceftriaxona	Adicione vancomicina na suspeita de pneumococcus resistente	—
Pneumococos	17% dos casos de meningite bacteriana Mortalidade de 19-26% Fatores que aumentam os riscos de mortalidade: fratura basilar do crânio, esplenectomia, DM, hepatopatia, álcool, HIV	Com freqüência, os pacientes apresentam sinais comitantes ou prévios de pneumonia, otite, mastoidite, sinusite ou endocardite	Empiema subdural, trombose de veia cerebral, arterite cerebral média causando hemiparesia; déficit permanente de memória, HPN (hidrocefalia de pressão normal)	Ver acima	À espera dos resultados de sensibilidades: Vancomicina + cefalosporina de 3ª geração CIM <0,1 Penicilina G ou ampicilina CIM = 0,1-1,0 Ceftazidima ou ceftriaxona CIM >=2,0 Vancomicina + ceftazidima/ceftriaxona	Ceftazidima ou Ceftriaxona Meropenem, Vancomicina Meropenem, substituir rifampina por vancomicina	Idade recomendada da Pneumovac >65

278 *Capítulo 6: Infecção*

Meningococos	5% dos casos de meningite bacteriana com pico no final do inverno e início da primavera Mortalidade de 3-13% Fatores que aumentam os riscos de mortalidade: idade >60, sinais neurológicos focais na entrada hospitalar, diátese hemorrágica	Septicemia, estado agudo de confusão, agitação, agressão	Surdez muitas vezes permanente, paralisia transitória do 6º e 7º pares de nervos cranianos	Ver acima	Penicilina G ou ampicilina	Ceftriaxona ou cefotaxima	Contactantes: rifampina dentro de 24 hs Dose única de ciprofloxacina 500 mg PO

Pele

Young EM Jr, Newcomer VD, Kligman AM, Geriatric Dermatology: Color Atlas and Practitioner's Guide. Philadelphia: Lea and Febiger, 1993

Causa: Além do adelgaçamento da epiderme, a diminuição na secreção das glândulas sebáceas compromete a barreira existente entre o tecido subcutâneo e o ambiente externo; a imunidade celular (linfócitos T) também apresenta uma eficácia menor.

Fisiopatologia: Sintomas, Sinais, Evolução, Exames laboratoriais e Raio-X: ver Tabela 6.4

Tabela 6.4 Infecções de pele

Doença	Fisiopatologia/sintomas/sinais/evolução/exames laboratoriais	Tratamento
Bacteriana		
Celulite	Pele avermelhada, sensível, quente e edemaciada; febre; contagem elevada de leucócitos e alta velocidade de sedimentação eritrocitária; diferencie de trombose venosa profunda (TVP); envolve com freqüência o *S. aureus* ou o *S. pyogenes*	Amoxicilina ou amoxicilina-clavulanato de potássio conferem proteção contra os estreptococos do grupo A e *S. aureus*, metronidazol para os microrganismos anaeróbicos; compressas quentes, suspensão e drenagem de áreas flutuantes ajudam a acelerar a cicatrização
Erisipelas	Variante de celulite com bordas bem delimitadas, placas de hemorragia, exsudatos e erupção bolhosa na perna. Estreptococos β-hemolítico e *S. aureus*; exibe recorrência em 2-4 anos; risco mais alto com edema periférico	Benzilpenicilina 600 g IM 2x/d por 2-3 dias, depois penicilina PO; dicloxacilina ou amoxicilina-clavulanato de potássio para *S. aureus*; prevenção com boa higiene e correção dos fatores predisponentes
Furunculose	Nódulo vermelho e sensível que dá origem a uma pústula; abscesso no folículo piloso; pode recorrer em áreas de sudorese excessiva e vestes apertadas; o diabetes é um fator de risco	Drenar e administrar antibióticos contra o *S. aureus*; microrganismos anaeróbicos ocasionais; xampu e banho com clorexidina; em caso de portador nasal de *Staphylococcus*, use bacitracina ou mupirocina
Impetigo	Inflamação cutânea com crostas cor de mel; *S. aureus* ou *S. pyogenes*	Tratamento tópico com pomada de mupirocina a 2% (Bactroban) 3x/d por 7 dias; se o tratamento tópico falhar, trate com penicilina ou agente antiestafilocócico (dicloxacilina 250 mg 4x/d, e-micina 250-500 mg 4x/d, cefalexina 250-500 mg 4x/d, clindamicina 150-300 mg 4x/d); trate as infecções recorrentes com pomada de mupirocina a 2% em base de cálcio; trate a infecção por *S. aureus* com dicloxacilina 250 mg 4x/d ou com mupirocina tópica a 2%

(Continua)

Tabela 6.4 Infecções de pele (continuação)

Doença	Fisiopatologia/sintomas/sinais/evolução/exames laboratoriais	Tratamento
Fúngica		
Candidíase	Pele avermelhada brilhante com lesões satélites; áreas intertriginosas; sob cateteres urinários, em torno de estomas, fístulas; disseminam-se aos dedos por arranhaduras; paroníquia crônica com perda da cutícula e inchaço intenso	Agentes antifúngicos a 2%, como: miconazol, clotrimazol, cetoconazol ou nistatina; pomada de nistatina ou creme de imidazol na prega da unha 3x/d; quando o tratamento tópico falhar, administre cetoconazol, fluconazol ou triaconazol PO
Onicomicose	Espessamento, irregularidade e mancha das unhas dos pés e das mãos; alta incidência associada a envelhecimento secundário ao crescimento mais lento da unha, traumatismo elevado sobre a placa ungueal, circulação reduzida e alterações nos tamanhos e na largura dos pés	Trate de forma seletiva; consulte um podólogo em busca de melhorias mecânicas e reduções na massa ungueal; terbinafina PO 125 mg 2x/d, resolução em 6 meses, efeitos colaterais GI brandos (Lancet 1990;1:636); griseofulvina; trate as unhas das mãos por 4-6 meses e as dos pés por 10-18 meses; cetoconazol 200 mg PO uma ao dia por 4-6 meses para as unhas das mãos e por 10-18 meses para as dos pés; existem agentes mais recentes de curso mais breve: itraconazol aprovado pelo FDA

Kost and Strauss. Nejm 1996;335:1

Elewski and Roderick. Clinical Infectious Disease 1996;23:305-313.

Mathisen. Clinical Infectious Diseases 1998;27:646-648.

Kanj et al. J Am Acad Dermatol 1998;38:517-536.

Ko et al. Med Clin N Amer. 1998;82:5.

6.5 Olho

Conjuntivite

Ver Tabela 6.5.

Tabela 6.5 Conjuntivite

Tipos de conjuntivite	Prurido	Lacrimejamento	Exsudato	Adenopatia periauricular
Viral	Mínimo	+	Ceratoconjuntivite mínima (formação de folículo): opacidades subepiteliais em surtos epidêmicos, 3-4 semanas	+
Bacteriana	Mínimo	Moderado	+	Rara
Clamidial	Mínimo	Moderado	+	+
Alérgica	+	Moderado	Mínimo	Nenhuma

+ = pouco ou raro.

6.6 Infecção pelo Vírus da Imunodeficiência Humana

Nurs Home Med 1995;3;265; Jags 1995;43:7; 2002;50:605; Arch IM 1994;154:57; 1995;155:184; Geriatrics 1993;48:61; J Comm Hlth 1995;20:383; J Acquir Immun Defic Syndr 1991;4:84; J Gerontol Nurs 1999;25:25

Causa: HIV.

Epidemiologia: 15% dos pacientes com SIDA têm >50 anos de idade (J Acquir Immun Defic Syndr 1991;4:84); 3% têm >60 anos de idade; entretanto, espera-se que esse valor chegue a 10% em uma década. Fatores de risco: homossexualismo (49%), abuso de drogas injetáveis (17%), heterossexualismo (11%), transfusão/hemofilia (7%), outros

(16%) (J Gerontol Nurs 1999;25:25). Cinco por cento de todos os casos recém-relatados de infecção pelo HIV têm >50 anos de idade (J Midwife Women Hlth 2000;45:176). Os pacientes mais idosos representam 10% dos casos recém-relatados e 14% de todos aqueles que convivem com a AIDS em um âmbito nacional; espera-se que esses relatos aumentem com o benefício à sobrevida, conferido pela terapia anti-retroviral altamente ativa (HAART, do inglês *Highly active antiretroviral therapy*).

Tabela 6.6 Infecções gastrointestinais

Doença	Causa	Sinais/sintomas	Evolução/complicações	Exames laboratoriais	Tratamento
Bucal					
Parotite	Xerostomia, anticolinérgicos, desnutrição, DM	Glândula parótida sensível e edemaciada, pele sobrejacente quente e avermelhada; drenagem de pus a partir do ducto de Stenson; o paciente pode não se queixar de dor, porque os sintomas podem ser mascarados por outras infecções (pneumonia, abscesso abdominal)	Complicações: septicemia, osteomielite nos ossos faciais, paralisia do nervo facial, abscesso parotídeo com ruptura na faringe ou no conduto auditivo, mortalidade de 10-50%	Microrganismos aeróbicos e anaeróbicos comensais no assoalho da boca	Cefuroxima IV com metronidazol ou amoxicilina-ácido clavulânico até que o microrganismo seja identificado; hidratação; suspensão dos anticolinérgicos; a drenagem com excisão externa pode ser necessária

(Continua)

Tabela 6.6 Infecções gastrointestinais (continuação)

Doença	Causa	Sinais/sintomas	Evolução/complicações	Exames laboratoriais	Tratamento
Candidíase	Anemia, agranulocitose; insuficiência renal crônica (TFG); alcoolismo; deficiência de riboflavina, ácido nicotínico e ácido ascórbico; DM, higiene bucal insatisfatória (dentaduras); antibióticos; esteróides	Mucosa avermelhada e inflamada, com ou sem camadas de placas pseudomembranosas esbranquiçadas	—	Células leveduriformes em brotamento e pseudo-hifas à coloração de Gram	Pastilhas de nistatina 100.000 U 4x/d ou comprimidos de anfotericina 10 mg QID, ou gel de miconazol 10 mL QID após as refeições, mantendo-o próximo à lesão antes de degluti-lo; fluconazol 100 mg ao dia como terapia sistêmica; glossite crônica: passar uma camada de pomada de nistatina sobre a dentadura por 2 semanas
Estomatite	Efeitos colaterais de medicamentos: furosemida, hidroclorotiazida, β-bloqueadores, colestiramina, desipramina, doxepina, IECA (J Am Ger Soc 1995;43:1414)	—			—

Abscesso dentário	*Enterococcus* (endocardite), *S. pyogenes* (glomerulonefrite), actinomicetos (abscessos cervicofacial ou cerebral)	—	—	—
	Peptostreptococcus (abscessos pulmonar ou cerebral), bastonetes Gram-negativos (pneumonia, endocardite) (J Am Ger Soc 1995;43:1414), bloqueadores dos canais de cálcio			
Gengivite	—	—	—	—
Úlcera péptica	*H. pylori*, gastrite atrófica, NSAIDs (ver doenças GI)	—	—	—

(Continua)

Tabela 6.6 Infecções gastrointestinais

Doença	Causa	Sinais/sintomas	Evolução/complicações	Exames laboratoriais	Tratamento
Proliferação excessiva no intestino delgado	Acloridria, doença diverticular jejunal; cirurgia que leva à formação de alças intestinais cegas; a proliferação bacteriana excessiva aumenta o metabolismo da vit B_{12}, resultando em deficiência dessa vitamina	Má-absorção, perda de peso, diarréia	A proliferação excessiva e intensa pode levar à deficiência protéico-energética; em função da síntese de ácido fólico pelas bactérias, pode-se observar um aumento nos níveis desse ácido; bacteróides provocam a desconjugação de sais biliares, além de diminuírem a solubilidade e a absorção de lipídios	Anemia macrocítica, osteomalacia, cultura de conteúdo jejunal	Antibióticos de amplo espectro, incluindo metronidazol; intervenção cirúrgica

Diarréia	*C. difficile* e inibidores da bomba de próton como fator de risco (Jama 2005;6:105)	Causas variadas de fezes aquosas soltas ou freqüentes Diarréia aquosa explosiva grave com sangue e muco; pirexia, desidratação e choque	Descarte as causas não-infecciosas (diverticulose, enteropatia inflamatória, colite isquêmica, câncer intestinal, laxantes, derivados da teofilina, NSAIDs, derivados da sulfa, suplementos de ferro, levodopa, cimetidina, ranitidina, alopurinol)	—	Tratamento contra o *C. difficile*: evite a infecção por esse microrganismo com soluções de limpeza à base de cloro; os probióticos e os adsorventes não funcionam; recorrência de 20%; trate a infecção com metronidazol 500 mg a cada 6-8 horas e reavalie após 6 dias; troque para vancomicina 125 PO a cada 6 horas; se ainda permanecer positivo em 4 dias, adicione rifampina 300 mg a cada 12 horas por 10 dias. Em seguida, reduza a dose gradativamente (terapia de pulso) com vancomicina (Am J Gastroenterol 2002;97:1765); não há nenhum teste de cura, exceto pela ausência de diarréia.

(Continua)

Tabela 6.6 Infecções gastrointestinais (continuação)

Doença	Causa	Sinais/sintomas	Evolução/complicações	Exames laboratoriais	Tratamento
	Campylobacter originário de aves domésticas preparadas de forma inadequada *Salmonella* de produtos preparados com ovos	Incubação de 2-3 dias; dor abdominal causada por cólica; a diarréia pode ter sangue Incubação de 6-24 horas; vômito, dor semelhante à cólica; diarréia aquosa com sangue ou muco; algumas vezes ocorre desidratação intensa	*Salmonella, Shigella*: podem ser graves em idosos (bacteremia, septicemia) em virtude da carga maciça de microrganismo inoculado; acomete a porção inferior do trato GI não protegido pela acidez gástrica (acloridria); a *Salmonella choleraesuis* causa endocardite		Em casos graves de infecção por *Campylobacter*, use a eritromicina *Salmonella*: sempre trate com antibióticos — ciprofloxacina 500 mg BID por 7 ou 14 dias (esta última na presença de bacteremia); ou 200 mg IV 2x/d ao primeiro sinal de náusea Tratamento da *desidratação*: 2-3 litros de fluidoterapia oral (Dextrolyte, Glucolyte, Rehidrat); pode ser difícil no idoso em virtude da diminuição na sede e na resposta dos túbulos renais ao ADH; então, administre cloreto de sódio a 0,9% na dose de 3 litros/dia; evite a solução de glicose a 5% se o nível de Na estiver >160 mmol/L

Shigella, via oro-fecal, contato direto	Incubação de 2-4 dias; tenesmo; dor abdominal causada por cólica; fezes contendo água sangue ou muco; o idoso pode adquirir uma bacteremia
S. aureus, enterotoxina termolábil, p. ex., carnes frias não recozidas	Poucas horas de incubação; vômito; diarréia; autolimitante
Vírus de Norwalk, rotavírus	Vômito e diarréia branda por 2-7 dias — autolimitante; a infecção por rotavírus em clínicas de repouso, no entanto, pode causar desidratação fatal

Fatores de risco: Os médicos dificilmente consideram o diagnóstico de AIDS em idosos, pois se acredita que estes não sejam sexualmente ativos ou se admite que eles tenham um relacionamento heterossexual monogâmico; o medicamento Viagra tem aumentado a atividade sexual dos indivíduos acima de 50 anos; por essa razão, a taxa mais rápida e crescente de ocorrência da AIDS está entre a população geriátrica.

A seguir, estão expostos os fatores de risco de evolução da doença com o avanço da idade (Int J Epidem 1997;26:1340; J Gerontol Nurs 1998;24:8):

- Os pacientes não percebem que estão sob risco (Oncology 1998;12:749); com isso, eles se mostram mais desinformados em relação ao grupo de risco e às formas de proteção: os pacientes com >50 anos de idade têm uma probabilidade de 1/6 de utilizar camisinhas; probabilidade de 1/5 de fazer o teste de HIV em comparação aos adultos mais jovens sob risco.
- As mulheres mais idosas são infectadas em uma freqüência maior: a falta de risco de gravidez estimula o contato sexual sem nenhuma proteção; a atrofia da parede vaginal leva a um aumento na suscetibilidade a microlacerações, e isso favorece a entrada do vírus.
- Do mesmo modo, os idosos do sexo masculino podem ter uma alta incidência de AIDS em função de lacerações da mucosa anal durante relações homossexuais (J Emerg Med 1996;14:19; J Midwife Women Hlth 2000;45:176).

Fisiopatologia: Com freqüência, a infecção pelo HIV que provoca a diminuição progressiva da função imunológica e subseqüente infecção oportunista é erroneamente diagnosticada como outras condições crônicas em adultos com idade mais avançada. A evolução da doença é mais rápida em virtude da incapacidade de reposição de células T funcionais (que estão sendo destruídas) pelos indivíduos mais idosos (Mech Age Dev 1997;96:137).

Sinais e Sintomas:

Precoces: Síndrome viral; com freqüência, ocorrem síndrome debilitante, candidíase, encefalopatia pelo HIV. Os idosos freqüentemente apresentam infecções oportunistas. As cinco infecções oportunistas mais comuns com sinais/sintomas associados estão listadas a seguir (Jags 1998;46:153, J Gerontol Nurs 1999;25:25):

1. Pneumonia causada por *Pneumocystis carinii*: início gradativo, febre, fadiga, perda de peso, tosse seca persistente, falta de ar e dispnéia sob exercício físico. Tempo de vida médio de 9 meses *vs.* 22 meses para pacientes jovens com diagnóstico.

2. *Mycobacterium tuberculosis* (tuberculose): febre, esputo (escarro) sanguinolento com tosse, perda de peso, sudorese noturna e fadiga.

3. Complexo *Mycobacterium avium*: febre, sudorese noturna, perda de peso, náusea e dor abdominal.

4. Herpes zoster: bolhas preenchidas de líquido, erupção cutânea dolorosa, febre e fadiga.

5. Citomegalovírus (CMV): sintomas baseados no local de infecção
   - Retinite: "objetos flutuantes" no campo de visão que se originam no corpo vítreo, diminuição na acuidade visual e na visão periférica, cegueira.
   - Colite: perda do apetite, disfagia, dor subesternal e epigástrica, perda de peso, diarréia, febre.
   - Neuropatia: formigamento e dor nas mãos ou nos pés — demência aidética tipo subcortical rapidamente progressiva, em comparação à demência tipo Alzheimer; freqüentemente associada com neuropatias ou mielopatias periféricas.

Evolução: Progressão mais rápida no idoso em virtude do diagnóstico tardio e da deterioração clínica mais rápida (J Gerontol Nurs 1999;25:25), apresentando um período livre de doença inferior a 11 anos (estudo de coorte conduzido em São Francisco), junto de outras comorbidades causadas pelo HIV (J Midwife Women Hlth 2000;45:176). Trinta e sete por cento dos pacientes com >80 anos de idade morrem dentro de 1 mês do diagnóstico *vs*. 12% na população mais jovem (J Emerg Med 1996;14:19).

Complicações: Específicas à infecção oportunista (mais comuns: *Pneumocystis carinii*, tuberculose, *Mycobacterium avium*, Herpes zoster, CMV); Complexo de demência aidética: anormalidade leve nos testes psicométricos, incapacidade de realizar tarefas exigentes no trabalho e capacidade de executar atividades do cotidiano. A evolução acaba exigindo o uso de bengala e depois de andador ou cadeira de rodas; nos estágios finais, evolui para paraplegia. Nessa fase, também se observam incapacidade de trabalhar, fraqueza das extremidades superiores, incontinência dupla, mutismo[1*] e estado cognitivo vegetativo.

Exames laboratoriais: Exames iniciais minuciosos com outros grupos etários; muitas vezes, a demência aidética está associada a níveis elevados de proteína e monocitose relativa no líquido cerebrospinal (LCR).

Raio-X: Alterações radiográficas específicas à doença (p. ex., *Pneumocystis carinii* — radiografia do tórax, DHL sérica e mensuração dos gases sanguíneos arteriais).

Tratamento: Antivirais: inibidores da nucleosídeo transcriptase reversa, inibidores não-nucleosídeos da transcriptase reversa, inibidores da protease, inibidores de entrada e fusão, microbicidas. É menos provável que os adultos com idade mais avançada respondam ao tratamento. Os medicamentos conferem os mesmos benefícios aos indivíduos com mais de 50 anos; no entanto, é mais provável que eles tenham os níveis de HIV sob controle, em parte devido à maior submissão ao tratamento (Jags 2002;50:605). Os estudos mais antigos que sugerem uma probabilidade menor de resposta foram conduzidos antes da terapia de combinação. Há controvérsias quanto à agressividade da terapia antiviral: instituição de tratamento rigoroso em virtude da rápida

---

[1*] N. de T.: Ausência orgânica ou funcional da faculdade da fala.

deterioração dos pacientes (Mech Age Dev 1997;96:137) *vs.* terapia com doses menores em função da toxicidade elevada; efeitos colaterais aumentados, alterações na absorção, distribuição, depuração renal e interações entre medicamentos (J Gerontol Nurs 1999;25:25; J Emerg Med 1996;14:19). A zidovudina (AZT) é utilizada como segunda linha terapêutica, por conta dos efeitos colaterais hematológicos: anemia e granulocitopenia (J Gerontol Nurs 1999;25:25; Annales de Medicina Interna 1999;16:273).

Prevenção: Estimule o uso de camisinha; obtenha o histórico de saúde de indivíduos mais idosos sensíveis aos fatores de risco da AIDS (J Gerontol Nurs 1998;24:8).

Conduta da equipe: Multidisciplinar; em virtude da epidemia de AIDS, a criação pelos avós está crescendo.

Capítulo 7
Hematologia/Oncologia

7.1 Hematologia

Anemias

Ger Rv Syllabus 2002, 5ª ed., p. 362; Jags 2003;51:S2

Causa:

- As anemias hipoproliferativas são as mais comuns no idoso: deficiência de Fe (perda de sangue), doenças inflamatórias, dano ou disfunção da medula óssea, deficiência de eritropoietina (renal, tireóidea, nutricional).
- Eritropoiese infecciosa: megaloblástica (vit B_{12}, folato), microcítica (talassemia, sideroblástica), normocítica.
- Anemia hemolítica: imunológica (tumor, medicamento, vascular colágena, idiopática), intrínseca (metabólica, hemoglobina anormal), extrínseca (mecânica, substância lítica).

Epidemiologia: Mais de 33% de pacientes ambulatoriais idosos; após os 85 anos de idade, as anemias são mais comuns nos homens (44%) (Mayo Clin Proc 1994;69:730).

Fisiopatologia:

- As alterações seqüenciais na deficiência de Fe começam com o declínio na ferritina sérica, seguido por baixo nível sérico de Fe, aumento na TIBC, alteração nos índices hematimétricos e diminuição na hemoglobina.

- Declínio na secreção de eritropoietina e na pressão sanguínea, além de aumento compensatório na freqüência cardíaca.
- Na síndrome mielodisplásica, os precursores hematopoiéticos apresentam defeito de maturação, apesar da quantidade abundante; além disso, as células periféricas exibem um tempo de vida mais curto; pode se desenvolver em leucemia mielocítica crônica (LMC); causada por agentes alquilantes, RNA vírus, mutações somáticas, radiação, toxinas ambientais. Duas vezes mais comum em homens; os quadros de anemia, trombocitopenia, leucopenia apresentam-se com sinais de fadiga, intolerância a exercício, púrpura, infecção; hepatomegalia (5%), esplenomegalia (10%), palidez (50%); encontro de aumento nas reservas de Fe, hemocromatose, pontilhado basófilo, monocitose em 30%, DHL elevado; mortalidade média de 3 anos; prognóstico melhor na presença apenas de displasia eritróide.

Sintomas: Fadiga, piora da falta de ar, angina, edema periférico relacionados a doença cardíaca aterosclerótica subjacente; alterações no estado mental, vertigem, falta de equilíbrio, palidez podem não ser perceptíveis; se o início for lento, o paciente costuma ser assintomático.

Sinais:

- A deficiência de Fe causa atrofia da língua, mucosa bucal, estomatite angular; gastrite atrófica pode levar a acloridria e deficiência de vit B_{12}.
- Anemia megaloblástica: glossite, icterícia branda, parestesia, sentidos vibratórios e posturais anormais, demência, depressão, mania.

Evolução: Estágios megaloblásticos: primeiro a vit B_{12} declina para <300 pg/mL; depois aparecem neutrófilos hipersegmentados; em seguida, surge a anemia; o dano neurológico e a demência parecem ocorrer antes da fase hipersegmentada.

Exames laboratoriais: (Figura 7.1)

- Hgb <11.
- Pesquisa de sangue oculto nas fezes (teste de Guáiaco).

- Se a contagem de reticulócitos estiver elevada, considere a presença de hemólise (IgG reativa ao calor [anticorpo quente] ou mais comumente IgM reativa ao frio [anticorpo frio]).
- Avalie os níveis de vit B_{12}, folato se macrocítica; considere os níveis de ácido metilmalônico (AMM) e homocisteína para detectar anemia subclínica por deficiência de B_{12} (Am J Med 1994;96:239); o AMM é recomendado se o nível da vit B_{12} estiver <350 pg/ml; o teste de Schilling é previamente utilizado para identificar a causa de absorção inadequada de vit B_{12}; no entanto, a administração oral de altas doses dessa vitamina trata a deficiência de forma eficaz, independentemente da causa (Am Fam Phys 2000;62:1565; Blood 1998;92:1191).

```
                        Transferrina
               >20%   /        \   <20%
                     /          \
   Eletroforese da Hgb —      TIBC, ferritina
   HgbA₂ fetal (talassemia)
                          /       |       \
                         /        |        \
            TIBC <250 g/dL  TIBC 250-400 g/dL  TIBC >400 g/dL
            Ferritina>100 mg/dL  Ferritina 20-100 mg/dL  Ferritina <20 mg/dL
                    ↓                 ↓                   ↓
         Anemia de Doença Crônica  Sideroblastos em Anel   Anemia por
               Tireóide            Reservas de Fe        Deficiência de Ferro
             Função Renal          na Medula Óssea
```

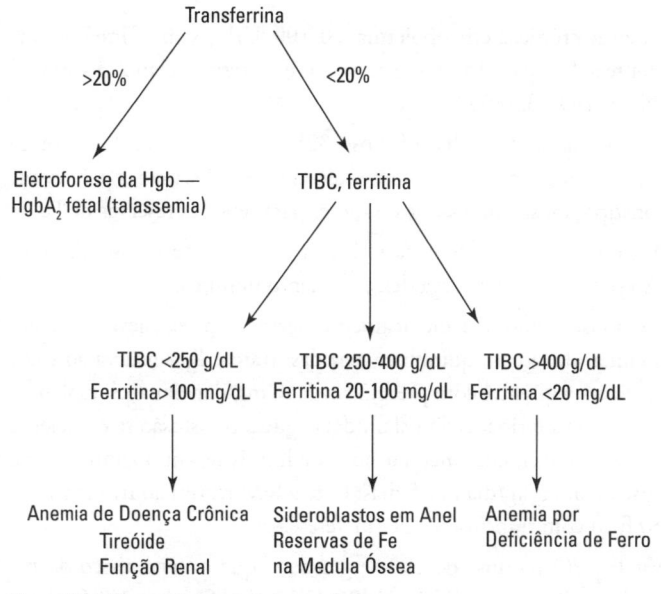

Figura 7.1 Exames Laboratoriais para Anemia

- Avalie a saturação de transferrina em caso de anemia microcítica ou normocítica; se a transferrina estiver normal (>20%), realize a eletroforese de hemoglobina fetal e hgbA2 (talassemia). Se a transferrina estiver <20%, avalie a TIBC e a ferritina. Se a TIBC estiver <250 g/dL e a ferritina >100 ng/mL, pense em anemia por doença crônica (tireóidea, renal). Se a TIBC estiver >400 g/dL e a ferritina <20 ng/mL, avalie a anemia por deficiência de Fe. Se a TIBC estiver entre 250-400 g/dL e a ferritina entre 15-100 ng/mL, procure os sideroblastos em anel e avalie as reservas de Fe na medula.
- As anemias podem ser de tipos "mistos" no idoso (amplitude de distribuição elevada dos eritrócitos).

Abordagem:

Preventiva: Rever a dieta de forma rotineira.

Terapêutica:

- Doença crônica: eritropoietina 50-100 U/kg semanalmente; aumente a dose para 150 U/kg se não houver resposta em 2-3 semanas (Nejm 1997;336:933).
- Deficiência de Fe: sulfato ferroso 325 mg uma vez ao dia; comece com 1 comprimido/dia e aumente a dose em 2 semanas para evitar constipação; são necessários 6 meses para repor as reservas de Fe.
- A reposição de Fe é contra-indicada em casos de talassemia, pois isso produzirá sobrecarga desse elemento químico.
- Hemólise: remova o medicamento agressor, p. ex., levodopa, penicilina, doxepina, quinidina, tiazidas; trate a IgG reativa ao calor (anticorpo quente) com prednisona a 60 mg/dia, danazol, esplenectomia, azatioprina, ciclofosfamida; cogite a transfusão se o paciente estiver instável; em emergências — administre imunoglobulina na dose de 0,4 g/kg/dia por 5 dias; trate a IgM reativa ao frio (anticorpo frio) com transfusão e plasmaferese.
- Vit B_{12} PO na dose de 1000 μg/dia até que o nível sérico de B_{12} esteja >300 pg/mL (Nejm 1996;337:1441; Sci Am 1996;III:14;

Jama 1991;265:94; Jags 1997:45:124;1998;46:1125) ou parenteral na dose de 1.000 µg/dia na primeira semana, depois uma vez por mês; ácido fólico a 1 mg/dia; a absorção da cobalamina é influenciada por colchicinas, neomicina, etanol, metformina (Nejm 1997;337:1441).

- Mielodisplasia: trate com hemácias lavadas, transfusão de granulócitos, produtos celulares sanguíneos com hidroxiuréia para manter o nível de leucócitos baixo.

- A transfusão intermitente pode ser ocasionalmente justificada, sobretudo em casos de anemia de doença crônica; se o paciente se mostrar estabilizado, a transfusão melhorará a qualidade de vida.

7.2 Leucemia Linfocítica Crônica

Nejm 1995;333:1032; 2005;352:804

Causa: Nenhum gene foi identificado, embora 50% dos casos apresentem anormalidades citogenéticas: trissomia do cromossomo 12, anormalidades do cromossomo 13 na banda q14.

Epidemiologia: Forma mais comum de leucemia em países ocidentais.

Fisiopatologia: Acúmulo de linfócitos B neoplásicos na medula óssea, bem como no sangue, fígado e baço; proliferação monoclonal (Leukemia 1994;8:1610).

Sintomas: Fadiga; mal-estar; diminuição na tolerância ao exercício; exacerbação de doença cardiovascular; dor abdominal; saciedade precoce com esplenomegalia; >25% são assintomáticos.

Sinais: Infartamento dos linfonodos (cervicais, axilares, supraclaviculares); esplenomegalia; hepatomegalia com a evolução da doença; icterícia secundária à hemólise ou obstrução biliar causada pelos linfonodos periportais infartados (*caloris node*); equimoses; petéquias nos estágios finais, secundárias à trombocitopenia; a febre nos estágios finais pode ser secundária ao desenvolvimento de linfoma.

Evolução: 60% são diagnosticados em fase assintomática. Os achados evoluem à medida que os estágios se agravam: linfocitose >50.000/µL, infartamento dos linfonodos, esplenomegalia, hgb <11 g/dL, trombocitopenia (contagem plaquetária <105/µL); sobrevida média de 9 anos.

Complicações: A hipogamaglobulinemia constitui a principal causa de infecção (Leuk Lymphoma 1994;13:203).

Exames laboratoriais:

- Critérios: 50-100% dos leucócitos são pequenos linfócitos maduros; confirmação com exame da medula óssea.
- Raio-X.

Abordagem:

Terapêutica:

- Trate os sinais constitucionais, a linfadenopatia maciça, a esplenomegalia que causa compressão, e a duplicação dos leucócitos em menos de 1 ano: clorambucil na dose de 0,4-0,8 mg/kg de peso corpóreo PO a cada 2 semanas por 8-12 meses, produzindo taxas de resposta de 40-70% vs. ausência de prolongamento da sobrevida (Nejm 1998;338:1506). A adição de prednisona não ajuda; a terapia de combinação não prolonga a sobrevida (Ann Oncol 1995;6:219) vs. ciclofosfamida com fludarabina (Med Lett 2000;42:83); interrompa o tratamento quando a resposta foi alcançada e reinicie com a evolução da doença.

- Se não houver resposta em virtude de mutação genética, tente a administração de análogo de purina — a fludarabina (Blood 1994;84:461a).

- Trate os pacientes citopênicos com altas doses de imunoglobulina, ciclosporina, esplenectomia, baixas doses de radiação do baço.

- A hipogamaglobulinemia não é muito auxiliada por vacinas que produzem uma resposta abaixo do ideal.

- A neutropenia produzida pela quimioterapia pode ser tratada com fatores de crescimento hematopoiéticos.
- Anticorpos monoclonais originam-se de doença residual mínima (Ann Oncol 1995;6:219).

7.3 Mieloma Múltiplo

Jags 1994;42:653; Nejm 1997:336:1657

Causa: Proliferação de plasmócitos e seus precursores; em geral IgG ou IgA monoclonais; translocações na banda 14q32 e nos cromossomos 11, 6, 16, 9, 18, 8; mutações pontuais; a gamopatia monoclonal, que representa o 1º evento oncogênico, induz ao mieloma múltiplo; pode-se observar um 2º evento oncogênico (Nejm 1997;336:1657).

Epidemiologia: Idade média ao diagnóstico = 69,1 anos; homens negros apresentam uma incidência maior de 9,6/100.000; aumento no risco com exposição a asbesto, lavoura, sobreviventes de bombas atômicas, reparadores de rádio.

Fisiopatologia: Primeiro, observa-se a perda de controle (mediado pelas células T) do desenvolvimento inicial das células B; em seguida, ocorre a proliferação anormal de múltiplos clones, acompanhada pela transformação maligna e pelo acúmulo de imunoglobulinas. As manifestações clínicas originam-se de crescimento tumoral, acúmulo de cadeias de imunoglobulinas e citocinas liberadas dos plasmócitos malignos (reabsorção óssea).

Sintomas: 60-70% dos pacientes recém-diagnosticados apresentam osteoalgia (Eur J Cancer 1991;27:1401). Hipercalcemia: anorexia, náusea, vômito, constipação, fraqueza, dor, confusão e letargia; início recente de DM.

Evolução: O prognóstico de idosos saudáveis é o mesmo de jovens saudáveis (Am J Med 1995;79:316). Prognóstico de ~4 anos com hgb >10 g/dL, Ca <12 mg/dL, ossos normais, componentes M baixos, IgG <5 g/dL, IgA <3 g/dL; prognóstico de ~2 anos com hgb <8,5 g/dL, Ca >12 mg/

dL, osteopatia avançada, componente M elevado, IgG >7 g/dL, IgA >5 g/dL; e prognóstico de ~1 ano em caso de Cr >2,0 mg/dL (Jags 1994;42:653).

Complicações:

- Insuficiência renal: até ½ dos pacientes apresentam insuficiência renal no momento do diagnóstico; cadeias leves precipitam-se nos túbulos renais, levando à obstrução, dilatação e subseqüente atrofia do néfron. Outros mecanismos de disfunção renal: amilóide, infecção, hiperuricemia.
- Amilóide e hiperviscosidade: origina-se da deposição de cadeias leves de imunoglobulina em órgãos suscetíveis, p. ex., rins, trato GI, miocárdio, nervos periféricos; manifestações da hiperviscosidade: sangramento da mucosa, retinopatia, CHF; os sintomas podem estar ausentes no quadro de anemia; portanto, tenha cuidado ao decidir pela transfusão.
- Hipogamaglobulinemia e infecção: principal causa de morbidade em pacientes com mieloma múltiplo, aumento no risco com microrganismos encapsulados: *Streptococcus pneumoniae*, *Haemophilus influenzae*, *Staphylococcus aureus*, bastonetes Gram-negativos (Semin Oncol 1986;13:282).

Exames laboratoriais:

- 10% de plasmócitos atípicos na medula óssea, imunoglobulina monoclonal no soro, cadeias leves na urina; hgb <12 g/dL: anemia normocítica, normocrômica com poucos reticulócitos; formação de *rouleaux*[1*] em função do excesso de proteína monoclonal; identificação tecidual com o corante vermelho Congo.
- Testes prognósticos: β2-microglobulina <4 μg/mL representa o melhor prognóstico; o índice de marcação dos plasmócitos constitui uma mensuração da replicação do DNA e reflete o crescimento tu-

---

[1*] N. de T.: Uma configuração semelhante a moedas empilhadas, ou seja, uma formação constituída por hemácias empilhadas e aderidas.

moral (Blood 1988;72:219); os níveis de IL-6 são mais altos com doença grave (J Clin Invest 1989;84:2008); acompanhe a presença de proteína M por meio de eletroforese das proteínas séricas) e eletroforese das proteínas urinárias; proteinúria; acompanhe a recorrência com o marcador tumoral, como a β2-microglobulina.

- Raio-X: Lesões osteolíticas múltiplas em toda parte do esqueleto, fraturas patológicas, e osteopenia nas radiografias; as cintilografias não são sensíveis, pois não há atividade blástica suficiente nas lesões; RM para avaliar a compressão da medula espinhal.

Abordagem:

Terapêutica (Med Clin N Am 1992;76:371):

- Terapia inicial: melfalan e prednisona; há poucas razões para utilizar o interferon como terapia inicial (Semin Oncol 1991;18:18); o emprego de múltiplos agentes quimioterápicos é a melhor opção para os pacientes com um prognóstico mau (J Clin Oncol 1992;10:334); terapia de manutenção: o interferon prolonga a remissão (Semin Oncol 1991;18:37; Nejm 1990;322:1430); doença resistente: vincristina, doxorrubicina, dexametasona, fique atento em relação à toxicidade (Ann IM 1986;105:8); não é recomendável terapia de altas doses para o idoso; pamidronato utilizado para dor tem efeito antitumoral, pois diminui a renovação óssea (Ann IM 2000;132:734).

- Terapia de suporte: Hiperviscosidade: plasmaferese; anemia: eritropoietina (Nejm 1990;322:1693; Blood 1996;87:2675), transfusões; hipercalcemia: bifosfonatos; a imunização com pneumovax é recomendada, mas freqüentemente ineficaz em função da falha em induzir a produção de anticorpos.

7.4 Câncer de Pulmão

Am Fam Phys monograph 1995;191:26

Causa: 85-90% causado por tabagismo ("cigarro"); é preciso transcorrer um período de 15 anos após a interrupção do tabagismo para chegar ao risco dos não-fumantes; também pode ser causado por radônio, níquel, cromo, asbestos.

Epidemiologia: A causa mais comum de morte por câncer; prevalência mais alta nos idosos acima de 65 anos de idade (Jama 1987;258:921); incidência crescente em mulheres em função do aumento no vício do cigarro em idosas (Radiol Clin N Am 1994;32:1; Câncer Pract 1995;3:13).

Evolução:

- Os idosos apresentam doença mais localizada ao diagnóstico, em comparação aos pacientes em idade média; maior freqüência de carcinoma de células escamosas e menor de adenocarcinoma; o câncer pulmonar de células pequenas diminui; por essa razão, os idosos apresentam maiores chances de ter um câncer pulmonar passível de ressecção e, conseqüentemente, curável (CA 1987;60:1331).

- 90% dos pacientes com câncer pulmonar recorrente exibem metástases à distância; a maior parte das recorrências ocorre dentro de 2 anos do câncer pulmonar primário.

- Em casos de nódulo solitário, descarte metástase, tumor carcinóide, granuloma, cisto broncogênico; o diagnóstico de câncer pulmonar de células pequenas em um não-fumante deve levantar a suspeita de um diagnóstico errado de linfoma.

Exames laboratoriais:

- Citologia de escarro — 90% de precisão, mas não para histopatologia individual; a broncoscopia por meio de fibra óptica é bem-tolerada pelo idoso (Chest 1989;95:1043); hgb e hct; efusão pleural: toracocentese com ou sem biopsia pleural.

Raio-X: Radiografia torácica; biopsia por agulha ou ressecção de lesão periférica.

- TC: linfonodos hilares infartados: broncoscopia; obtenha os exames de CT e cintilografia óssea para avaliar a presença de metástase para o fígado, o cérebro e/ou os ossos; se os linfonodos mediastínicos estiverem infartados, realize o exame de mediastinoscopia para determinar a possibilidade de ressecção.

Abordagem:

Terapêutica:

Tabela 7.1 Câncer pulmonar de células não-pequenas (adenocardinoma, células-grandes, células escamosas)

Estágio	Tratamento	Sobrevida Média
Estágio I (não acomete todo o pulmão e não há envolvimento de linfonodos ou metástases)	Lobectomia	60 e 27 meses com lesão pequena e grande, respectivamente
Estágio II (envolvimento da região peribronquial ipsilateral ou dos linfonodos hilares)	Lobectomia ou pneumonectomia (o pulmão direito exibe um risco particularmente alto no idoso [Clin Symp 1993;45:20]); a quimioterapia pós-operatória (à base de cisplatina) pode ser útil	17-20 meses
Estágio IIIA (acomete todo o pulmão, sem envolvimento da carina, metástases ipsilaterais aos linfonodos mediastínicos e subcarinais)	Cirurgia + quimioterapia, e radioterapia (Nejm 1990;323:940)	8-11 meses
Estágio IIIB (invasão do mediastino, efusão pleural, linfonodos contralaterais)	—	—
Estágio IV (metástases distantes)	Radiação para dor, obstrução, hemoptise	6 meses

7.4 Câncer de Pulmão

Tabela 7.2 Câncer pulmonar de células pequenas

	Tratamento	Sobrevida
Limitado	Radiação do tumor primário e radiação +/– cranial do mediastino (pode ocorrer demência); se a quimioterapia for agressiva, o paciente pode não tolerar o tratamento; nesse caso, tente o quimioterápico VP-16 (Ger Rv Syllabus 1996; p. 327)	14-18 meses, sobrevivência de 15-25% em 2 anos (considerado curado); alta associação com neoplasias primárias e secundárias (Nejm 1992;327:1618)
Extenso	Etoposídeo oral (Semin Oncol 1990;17:49)	9-11 meses

Quimioterapia: Câncer pulmonar de células não-pequenas: a quimioterapia é menos eficaz do que para o câncer de células pequenas; em geral, empregam-se medicamentos experimentais, como paclitaxel + cisplatina; câncer de células pequenas: ciclofosfamida, doxorrubicina, vincristina, nitrosouréia, etoposídeo, cisplatina (efeitos colaterais = náusea, vômito, renal); agentes mais recentes: vinorelbina, gencitabina (Ger Rv Syllabus, 2002, p. 372).

Conduta da equipe: Determine se o paciente irá tolerar a cirurgia: VEF1 >2,5 indica tolerância à pneumonectomia; VEF1 >1,1: tolerância à lobectomia; há controvérsias se o idoso tem ou não um índice mais alto de mortalidade (J Thorac Cardiovas Surg 1083;86:654; Jama 1987;258:927); função mais preditiva das conseqüências do pós-operatório; os sinais indicativos de prognóstico mau incluem doença avançada, perda de peso, incapacidade de caminhar para os casos de câncer pulmonar de células não-pequenas; avanço da idade, DHL elevada, fosfatase alcalina, hiponatremia para os casos de câncer pulmonar de células pequenas.

Faça o acompanhamento de rotina após o tratamento do câncer pulmonar primário: histórico + exame físico (sinais pulmonares, abdominais, neurológicos; linfonodos cervicais, axilares e supraclaviculares; edema de face e pescoço), além de radiografias torácicas a cada 4 meses por 2 anos, depois a cada 6-12 meses.

7.5 Câncer de Mama

Am Fam Phys 1995;191; Surg Clin N Am 1994;74:145

Causa: Fatores de risco: câncer de mama em parente de primeiro grau (Jama 1993;270:1563), idade >30 anos no parto do primeiro filho, menopausa tardia, doença benigna da mama, exposição intensa à radiação, estrogênios conjugados, obesidade, densidade mineral óssea reduzida (Jama 1996;276:1404), uso moderado de álcool: 1-2 vezes ao consumo dos controles saudáveis da mesma faixa etária (Nejm 1992;327:319); displasia em 5-10% das amostras benignas obtidas por biopsia = risco 4 vezes maior; hereditários em 5%, em geral em mulheres mais jovens.

Epidemiologia: Câncer mais comum em mulheres; a incidência em mulheres com <50 anos de idade declinou em torno de 3%, mas aumentou naquelas acima de 50 anos por volta de 7%; metade dos cânceres de mama ocorre em mulheres com >65 anos de idade.

Fisiopatologia: É mais provável que as mulheres idosas tenham câncer bem diferenciado; tanto os receptores de estrogênio como os de progesterona estão presentes em 60-70% dos pacientes idosos; biologicamente menos agressivo do que em mulheres mais jovens.

Sinais: As massas são mais provavelmente malignas em mulheres idosas.

Evolução: Em geral, a evolução é mais benigna, porém há maior risco do surgimento subseqüente de câncer de cólon (Am J Gastroenterol 1994;84:835).

Complicações: O idoso tem maior risco de sofrer complicações emergenciais, como: hipercalcemia, compressão da medula espinhal, metástase cerebral sintomática.

Exames laboratoriais: CEA, CA27-29.

- Raio-X: a lesão palpável pode não ser detectada por mamografia em 20% dos casos; uma lesão palpável em mulheres em fase pós-menopausa exige a realização de biopsia. Os exames de cintilografias ósseas, bem como TC do abdome, pelve, tórax e do cérebro, não são solicitados em pacientes assintomáticos com achados normais no exame físico. A determinação da presença de linfonodo axilar sentinela diminui a necessidade de obtenção de amostra desse linfonodo (Ger Rv Syllabus 2002;5:371).

Abordagem:

Preventiva: Ver o Capítulo 2.2, Manutenção dos Cuidados de Saúde.

Terapêutica:

- O tratamento cirúrgico com propósito curativo semelhante ao método adotado em pacientes mais jovens é apropriado para mulheres com >70 anos de idade (J Am Soc Ger 1996;44:390).
- Contra-indicações de cirurgia conservatória da mama: massa tumoral >5 cm, mama volumosa, lesão subareolar.
- Em cânceres >4 cm, a quimioterapia pré-operatória resulta em uma contração/diminuição substancial do tumor, permitindo a cirurgia conservatória da mama (J Natl Cancer Inst 1991;82:1539).
- Excisão isolada ("lumpectomia") para tumores <1 cm.
- A radioterapia adjuvante pós-operatória é recomendada para cânceres extensos, p. ex., >4 linfonodos positivos; é mais provável que o receptor de estrogênio positivo se beneficie com o tamoxifeno (Eur J Surg Oncol 1994;20:207).
- Os pacientes frágeis com lesões localizadas avançadas respondem ao tamoxifeno (Jama 1996;275:1349), exibindo 40-70% de contração/diminuição do tumor; no entanto, a sobrevida a longo prazo permanece inalterada (Arch Surg 1984;1:548); o tamoxifeno é bem-tolerado: diminui a perda de tecido ósseo, eleva os níveis de HDL, além de aumentar o risco de TVP, câncer endometrial, perda visual.
- Acetato de megestrol(Megestat), anastrozol com efeitos colaterais mais raros (Med Lett Drugs Ther 1996;38:62); redução na taxa de recorrência com tamoxifeno (Br J Cancer 1988;57:612).

- Acompanhamento de rotina dos pacientes assintomáticos após tratamento de câncer primário de mama: histórico + exame físico (exame da pele e mama, bem como do tórax e abdome) (Am J Clin Oncol 1988;11:451) a cada 3 meses por 2 anos, depois a cada 6 meses por 3 anos e, em seguida, anualmente após 5 anos; auto-exame da mama todo mês pelo resto da vida; mamografia a cada 6 meses por 2 anos, depois uma vez por ano.
- A quimioterapia adjuvante traz benefícios quanto à sobrevida de mulheres idosas saudáveis com >70 anos de idade (Jama 1992;268:57); as respostas duram 6-12 meses; o Paclitaxel (Taxol) é indicado para tumores que expressam a proteína HER2 de forma demasiada (Med Lett 2000;42:83) (ver câncer de ovário). A maior parte dos agentes citotóxicos é metabolizada no fígado; ocorre alteração do metabolismo apenas em casos de disfunção hepática significativa. A ocorrência de mielossupressão é mais comum no idoso; os ajustes psicossociais à quimioterapia são mais eficientes no idoso do que na população mais jovem (Hlth Serv Res 1986;20:961).
- Câncer de mama metastático: sobrevida média de 2 anos; terapia paliativa para osso, pele, linfonodos, metástases pleurais e pulmonares. As metástases para tecidos moles e ossos responderão à terapia hormonal se já tiverem respondido anteriormente, p. ex., progestinas, inibidores da aromatase, estrogênios.
- Trate as metástases ósseas com clodronato (bisfosfonato): diminui a destruição óssea, além de reduzir a carga tumoral por inibir a liberação dos fatores de crescimento tumoral derivado do osso (Nejm 1998;339:357,398).

7.6 Câncer Colorretal

Cancer J 2001;7:213

Epidemiologia: Responde por 14% dos cânceres em homens e mulheres; 3ª causa de morte por câncer depois das neoplasias de pulmão e mama; incidência 4-5 vezes maior em indivíduos com >65 anos de idade; 2/3 dos cânceres de cólon ocorrem em idosos com >65 anos; o consumo elevado de carne leva a um aumento no risco de câncer de cólon (Jama 2005;293:172).

Fisiopatologia: Há um período de, no mínimo, 5 anos para a transformação maligna de um pólipo adenomatoso; se o pólipo for >2 cm, há 40% de probabilidade de ser maligno; os pacientes com câncer confinado às camadas da mucosa, ou seja, com o estágio A de Dukes (com envolvimento apenas da mucosa), apresentam sobrevida de 80-90% em 5 anos; estágio B de Dukes (acomete toda a parede intestinal, mas não envolve os linfonodos), sobrevida de 60% em 5 anos; estágio C de Dukes (envolvimento dos linfonodos), sobrevida de 40% em 5 anos; estágio D de Dukes (tumor metastático), sobrevida de 5% em 5 anos.

Sintomas: Anemia, desconforto abdominal; hematoquezia, fezes com aparência semelhante a um lápis fino, obstrução.

Evolução: Sobrevida de 5 anos para câncer de cólon, pior em grupo etário geriátrico (CA 1992;42:9).

Recorrência de câncer de cólon: Mais provável se o tumor tiver se infiltrado na parede do cólon; com histologia pouco diferenciada:

- Presença de obstrução.
- Antígeno carcinoembriônico (CEA) elevado.
- Aumento do número de linfonodos positivos.

Taxa de recorrência: 50% no 1º ano, 20% no 2º ano, raro após 5 anos; 10% apresentam tumor secundário aproximadamente 11 anos após o câncer inicial de cólon.

Padrão de recorrência: Envolve os linfonodos regionais, depois exibe disseminação hematógena para o fígado; recorrência de 8% no local da anastomose cirúrgica original; recorrência local (25-40%), fígado (40%), implantes peritoneais abdominais (12-80%); um nódulo pulmonar solitário tem uma probabilidade de 50% de sofrer metástase e outros 50% de ser câncer pulmonar primário — portanto, o diagnóstico tecidual é imprescindível.

Sintomas de recorrência: Dor abdominal ou pélvica, sangramento da porção inferior do trato GI, mudança nos hábitos intestinais, perda de peso, tosse, osteoalgia.

Neoplasias associadas: Cânceres de mama, ovário e endométrio (Prim Care 1992;19:607); a elevação do CEA está associada com recorrência tumoral em 85-90% dos pacientes e pode anteceder os sintomas em torno de 3-8 meses (Surg Clin N Am 1993;73:85).

Exames laboratoriais:

- O CEA é um marcador eficiente para acompanhar o pós-operatório em busca de recorrência.
- Resultados falso-positivos: tabagismo, hepatopatia, úlcera péptica, pancreatite, diverticulite, enteropatia inflamatória.

Abordagem:

Preventiva: O uso regular de aspirina por 10 anos em doses semelhantes àquelas recomendadas para prevenção de doença cardiovascular reduz substancialmente o risco de câncer de cólon (Nejm 1995;333:609); os inibidores da COX-2 podem evitar o câncer de cólon (Jama 1999;282:1254).

Terapêutica:

- Excisão cirúrgica apenas como intervenção potencialmente curativa; câncer retal — ressecção local com procedimento de "pull-through" (anastomose ileoanal) para evitar colostomia; use US transretal para determinar a profundidade da lesão e a presença de metástase nodular; trate até 3 nódulos hepáticos solitários com ressecção.
- Infusão contínua do 5-fluorouracil — terapia adjuvante eficaz com agentes moduladores, como levodopa; as terapias adjuvantes extras incluem cetuximab e irinotecan (Nejm 2004;351:337; J Clin Oncol 2007;22:23).
- Acompanhamento de rotina: histórico, exame físico, testes de função hepática, pesquisa de sangue oculto nas fezes (teste de Guáiaco) por 2 anos a cada 3-6 meses, depois por mais 2 anos a cada 6-12

meses e, após 4 anos, a cada 12 meses; análise do CEA a cada 2 meses por 2 anos, depois a cada 4 meses nos próximos 2 anos e, em seguida, anualmente; colonoscopia após ressecção cirúrgica e, 1 ano depois, a cada 3 anos; radiografia torácica a cada 6-12 meses por 2 anos, depois uma vez ao ano (Jama 1989;261:584).

Conduta da equipe:

- Encaminhe para um asilo.
- A obstrução intestinal é uma emergência oncológica:
- Abordagem preventiva: dieta líquida ou pastosa, amolecedores fecais, antieméticos (metoclopramida);
- Tratamento "conservativo" convencional assíduo e diligente: a administração de fluidos IV e antieméticos, bem como a sucção nasogástrica, pode solucionar o problema; se a morte estiver iminente, continue o tratamento sintomático apenas com analgésicos e antieméticos, p. ex., octreotídeo (Sandostatin) na dose de 150-300 mcg SC 2x/d (frasco de múltiplo uso a 1 mg/mL);
- Tratamento cirúrgico: justificado apenas em paciente com >2-3 meses de vida, considerando-se o alto índice de morbidade.
- Além de ser comum, a uropatia obstrutiva pode se manifestar com retenção, disúria, noctúria, alteração de freqüência, jato reduzido; tratada com inserção de sonda de demora ou cirurgia.
- As metástases pélvicas disseminadas podem gerar uma dor neuropática de difícil tratamento.

7.7 Câncer de Próstata

Sci Am Med 1995;12:IXA; Am Fam Phys 1995;191:29; Med Clin N Am 1998;83:1423; Urol Clin N Am 1999;25:581

Causas: Hormonais, familiares (Prostate 1990;17:337), vírus oncogênicos, ambientais, não associado com hipertrofia prostática benigna (Lancet 1974;2:115) ou vasectomia; incidência reduzida por selênio, vit E, soja e tomate na dieta, mas aumentada por dieta rica em gordura (Can Med Assoc 1998;159:807).

Epidemiologia:

- 50-70% de homens com >70 anos de idade apresentam indícios histológicos de câncer de próstata à autópsia e <3% deles morrem por causa desse câncer; apesar disso, o câncer de próstata é a 2ª causa mais comum de óbito por câncer nos homens. O equivalente a 50% dos cânceres já se encontra avançado do ponto de vista clínico no momento de sua descoberta; o câncer bem diferenciado tem a menor probabilidade de disseminação (taxa de óbito <10%, causado especificamente por câncer); a maior parte dos cânceres de próstata apresenta um grau moderado (taxa de óbito entre 10-20%, ocasionado especificamente por câncer); os pouco diferenciados exibem uma taxa de óbito entre 30-60%, atribuído também ao câncer (Nejm 1994;330:242) — todos os três avaliados em um período de 10 anos.

- Incidência de 0,8:100.000 em asiáticos e 100,2:100.000 em negros americanos (Ann IM 1994;120:698); o câncer de próstata é a malignidade mais comum em negros americanos e a 2ª causa de óbito entre eles (CA 1992:42:7; Med Clin N Am 1998;83:1423); os homens que possuem pai ou irmão com câncer de próstata antes dos 65 anos de idade têm um risco 3-5 vezes maior de desenvolverem esse tipo de câncer (Can Med Assoc 1998;159:807); se eles tiverem 2 parentes que desenvolveram esse câncer antes dos 65 anos de idade, o risco é 5-8 vezes maior.

Fisiopatologia: 95% são adenocarcinoma; o restante é escamoso, transicional ou sarcomas; o adenocarcinoma origina-se na porção periférica da glândula prostática (Med Clin N Am 1998;83:1423), enquanto a hipertrofia prostática benigna (HPB) surge da área periuretral.

Evolução: PSA (Antígeno prostático específico) >20 ng/mL ou pouco diferenciado, com maior probabilidade de a doença não ficar confinada à próstata; padrão clínico de recorrência: evolução pélvica local; envolvimento de linfonodos (obturador, ilíaco, paraórtico); metástases ósseas para a pelve, a coluna vertebral e a porção proximal do fêmur; pulmão, fígado, glândula adrenal, linfonodos supraclaviculares e cérebro também são acometidos.

Classificação do grau: Escore de Gleason

- 2-4: bem diferenciado
- 5-7: moderadamente diferenciado
- 8-10: pouco diferenciado

Classificação do estágio:

- (A ou T1): extensão de tecido envolvido acidentalmente à RTU (ressecção transuretral da próstata)
- (B ou T2): detectado por toque retal confinado à próstata
- (C ou T3): extensão através da cápsula prostática
- (D1 ou N1-2): metástases aos linfonodos
- (D2 ou M): metástases aos ossos
- (D3) progressivo após o início da terapia hormonal ou doença refratária a androgênios

Exames laboratoriais: Idade entre 60-69 anos: PSA de 0,0-4,5 ng/mL (limite de normalidade); 70-79 anos: PSA de 0,0-6,5 ng/mL (limite de normalidade); a Força Tarefa de Serviços Preventivos dos EUA (*U.S. Preventive Services Task Force*) não recomenda a triagem com o PSA, pois a descoberta precoce do câncer de próstata não diminui a mortalidade (USPSTF: Guide to Clinical Preventive Services. 2ª ed. Baltimore: Williams and Wilkins 1996); 1/3 dos cânceres são negligenciados com esse teste de triagem; os resultados falso-positivos chegam até 60%; em caso de densidade do PSA >0,15, há maior probabilidade de câncer e não de HPB (Mayo Clin Proc 1994;69:59); mais útil em homens com PSAs <9 ou 10; a velocidade do PSA >7,5 mg/mL/ano tem uma sensibilidade de 72% (Urol Clin N Am 1999;25:581); a utilidade do PSA em série ainda não está clara (J Urol 1998;158:1243).

- Raio-X: amostragem extraperitoneal dos linfonodos por meio de biopsia por agulha guiada por TC para determinar o estágio do tumor e definir a terapia (J Endourol 1992;6:103); cintilografia óssea para pesquisar minuciosamente a presença de metástases ósseas; radiografia torácica, bem como TC do abdome e da pelve.

Abordagem:

Preventiva: Grande porcentagem de homens com câncer de próstata não virá a óbito por essa causa; como o tratamento induz à morbidade, pondere os riscos em idosos, cuja expectativa de vida é limitada por outras doenças.

Terapêutica: Acompanhamento de rotina após tratamento de câncer primário de próstata:

- Histórico + exame físico (sintomas de obstrução do fluxo urinário; dor na pelve, na coluna vertebral e nos ossos longos; sintomas neurológicos causados por colapso vertebral; sintomas de insuficiência renal; aderência da próstata à parede pélvica) a cada 3 meses por 2 anos, a cada 6 meses nos próximos 3 anos e, depois, anualmente.

- Mensuração do PSA a cada 3 meses por 2 anos, a cada 6 meses nos próximos 3 anos e, depois, a cada 12 meses; o PSA deve cair em 2-3 dias após a cirurgia; os tumores extremamente anaplásicos não são diferenciados o suficiente a ponto de produzir o PSA; nesse caso, esse antígeno pode não estar elevado em tumor recorrente.

- A radioterapia e o tratamento de supressão com androgênios são mais eficientes para câncer de próstata localizado (Jama 2004;292:864).

- A cirurgia radical que poupa a inervação para os casos de câncer de próstata localizado moderadamente diferenciado em idosos com 70 anos de idade, em vez de uma conduta expectante, aumentou o tempo de sobrevida em torno de 6 meses (Jama 1993;269:2650); também se observou um aumento na sobrevida de 5 anos em pacientes com câncer de próstata localmente avançado tratados com radioterapia e goserelina (Zoladex) em 79% *vs.* 62% (Nejm 1997;337:295); terapias hormonais (agonista do GnRH: leuprolida ou goserelina) e antiandrogênios (flutamida, bicalutamida, nilutamida) (Med Lett 2000;42:83) são mais eficientes para metástases localmente avançadas, alívio da osteoalgia, bem como diminuição do PSA sérico, do tamanho tumoral e da obstrução; podem reverter parcialmente a anemia e melhorar o apetite (Med Clin N Am 1998;83:1231); fique atento à ocorrência de osteoporose; a prostatectomia radical está associada a disfunção erétil significativa e certo declínio na função urinária (Jama 2000;283:354); os linfonodos podem ser amostrados em primeiro lugar — se positivos, prossiga com o procedimento.

Conduta da equipe:

Tratamento conservativo de câncer de próstata localizado (Jama 2005;293:2095)

- Os pacientes tomam as decisões com base nos sintomas previamente experimentados, p. ex., escolhem uma conduta expectante se estiverem com sinais de gotejamento e tiverem passado por prostatectomia radical, se não conseguem iniciar o jato de urina e assim por diante (Jags 1996;44:934).
- Acompanhe a taxa de elevação do PSA ≥ 2 ng/mL/cc/ano (Nejm 2004;351:125,180).
- Controle da dor originária de metástases ósseas; o acetato de megestrol é eficaz para os fogachos ("calorões") em 60% dos pacientes.
- Complicações pélvicas: edema das extremidades inferiores, decorrente de linfadenopatia, disfunção urinária e dano neurológico.
- Emergências oncológicas: compressão da medula espinhal, uropatia obstrutiva, SSIADH, coagulação intravascular disseminada.

7.8 Câncer de Ovário

Reinke D, Ovarian Cancer, American Academy of Family Practice Board Review Course, Seattle, May 1995; CA 1995;42:69; Semin Oncol 1998;25:281

Causas: Hereditárias (5-10%) com início precoce; aplicação de talco no períneo; 80% das massas ovarianas são benignas; epiteliais: 60%, e sobrevida de 5 anos = 20-50%; mucinosas: sobrevida de 5 anos = 60%; entre os casos de tumores do estroma ovariano/cordão sexual (nos quais 90% são benignos), 2/3 ocorrem em mulheres após a menopausa; metastáticas a partir de cânceres de estômago, cólon, mama e útero.

Epidemiologia: Um caso em 70 mulheres; câncer ginecológico mais comum causador de óbito em mulheres; 4ª causa mais comum de morte por câncer em mulheres; idade média de 55-61 anos; a incidência de câncer de ovário aumenta com o avanço da idade na 8ª década; países industrializados; as pacientes com câncer de ovário apresentam um risco 4 vezes maior de sofrerem câncer de mama, enquanto aquelas com câncer de mama exibem um risco 2 vezes maior de terem câncer de ovário; fatores de risco: baixa paridade, dieta rica em gordura, falta do uso de pílulas anticoncepcionais, estilo de vida sedentário.

Fisiopatologia:
- Divisão/regeneração celulares desreguladas do epitélio ovariano.
- A gonadotropina hipofisária estimula a transformação maligna.

Sintomas: Náusea, dispepsia, dor na região hipogástrica, constipação; saciedade precoce com metástases no omento; alteração na freqüência urinária.

Sinais: Ascite; fraqueza progressiva; perda de peso; massa ovariana.

Evolução:
- Três padrões hereditários: câncer de ovário isolado, junto com o de mama, ou associado com o de cólon (síndrome de Lynch) geralmente detectados em estágios avançados;

- Sobrevida média com tumor residual >3 cm = 21 meses; <3 cm = 53 meses; 75% dos casos apresentam o câncer no estágio III — taxa de sobrevida de 10-30% em 5 anos.
- Prognóstico: melhor em pacientes jovens, com bom estado funcional, sob pílulas anticoncepcionais, volume tumoral residual pequeno no pós-operatório, tumor de baixo grau, ploidia tumoral baixa; tempo médio de recorrência de 2-4 meses, detectada primeiramente por meio do marcador CA 125 em pacientes assintomáticos.

Classificação do estágio:

I = limitado ao ovário — sobrevida de 5 anos = 90%

II = extensão pélvica — sobrevida de 5 anos até 70%

III = metástase intraperitoneal ou linfonodos positivos — sobrevida de 5 anos = 25%

IV = metástases a distância para pulmão e fígado, com rápida ocorrência de implantes peritoneais — sobrevida de 5 anos = 10%.

Exames laboratoriais: Marcadores tumorais: CEA elevado em 60% dos tumores epiteliais; positivos também em casos de cirrose, DPOC, enteropatia inflamatória, tabagismo; marcador CA 125 — correlaciona-se a doença em 93% dos pacientes; positivo também em endometriose, tuberculose miliar, pessoas saudáveis (1%).

Raio-X:

Exames não-invasivos: US: visualização de massa sólida com projeções papilares e envolvimento das vísceras adjacentes; além disso, permite a distinção entre cisto e ascite, bem como a realização de biopsias de metástases; o US transvaginal é ainda mais eficaz e deve ser feito se o marcador CA 125 estiver > que o dobro do valor normal; TC: para massas >2 cm e pesquisa de metástases; radiografia torácica, PVI (pielograma intravenoso), cistoscopia, proctoscopia, BE (enema baritado), EED (seqüência radiográfica do trato gastrointestinal superior) em casos sintomáticos.

Abordagem:

Terapêutica:

Cirurgia:
- A laparoscopia é desencorajada — derramamento celular.
- Redução ou remoção do excesso de volume em lesões <1 cm = cura de 50%, >1 cm = resposta em 20-25% dos casos.
- Biopsia de diafragma, goteiras paracólicas, peritônio pélvico, linfonodos periaórticos e pélvicos, omento infracólico.
- Lavados peritoneais.
- HTA (histerectomia abdominal total)/SOB (salpingooforectomia bilateral), omentectomia.
- Ressecção do intestino grosso — imprescindível em 20-30% dos casos.
- Ressecção vesical ou ureteral — indispensável em 5% dos casos.
- Ressecção de diafragma, fígado, baço — raramente necessária.

Quimioterapia:
- Quimioterapia de primeira linha de combate = combinação à base de platina, taxa de resposta = 80%; resposta clínica completa = 50%.
- O paclitaxel (Taxol) é o agente mais ativo em cânceres de ovário e de mama, mas o risco de anafilaxia também exige o uso de dexametasona, bem como dos anti-histamínicos antagonistas dos receptores H1 e H2; tais medicamentos diminuem o risco de anafilaxia de 10 para 1%.
- Se a depuração de creatinina estiver >45 dL/min e se o paciente se encontrar em um bom estado de desempenho sem doença comórbida, a idade não será um fator de risco (CA 1993;71:594).
- Apenas uma pequena porção de pacientes atinge a resposta cirúrgica documentada pela cirurgia de "segunda olhada"; mesmo assim, pode-se observar uma evolução do quadro naqueles que respondem totalmente à cirurgia.

- Quimioterapia de segunda linha de combate = interferon; fator estimulador das colônias de granulócitos (G-CSF) para evitar a neutropenia secundária ao tratamento quimioterápico.

Radioterapia:

- Indicada para tumores de pequeno volume, mas limitada pela função hepática e renal.

Terapia biológica:

- Ainda está sob estudo (anticorpos monoclonais, terapia gênica).

7.9 Tratamento de Câncer no Asilo/Cuidado Paliativo

Abordagem terapêutica: (Tabela 7.3, 7.4 e 7.5)

- Adv Studies Med 2004;4:88; CNS Drugs 2003;17:621
- Os idosos acima de 85 anos de idade toleram radioterapia em doses plenas sem sérias complicações (Jags 1995;43:793; Curr Probl Cancer 1993;17:145; CA 1993;72:594); utilizada para metástases ósseas, câncer esofágico (indutor de displasia) — eficaz em 1-2 semanas.
- Fadiga/fraqueza: o tratamento depende da etiologia (Ritalina, transfusão):
- Hipomagnesemia: óxido de magnésio 400 mg 1-2 comprimidos 2-3x/dia.
- Insuficiência adrenal: hidrocortisona 80 mg IV a cada 8 horas.
- Osteoalgia aguda: corticosteróides, bisfosfonatos para mieloma múltiplo.
- Compressão da medula espinhal: dexametasona 100 mg IV no início, radioterapia.
- Sedação excessiva por narcóticos: metilfenidato 10 mg a 0800 e 5 mg a 1200.
- Náusea e vômito associados com doença terminal: antagonista da dopamina, como fenotiazina; benzodiazepínico e anti-histamínico para ansiedade (BMJ 1997;315:1148; 1998;316:286).

- Antieméticos para quimioterapia: comece com proclorperazina (Compazine), prometazina (Phenergan); a combinação de granisetrona (antagonista da recaptação de serotonina) com dexametasona é mais eficaz do que utilizadas isoladamente (Nejm 1995;332:1); ondansetrona (Zofran) 8 mg 2x/d.

- Caquexia: o acetato de megestrol é usado para tratar a caquexia, mas confere resultados inconsistentes com o aumento na massa corpórea magra; uso de dronabinol, esteróide androgênico anabólico (efeitos colaterais atribuídos ao SNC), psicoestimulantes para estimular o apetite — não há estudos sistêmicos em idosos debilitados; a metoclopramida é indicada para estase gástrica, mas há o risco de discinesia tardia.

- Prevenção diária da dor entre os pacientes com câncer internados em clínicas de repouso e freqüentemente não tratados em grupos mais antigos e minoritários (Jama 1998;279:1877); >33% dos pacientes agonizantes conscientes apresentam dor intensa (Ann IM 1997;126:97).

- Controle da dor: uma dose de analgésicos em um paciente que se tornou tolerante a um narcótico não é letal, pois o idoso também desenvolve tolerância aos efeitos colaterais da depressão respiratória com risco de morte (McCaffery M, Pain Management American Med Dir Assoc Annual Meeting, Phoenix, AZ, 1997); Seguem as Diretrizes Mundiais de Saúde para a abordagem gradual da dor advinda do câncer:

    1. Acetaminofeno, aspirina, NSAIDs vendidos sem prescrição médica (podem ser eficientes contra dor neuropática; os antiinflamatórios COX2 exibem efeitos colaterais GI mais raros, mas manifestam os mesmos problemas renais e apresentam risco cardiovascular elevado), bem como intervenções não-farmacológicas (radiação, relaxamento, psicoterapia).

    2. Opiáceo fraco (codeína), embora o tramadol gere menos constipação.

    3. Dose graduada de narcótico potente (morfina).

Tabela 7.3 Controle de dispnéia

Causas e tratamentos específicos para dispnéia

Broncoespasmo — Se presente, considere a nebulização de albuterol e/ou a administração oral de esteróides; caso contrário, cogite a redução das doses de teofilina e agentes adrenérgicos para diminuir quaisquer tremor e ansiedade que freqüentemente exacerbam a dispnéia.

Estertores — Na presença de sobrecarga de volume, diminua a alimentação artificial ou interrompa a fluidoterapia intravenosa; ocasionalmente, há necessidade de diuréticos; se um quadro de pneumonia parecer provável, julgue se um antibiótico reabilitará o paciente ou apenas prolongará o sofrimento; a participação tanto do paciente como dos familiares nessa decisão é fundamental.

Efusões — O procedimento de toracocentese pode ser eficaz, mas se a efusão recidivar e se o paciente não estiver preso à cama (ou seja, se ele ainda conseguir andar), considere a realização da técnica de pleurodese para evitar o colapso pulmonar recorrente; se a morte estiver iminente, alivie a dispnéia com opióides.

Obstrução das vias aéreas — Mantenha os equipamentos utilizados na traqueostomia regularmente limpos; se a aspiração de alimento for provável, amasse os alimentos sólidos até a consistência de purê e engrosse os líquidos com amido de milho; oriente a família quanto à posição do paciente durante a alimentação e sobre o procedimento de sucção, se necessário.

Secreções espessas — Se o reflexo da tosse ainda estiver acentuado, estimule a expectoração das secreções com o uso de solução salina nebulizada; se a tosse estiver fraca, promova o ressecamento das secreções com hiosciamina (buscopan) 0,125 mg PO ou sublingual a cada 8 horas ou Transderm Scop 1-3 emplastros a cada 3 dias, ou adicione glicopirrolato (Robinul) 0,4-1,0 mg por dia em uma infusão SC ou em bolo SC ou IV a 0,2 mg a cada 3 horas conforme a necessidade.

Nível baixo de hemoglobina — Uma transfusão sanguínea pode aumentar o vigor e diminuir a dispnéia do paciente por algumas semanas; a ocorrência de hemorragia ou a insuficiência da medula óssea freqüentemente fazem parte do processo de agonização do paciente e são aliviadas de forma mais eficiente com opióides e atenção.

Ansiedade — Sentar-se direito, usar um ventilador de cabeceira, ouvir uma música tranqüila e praticar técnicas de relaxamento podem ser métodos extremamente eficazes, assim como uma consulta habilidosa e a presença de um médico sereno; a dispnéia exacerba os medos normais e as ansiedades neuróticas; dessa forma, trate primeiro com opióides, depois tente um benzodiazepínico, se necessário; se a dose do opióide for limitada por sonolência, aumente o benzodiazepínico e diminua o opióide.

(Continua)

Tabela 7.3 Controle de dispnéia (continuação)

Causas e tratamentos específicos para dispnéia

Questões interpessoais — Problemas sociais e financeiros contribuem com a dispnéia; a orientação e a interação com assistentes sociais e outros membros da equipe interdisciplinar podem trazer alívio; quando as relações familiares exacerbam o problema, a internação do idoso em um asilo tranqüilo por alguns dias pode ajudar a aliviar os sintomas.

Doutrinas religiosas — Embora a fé ou uma experiência transcendental possam trazer um profundo bem-estar, algumas crenças religiosas, como "Deus castiga-me" ou "Deus só irá me curar se eu tiver uma dose suficiente de fé", podem precipitar um quadro de dispnéia e/ou exacerbar seus sintomas; ouça o paciente com atenção e ajude-o a explorar os meios de se ligar novamente em Deus, ao universo ou ao mais íntimo de seu ser; coordene o tratamento com aconselhamento espiritual, bem como com outros profissionais da área de saúde e membros da família.

Tabela 7.4 Medidas específicas para tratamento de náusea

Causa específica	Tratamento possível
Cortical	
• Tumor no SNC ou meninges (procure sinais neurológicos ou problemas no estado mental)	• Dexametasona (considere a aplicação de radioterapia)
• Aumento na pressão intracraniana (pesquise os sintomas de vômito em jato e cefaléia)	• Dexametasona
• Ansiedade e outras respostas condicionadas	• O uso de tranqüilizantes é aconselhável
• Dor incontrolável	• Opióides ou outros analgésicos
Vestibular/ouvido médio	
• Doença vestibular (procure vertigem ou vômito após movimento da cabeça)	• Meclizina e/ou consulte um especialista em otolaringologia
• Infecções do ouvido médio (procure por dor de ouvido ou abaulamento da membrana timpânica)	• Antibiótico e/ou descongestionante
• Doença do movimento (cinetose ou náusea relacionada à viagem)	• Meclizina

(Continua)

Tabela 7.4 Medidas específicas para tratamento de náusea

Causa específica	Tratamento possível
Zona deflagradora de quimiorreceptores	
As causas mais comuns de náusea são mediadas por essa área cerebral, sensível às alterações no sangue	• Diminua a dose do medicamento ou interrompa o medicamento se possível
• Medicamentos, p. ex., opióides, digoxina, quimioterapia, carbamazepina, antibióticos, teofilina	• Haloperidol PO ou SC ou ondansetrona (Zofran) PO ou SC
• Causas metabólicas, p. ex., insuficiência renal ou hepática	• Comprimidos de sal, demeclociclina
• Hiponatremia	• Difosfonato ou outra terapia
• Hipercalcemia	
Trato gastrointestinal	
• Irritação por medicamentos (p. ex., NSAIDs, ferro, álcool, antibióticos)	• Interrompa o medicamento, se possível, e adicione bloqueador dos receptores H_2 ou misoprostol
• Infiltração tumoral, radioterapia sobre o trato GI, ou infecção (p. ex., esofagite por *Candida*, colite)	• Haloperidol SC, possivelmente com hidroxizina SC
• Distensão causada por constipação ou impactação	• Laxante, desimpactação manual
• Obstrução causada por tumor ou motilidade insatisfatória	• Metoclopramida
• Alimentação com sonda	• Reduza o volume da alimentação
• Reflexo de ânsia de vômito causado por sonda de alimentação	• Remova a sonda
• Sangramento nasofaríngeo	• Compressão, Vit K, sedação
• Secreções espessas (vômito induzido por tosse)	• Nebulização com solução salina em caso de reflexo da tosse satisfatório e anticolinérgicos em reflexo da tosse insuficiente

Opióides potentes: (ver Tabela 1.3, tabela de conversão do opióide, p. 23-24)

- É possível aumentar o opióide de longa ação a cada 24 horas, por volta de 25-50% para dor moderada e em torno de 50-100% para dor intensa.

- Ao passar a administração do medicamento de via oral para IV, há um grande efeito de primeira passagem; por essa razão, divida a dose por 3, a menos que o medicamento se converta em metadona, depois divida por 2.

- A dor episódica, incidental ou transitória pode ser tratada com pastilha de fentanil via mucosa bucal.

- Rotação de opióides se o medicamento escolhido não estiver funcionando; pode ocorrer uma tolerância cruzada incompleta com o segundo opióide; nesse caso, calcule a dose equianalgésica, depois diminua em 25% para dor intensa e 50% para dor moderada.

- Os neurônios espinhais aumentam a facilitação central, induzindo ao fenômeno de alodinia (dor ao leve toque) a partir da via NMDA (N-metil-D-aspartato) anormal. A metadona é um antagonista da NMDA, bem como um inibidor da captação de serotonina e noradrenalina. A potência da morfina em relação à metadona varia com a dose (ver Tabela 1.3: tabela de conversão do opióide). Evite a meperidina em virtude do acúmulo do metabólito tóxico normeperidina, que resulta em disforia, abalos mioclônicos, crises epilépticas (ver Farmacologia Geriátrica: Dor).

- Constipação causada por opióides: evite os agentes formadores de volume, como psílio, pois podem levar a impactação. Forneça benzodiazepínico antes da desimpactação manual.

- Antiepilépticos para dor neuropática: clonazepam, ácido valpróico, lamotrigina (Neurol 2001;57:505). Os bloqueadores-alfa2 (p. ex., clonidina) atuam sobre a dor nociceptiva e neuropática, diminuindo a atividade simpática eferente.

Tabela 7.5 Terapia farmacológica para náusea e vômito

	Categoria	Medicamento	Dose inicial
Vestibular	Anti-histamínicos	Dramamina	50-100 a cada 4 h
		Hidroxizina	10-25 mg 4x/d PO, IM
	Anticolinérgicos	Escopolamina	0,3-0,6 mg IM, SC, IV ou 1 emplastro a cada 72 h
		Hiosciamina	0,125 mg QID PO
	Corticosteróides	Dexametasona	5-10 mg QID PO, IV
		Prednisona	5-10 mg QID PO
	Benzodiazepínicos	Lorazepam	0,25 mg QID PO, IV, IM
		Diazepam	2-5 mg QID, PO, IV, IM, por via retal
		Compazina PO	5-10 mg 3-4 × por dia, 40 mg (máximo) IV a 2,5 mg/10 mL
Zona Deflagradora de Quimiorreceptores	Antagonistas dopaminérgicos	Proclorperazina	10-25 mg QID PO, IV, por via retal
		Haloperidol	0,25-0,5 mg PO, IM
		Metoclopramida	1-2 mg PO, IM, IV (Discinesia tardia)
	Antagonistas serotoninérgicos	Ondansetrona	4 mg 2x/d IV, PO
	Antagonistas mistos	Olanzapina	2,5 mg a cada 6 h PO

- Hipercalcemia: solução salina IV e diuréticos de alça; pamidronato 60-90 mg IV por 2-24 horas, repita a cada 2 semanas; ou calcitonina 4 μg/kg IM ou SC a cada 12 horas; ou plicamicina 25 μg/kg IV a cada 4-6 horas (Drugs 1993;46:594).
- Dor com delírio terminal: por ser um antagonista dopaminérgico e serotoninérgico, a olanzapina pode tratar a dor, além de ter efeitos colaterais mais raros.

Conduta da equipe:

- Biofeedback[2*], hipnose, modificação comportamental para dor crônica (Ann IM 1980;93:588).
- Orientação formal e útil do paciente sobre a dor (CA 1994;74:2139).
- A hidratação IV em paciente agonizante leva a efeitos adversos, como edema pulmonar (Cancer Nurs 1990;13:62), aumentando os sinais de edema, incontinência e dispnéia; as endorfinas são provavelmente liberadas com desidratação terminal.
  - Dilemas éticos na alimentação artificial de pacientes com doença terminal (Jags 1984;32:237; 1984;32:525; Nejm 1988;318:25) (ver *Ética*, p. 440).
  - Questões psicossociais: isolamento, falta de entendimento do diagnóstico/prognóstico, mudanças de papéis na família, culpa, dificuldades financeiras, perda da intimidade, sentimento de pesar antecipado, nervosismo na perda da independência.
  - Encontro da família com o paciente agonizante (audiência não-judicial simples):
    1. Faça o paciente contar a história de como ele/ela ficou doente e a evolução da doença; embora o paciente possa pedir para o cônjuge contar a história, é importante que ele mesmo faça isso para recuperar a confiança e estabelecer uma ligação com a família.
    2. Peça para o paciente falar sobre seus medos e preocupações; primeiramente, os medos em relação à família.
       A. Cônjuge — descreva como ele/ela se encontrou com seu esposa(o), avalie o casamento e expresse as decepções e os ressentimentos para que eles possam relaxar.

[2*] N. de T.: Técnica de treinamento que capacita um indivíduo a adquirir um certo componente de controle voluntário sobre as funções orgânicas autônomas; baseada no princípio de aprendizagem segundo o qual uma resposta desejada é aprendida quando se recebe informação (feedback), indicando que um complexo ou ação específica de pensamento produziu a resposta desejada (Fonte: Stedman).

- B. "Filhos" — converse com cada um deles, recomponha-se do choro, sem se abater; é importante que o paciente saiba que ele/ela não tem o controle sobre como as crianças viverão pelo resto de suas vidas e que ele/ela deve tirar isso da mente; nesse momento, derrame simplesmente o "dom do amor"; os netos podem sofrer problemas de separação e individualização (Kubler-Ross E. Children facing death. Presented at the 4th International Seminar on Terminal Care, Montreal, Canada, 1982).
- C. "Interesses próprios" — preocupações do cônjuge em termos de sofrimento, solidão, medo, perda de domínio próprio.

3. Raízes preocupantes: faça os pacientes recontar as histórias sobre mortes não lamentadas de pais e irmãos.
4. Histórias familiares do paciente: durante a avaliação do casamento pelo cônjuge, podem vir alguns secretos à tona (álcool, incesto), não para acusar ou culpar, mas sim para evitar que eles reapareçam em gerações futuras (Murphy M. *Hospice Confrence*, New York, 1992).

- Transporte até a radioterapia.
- Os profissionais de saúde (informais e formais) precisam cuidar de si mesmos (BMJ 1998;316:208).
- Elegibilidade do asilo: prognóstico <6 meses; o objetivo do cuidado é orientado pelo conforto e bem-estar do paciente; o asilo deve suprir as falhas específicas ou gerais geradas pela doença sobre o desenvolvimento. Exemplos:
  - ICC: classe IV
  - DPOC: dependente de O_2 com sintomas ao repouso
  - Desnutrição
  - Demência: paciente preso/condenado ao leito
  - Incontinência urinária/fecal
  - Incapacidade de comunicação
  - Complicações comórbidas

Capítulo 8
Cardiologia

8.1 Hipertensão

Ger Rv Syllabus 2002;5:267; NIH Public N. 93-1088; Arch IM 1993;153:177; 1995;155:563; Clin Ger Med 1999;15:663 www.nhlbi.nih.gov/guidelines/hypertesion/jncintro.HASm; HAS 1994;23:275

Causa: Considere os medicamentos, como antitussígenos, antigripais, AINHs.

Epidemiologia: 50% dos pacientes com >65-74 anos de idade apresentam HAS; 60-70% dos americanos-africanos, hispânicos, americanos nativos sofrem de HAS; >1/3 exibem pressão sanguínea (PA) >160 (HAS 1995;25:305). A PA diastólica eleva-se até os 55 anos de idade, quando começa a estabilizar; por essa razão, somente a elevação na PA sistólica responde pelo aumento global na HAS relacionada à idade: 10% aos 70 anos de idade e 20% aos 80 anos, independentemente da raça.

Quase todos os pacientes hipertensivos com mais de 75 anos apresentam HAS sistólica. Durante toda a vida, o risco de aquisição de HAS é de >90%; PA sistólica elevada HVE ou pressão de pulso elevada representa o único e maior risco de doença cardiovascular em pessoas com mais de 65 anos; até mesmo o estágio 1 da HAS sistólica isolada representa um risco; PA 140-159 (Nejm 1993;329:1912); a hipertrofia do ventrículo esquerdo (HVE) em hipertensos pode conferir um aumento no risco de arritmias ventriculares; ~90% dos casos de HAS primária (essencial) estão associados a histórico familiar, DM, obesidade, dieta, consumo de álcool (etanol), uso de drogas/medicamentos; ~10% dos casos de HAS são secundários a doença renal primária, causas renovasculares, feocromocitoma, doença de Cushing, síndrome de Conn (Nejm 1992;327:543); estima-se que menos de 20% dos idosos hipertensos sejam controlados ao menos em PA sistólica <140 e PA diastólica <90.

É claramente benéfico tratar a HAS em pacientes com >80 anos de idade (Lancet 1999;353:793). A apnéia do sono está associada a HAS mesmo quando é feito o ajuste do peso, bem como do consumo de álcool e cigarro; o tratamento de apnéia obstrutiva do sono com pressões positivas duplas nas vias aéreas (Bi-PAP) comprovadamente reduz a PA (Jama 2000;283:1829).

Fisiopatologia:

- O aumento na resistência vascular origina-se do declínio relacionado à idade na elasticidade tecidual, bem como do desenvolvimento de aterosclerose; além disso, ocorre uma diminuição na resposta vasodilatadora à estimulação alfa-adrenérgica, enquanto a resposta adrenérgica permanece a mesma.

- Também há uma queda no barorreflexo secundária à redução na distensibilidade arterial; com isso, a ativação do barorreflexo requer uma alteração mais pronunciada na PA; na seqüência, o barorreflexo responde com grandes repercussões na descarga do sistema nervoso simpático.

- As prostaglandinas secretadas por via renal protegem o paciente contra HAS; o sistema renina/aldosterona/angiotensina agrava a HAS, embora não constitua uma causa importante no desenvolvimento de HAS no idoso; os níveis basais e estimulados de renina e aldosterona declinam com a idade; no entanto, os pacientes mais idosos respondem satisfatoriamente aos relaxantes da musculatura lisa e aos inibidores da ACE.

- Os consumos de cálcio (Ca) e sódio (Na) modulam a PA via PTH e o sistema renina-angiotensina (Ann IM 1987;107:919).

- A HAS "sensível ao sal" depende tanto do Na como do Ca; a PA diminui com o citrato de sódio (Nejm 1987;317:1043).

Sintomas: Embora costume ser assintomática, a HAS de longa duração pode se manifestar pela primeira vez com um dano a órgãos-alvo, i. e., hemorragia na retina, diminuição na função renal. O início súbito (ver emergência/urgência hipertensivas) ou HAS recalcitrante sugere HAS secundária (sobretudo doença renovascular oclusiva), mas raramente hiperaldosteronismo, hipocalemia, feocromocitoma.

Sinais: Apesar de não haver benefício comprovado no tratamento da HAS sistólica de estágio 1, a terapia não deve ser recusada com base na idade. Há um risco elevado do tratamento se a PA diastólica estiver <60. Os diuréticos tiazídicos ou os bloqueadores dos canais de Ca de ação prolongada são os medicamentos de escolha (Jama 2004;292:1074).

- PA sistólica >140 em três ocasiões ou PA diastólica média >90 (considere quando as artérias rígidas gerarem leituras de PA mais elevada).

- PA sistólica >160 mmHg como um fator de risco mais significativo do que a PA diastólica >95 mmHg (Lancet 2000;355:865); a PA ambulatória representa o melhor indicador de risco no idoso (Jama 1999;282:539).

- Efetue a auscultação do paciente em busca de ruídos arteriais periféricos, 4ª bulha cardíaca, deslocamento do ponto de impulso máximo do coração; procure alterações retinianas.

- Realize a palpação durante a mensuração da PA para evitar que um hiato auscultatório passe despercebido.

Sinais de HAS secundária: ruído abdominal (doença renovascular); hiperglicemia, distribuição de gordura (doença de Cushing); cefaléia, palpitações, diaforese e elevações paroxísticas da PA (feocromocitoma); agravamento do controle da PA ou PA que permanece descontrolada sob tratamento triplo; HAS maligna: incremento abrupto da HAS diastólica (o que não costuma ser comum, considerando o declínio geral na PA diastólica em pessoas com >60 anos de idade).

Pseudo-HAS: manifesta-se com artérias rígidas que não conseguem ser comprimidas pelo manguito do esfigmomanômetro, gerando leituras falsamente elevadas; nesse caso, entretanto, ainda é possível palpar o pulso radial (sinal de Osler, embora possa não ser confiável); contudo, o paciente freqüentemente exibe uma PA desproporcional ao dano a órgãos-alvo (HAS 1994;23:275).

Evolução: Os pacientes mais idosos com HAS apresentam um risco mais elevado de hipotensão ortostática (queda de >20 mmHg da PA sistólica ou >10 mmHg da PA diastólica ao mudar de uma posição supina [decúbito dorsal] para uma ereta); as pressões devem ser mensuradas em ambas as posições, ou seja, com o paciente sentado e em pé; o tratamento da HAS sistólica e diastólica é feito até os 85 anos de idade (Lancet 1991;338:1281); a hipertrofia do ventrículo esquerdo diminui em 6 meses e a função melhora no idoso tratado com verapamil ou atenolol (Nejm 1990;322:1350); os IECA são as melhores opções para preservar a função renal. Há uma probabilidade alta de hipotensão ortostática em pacientes diabéticos. Também há uma correlação significativa entre hipotensão ortostática e mortalidade elevada (Circ 1998;98:2290; Am J Med 2000;108:106).

- Uma HAS sistólica moderada isolada também está associada a riscos cardiovasculares 1,5 vez maior (Nejm 1993;329:1912).
- O tratamento de HAS sistólica isolada (>160 mmHg) no idoso reduz a ocorrência de acidentes cerebrovasculares (AVCs) em 1/3 (Número necessário para tratar [NNT] – 5 = 33) (Jama 1991;265:3255), a mortalidade por acidente vascular cerebral em 36% e a mortalidade cardíaca em 25% (Ann IM 1994;121:355); NNT – 5 = 18 para evitar IAM/CVA (Jama 1994;272:1932).

Complicações: CVA, crise hipertensiva; insuficiência renal crônica; complicações cardiovasculares, incluindo fibrilação atrial e hipertrofia ventricular esquerda, o que aumenta o risco de MI, CVA, taquicardia ventricular, morte e morte súbita 3-4 vezes mais do que a HAS isolada (Nejm 1992;327:998; 1987;317:787; Ann IM 1986;105:173).

- Dano cognitivo branco, demência; a terapia anti-hipertensiva pode retardar a evolução (Am J Epidem 2001;153:72).

Exames laboratoriais:

- Acompanhamento inicial de rotina:

    Histórico familiar, alta probabilidade de HAS essencial por DM do tipo II, descarte apnéia do sono (30%) (Ann IM 1994;120:382; 1985;103:190).

- Pesquise o consumo de álcool, sódio (amolecedores de água), dieta (descarte hiperparatireóideo, bem como deficiências de Ca, Mg e K) e uso de outras drogas/medicamentos, além de doença renal primária.

- Urinálise com exame microscópico, K, U/creatinina, ECG (3-8% de sensibilidade) ou ecocardiografia (100% de sensibilidade, ?especificidade) em busca de LHV.

- Para HAS recalcitrante ou emergencial: causas renovasculares (40% exibem ruídos), hipo/hipertireoidismo, feocromocitoma, doença de Cushing, síndrome de Conn (Nejm 1992;327:543).

- A proteína C reativa (RCP) elevada está comprovadamente relacionada ao desenvolvimento futuro de HAS (Jama 2003;290:2945).

    (ver tópicos específicos no Capítulo 3, Endocrinologia)

Raio-X: Para HAS renovascular: a cintilografia renal antes e depois do captopril 50 mg PO revela um fluxo reduzido no rim acometido (90% de sensibilidade e especificidade) (Ann IM 1992;117:845; Jama 1992;268:3353).

Abordagem: Os principais ensaios terapêuticos incluem:

Não-farmacológica: Os Ensaios de Prevenção de Hipertensão, DASH (Dietary Approaches to Stop Hypertension [Abordagens Dietéticas para Interromper a Hipertensão]), Modificação da Dieta em Doença Renal, TONE (Trial of Nonpharmacologic Interventions in the Elderly [Ensaio de Intervenções Não-farmacológicas no Idoso]).

Farmacológica: STOP-2 (Second Swedish Trial in Older Patients with hypertension [Segundo Ensaio Sueco em Pacientes Mais Idosos com Hipertensão]), LIFE (The Losartan Intervention For Endpoint reduction in hypertension [Intervenção com Losartana para Redução do Ponto Final em Casos de Hipertensão]), SHEP (Systolic Hypertension in the Elderly Program [Programa de Hipertensão Sistólica no Idoso]), NHANES III (National Health And Nutrition Examination Survey [Pesquisa Nacional sobre Saúde e Nutrição]), TOMHS (Treatment of Mild Hypertension Study [Estudo do Tratamento de Hipertensão Branda]), INDANA (Individual Data Analysis of Antihypertensive intervention trials [Análise de Dados Individuais de Ensaios de Intervenção Anti-hipertensiva]), Syst-EUR (Systolic Hypertension in Europe [Hipertensão Sistólica na Europa]), SAVE (Survival and Ventricular Enlargement trial [Ensaio de Sobrevida e Aumento de Volume Ventricular]), ELITE (Evaluation of Losartan in the Elderly [Avaliação da Losartana no Idoso]), MRFIT (Multiple Risk Factor Intervention Trial [Ensaio de Intervenção em Fator de Risco Múltiplo]), ALLHAT (Anti-hypertensive and Lipid-Lowering Treatment to Prevent Heart Attack [Tratamento Anti-hipertensivo e Redutor de Lipídios para Evitar Ataque do Coração]), INVEST (International Verapamil-Trandolapril Study [Estudo Internacional com Verapamil e Trandolapril]), ANPA2 (Second Australian National Blood Pressure Study [Segundo Estudo Australiano sobre Pressão Sanguínea]), SOLVD (Studies of Left Ventricular Dysfunction [Estudos sobre Disfunção Ventricular]), AASK (African-American Study of Kidney Disease [Estudo Africano-Americanos sobre Doença Renal]), MRC (Medical Research Council Hypertension Trial [Ensaio sobre Hipertensão pelo Conselho de Pesquisa Médica]), entre outros.

Esquemas terapêuticos sem medicação (BMJ 1994;309:436) — diminuição no consumo de sódio e perda de peso (Jama 1998;279:839); redução na ocorrência de acidente vascular cerebral isquêmico com atividade física no período de ócio ou lazer (Stroke 1998;29:380); declínio no consumo de álcool (etanol) (HAS 1992;20:533); evite ou interrompa os NSAIDs (Jama 1994;272:781; Ann IM 1994;121:289).

Estratégias farmacológicas (Ann IM 1994;121:35; NIH Guidelines [2003] www.nhlbi.nih.gov/guidelines/hypertension/jncintro.HASm; HAS 1994;23:275):

- Princípios da terapia medicamentosa: comece com metade da dose habitual para adultos; use esquemas simples de dosagem; empregue vias alternativas, como aplicação de emplastros, quando necessário; algumas vezes a administração de doses mais baixas de 2 agentes distintos é mais eficaz do que uma dose maior de um único agente; 50% dos idosos são controlados com um único medicamento (Jama 1996;277:1577); tenha o custo em mente.

- Titule a medicação de acordo com a PA mensurada na posição ereta para evitar hipotensão ortostática.

- Objetivo do tratamento — redução gradativa da PA conforme o fluxo sanguíneo cerebral (em relação à curva da pressão arterial média [PAM]) sofre um desvio para a direita; um declínio muito rápido na PA pode precipitar a ocorrência de acidente vascular cerebral ou hipotensão, bem como taquicardia reflexa/ativação simpática (especialmente com α-bloqueadores).

- Não induza a uma redução maior que 10 mmHg por incremento da dose (em 1 mês) e tenha como meta final uma pressão sistólica de 120-140 e diastólica <90 (PA mais baixa confere uma proteção adicional contra DM); não reduza a pressão abaixo de 140/85 mmHg [estudo sueco em pessoas idosas com hipertensão, (STOP-HAS) (Lancet 1991;338:1281); estudo de coorte finlandês: o declínio de 5 mmHg na PA (i. e., de 90 para 86) está associado a diminuição na sobrevida em um período de 5 anos (J Hyperten, 1994;7:1183); *vs.* uma redução na PA diastólica <85 não gerou comprometimento cardiovascular (Lancet 1998;351:1755); PA <70 é perigosa (Arch IM 1999;159:2004); ao suspender os anti-hipertensivos crônicos, 40% dos pacientes precisarão retomá-los dentro de 1 ano (J Intern Med 1994 1994;235:581)]. O risco elevado de mortalidade secundária à hipertensão pode estar relacionado à doença subjacente, exatamente o oposto da terapia anti-hipertensiva (Ann IM 2002;136:438).

- Trate o paciente de acordo com a estratificação de risco da HAS: Estágio 1 (140-159/90-99) — trate com modificação no estilo de vida em um período de 12 meses, a menos que existam fatores de risco, depois trate por mais 6 meses com mudança no estilo de vida; na presença de dano a órgão-alvo ou doença cardiovascular clínica, trate com medicamentos; Estágio 2 (>160/100) — use medicação apropriada (>140 se houver DM) (Clin Ger Med 1999;15:663).

- Monitore o paciente em busca de hipotensão, hipovolemia, função renal, potássio (especialmente sob diuréticos ou inibidores da ACE ou digoxina).

- Os diuréticos tiazídicos devem ser a primeira linha terapêutica de escolha, mas é preciso realizar um monitoramento cuidadoso quanto à ocorrência de desidratação e anormalidades eletrolíticas. Não trazem nenhum benefício se o nível sérico de potássio estiver <3,5 mg/dL (HAS 2000;35:1025). Os tiazídicos diminuem a excreção renal e a perda óssea de Ca, bem como as fraturas de quadril.

- A segunda escolha terapêutica deve ter como base os indicadores obrigatórios relacionados a comorbidades e fatores de risco.

- Os pacientes com HAS no estágio 2 costumam necessitar de dois medicamentos.

Os diuréticos são mais eficientes que os β-bloqueadores na redução da PB e na prevenção de morbidade e mortalidade cardiovasculares (Stroke 1998;29:380); além disso, os β-bloqueadores são relativamente ineficazes como monoterapia para idosos hipertensos (Jama 1998;279:1303); na verdade, os diuréticos ajudam a evitar a mortalidade cardiovascular em pacientes hiperlipidêmicos (Jama 1991;265:3255); reduza a massa do ventrículo esquerdo (Jama 1998;279:778).

(hidroclorotiazida 12,5-25 mg + trianterano 50 mg) evita todos os riscos de mortalidade por ensaio de intervenção em fator de risco múltiplo (MRFIT) (Ann IM 1995;122:223; Nejm 1994;330:1852).

A administração de clortalidona 2,5 mg uma vez ao dia para HAS sistólica isolada resulta em uma redução de 80% no risco de CHF em pacientes com IAM anterior (Jama 1997;378:212). A clortalidona foi considerada superior a um bloqueador dos canais de Ca ou um inibidor da ACE na prevenção de acidente vascular cerebral e insuficiência cardíaca (Jama 2002;288:2981).

Os β-bloqueadores administrados junto com diurético também diminuem a mortalidade (Jama 1991;265:3255); o atenolol diminui a solubilidade dos lipídios (menos depressão, letargia).

Depois dos diuréticos, os bloqueadores dos canais de Ca constituem a segunda escolha para os idosos (Arch IM 1991;151:1954), p. ex., diltiazem SR (Extended Release [Liberação Prolongada]) na dose de 60-180 mg 2x/d, embora alguns estudos sugiram que o diltiazem produza mais dano cognitivo do que o atenolol (Ann IM 1992;116:615); a mortalidade é controversa (Jags 1995;43:1309); os homens negros se dão melhor com o diltiazem: 85% de sucesso comparado com 33% com o captopril (Jags 1995;8:189); a diidropiridina de longa ação resultou em um declínio de 42% na ocorrência de acidente vascular cerebral em pacientes com hipertensão sistólica isolada (Lancet 1997;350:757). Indicações obrigatórias em casos de DAC e DM; evite os bloqueadores dos canais de Ca em CHF. O esquema terapêutico com bloqueador dos canais de Ca/inibidor da ACE não é diferente da combinação de β-bloqueador/tiazida no tratamento de pacientes hipertensos com CAD (Jama 2003;290:2805).

Os inibidores da ACE podem preservar a função renal de forma eficiente, mesmo com insuficiência renal precoce, p. ex., enalapril 5 mg PO 1-4 vezes ao dia (NNT = 4) (BMJ 1994;309:833); a idade constitui um indicador mais satisfatório da resposta à renina do que o perfil da própria renina (Jama 1998;280:1160); os inibidores da ACE são mais eficazes que os bloqueadores dos canais de Ca na prevenção de conseqüências vasculares em casos hipertensos de diabetes tipo 2 (Nejm 1998;338:645; Diab Care 1998;21:597; Lancet 1999;354:1751). Os bloqueadores dos receptores de angiotensina (BRAs) e os inibidores da ACE são obrigatoriamente indicados em casos de CHF, DM e insuficiência renal. Os efeitos colaterais são mais freqüentes em negros. Não há nenhum nível sérico de creatinina que proíba o uso de um inibidor da ACE.

Os inibidores da ACE são melhores do que a tiazida para todos os pontos principais de eventos cardiovasculares e infarto miocárdico, apesar das mesmas reduções na PA. Os resultados foram mais significativos em homens (Nejm 2003;348:583).

Efeitos sobre os lipídeos (Geriatrics 1995;50:13): os diuréticos aumentam o colesterol total e os triglicerídeos, enquanto os simpatolíticos reduzem o colesterol total e o HDL; já os inibidores da ACE promovem uma redução no nível dos triglicerídeos; os antagonistas do Ca não apresentam efeito sobre os lipídios; os β-bloqueadores diminuem os níveis de colesterol total, LDL, triglicerídeos, mas aumentam o HDL; igualmente, os vasodilatadores reduzem o colesterol total e o LDL, mas elevam o HDL.

Tipicamente, os agentes de ação central não são recomendados no idoso. Os emplastros de clonidina representam uma alternativa para o paciente que não toma medicamentos por via oral.

Crise de HAS: a elevação na PA com risco iminente de dano orgânico é determinada menos pela elevação dessa pressão em si do que pelo dano potencial a órgãos vitais; a PA deve ser reduzida imediatamente, mas não muito (PA-alvo de ~160-170/100-110); certifique-se de que o paciente se encontra normovolêmico.

- Avaliação: exame físico concentrado nos sinais/sintomas neurológicos, cardiovasculares, renais, oculares.
- A encefalopatia hipertensiva é tratada com nitroprussiato.
- A hipertrofia do ventrículo esquerdo (HVE) e o edema pulmonar são tratados com labetolol.
- Os quadros de IAM ou angina instável são tratados com nitroglicerina ± inibidor da ACE.

- O aneurisma aórtico dissecante é tratado com propranolol.
- A crise adrenérgica é tratada com nitroprussiato.
- A hipertensão maligna é tratada com labetolol e captopril.
- A insuficiência renal aguda é tratada com labetolol, minoxidil ± β-bloqueador.
- A hipertensão perioperatória é tratada com nitroglicerina e nitroprussiato (J Am Soc Nephrology 1998;9:133).

Hipertensão resistente: Incapacidade de se atingir uma PA-alvo mesmo sob 2 medicamentos em doses completas, além de uma dose total de diurético; avalie a mensuração da PA; tente mensurar a PA ambulatória; a terapia diurética inadequada é uma etiologia comum; os diuréticos de alça são mais satisfatórios em pacientes com função renal deficiente.

Abordagem terapêutica: Tratamento da pressão sanguínea.

Exames laboratoriais: Hemograma, eletrólitos, uréia/creatinina (U/Cr), urinálise, radiografia do tórax, ECG; considere os exames de ultra-som renal e CT/MRI cranianos, se indicados.

8.2 Doença Coronariana

Ger Rv Syllabus 2002;5:253; Jags 1998;46:1157; Am Fam Phys 2002;65:871

Doença Arterial Coronária (DAC)

Nejm 1996;344:1311; J Am Coll Cardiol 1995;25:1000 (em mulheres)

Causa: Colesterol (Nejm 1981;304:65); há >300 fatores de risco independentes no idoso (Jags 1988;36:103, Ann IM 1993;153:1065), embora a diminuição nos níveis de colesterol leva a um incremento no óbito em pessoas idosas (Jags 2003;51:991); tabagismo (cigarro); HAS; falta de estrogênio (Ann IM 1976;85:447); fatores genéticos (especialmente em mulheres); não sofre aumento por elevações isoladas dos triglicerídeos, embora eles sejam marcadores de outros fatores de risco (Nejm 1993;328:1220); deficiência de vit B_6 (Circ 1998;97:437).

Epidemiologia: Por volta dos 70 anos de idade, 15% dos homens e 9% das mulheres apresentam CAD sintomática; a CAD representa a causa mais comum de morte; envolvida em >50% das mortes entre os indivíduos com >65 anos de idade (DHHS Pub 97-1789); o risco de morte por CHD a partir de hipercolesterolemia é desde 2,2 vezes aos 60 anos de idade até 11,3 vezes aos 75 anos (Ann IM 1990;1.13:916).

- Incidência elevada em casos de diabetes, HAS, obesidade (Nejm 1990;322:882), homocistinúria (Jama 1992;268:877).

- Baixos níveis de HDL predizem uma mortalidade cardíaca em pacientes com >70 anos de idade; o aumento nos níveis de colesterol total não está associado a mortalidade em homens, mas pode estar em mulheres (Jama 1995;274:539); os níveis encontram-se reduzidos em mulheres que tomam estrogênios após a menopausa (Nejm 1991;325:756).

Fisiopatologia: (Nejm 1992;326:242,310)

- Alteração mais precoce: células carregadas de lipídios ou estria gordurosa na camada íntima da artéria (Am Hrt J 1994;128:1300); alterações relacionadas à idade: diminuição nos receptores de LDL, depuração do colesterol, produção de ácidos biliares e estrogênio; síndrome de resistência à insulina: hiperlipidemia, hiperglicemia e hiperinsulinemia.

- A tensão sobre a parede das artérias gera a formação de placas fibrosas que, mais tarde, se infiltram com colesterol; a fibrinólise prejudicada também pode desempenhar um papel na patogenia; a atuação da citocina IL-1 sugere um mecanismo imunológico (Basic Res Cardiol 1994;89:41); o HDL exerce uma função protetora, pois estabiliza a prostaglandina I vasodilatadora (Circ 1994;90:1033); a HAS pode induzir à disfunção endotelial (HAS 1995;25:155); a ocorrência de hemorragia na placa provoca oclusões súbitas.

Sintomas: Claudicação, angina, MI, morte súbita, ataque isquêmico transitório/acidente cerebrovascular (TIA/CVA), angina abdominal.

Sinais: HAS renal; ruídos, pulsos periféricos ausentes; CVAs; placas em vasos no fundo da retina.

Evolução: Reversível com o tratamento (Ann IM 1994;121:348).

Exames laboratoriais: a proteína C reativa (PCR) prediz isquemia indutível (Circ 2003;107:245).

Tratamento: (Jags 1999;47:1458).

No estudo NHANES III (National Health and Nutrition Examination Survey [Pesquisa Nacional sobre Saúde e Nutrição dos E.U.A.]) (DHHS 97-1789), 50% dos idosos seriam beneficiados por modificações da dieta; 10-25% são qualificados para medicação (Diretrizes do NCEP II — National Civic Education Programme Phase II [Programa Nacional de Educação Cívica dos E.U.A. – Fase II] em Jama 1993;269:3009):

- Proceda ao tratamento dos níveis elevados de colesterol, LDL >130 mg/dL, se houver dois outros fatores de risco cardíaco (2002:253); isso ajudará tanto a diminuir as placas como a evitar o espasmo das artérias coronárias (Nejm 1995;332;481,488; Circ 1994;89:1329; 1994;90:1056; Lancet 1994;334:1383); a redução dos níveis de colesterol pode ser perigosa (BMJ 1994;308:373); o tratamento visa diminuir o LDL em <102 com 2 ou mais fatores de risco, <160 com 102 fatores de risco (Jama 2111;285:2486); a submissão ao tratamento antilipídico após os 60 anos é insatisfatória nos idosos (Jama 2002;288:455,462); as estatinas são associadas a miopatia (Jama 2003;289:1595).

- A prática de exercícios físicos (Jama 1995;273:402) diminui as hospitalizações (Jags 1996;44:113); a freqüência cardíaca máxima para homens é de 220 menos a idade e para mulheres é de 224 menos 0,6 × idade, pois a resposta inotrópica e cronotrópica máxima às catecolaminas e ao sistema nervoso simpático é acentuadamente prejudicada com a idade.

- Aspirina: 85-325 mg uma vez ao dia (Med Lett Drugs Ther 1995;37:14; Arch IM 1995;155:1386).
- As dietas geradoras de níveis de LDL <100 induzem à regressão da placa (Lancet 1994;344:1383); a "dieta do Mediterrâneo" é útil nesses casos (Lancet 1994;343:1454); o programa de Ornish leva à regressão da doença, com melhora de 8% no angiograma *vs.* agravamento de 28% sem a dieta (Jama 1998;280:2001); no entanto, as dietas pobres em gordura podem reduzir o HDL; já a instituição de dieta e exercício, combinados com perda de peso, pode aumentar o HDL; sendo assim, é preciso ter cuidado com as modificações da dieta em pacientes sob risco de desnutrição.

Dieta: Ofereça uma dieta com <30% de gordura, <7% de gordura saturada, <200 mg de colesterol/dia; em seguida, prescreva um inibidor da hidroximetilglutaril-coenzima A (HMG-CoA) redutase; o ácido nicotínico na dose de 1,5-3,0 g/dia reduz os triglicerídeos e aumenta o HDL (Am Fam Phys 1997;55:2250); a reposição do estrogênio diminui os incidentes por doença cardíaca arteriosclerótica (DCA) em mulheres em até 50% (Jama 1995;273:199); 2-3 doses de bebida alcoólica ao dia diminuem a mortalidade em 25% (Am J Pub Hlth 1993;83:805).

- O folato na dose de 400 mg/dia e a vit B_6 na dose de 3 g/dia são utilizados para tratar os níveis elevados de homocistinemia, que levam a aterosclerose (Jama 1998;279:359).
- O risco de doença coronariana é reduzido em 50% por estrogênio/progesterona (Jama 1995;273:199,240); talvez a medroxiprogesterona aumente o colesterol transportado pelo HDL em mulheres após a menopausa (Nejm 1981;304:560); em um ensaio multicêntrico cego, o estrogênio não diminuiu os eventos coronários em mulheres com CAD preexistente (Jama 1998;280:605).
- O raloxifeno na dose de 60 mg/dia (modulador seletivo dos receptores de estrogênio com agonista estrogênico) pode ter efeitos benéficos sobre o osso e antagonistas sobre a mama e o útero, mas efeitos maléficos sobre LDL-C, fibrinogênio e HDL-C2 (Jama 1998;278:1445).

Tabela 8.1 Tratamentos para níveis elevados de colesterol

	Primeira escolha	Alternativo
LDL ELEVADO ISOLADO	ESTATINAS (em ordem decrescente de efeito sobre os lipídeos séricos):	ESTATINAS + BAS
	Atorvastatina 10-80 mg uma vez ao dia	
	Sinvastatina 5-40 mg uma vez ao dia	
	Pravastatina 10-40 mg uma vez ao dia	
	Lovastatina 10-40 mg uma a duas vezes ao dia	
	Cerivastatina 0,2-0,3 mg uma vez ao dia na hora de dormir	
	Fluvastatina 20-40 mg uma a duas vezes ao dia	
	SEQÜESTRANTES DE ÁCIDOS BILIARES (BAS)	BAS + NA
	(p. ex., colestiramina)	
	ÁCIDO NICOTÍNICO (NA)	ESTATINAS + NA*
LDL ELEVADO + HDL BAIXO	ESTATINAS	ESTATINAS + NA*
LDL ELEVADO + TRIGLICERÍDEOS (200-400 mg/dL)	ESTATINAS	ESTATINAS + GENFIBROZIL/ FENOFIBRATO*
		ESTATINAS + NA*

*Risco elevado de miopatia e hepatite

- Avaliação pré-operatória dos riscos cardíacos:
- Variáveis clínicas: <6 meses após MI, idade avançada, histórico de angina, IAM sem onda Q, DM, HAS, ectopia ventricular que exijam tratamento; os pacientes assintomáticos com bradicardia ou bloqueio bifascicular crônico não necessitam de marca-passo profilático.
  - Angioplastia pré-operatória em pacientes com >3 variáveis clínicas e teste do tálio-dipiridamol que demonstra redistribuição ou alterações ECG associadas com a infusão do dipiridamol; se houver 1-2 variáveis clínicas e tálio positivo, o risco de se ter um evento cardíaco (angina instável, MI, edema pulmonar, morte cardíaca) sobre de 3 para 30% (Nejm 1996;344:1311).

- No ensaio TIME (Trial of Invasive *vs.* Medical therapy in the Elderly [Ensaio de Terapia Invasiva *vs.* Terapia Clínica no Idoso]), os resultados em pacientes idosos com CAD crônica foram os mesmos com terapia invasiva e tratamento clínico ideal (Jama 2003;289:1117).
- 61% dos casos de IAM na primeira semana do pós-operatório são silenciosos.

Angina

Mod Concepts Cardiovasc Dis 1988;57:19; Nejm 1984;310:1712; Am Fam Phys 1994;49:1459; Jama 2005;293:350

Causa: Doença cardíaca aterosclerótica; distúrbios miopáticos; prolapso da válvula mitral; reserva vasodilatadora reduzida nas artérias coronárias (Nejm 1993;328:1659,1706); o estresse mental é um indutor de angina tão potente quanto a atividade física (Nejm 1988;318:1005).

Epidemiologia: Isquemia silenciosa: coexistente com angina; benefício potencial de β-bloqueadores, bloqueadores dos canais de Ca, revascularização coronária (Jags 1996;44:83).

Fisiopatologia: O espasmo pode ocorrer mesmo quando não há lesão fixa; a angina instável costuma ser decorrente de trombo plaquetário (Nejm 1992;326:287).

Sintomas: Ataques com a primeira atividade física após o repouso; mais freqüentes em ambientes não-familiares; mais graves quando o paciente se encontra na posição supina; aliviados com nitroglicerina (descarte espasmo esofágico).

Sinais: S4; sopro regurgitante mitral no momento da dor.

Evolução: O prognóstico depende do grau de envolvimento coronário evidenciado por meio dos exames de angiografia e função do ventrículo esquerdo (Circ 1994;90:2645); a proteína C-reativa pode predizer a mortalidade precoce por isquemia aguda (J Am Coll Cardiol 1998;31:4160).

Complicações: MI

Descarte os quadros de refluxo esofágico (mimetiza Úlcera Péptica) (Ann IM 1992;117:824), úlcera péptica (UP), cólica biliar, pleurisia, pancreatite, infarto pulmonar, pneumotórax (Geriatrics 1995;50:33); considere a indução por monóxido de carbono (gás utilizado em aquecedores) se o ataque ocorrer em casa na época do inverno (Nejm 1995;322:48).

Exames laboratoriais:

Bioquímica: A enzima CPK-MB (Isoforma 2 da creatina fosfoquinase) pode exibir um leve aumento.

Exames não-invasivos: O teste de tolerância ao exercício (TTE) é contraindicado em casos de insuficiência cardíaca congestiva (CHF), estenose aórtica, estenose subaórtica hipertrófica idiopática, angina instável; não é possível interpretar as alterações do segmento ST diante de bloqueio do ramo esquerdo do feixe (BRE), síndrome de Wolff-Parkinson-White (WPW), digoxina, hipertrofia do ventrículo esquerdo (HVE); teste submáximo (<85% do pulso máximo são atingidos).

Depressões do segmento ST (de 0,5 mm para >2 mm, que se iniciam nos 3 primeiros minutos ou duram ≥8 minutos) (Nejm 1979;301:230) e/ou hipertensão durante o ETT: esse sistema de escore prediz não só uma sobrevida de 5 anos, mas a mortalidade anual (Nejm 1991;325:849).

Cintilografia com tálio: o pico da atividade física e 2-4 horas depois constitui o melhor indicador das conseqüências (a longo prazo) da angina do que as monitorações com ETT ou Holter (Ann IM 1990;113:575); o dipiridamol é utilizado quando o paciente não consegue caminhar na esteira ergométrica.

Ecocardiograma de estresse com dobutamina (Am J Cardiol 1993;72:605): com a mesma sensibilidade e a mesma especificidade que o tálio-dipiridamol.

Abordagem:

Terapêutica:
- A aspirina na dose de 75-325 mg PO uma vez ao dia evita os MIs.

- Medicamentos antianginosos (Med Lett Drugs Ther 1994;36:111).
- Use os nitratos para dilatar, diminuir os espasmos, aumentar os colaterais e reduzir a adesão plaquetária; disponíveis em formulações orais, sublinguais, emplastros bucais ou pastas; em função do desenvolvimento de tolerância, é recomendável evitar a administração na hora de dormir ou o tratamento de 24 horas.
- Os β-bloqueadores diminuem o pulso, bloqueiam a ativação do sistema nervoso simpático induzida pelo estresse mental (Circ 1994;89:762), abaixam a PA e reduzem a adesão plaquetária; evite-os na angina de Prinzmetal, pois podem aumentar o espasmo.
- Os bloqueadores dos canais de Ca dilatam os vasos e reduzem o espasmo, mas não possuem efeito cardioprotetor (Lancet 2004;364:817).
- A ranolazina, um inibidor da oxidação de ácidos graxos, é uma opção terapêutica (Jama 2004;291:309).
- A administração de imipramina a 50 mg PO na hora de dormir ajuda os casos de angina microvascular.

Cirúrgica:

- A angioplastia (Nejm 1994;331:1037,1044; 1994;330:981) é o procedimento de escolha em pacientes gravemente sintomáticos com CAD em 1-2 vasos e fração de ejeção normal do ventrículo esquerdo com múltiplos problemas clínicos; há um risco elevado de acidente vascular cerebral com a cirurgia de revascularização miocárdica, em função de doença cerebrovascular ou doença aórtica difusa; também há um alto risco de desenvolvimento de disfunção cognitiva pós-operatória ou condição física debilitada; além disso, a angioplastia gera mais complicações do que o tratamento clínico (Nejm 1992;326:10); a angioplastia a longo prazo requer mais medicamentos antianginosos e intervenções cirúrgicas do que a técnica de CABG (Nejm 1994;331:1037).
- O CABG aumenta a sobrevida do paciente de modo significativo (Lancet 1994;344;563; Circ 1994;89:2015); técnica de escolha em

pacientes: (1) idosos sintomáticos de alto risco, mesmo naqueles com >80 anos de idade (Ann IM 1990;113:423) com doença da artéria principal esquerda, (2) com comprometimento expressivo em 3 vasos com fração de ejeção >30% (Nejm 1988;319:332; 1987;316:981), (3) com doença relevante de 2 vasos, declínio na fração de ejeção do ventrículo esquerdo e envolvimento da porção proximal da artéria descendente anterior esquerda, (4) com indícios clínicos de insuficiência cardíaca durante episódios isquêmicos com o miocárdio isquêmico, mas viável, além de poucos problemas clínicos e idade fisiológica mais jovem, e (5) naqueles preparados para um período de convalescença de 3-4 meses; os diabéticos respondem melhor ao CABG do que à angioplastia (Nejm 1996;335:1290).
- Em caso de angina instável, administre aspirina na dose de 75-325 PO uma vez ao dia (Nejm 1992;327:175) em homens (Nejm 1983;309:396); a heparina pode ser administrada sozinha, porém é mais eficiente com a nitroglicerina (Nejm 1988;319:1105).
- Em caso de isquemia silenciosa, proceda à angioplastia (J Am Coll Cardiol 1994;24:11) e administre atenolol (Circ 1994;90:762).

Infarto do Miocárdio

Am J Med 1992;43:315; Jags 1998;46:1157,1302

Causa: Etiologia aterosclerótica (85%), incluindo espasmo; os êmbolos constituem 15% das causas (Ann IM 1978;88:155).

Epidemiologia: Incidência elevada com histórico de:
- As pacientes cirúrgicas na menopausa não devem ser submetidas ao estrogênio, embora não haja nenhum aumento notável na menopausa natural ou na salpingoooforectomia bilateral se elas receberem tal tratamento (Nejm 1987;316:1105); há um risco elevado de evento coronário no primeiro ano sob estrogênio/progesterona (ensaio HERS [Heart Estrogen Replacement Study (Estudo sobre o Coração e a Reposição de Estrogênio)] em Jama 1998;280:605), sem nenhum benefício significativo a longo prazo (HERS II, Jama 2002:288:49).

- O cigarro triplica o risco de infarto do miocárdio, mas esse risco volta ao normal em 2 anos após a interrupção (Nejm 1985;313:1511); o risco aumenta em 5x em indivíduos que fumam >1 maço por dia, 2x com 1-4 cigarros ao dia em mulheres (Nejm 1987;317:1303).

- Elevações do colesterol total e/ou LDL (freqüentemente com histórico de colecistite) (Nejm 1981;304:1396); os baixos níveis do colesterol HDL (<35 mg/dL) talvez sejam mais importantes do que os altos níveis do LDL (Am J Cardiol 2000;86:19L).

- O diabetes, por si só, apresenta um risco tão elevado quanto o de doença cardiovascular conhecida. As mulheres diabéticas e hipertensas exibem um risco mais alto de IAM (F = 23%, M = 15%) e um índice de mortalidade de até 46%.

- Hipertensão.

- A esclerose aórtica é um marcador potencial de CAD coexistente (contribuição *vs.* associação apenas) (Clin Cardiol 2004;27:671).

- Miocárdio sob um risco maior de infarto secundário a comorbidades: a diminuição na variabilidade da freqüência cardíaca e a redução no tônus vagal tornam o idoso um paciente de risco de morte súbita por MI.

- A incidência diminui com a prática de exercícios em >6 equivalentes metabólicos (METs) por >2 horas/semana divididos em 3-4 vezes/semana (Nejm 1994;330;1549); 2-3 doses de bebida alcoólica ao dia (Nejm 1993;329:1829; Ann IM 1991;114:967).

- Subtratamento do idoso e uso excessivo de lidocaína (Arch IM 1996;156:805): o idoso também é muito sub-representado em ensaios clínicos: a inscrição de idosos com >75 anos de idade foi de apenas 9% durante os anos de 1991-2000, embora isso represente 37% dos casos de IAM nos EUA (Jama 2001;286:708).

Fisiopatologia: Formação de agregados plaquetários e trombos (Nejm 1990;322:1549); em princípio, o aumento na agregação plaquetária induzida por catecolaminas e a diminuição no inibidor do ativador de plasminogênio tipo 1 contribuem para a trombogênese (J Am Coll Cardiol 1993;22:1228); ocorre um grave dano ao miocárdio em virtude de HAS de longa duração, DM, doença valvular associada a lesão do ventrículo esquerdo, instabilidade elétrica contínua, CAD e isquemia de múltiplos vasos, complacência diastólica reduzida, resistência vascular elevada com conseqüente aumento no trabalho cardíaco.

Sintomas: Dor no peito em localização subesternal e "distribuição de uma árvore", com piora em posição supina; além disso, observam-se diaforese e dispnéia; os sintomas estão associados a exercício intenso; 50% dos indivíduos acometidos com >60 anos de idade apresentam-se com sintomas neurológicos (CNS), especialmente confusão; o IAM silencioso é mais comum no idoso e corresponde a 15-20% dos MIs; o DM é uma causa freqüente; o infarto do miocárdio também pode ocorrer em função do aumento na circulação colateral miocárdica por estreitamento gradativo das artérias coronárias (Jags 1994;42:732).

Sinais: Os idosos podem se apresentar com edema pulmonar repentino, arritmia, queda subida na PA, delírio, fraqueza abrupta. Em pacientes que apresentam demência ou dificuldade de linguagem, qualquer dor no tronco pode indicar MI; além disso, o paciente pode apresentar dor abdominal e vertigem; dor de dentes.

- Atrito pericárdico no dia 2+, geralmente sem alterações do segmento ST (Nejm 1984;311:1211); ritmo de galope S4; febre <103°F (39,4°C); desdobramento paradoxal transitório da S2 (Geriatrics 1995;50:2).

- A síndrome de infarto do ventrículo direito (Nejm 1994;330:1211) é mais comum em idoso, com 75% de mortalidade (Circ 1997;96:436); IAM inferior agudo, com alta PVC (pressão venosa central) e baixas PAPs (pressão arterial pulmonar) e PCPCs (pressão capilar pulmonar em cunha).

- O exame retal é importante para pesquisa de sangue oculto e detecção de hipertrofia prostática benigna (HPB); por essa razão, não despreze um exame físico na admissão hospitalar.

Evolução: 42% dos casos são "silenciosos" e, portanto, não são identificados (Ann IM 1995;122:96); em casos de IM sem onda Q, observam-se mortalidade hospitalar de 10%; mortalidade de 36% em 1 ano, 23% desenvolvem fibrilação atrial, 53% desenvolvem CHF (Am J Cardiol 1995;75:187); Registro TIMI-III (Thrombolysis in Myocardial Ischemia-III [Trombólise em casos de Isquemia Miocárdica-III]): em casos mais graves de CAD, é menos provável que o paciente tolere a angiografia e mais provável que ele sofra os efeitos mais adversos decorrentes da doença tanto no hospital como em 6 semanas (Jama 1996;275:1104).

Complicações: A mortalidade é 4 vezes maior no idoso e mais ainda no idoso que não é encaminhado à sala de emergência o mais rápido possível (Circ 1995;92:1133; Ann IM 1997;126:593; Jags 1999;47:151):

- Choque (7,5%) (Nejm 1991;325:1117).
- Arritmias.
- A ruptura da parede septal é mais freqüente no idoso que nos pacientes mais jovens.
- Tamponamento pericárdico (descarte infarto do ventrículo direito).
- Aneurisma que ocorre em 40% com IAM anterior, surge nas primeiras 48 horas e induz à formação de êmbolos, CHF e TV
- Trombos murais sem aneurisma ocorrem em 11% dos MIs anteriores, 2% por outras causas (J Am Coll Cardiol 1993;22:1004).
- Síndrome de Dressler.
- A ruptura dos músculos papilares causa CHF.
- O bloqueio cardíaco (Mod Concepts Cardiovasc Dis 1976;45:129) ocorre em 5% dos MIs inferiores, 3% dos MIs anteriores e também em 100% dos MIs anteriores com bloqueio do ramo direito do feixe de His (BRD), ocasionando uma mortalidade de 75%.
- Tônus adrenérgico excessivo: quando a analgesia e a sedação estão adequadas, deve-se considerar a administração de β-bloqueadores (Am Hrt J 1994;9:1).

- Flutter atrial: se a cardioversão elétrica for malsucedida, use a procainamida; pode-se utilizar o sotalol (β-bloqueador) sem efeito arrítmico.
- CHF: trate a disfunção sistólica com dobutamina para um efeito inotrópico positivo.

Exames laboratoriais:

Bioquímica: Enzimas (Ann IM 1986;105:221):

- As elevações de troponina I e T cardíacas são específicas ao miocárdio; as troponinas começam a se elevar 4-6 horas após o MI, costumam estar elevadas 6-9 horas depois (mais tarde do que a CPK-MB) e duram 10 dias; além disso, as troponinas são os marcadores de escolha em busca de indícios de lesão miocárdica (J Am Coll Cardiol 2000;36:959); a troponina I é mais específica para os casos de IAM do que a troponina T (e muito mais do que a CPK e a CPK-MB) em insuficiência renal (Nephrol Dial Transplant 1998;13:1709).
- O CPK total e/ou frações aparecem em 12 horas, atingem o pico em 2 dias e duram 4 dias; a elevação da CPK-MB durante as 6 primeiras horas após o início da dor tem sensibilidade e especificidade de 95% e pode ser usada precocemente para descartar IAM na sala de emergência (Nejm 1994;331:561,607); o CPK total correlaciona-se com a magnitude do MI, mas pode não estar tão elevada no idoso (Mayo Clin Proc 1996;71:184).
- A lactato desidrogenase (DHL) e as frações (isoenzimas 4 e 5) encontram-se elevadas; nesse caso, descarte origem renal e eritrocitária.
- A enzima aspartato transferase (AST ou TGO) aumenta em 24 horas, atinge o pico em 2-4 dias e dura até 7 dias.
- No início do curso da doença, os níveis do peptídeo natriurético do tipo-B (BNP) podem ajudar na estratificação do risco, embora não sejam indicadores diagnósticos de IAM (Nejm 2001;345:1014; Jama 2005;293:1667).

- A elevação da troponina I cardíaca é específica ao miocárdio, sendo útil no perioperatório — ou seja, no momento em que a cirurgia pode aumentar a CPK (Nejm 1994;330:670).

EKG: A ocorrência de IAM sem onda Q é mais comum no idoso (Mayo Clin Proc 1996;71:184); inversões da onda T — descarte colecistite aguda (Ann IM 1992;116:218); em casos de infarto do ventrículo direito, tais alterações estão presentes na derivação V3-6R, especialmente V4R com sensibilidade e especificidade de >80% (Nejm 1993;328:981); novo bloqueio do ramo direito do feixe de His indica oclusão da porção proximal da artéria descendente anterior em relação ao 1º ramo septal (Nejm 1993;328:1036); a ocorrência de >10 ESVs/hora está associada com uma mortalidade >10% em um 1 ano (Nejm 1983;309:331).

Tabela 8.2 Alterações do EKG no IM

Área	Derivações	Achados	Artéria
Anterior	V_3, V_4	Onda Q, elevação do segmento ST, inversão da onda T	Descendente anterior esquerda
Septal anterior	V_1, V_2	Onda Q, elevação do segmento ST, inversão da onda T	"Divisor de águas"
Lateral anterior	V_4–V_6	Onda Q, elevação do segmento ST, inversão da onda T	"Divisor de águas"
Lateral	I, aVL, V_5, V_6	Q, elevação do segmento ST, inversão da onda T	Coronária esquerda
Inferior	II, III, aVF	Q, elevação do segmento ST, inversão da onda T	Coronária direita
Posterior	V_1, V_2	Onda R ampla e alta, depressão do segmento ST, onda T alta	Associada com a inferior
Ventrículo direito	V_1, V_2	Elevação do segmento ST	Associada com a inferior

Teste de tolerância ao exercício: (Nejm 1999;340:340) Contra-indicado em casos de CHF, estenose aórtica, estenose subaórtica hipertrófica idiopática, angina instável; não é possível interpretar as alterações do segmento ST diante de bloqueio do ramo esquerdo do feixe (LBBB), síndrome de Wolff-Parkinson-White (WPW), digoxina, hipertrofia do ventrículo esquerdo (HVE) ou ausência de alterações com o teste submáximo (<85% do pulso máximo são atingidos).

Cintilografia nuclear (com sestamibi ou tálio): O pico da atividade física e 2-4 horas depois constitui melhor indicador das conseqüências (a longo prazo) do IAM que as monitorações com ETT ou Holter (Jama 1996;277:318).

Teste sem exercício: O teste efetuado com dipiridamol (Persantine), dobutamina, arbutamina (Med Lett 1998;40:19) é tão eficiente quanto o ETT e pode ser necessário em idosos com artrite, DPOC, que não estão aptos a realizar os exercícios; a adenosina ou o dipiridamol são melhores que a dobutamina, apesar de serem contra-indicados em casos de hipotensão, síndrome do nó doente, bloqueio AV de alto grau (Circ 1990;81:1205) e provavelmente COPD (Chest 1989;95:1345).

Ecocardiografia de estresse: Avalia a função e a perfusão do miocárdio; utilizada com exercício ou dobutamina; uso cada vez mais intenso, em comparação às técnicas de imagem nuclear (Heart 2005;91:427).

Indicações da angiografia: insuficiência cardíaca congestiva (CHF), disfunção do ventrículo esquerdo (fração de ejeção <50%); resultados de testes não-invasivos de alto risco; sintomas persistentes, falha da terapia clínica; angioplastia, CABG ou IAM prévios; arritmia ventricular maligna (Jama 2005;293:351); contra-indicações: idade muito avançada; risco significativo de sangramento: problemas clínicos coexistentes, p. ex., hepatopatia, condição terminal; a angiografia não é necessária em IAM não-complicada sem onda Q (Nejm 1999;388:785).

Tratamento:

Intervenções profiláticas:

- Aspirina (ver Doença Coronariana); no entanto, a aspirina exerce um efeito aparentemente insignificante na prevenção de infarto em mulheres, exceto naquelas com mais de 65 anos de idade (Nejm 2005;352:1293).
- A interrupção do tabagismo (i. e., "parar de fumar") diminui o risco para um nível basal em 3 anos (Nejm 1990;322:213).
- A redução do colesterol é útil (meta-análise) (Nejm 1990;323:1112); nesse caso, a atorvastatina é a melhor opção terapêutica (J Am Coll Cardiol 1998;32:665), assim como a dieta recomendada pela Associação Americana do Coração (American Heart Association) (BMJ 1992;304:1015).
- 60-70% das mortes coronarianas devem-se a IAM agudo antes da chegada ao hospital; a ocorrência de trombólise pré-hospitalar é importante (Am Hrt J 1992;123:181); tratamento rigoroso de IAM agudo com angiografia; angioplastia.
- O CABG exerce um benefício mínimo (Jama 1994;272:859, 891; J Am Coll Cardiol 1995,25:47A), embora outros defendam o benefício dessa técnica (J Am Coll Cardiol 1994;24:425); a taxa de sobrevida em 3 anos é de 77% com CABG *vs.* 54% com terapia clínica isolada (Am J Cardiol 1994;74:334).

Unidade de cuidado coronário ou unidade coronariana (UCO):

- Forneça oxigênio (O_2) apenas quando houver indícios objetivos de dessaturação (AHCPR N. 94-0602 1994); administre aspirina na dose de 325 mg PO imediatamente.
- Os β-bloqueadores são úteis em pacientes mais idosos após IAM (Jags 1995;43:751; Am J Cardiol 1994;4:674); observam-se efeitos adversos do subuso (uso abaixo do ideal) desses agentes em idosos que sobreviveram ao IAM (Jama 1997;227:115; Nejm 1998;339:489,551)
- O tratamento com um β-bloqueador (metoprolol 5 mg IV a cada 5 minutos por 3 vezes, depois 50 mg PO 2x/d por 1 dia e, em se-

guida, 100 mg BID ou atenolol 50-100 mg PO uma vez ao dia), se não houver contra-indicações, ajuda a evitar MIs recorrentes (Circ 1994;90:762); com esse tratamento, verifica-se uma redução da mortalidade de 40% no idoso (Am J Med 1992;93:315).

- O diltiazem é indicado para IAM sem onda Q (60-90 mg PO QID).
- Administre captopril na dose de 50 mg TID, se a tolerância ao exercício (ETT) estiver diminuída em <40% (Ann IM 1994;21:750; Nejm 1992;327:669) ou agudamente por 6 semanas para todos os idosos (Lancet 1994;343:1115) ou, pelo menos, para os casos de IAM anterior (Nejm 1995;332:80), entre 55-74 anos de idade (Circ 1998;97:2202).
- O tratamento com nitroglicerina (IV se o volume estiver em ordem) visa a diminuir a PA sistólica em 10%; no entanto, o declínio excessivo na PA pode resultar em extensão do infarto (Mayo Clin Proc 1996;71:184); embora diminua a dor, a terapia com nitrato (infusão seguida pela aplicação transdérmica de nitroglicerina) não reduz a mortalidade nem melhora a disfunção do ventrículo esquerdo em 6 semanas ou 6 meses (Lancet 1994;343:1115).
- A heparina não diminui a mortalidade em pacientes idosos com infarto agudo do miocárdio (J Am Coll Cardiol 1998;31:964), exceto se houver um amplo infarto desse tipo; nesse caso, a heparina é capaz de reduzir o risco de trombo mural, êmbolos, CHF grave, fibrilação atrial, isquemia recorrente nos primeiros dias (Jags 1999;47:271; Lancet 1994;343:311; J Am Coll Cardiol 1996;28:328).
- A enoxaparina é melhor que a heparina não-fracionada para IAM sem onda Q (Nejm 1997;337:447).
- O clopidogrel (na dose de ataque de 300 mg e depois 75 mg uma vez ao dia) é a primeira linha terapêutica em casos de angina instável/infarto do miocárdio sem elevação do segmento ST se o paciente não for candidato à intervenção cirúrgica precoce de CABG (Circ 2003;108:III-31); o benefício do clopidogrel em casos de infarto do

miocárdio com elevação do segmento ST deve ser balanceado com o risco de sangramento em CABG emergente, mas pode ser utilizado no lugar da aspirina em casos de alergia grave a essa medicação (ACC;AHA Guidelines 2004).

- Trombolíticos: vários estudos apóiam a eficácia em pacientes com >65 anos de idade (ISIS-2 (Second International Study of Infarct Survival [Segundo Estudo Internacional de Sobrevivência do Infarto]), GISSI (Gruppo Italiano per lo Studio della Streptochinasi nell'Infarto Miocardico [Grupo Italiano de Estudo da Estreptoquinase no Infarto do Miocárdio]), ASSET (Anglo-Scandinavian Study of Early Thrombolysis [Estudo Anglo-Escandinavo de Trombólise Precoce]), AIMS (American Professional Society on the Abuse of Children's Intervention Mortality Study [Estudo de Mortalidade de Intervenção da Sociedade Profissional Americana sobre o Abuso de Crianças]), embora a distribuição etária seja distorcida nesses estudos (<20% em pacientes com >75 anos de idade) (Jags 1994;42:127); os benefícios em grupos etários acima de 75 anos são controversos (Am J Ger Cardiol 2003;12:344):
  - Contra-indicações: hemorragia intracerebral prévia, lesão vascular cerebral estrutural, neoplasia intracerebral, acidente vascular cerebral isquêmico dentro de 3 meses (exceto em casos agudos dentro de 3 horas), suspeita de dissecção aórtica, sangramento ativo (excluindo menstruação), traumatismo craniano significativo dentro de 3 meses.
  - Contra-indicações relativas: HAS malcontrolada, HAS grave à apresentação (PA sistólica >180 e diastólica >110), histórico de acidente vascular cerebral isquêmico superior a 3 meses, CPR traumática, cirurgia recente de grande porte, sangramento interno recente, gestação, úlcera péptica ativa, uso atual de anticoagulante, exposição prévia à estreptoquinase ou anistreplase (ACC/AHA Guidelines 2004), retinopatia diabética.

- A estreptoquinase é preferida ao ativador do plasminogênio tecidual (rTPA) (aumento de 60% no risco de sangramentos cerebrais); a administração de aspirina + tratamento trombolítico constitui a melhor opção para a sobrevivência do paciente (ISIS-2), mas a adição do clopidogrel à aspirina e aos agentes trombolíticos melhora a taxa de patência e reduz as complicações isquêmicas — no entanto, isso foi estudado em pacientes com 75 anos de idade e outros mais jovens (Nejm 2005;352:1179); observa-se isquemia por 30 minutos dentro de 6-12 horas com elevação do segmento ST em 1-2 mm em >2 derivações ou presença de bloqueio de ramo esquerdo do feixe de His (LBBB), também com >12 horas em caso de PA reduzida ou choque cardiogênico, particularmente no idoso que se apresenta tarde no hospital; a relação risco-benefício é alta em casos de infarto do miocárdio inferior (Jags 1998;46:1157).

- A angioplastia primária é comparável na ausência de resultados superiores comparados à terapia trombolítica, se esta não for adiada (Nejm 1999;341:1413; Jama 2004;291:736).

- Indicações de trombólise: 3 ou mais fatores de risco de CAD, idade >65 anos, estenose conhecida da artéria coronária em >50%, desvio do segmento ST no eletrocardiograma à apresentação, 2 ou mais episódios de angina dentro das últimas 23 horas, níveis cardíacos séricos elevados de biomarcadores (Jama 2005;293:250).

- Intervenção coronária percutânea (ATC): superior a uma fibrinólise local, desde que a transferência leve 2 horas ou menos (Nejm 2003;349:733); embora as recomendações mais recentes reduzam o tempo de "contato com o balão" para 90 minutos, prefere-se a fibrinólise (ACC/AHA Guidelines 2004); o benefício é provavelmente maior, em comparação aos fibrinolíticos, no idoso (Jama 1999;282:341); há um benefício maior quando os inibidores da proteína GIIb/IIIa são administrados com antecedência (Nejm

2001;344:1895), particularmente no início do tratamento (Jama 2004;292:362).

- Antagonistas dos receptores da proteína GPIIb/IIIa (a via comum final na agregação plaquetária) (Jama 1999;281:1407): uso em pacientes com síndromes coronarianas agudas sem elevação do segmento ST com troponina positiva (Jama 2000;284:876); inibidores da proteína IIb/IIIa: a aplicação de *stent* coronário + inibidor da IIb/IIIa (abciximab ReoPro) induz a um maior grau de recuperação do miocárdio e gera melhores resultados clínicos do que os fibrinolíticos associados com os inibidores da IIb/IIIa (abciximab), mas a terapia com antitrombina ainda é necessária (Am J Cardiol 2000;85:32C); o ensaio PURSUIT (Platelet glycoprotein IIb/IIIa in Unstable Angina: Receptor Suppression Using Integrilin. Therapy [Glicoproteína plaquetária IIb/IIIa em Angina Instável: Supressão do Receptor Utilizando Integrilin]) revelou que o sangramento é mais comum no grupo submetido à eptifibatida – inibidor da IIb/IIIa (Integrilin), mas sem aumento na incidência de acidente vascular cerebral hemorrágico (Nejm 1998;339:436); o tirofibano (Aggrastat) é usado como parte da terapia medicamentosa composta de 3 medicamentos contra angina instável (Nejm 1998;338:1488,1498,1539).

- Inibidores da ACE: em geral, esses agentes devem ser iniciados em 24 horas, idealmente após a administração da terapia fibrinolítica e a estabilização da PA; observa-se um benefício elevado em casos de infarto anterior, congestão pulmonar ou fração de ejeção do ventrículo esquerdo (LVEF) <40% (ainda assim, permanecem benéficos); contra-indicados em casos de hipotensão, insuficiência renal, estenose da artéria renal bilateral ou alergia; comece geralmente com a dosagem PO (IV, em casos de hipotensão); depois, aumente a dose de forma gradativa; os bloqueadores dos receptores de angiotensina (ARBs) são provavelmente benéficos, porém há menos dados disponíveis do que os inibidores da ACE (ACC/AHA Guidelines 2004).

- Inicie um inibidor da ACE (Jama 1995;273:1450; Nejm 1995; 332:80) 3 dias após IAM com fração de ejeção <40%, como o cap-

topril na dose de 6,25 mg a cada 6-8 horas; interrompa se houver hipotensão; o diltiazem é recomendado para IAM sem onda Q se não houver hipertrofia do ventrículo esquerdo (HVE) ou insuficiência cardíaca congestiva (CHF).
- É recomendável o tratamento precoce (24-96 horas) dos níveis de colesterol com estatinas (Jama 2002;287:3087; 2004;292:1307).
- ABCDEs de controle de doença cardiovascular (Jama 2005; 293:350):
  - Agentes antiplaquetários: aspirina, antagonista do receptor de ADP, exceto se houver a necessidade de CABG urgente, inibidor da glicoproteína IIb/IIIa.
  - Anticoagulação: heparina de baixo peso molecular (HPAM) a menos que a depuração de creatinina esteja <60 mL/minuto ou se efetue uma estratégia invasiva precoce.
  - Bloqueio-beta.
  - Controle da pressão sanguínea com inibidores da ACE.
  - Colesterol: tratamento com estatina em LDL <70 (Jama 2004;292:1307).
  - Cigarro: parar de fumar.
  - Diabetes: tratamento em caso de HbA1c <7%.
  - Dieta: índice de massa corpórea (IMC) ideal.
  - Exercício: aeróbico 4-5 vezes/semana por >30 minutos.

Reabilitação: Depressão em Unidade de Terapia Crítica após MI: 10%, mas há um aumento de 3-4 vezes no índice de mortalidade em 6 meses se persistir; retorne ao trabalho em meio período em 4-6 semanas (Barker LR. Principles of Ambulatory Medicine, Williams & Wilkins 1995;712); se o indivíduo conseguir caminhar 100 metros sem sofrer angina ou dispnéia, então ele poderá viajar de avião 10 dias após o IAM (Dardick K. Travel medicine — What the family physician should know, 16º Annual Family Practice Review, St. Petersburg, FL, Bayfront Medical Center, Março 1994); faça mudanças no estilo de vida e depois administre tiazídicos e β-bloqueadores (Jama 1994;272:842; HAS 1994;23:275).

Tratamento pós-MI: (Jags 1998;46:1459):

- Administre β-bloqueador por tempo indefinido, independentemente da presença ou não de HAS (Jama 2004;291:1720).
- A redução nos níveis de colesterol após IAM beneficia os idosos de ambos os sexos (Circ 1997;96:4211); mantenha o LDL <100 com a sinvastatina (Circ 1997;95:1683); as novas diretrizes recomendam níveis <70 para o LDL (Circ 2004;110:227); trate os níveis baixos de HDL com niacina ou fibratos.
- A aspirina na dose de 160-325 mg também por tempo indeterminado (Circ 1996;94:2341).
- Use varfarina com RNI de 2,0-3,0 para fibrilação atrial persistente e trombo ventricular esquerdo.
- Utilize os bloqueadores dos canais de Ca, se a angina persistir apesar da administração de nitratos e β-bloqueadores; os bloqueadores dos canais de Ca podem ser usados no lugar dos β-bloqueadores se estes não forem tolerados.
- Nitratos: aumente a dose gradativamente e use o dinitrato de isossorbida PO em até 30-40 mg 3x/d ou mononitrato de isossorbida de liberação prolongada na dose de 60 mg uma vez ao dia, deixando um período livre de nitrato de 12 horas (Nejm 1987;316:1440); um β-bloqueador pode ser dado durante o período isento de nitrato.
- Sem antiarrítmicos, exceto o β-bloqueador.
- Cardioversor-desfibrilador implantável para os casos de fibrilação ventricular, taquicardia ventricular e alto risco de morte súbita cardíaca (Nejm 1996;335:1933; Med Lett 2002;44:99); embora seja benéfico com uma fração de ejeção do ventrículo esquerdo <30% e histórico de IAM (Nejm 2002;346:877), não há nenhum benefício no índice de mortalidade logo após o IAM (Nejm 2004;351:2481).

- Terapia de reposição hormonal: não é usada como prevenção secundária (Nejm 1996;335:453; Jama 1995;273:119; 1998;280:605; Circ 1994;89:2545).
- A técnica de CABG (enxerto de desvio da artéria coronária) tem uma taxa de sucesso de 73%, ao passo que a ATC (angioplastia coronariana transluminal percutânea) apresenta um êxito de 89%.
- O tálio-dipiridamol após IAM é um indicador independente do resultado (Jags; 47:295).

8.3 Insuficiência Cardíaca Congestiva

Clin Ger Med 2000;16:407; Circ 2001;104:2996 (ACC/AHA CHF Practice Guidelines 2004); Jama 2002;287:628; Jags 2003;51:123; Nejm 2003;348:2007; 2004;351:1097; Chest 2004;125:652; Ann IM 2005;142:132

Causa:
- Sistólica: miocardiopatia dilatada (por isquemia, infarto, hipertensão, regurgitação da mitral, abuso crônico de etanol, idiopática); insuficiência de alto débito (anemia crônica, hipertireoidismo, deficiência de tiamina, desvio AV, taquiarritmia); rara (doença de Chagas, miocardiopatia viral, hemocromatose, sarcoidose, medicamentos cardiotóxicos) (Jags 1997;45:972).
- Diastólica: miocardiopatia hipertrófica (a doença coronariana [CAD] e a hipertensão [HAS] respondem por >70% de todos os casos de insuficiência cardíaca, mas também considere estenose aórtica calcificada, DM e miocardiopatia hipertrófica hipertensiva); miocardiopatia restritiva, especialmente por depósito de amilóide senil (Jags 1997;45:972).
- Fatores precipitantes: a não-complacência com medicamentos e/ou dieta constitui a causa mais comum, além de arritmias, administração excessiva de fluidos (especialmente iatrogênica), bloqueadores dos canais de cálcio de ação curta, NSAIDs, estrogênio, corticosteróides, clonidina, álcool, tiazolidinedionas (Diab Care 2004;27:256; Jags 1997;45:972).

Tabela 8.3 Comparação entre CHF sistólica e diastólica

Características	Insuficiência cardíaca diastólica	Insuficiência cardíaca sistólica
Idade	Freqüentemente acomete o idoso	Pode ocorrer em todas as idades, mas tipicamente entre 50-70 anos
Sexo	Com freqüência, ocorre no sexo feminino	Com maior freqüência, ocorre no sexo masculino
Fração de ejeção do ventrículo esquerdo	Preservada ou normal, cerca de 40% ou mais alta	Deprimida, em torno de 40% ou mais baixa
Tamanho da cavidade do ventrículo esquerdo	Geralmente normal, muitas vezes com hipertrofia concêntrica do ventrículo esquerdo	Usualmente dilatada
Hipertrofia do ventrículo esquerdo à eletrocardiografia	Costuma estar presente	Algumas vezes presente
Radiografia do tórax	Congestão com ou sem cardiomegalia	Congestão e cardiomegalia
Presença do ritmo de galope	Quarta bulha cardíaca	Terceira bulha cardíaca
Condições concomitantes		
Hipertensão	+++	++
Diabetes melito	+++	++
Infarto prévio do miocárdio	+	+++
Obesidade	+++	+
Doença pulmonar crônica	++	0
Apnéia do sono	++	++
Diálise a longo prazo	++	0
Fibrilação atrial	+ (geralmente paroxística)	+ (geralmente persistente)

* Um único sinal de mais (+) indica "ocasionalmente associado a"; dois sinais de mais (++) representam "freqüentemente associado a"; três sinais de mais (+++), "geralmente associado a"; e um zero (0) refere-se a "não associado a".

Reproduzido com permissão, Nejm 2003;348:2012.

Epidemiologia: Ver Tabela 8.3

- A prevalência da CHF duplica a cada 10 anos após os 45 anos de idade, de modo que a prevalência em adultos com >80 anos de idade chega a 10% (Jags 1997;45:968); a incidência é de 10 para cada 1000 e 20% de todas as admissões hospitalares de indivíduos com >65 anos de idade; constitui o diagnóstico mais comum de alta hospitalar; recebe mais indenizações do Medicare do que qualquer outro diagnóstico.

- A disfunção diastólica é muito mais prevalente em idosos, respondendo por mais de ½ dos pacientes idosos com insuficiência cardíaca (Ann IM 2002;137:631; Jags 1997;45:1132). Tipicamente, ocorre em idosas com HAS, obesidade, DM. À autopsia, 50% dos pacientes com CHF não tinham CAD (Mayo Clin Proc 1988;63:552).

- Pressão de pulso ampla >67 mmHg, risco elevado de 55% de CHF (Ann IM 2003;138:10; Jama 1999;281:634); o risco de desenvolvimento de insuficiência cardíaca em um período de 15 anos aumenta em 5-7% em cada incremento no valor de 1 do BMI ao se tentar o controle de outros fatores de risco (Nejm 2002;347:305); os níveis de BNP correlacionam-se independentemente ao risco de desenvolvimento de CHF em pacientes assintomáticos (Jama 2005;293:1609; Nejm 2004;350:655). Os níveis elevados de homocisteína e fator de crescimento sérico semelhante à insulina-1 associam-se a um risco ampliado de CHF no idoso (Ann IM 2003;139:642; Jama 2003;289:1251).

Fisiopatologia: A capacidade de o coração responder ao estresse diminui normalmente com a idade em função de 4 princípios gerais:

1. Responsividade reduzida à estimulação beta adrenérgica → limitações na freqüência cardíaca, contratilidade, vasodilatação β2-mediada.

2. Rigidez vascular aumentada → aumento na pós-carga.

3. Rigidez cardíaca elevada → diminuição no preenchimento diastólico → pressões atriais e ventriculares aumentadas em repouso → aumento na pré-carga.
4. Diminuição na capacidade mitocondrial em responder à demanda crescente de ATP (Jags 1997;45:969).

- Sistólica (FE <40%): contração inadequada do ventrículo, que se origina de vários fatores e contribui com eles (funcionais, neuro-humorais e estruturais) — tais fatores, por sua vez, freqüentemente se acumulam em um ciclo vicioso:

1. Aumento na pós-carga: atribuído ao tônus arterial elevado secundário ao incremento no tônus simpático e na ativação do sistema renina-angiotensina-aldotesrona (SRAA).
2. Aumento na pré-carga: decorrente do tônus venoso elevado que promove o desvio de sangue da periferia para a circulação central, aumentando o retorno venoso ao coração; além disso, o ventrículo em insuficiência diminui o débito cardíaco, causando diminuição no fluxo sanguíneo renal, além de aumento na absorção de sódio pelos túbulos proximais e na ativação do RAAS.
3. Hipertrofia e dilatação do coração: resposta à pressão crônica e sobrecarga de volume ou à remodelagem pós-IAM da área infartada. O músculo hipertrofiado opera em um estado inotrópico mais baixo do que o músculo normal. A remodelagem também pode levar a arritmia ou alteração do fluxo, ocasionando um dano ainda maior (p. ex., regurgitação mitral). A angiotensina II, a aldosterona e as catecolaminas também estão diretamente envolvidas em um processo de remodelagem adversa — possível efeito cardiotóxico direto.
4. Peptídeos natriuréticos: liberados em resposta ao estiramento atrial e ventricular (BNP, ANP), bem como à pressão de preenchimento. Aumentam a TFG, a natriurese e a diurese. Neutrali-

zam os efeitos da aldosterona, renina, norepinefrina e endotelina; causam vasodilatação.

- Diastólica (FE de 50% ou maior): capacidade reduzida no preenchimento ventricular devido à diminuição no relaxamento ventricular e ao aumento na rigidez miocárdica (Nejm 2004;350:1953); isso leva ao aumento nas pressões término-diastólicas, bem como ao declínio no volume sistólico e na complacência pulmonar; o coração mostra-se menos apto a acomodar pequenas alterações hemodinâmicas, resultando em intolerância a exercícios.

Sintomas: Os sintomas mais comumente apresentados são de diminuição na tolerância a exercícios ou retenção de líquido. Contudo, o idoso pode manifestar sinais atípicos — p. ex., tosse, mudança no estado mental ou autolimitação das atividades instrumentais cotidianas.

É imprescindível diferenciar os sintomas de disfunção diastólica, pois isso determinará a terapia; no entanto, os sinais e os sintomas são freqüentemente semelhantes (J Am Coll Cardiol 2003;41:1519):

- Sistólica: fadiga, sintomas de azotemia pré-renal, pele fria, embotamento mental, ansiedade, insônia, pesadelos, anorexia, náusea; em virtude das alterações compensatórias na vasculatura pulmonar, podem não ocorrer ortopnéia e dispnéia noturna paroxística (Jags 1997;45:1129).

- Diastólica: o aumento nas pressões de preenchimento provoca congestão e intolerância ao exercício.

Sinais: A distensão venosa jugular (DVJ) é o sinal mais confiável no idoso (especificidade de 98%) (Am Fam Phys 2004;70:2145); a ocorrência de edema pulmonar e periférico é mais tardia, mas nenhum deles tem sensibilidade ou especificidade no idoso (Jags 1997;45:1129); a taquicardia em repouso é incomum; o aparecimento de S_4 não é muito específico no idoso e pode simplesmente refletir uma disfunção diastólica relacionada à idade; as anormalidades de contorno do pulso são obscuras em função da rigidez dos vasos (Jags 1997;45:1129); a mensuração diária do peso é um sinal precoce útil de retenção de líquido assim que o diagnóstico for estabelecido.

Evolução:

- A mortalidade causada por insuficiência cardíaca sintomática é de 45% em um período de 1 ano, e a freqüência de morte súbita é 6-9 vezes maior do que a população geral; o índice de mortalidade está diretamente relacionado à idade e à presença de CAD; a mortalidade em pacientes com sintomas de CHF das classes I-II segundo a Sociedade de Cardiologia de Nova York (NYHA) é causada com maior freqüência por morte súbita cardíaca; em casos das classes III-IV, a morte decorre mais em função de insuficiência cardíaca progressiva (Ann IM 2004;141:381).

- Menos de 30% dos idosos sobrevivem 6 anos após a primeira hospitalização por CHF (Clin Ger Med 2000;16:407). A mortalidade média em um período de 5 anos desde o momento do diagnóstico é de 55% em homens e 45% em mulheres (Nejm 2002;347:1397; Jama 2004;292:344).

- Os pacientes idosos com disfunção sistólica apresentam uma mortalidade mais elevada do que aqueles com disfunção diastólica (Jags 1995;43:1038). A mortalidade anual é de 5-8% e 10-15% por disfunções diastólica e sistólica, respectivamente (Circ 2002;105:1387).

- O estado civil solteiro foi correlacionado a morte por CHF (Am J Cardiol 1997;78:1640). Os níveis do hormônio natriurético atrial e do peptídeo natriurético cerebral são preditivos de mortalidade por CHF e morte súbita (Jags 1998;46:453; Circ 2003;107:1278; 2002;105:2392). O bloqueio do ramo esquerdo do feixe de His (LBBB) é um indicador de morte súbita.

- Pressão venosa jugular (JVP) elevada e terceira bulha cardíaca: risco elevado de hospitalização e morte por CHF (Nejm 2001;345:574). O desvio no leucograma diferencial (diminuição dos linfócitos) correlaciona-se a um prognóstico mau em pacientes com CHF (ativação do sistema nervoso simpático) (Circ 1998;97:19); um teste ergométrico por 6 minutos fornece dados prognósticos independentes em pacientes com disfunção do ventrículo esquerdo (Jama 1993;270:1702).

Classificação da AHA/ACC (American Heart Association/American College of Cardiology [Sociedade Americana do Coração/Faculdade Americana de Cardiologia]) de 2002: útil para classificação progressiva da CHF, ao contrário da NYHA (uma avaliação funcional, que permite o deslocamento entre as classes)

Estágio A — risco elevado, mas sem anormalidade estrutural ou funcional no coração

Estágio B — anormalidade estrutural, sem sintomas passados ou atuais de insuficiência cardíaca

Estágio C — anormalidade estrutural, com sintomas atuais ou prévios de insuficiência cardíaca

Estágio D — sintomas terminais refratários ao tratamento-padrão, exigindo intervenções especiais

Exames laboratoriais: Hemograma, urinálise, eletrólitos, uréia U, creatinina, glicose, cálcio, magnésio, fósforo, albumina, função hepática, TSH; considere os testes de HIV, ferritina, anticorpo antinuclear (FAN), fator Rh em pacientes selecionados.

Peptídeo natriurético cerebral (BNP): Ainda não é recomendado pela ACC/AHA como parte da avaliação ambulatorial de rotina. Esse peptídeo aumenta com a idade, a espessura do ventrículo esquerdo e em mulheres (Circ 2004;109:984); não é capaz de diferenciar as insuficiências cardíacas sistólica e diastólica. Em pacientes com dispnéia aguda, o BNP é muito útil para descartar CHF — BNP <50 pg/mL = NPV (Núcleo paraventricular do hipotálamo) de 96% (Nejm 2002;347:161); o BNP elevado >100 pode sugerir CHF estável ou descompensada ou, então, outras causas de elevação do BNP (embolismo pulmonar, cor pulmonar), dependendo do quadro clínico. O incremento do BNP também tem valor prognóstico (BMJ 2005;330:625).

Estudos não-invasivos:

- A ecocardiografia é recomendada em todos os casos para avaliar o tamanho e a função do ventrículo, o tamanho do átrio, o preenchimento diastólico, a função valvular e o pericárdio; a FE normal em idoso é de 50-60% (Curr Probl Cardiol 1987;12:1).
- A ECG é realizada em busca de indícios de disfunção do ventrículo esquerdo por CAD (p. ex., ondas Q) ou hipertrofia desse ventrículo.
- Obtenha radiografias torácicas, embora a cardiomegalia não precise estar presente e a congestão pulmonar possa ser sutil ou ausente em pacientes idosos (Cardio Clin 1999;17:125).
- O teste de estresse não-invasivo é indicado para detectar isquemia do miocárdio em pacientes com angina, mas com alta probabilidade de CAD que seriam candidatos a revascularização (J Am Coll Cardiol 1995;26:1376).
- Avalie as capacidades funcionais, incluindo capacidade física, estado emocional, função social e fatores cognitivos (J Am Coll Cardiol 1995:1376).

Estudos invasivos: Demonstrou-se que a revascularização coronária seja benéfica em pacientes com uma combinação de isquemia e disfunção sistólica ventricular esquerda; por essa razão, a arteriografia coronária é recomendada em pacientes com angina e insuficiência cardíaca que não apresentam contra-indicações a esse procedimento de revascularização coronária.

Tratamento: A maioria dos ensaios ainda não inclui proporções representativas das minorias ou de mulheres. Raros ensaios incluem indivíduos com >75 anos de idade (Arch IM 2002;162:1682).

Doses recomendadas: Captopril 6,25 3x/d até 50 3x/d; enalapril 2,5 mg uma vez ao dia até 20 mg uma vez ao dia; Lisinopril 2,5 uma vez ao dia até 20 uma vez ao dia; Losartan 50 mg uma vez ao dia como manutenção; Dinitrato de isossorbida 120 mg uma vez ao dia como manutenção; Carvedilol 3,125 mg 2x/d até 25 mg 2x/d. Metoprolol CR/XL (liberação controlada e prolongada) na dose de 12,5 mg uma vez ao dia até 250 mg uma vez ao dia; espironolactona 25 mg uma vez ao dia como manutenção; tenha cuidado com o uso de inibidores da ACE em caso de PA <90, K >5,5 e Cr >3,0 (Jags 1998;46:545).

Sistólica:

Estágio A — risco elevado, mas sem anormalidade estrutural ou funcional no coração

** Redução dos fatores de risco e orientação do paciente. Considere o emprego de inibidores da ACE.

- Trate os casos de HAS, hiperlipidemia, DM de forma rigorosa — PA diastólica-alvo <80.

- Mudança no estilo de vida — interrupção do tabagismo ("parar de fumar") e do uso de drogas ilícitas, bem como diminuição do consumo de álcool.

- O uso de inibidores da ACE em pacientes de alto risco (DAP ou DM) sem sintomas de CHF ou FE baixa diminuiu o risco de CHF por volta de 77% em um período de 5 anos – Número necessário para tratar (NNT) = 40 (Ramipiril, HOPE [Heart Outcomes Prevention Evaluation/Avaliação de Prevenção dos Efeitos sobre o Coração] – Nejm 2000;342:145).

- Os bloqueadores dos receptores de angiotensina reduzem a hospitalização por CHF em indivíduos com diabetes do tipo II e nefropatia em torno de 32% – NNT = 21 (Losartan, RENAAL [Reduction of Endpoints in NIDDM with the Angiotensin II Antagonist Losartan/Redução do Ponto Final em Casos de Diabetes Melito Não-dependente de Insulina com o Antagonista da Angiotensina II Losartana] – Nejm 2001;345:861)

Estágio B — anormalidade estrutural, sem sintomas passados ou atuais de insuficiência cardíaca

** Minimize a evolução da doença e evite novas lesões. Use os inibidores da ACE e os β-bloqueadores em todos os pacientes.

- Em pacientes assintomáticos com FE <35%, os inibidores da ACE diminuem o risco de desenvolvimento de CHF sintomática em torno de 37% em um período de 3 anos – NNT = 11 (Enalapril, SOLVD-P [Studies of Left Ventricular Dysfunction Prevention/Estudos de Prevenção da Disfunção Ventricular] – Nejm 1992;327:685).
- Em pacientes pós-IAM com baixa FE, mas sem insuficiência cardíaca evidente, os inibidores da ACE reduzem o risco de CHF grave em 29-37% e a mortalidade em 19-22% em um período de 3 anos – NNT = 20 (Captopril, SAVE [Survival and Ventricular Enlargement trial/Ensaio de Sobrevida e Aumento de Volume Ventricular] – Nejm 1992;327:669; Trandolapril, TRACE [Trandolapril Cardiac Evaluation/Avaliação Cardíaca com o Trandolapril] – Nejm 1995;333:1670).
- Em pacientes pós-IAM com baixa FE e submetidos aos inibidores da ACE, os β-bloqueadores diminuíram a mortalidade em 23% em 16 meses – NNT = 33 (Carvedilol, CAPRICORN [Carvedilol Post Infarct Survival Control in LV Dysfunction/Controle da Sobrevida Pós-Infarto em Casos de Disfunção do Ventrículo Esquerdo com o Carvedilol] – Lancet 2001;357:1385).
- Do mesmo modo que é feito no estágio A, promova a mudança no estilo de vida e a redução dos fatores de risco.

Estágio C — anormalidade estrutural, com sintomas atuais ou prévios de insuficiência cardíaca

** Alivie os sintomas e retarde a evolução da doença. Considere o uso de inibidores da ACE e determinados β-bloqueadores em todos os pacientes.

** Use diuréticos e restrição de sódio em caso de sobrecarga de volume. Adicione a digoxina, se necessário, para o controle dos sintomas.

** Considere o uso de antagonista da aldosterona, hidralazina + isossorbida ou bloqueador dos receptores de angiotensina como segunda opção.

** As intervenções interdisciplinares são muito eficazes e subutilizadas (ver abaixo).

- Inibidores da ACE: úteis em todos os pacientes com insuficiência cardíaca sintomática; uma meta-análise revelou uma redução do risco relativo de 35% na taxa de óbito ou na hospitalização. Os pacientes com EF mais baixa são mais beneficiados. (Enalapril, CONSENSUS [Cooperative North Scandinavian Enalapril Survival Study/Estudo Cooperativo de Sobrevida no Norte da Escandinávia com o Enalapril] – Nejm 1987;316:1429; Enalapril, SOLVD [Studies of Left Ventricular Dysfunction/Estudos sobre Disfunção Ventricular] – Nejm 1991;325:293; Enalapril, V-HeFT II [Second Vasodilator-Heart Failure Trial/Segundo Ensaio sobre Terapia Vasodilatadora em Insuficiência Cardíaca] – Nejm 1991;325:303; Ramipiril, AIRE [Acute Infarction Ramipiril Efficacy/Eficácia do Ramipiril em Infarto Agudo] – Lancet 1993;342:821; Jama 1995;273:1450.)

- β-bloqueadores: Carvedilol, Metoprolol, Bisoprolol apenas nas classes com benefício comprovado para diminuir a taxa de óbito, os sintomas e as hospitalizações em casos de CHF; além do uso de inibidores da ACE, diuréticos e digoxina, o tratamento reduziu todas as causas de mortalidade em 32-65% em um período de 1 ano em pacientes com insuficiência cardíaca de classe II-III – NNT = 21-27 (Carvedilol, Nejm 1996;334:1349; Bisoprolol, CIBIS-II [Cardiac Insufficiency Bisoprolol Study II/Segundo Estudo do Bisoprolol em Casos de Insuficiência Cardíaca] – Lancet 1999;353:9; Metoprolol CR/XL, MERIT-HF [Metoprolol CR/XL Randomized Intervention Trial in Congestive Heart Failure/Ensaio de Intervenção Randomizada com o Metoprolol CR/XL em Casos de Insuficiência Cardíaca Congestiva] – Lancet 1999;353:2001; Jama 2002;287:883).

- Outros β-bloqueadores não possuem efeitos comparáveis comprovados: o uso de Bucindolol, por exemplo, em pacientes com CHF moderada não demonstrou nenhuma diferença significativa na mortalidade (BEST [Bucindolol Evaluation Survival Trial/ Ensaio de Avaliação da Sobrevida com o Bucindolol] – Nejm 2001;344:1651).
- Diuréticos: reduzem a sobrecarga de volume em pacientes sintomáticos; não devem ser utilizados isoladamente. A meta-análise revelou um declínio na mortalidade e uma melhora na capacidade física (Int J Cardiol 2002;82:149); acompanhe rigorosamente o paciente quanto à ocorrência de anormalidades eletrolíticas e depleção do volume intravascular.
- Restrição moderada de sal: embora se recomende uma quantidade de 2-3 g/dia, esses níveis não foram bem estudados (Jags 1998;46:525).
- Evite os medicamentos que exacerbam os sintomas de CHF, incluindo NSAIDs e inibidores da COX-2 (Lancet 2004;363:1751; Arch IM 2002;162:265), tiazolodinedionas & metformina (Diab Care 2004;27:256), certos antiarrítmicos: quinidina, sotalol (Arch IM 2004;164:711).
- Digoxina: diminui a freqüência de hospitalizações por insuficiência cardíaca em 23% em um período de 3 anos em pacientes com ritmo sinusal normal – NNT = 13, com efeito mais acentuado em pacientes com FE <25%; não há nenhuma diferença na mortalidade global (digoxina – Nejm 1997;336:525); como a concentração sérica não se correlaciona a eficácia, preferem-se concentrações mais baixas (<0,9 ng/mL) em virtude da toxicidade (J Am Coll Cardiol 2002;39:946; Jama 2003;289:871). O aumento na mortalidade em mulheres submetidas à digoxina pode estar relacionado a diferenças sexuais na farmacocinética dos medicamentos (Nejm 2002;347:1394,1403).

- Antagonistas da aldosterona: a espironolactona diminuiu a hospitalização por CHF em 35% e a mortalidade global em 30% em um período de 2 anos em pacientes acometidos pela Classe III ou IV segundo a NYHA e submetidos aos inibidores da ACE e diuréticos de alça – NNT = 9 (RALES [Randomized Aldactone Evaluation Study/Estudo Randomizado de Avaliação do Aldactone] – Nejm 1999;341:709). A eplerenona reduziu a mortalidade em 25% nos pacientes com CHF pós-IAM – NNT = 43 (EPHESUS [Eplerenone Post-Acute Myocardial Infarction Heart Failure Efficacy and Survival Study/Estudo da Sobrevida e Eficácia da Eplerenona em Casos de Insuficiência Cardíaca após Infarto Agudo do Miocárdio] – Nejm 2003;348:1309). Ambos os medicamentos são associados com hipercalemia significativa; portanto, use doses baixas e acompanhe de perto tanto a função dos rins como o nível de eletrólitos (Nejm 2004;351:585).

- Bloqueadores dos receptores da angiotensina II (ARBs): alternativa eficaz e segura ao uso dos inibidores da ACE em casos de intolerância por tosse ou angioedema; os ARBs diminuem a morte ou a hospitalização por CV em 18% em um período de 3 anos em pacientes com FE baixa em comparação ao placebo, NNT = 14 (Candesartana, CHARM-Alt [Candesartan in Heart Failure Assessment of Reduction in Mortality and Morbidity-Alternative/ Avaliação da Redução na Mortalidade e Morbidade em Casos de Insuficiência Cardíaca com Candesartana – Alternativa] – Lancet 2003;362:772). Os ARBs não são inferiores aos inibidores da ACE em pacientes com CHF pós-MI, mas a combinação de ACEI e ARB não traz nenhum benefício em termos de mortalidade global (Valsartana *vs.* Captopril, VALIANT [Valsartan in Acute Myocardial Infarction/Valsartana em Infarto Agudo do Miocárdio] – Nejm 2003;349:1893; CHARM-Added [Candesartan in Heart Failure Assessment of Reduction in Mortality and Morbidity-Added/ Avaliação da Redução na Mortalidade e Morbidade em Casos de

Insuficiência Cardíaca com Candesartana – Adicionada] – Lancet 2003;362:767, Ann IM 2004;141:693).
- Nitratos e hidralazina: recomendados para os pacientes sob β-bloqueador, digoxina e diuréticos, incapazes de tolerar a combinação ACE/ARB ou os antagonistas da aldosterona em virtude de insuficiência renal (Nejm 1991;325:303). A hidralazina é útil na presença de débito cardíaco baixo e azotemia pré-renal (Sci Am 1998;II:12); a combinação reduziu a mortalidade em 36% em um período de 3 anos nos pacientes submetidos à digoxina e aos diuréticos (V-HeFT [Vasodilator in Heart Failure Trial/Ensaio com o Uso de Vasodilatador em Insuficiência Cardíaca] – Nejm 1986;314:1547) — efeito semelhante foi observado em pacientes africanos-americanos com redução de 43% na mortalidade e 33% na hospitalização por CHF (A-HeFT [African-American Heart Failure Trial/Ensaio de Insuficiência Cardíaca em Africanos-Americanos] – Nejm 2004;351:2049).
- Bloqueadores dos canais de Ca: os inotropos negativos de curta ação (nifedipina, diltiazem, verapamil) não são recomendados em casos de CHF devido ao risco elevado de hospitalização (Circ 1990;82:1954). A felodipina e a amlodipina apresentam um efeito neutro sobre a sobrevida em CHF; por essa razão, use-as apenas se necessário para controlar HAS ou angina (Felodipina, V-HeFT III – Circ 1997;96:856; Cardiol Clin 1999;17:128; Amlodipina, PRAISE-2 [Placebo-Controlled Study to Evaluate the Effects of Amlodipine on Mortality/Estudo Controlado por Placebo para Avaliar os Efeitos da Amlodipina sobre a Mortalidade] – Cardiol Clin 2000;23:457).

Estágio D — sintomas terminais refratários ao tratamento-padrão, exigindo intervenções especiais.

** O principal objetivo é aliviar os sintomas — requer monitoramento rigoroso do paciente e controle do volume.

** Abrange todos os tratamentos clínicos, conforme exposto acima. Considere o encaminhamento para intervenção cirúrgica e/ou cuidado paliativo.

- O carvedilol é benéfico mesmo em pacientes sintomáticos com EF <25% – mortalidade reduzida em 35% – NNT = 15 (COPERNICUS [Carvedilol Prospective Randomized Cumulative Survival/Sobrevida Cumulativa Randomizada Prospectiva com Carvedilol], Nejm 2001;334:1651).

- Em casos de descompensação aguda: avalie a perfusão (fria ou quente?) e a congestão; trate a má perfusão primeiro com vasodilatadores (nitroprussiato, nitroglicerina, morfina, nesiritida), depois trate a congestão persistente com diuréticos (de alça + metolazona); os agentes inotrópicos (milrinona, dobutamina) podem não ser necessários e freqüentemente são nocivos, causando arritmia e isquemia (Jama 2002;287:628; Nesiritida, VMAC [Vasodilatation in the Management of Acute CHF/Vasodilatação no Tratamento de Insuficiência Cardíaca Aguda] – Jama 2002;287:153; milrinona, OPTIME [Outcomes of a Prospective Trial of Intravenous Milrinone/Resultados de um Ensaio Prospectivo de Milrinona Intravenosa] – Jama 2002;287:1541).

- Dispositivo de assistência ventricular: mortalidade reduzida de pacientes acometidos pela Classe IV em 48% em um período de 1 ano, comparado ao tratamento clínico – NNT = 4; esse dispositivo também melhora a qualidade de vida, mas aumenta os efeitos adversos (Nejm 2001;345:1435).

- Considere o encaminhamento para a realização de transplante; no entanto, os pacientes idosos devem ser informados dos altos riscos da internação pós-operatória em clínicas de repouso, havendo mudança na qualidade de vida (Am Hrt J 2004;147:347).

- Paliativo: mortalidade de 1 ano = 40-50% para pacientes acometidos pela classe IV e submetidos a uma terapia ideal. É importante discutir o prognóstico com os pacientes para ajudar a estabelecer os objetivos terapêuticos e concluir as diretivas avançadas. Os critérios para encaminhamento a um asilo incluem: sintomas intratáveis ou recorrentes de CHF apesar do tratamento ideal conforme a tolerância, estado nutricional deficiente, consciência do paciente quanto ao prognóstico e eleição de objetivos terapêuticos, principalmente paliativos. A abordagem multidisciplinar de asilo também pode melhorar os sintomas e o prognóstico (Jama 2004;291:2476).

Condições Clínicas Especiais:

- Diagnóstico valvular: deve ser avaliado precocemente (Estágio B) para a substituição ou o reparo da válvula.

- Sintomas de isquemia: promova a revascularização na ausência de doença comórbida (insuficiência renal, doença pulmonar, FE<20%, expectativa de vida <1 ano); observa-se um benefício potencial mais alto em casos graves de angina limitante ou equivalente anginal (Jags 1998;46:545).

- Condução intraventricular tardia: ressincronização (marca-passo biventricular) reduz a mortalidade em 20% em pacientes com sintomas das Classes III ou IV, EF baixa, QRS prolongado e sob tratamento clínico ideal; também diminui a hospitalização e aumenta a distância percorrida em um teste ergométrico de 6 minutos (Ann IM 2004;141:381; Circ 2003;108:2596).

- Fibrilação atrial: anticoagulação e controle da freqüência — use amiodarona ou digoxina se o β-bloqueio não foi eficaz (ver Capítulo 8.6); a técnica de ablação por cateter apresentou sucesso preliminar no restabelecimento da função do ventrículo esquerdo e na melhora dos sintomas de CHF em pacientes com fibrilação atrial e FE baixa (Nejm 2004;351:2372).

- Arritmia ventricular ou histórico de parada cardíaca: o cardioversor-desfibrilador implantável (CDI) é recomendado para diminuir o risco de morte súbita; em pacientes com CHF de Classe II-III sem histórico anterior de arritmia, a implantação do CDI reduziu a taxa de óbito em 23% em 4 anos, em comparação ao placebo (SCD-HeFT [Sudden Cardiac Death in Heart Failure Trial/Morte Súbita Cardíaca em Ensaio de Insuficiência Cardíaca] – Nejm 2005;352:225).

- Insuficiência renal: calcule a depuração de creatinina para avaliar a gravidade. Faça uma revisão da lista de medicamentos e da dieta, principalmente em busca de agentes nefrotóxicos (NSAIDs) ou fontes de potássio extra. Há indícios claros que sugerem vantagens do tratamento com inibidor da ACE com TFG >30 e possíveis benefícios com TFG <30; mesmo assim, monitore o paciente de perto (Ann IM 2003;138:917). Os pacientes com elevação inicial na creatinina após a instituição do inibidor da ACE podem ter um benefício cardíaco maior a longo prazo; tolere a elevação da creatinina contanto que se mantenham níveis normais de potássio (Jags 2002;50:1297). A dose da espironolactona não deve ultrapassar 25 mg por dia, se administrada com inibidor da ACE; evite a combinação em caso de GFR <30 (Nejm 2004;351:585).

Diagnóstico: Há escassez de ensaios controlados randomizados de grande escala sobre o tratamento farmacológico de insuficiência cardíaca diastólica; as recomendações terapêuticas atuais são teóricas e baseadas no consenso geral (Circ 2002;105:1503). Reduza os fatores de risco cardíaco; controle o volume; estimule a mudança no estilo de vida. Melhore o relaxamento ventricular com controle da freqüência; evite mais hipertrofia do ventrículo esquerdo (HVE) com controle da pressão sanguínea.

- Diuréticos e nitratos: são eficazes no controle dos sintomas de sobrecarga de volume, mas é preciso ter cuidado com a redução da pré-carga; use diuréticos e vasodilatadores com bom senso e baixas doses (Jags 1997;45:1252; BMJ 2004;328:1114).

- Inibidores da ACE: esses agentes favorecem o preenchimento por meio de redução do tônus arterial e venoso, regressão da HVE e fibrose intersticial, atenuação da vasoconstrição coronariana (Jags 1995;42:1040); admite-se que os benefícios dos inibidores da ACE no bloqueio dos efeitos da ativação do RAAS se apliquem aos pacientes com CHF.

- Bloqueadores dos receptores de angiotensina: a candesartana diminuiu a hospitalização por CHF, mas não a mortalidade em pacientes com CHF sintomática (Lancet 2003;362:777); um ensaio de 2 semanas com a losartana melhorou a capacidade física em pacientes com disfunção diastólica e resposta hipertensiva acentuada aos exercícios (J Am Coll Cardiol 1999;33:1567).

- Bloqueadores dos canais de Ca: (não-diidropiridínicos apenas) diminuem a pós-carga, regridem a HVE, acentuam o relaxamento ventricular e melhoram a tolerância aos exercícios em pacientes com miocardiopatia hipertrófica (Jags 1995;43:1039; Am J Cardiol 1990;66:981).

- β-bloqueadores: retardam a freqüência cardíaca e promovem o preenchimento ventricular e, com isso, aumentam o volume sistólico e diminuem os sintomas (Cardiol Clin 1999;17:129); esses agentes são eficazes contra a isquemia e reduzem a HVE (Am J Cardiol 1997;80:207); propranolol + ACE + diurético = diminuem a mortalidade e aumentam a fração de ejeção do ventrículo esquerdo (LVEF) em pacientes com >80 anos de idade com CHF, função sistólica normal e IAM prévia (Am J Cardiol 1997;80:207).

- Digoxina: não é recomendada como primeira linha terapêutica em função dos efeitos inotrópicos; pode ser benéfica em pacientes com fibrilação atrial; a análise em subgrupos de pacientes com FE >45% sugeriu uma redução nas hospitalizações e mortes por insuficiência cardíaca (digoxina — Nejm 1997;336:525).

Princípios prescritos:

- Comece com as doses-alvo: inicie com a dose baixa e aumente-a progressivamente; no entanto, os benefícios observados nos ensaios só serão alcançados quando os pacientes estiverem tomando as doses-alvo. A maioria dos pacientes de clínicas de cuidados primários e clínicas de repouso não recebe uma terapia ideal (Lancet 2002;360:1631; Jags 2002;50:1831).

- Institua dois medicamentos simultaneamente: inicie a administração-padrão tanto de β-bloqueador como de inibidor da ACE (e diurético, se necessário) com o diagnóstico inicial de insuficiência cardíaca; pequenas doses de ambos trarão maiores benefícios do que a dose máxima de cada um isoladamente. Caso ocorra hipotensão sintomática, reduza a dose do diurético antes de diminuir a do IECA ou do β-bloqueador.

- Contra-indicações dos inibidores da ACE: não são necessariamente insuficiência renal ou hipercalemia. A contra-indicação real é a ocorrência de angioedema e tosse intolerável. Com o uso dos ACEIs, observam-se benefícios significativos quanto à sobrevivência em pacientes com "contra-indicações perceptíveis" com creatinina >3,0 ou hipercalemia >5,5 (Jags 2002;50:1659).
- Contra-indicações do β-bloqueio: não são necessariamente insuficiência cardíaca avançada. As contra-indicações reais incluem broncoespasmo grave, bloqueio cardíaco avançado, ou hipoglicemia freqüente. Tenha cautela ao instituir os β-bloqueadores durante a exacerbação de CHF aguda ou sobrecarga de volume, mas inicie assim que o quadro estiver estabilizado. Pode-se esperar um agravamento transitório nos sintomas, acompanhado por uma melhora em 6-12 semanas.

Conduta da equipe:

- A conduta da equipe e as consultas de grupos para avaliar a orientação do paciente, o controle dos sintomas (mensurações diárias do peso, uso de meias elásticas) e a obediência à dieta e à medicação resultaram em um declínio significativo na freqüência de hospitalização; além disso, isso pode melhorar a qualidade de vida (Jama 1994;272:1442;2004;291:1358; Jags 2004;50:1590). O benefício é maior em populações de alto risco, principalmente se o contato for direto e não por telefone (Ann IM 2004;141:644).
- Promova a suplementação da dieta em pacientes idosos com insuficiência cardíaca (ver tabela em Clin Ger Med 2000;16:480).
- Institua um programa de exercícios: a prática de exercícios aeróbicos supervisionados por 30 minutos 3 vezes/semana por 6 meses mostrou-se um método seguro e resultou em uma maior tolerância à atividade física (Ann IM 1996;124:1051). O benefício e a se-

gurança ainda não foram estabelecidos em idosos debilitados, mas é provável que esses exercícios beneficiem a maioria dos pacientes (Jags 2003;51:699); uma meta-análise da prática de exercícios em pacientes com EF baixa demonstrou uma queda na hospitalização e nos índices de mortalidade (BMJ 2004 online, doi:10.1136/bmj.37938.6452200.EE).

- A atividade para reabilitação cardíaca deve avaliar a duração e não a intensidade da atividade. A supervisão da atividade é recomendada inicialmente para os idosos com insuficiência das Classes III-IV (Cardiol Clin 1999;17:130).

8.4 Síncope

Cardiol Clin 1997;15:295; Ger Rv Syllabus 2002:165; Eur Hrt J 2001;22:1256; Ann IM 1997;126:989; Nejm 2000;343:1856; Geriatrics 2004;59:22; Jama 2004;292:1221

Causas: Ao contrário do que ocorre em pacientes mais jovens, a síncope costuma ser multifatorial, ou seja, ocorre geralmente em um quadro de múltiplas condições clínicas, medicamentos e danos fisiológicos relacionados à idade.

Cardíacas: (associadas a índices de mortalidade de 18-33% em 1 ano *vs.* 6% em casos de síncope não-cardíaca).

- Elétricas: taquicardia ventricular, fibrilação atrial, taqui ou bradiarritmias, i. e., síndrome de Stokes-Adams-Morgagni.
- Mecânicas: estenose aórtica (além de ser muito comum a lesão é grave ou crítica quando resulta em sintomas de síncope) com pré-carga reduzida ou arritmia, miocardiopatia hipertrófica: pacientes com >60 anos de idade representam 33% dos casos.
- MI: aproximadamente 1% manifesta-se sob a forma de síncope; raros: dissecção aórtica, tamponamento pericárdico, embolia pulmonar, hipertensão pulmonar, prolapso da válvula mitral.

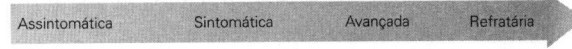

```
                        Gravidade da doença
    ─────────────────────────────────────────────────────▶
    Assintomática   Sintomática    Avançada    Refratária
```

Transplante/dispositivo de assistência mecânica

Reavalie o diagnóstico e a terapia para aliviar a congestão persistente:
Mais diurese? Nitratos ± Hidralazina?

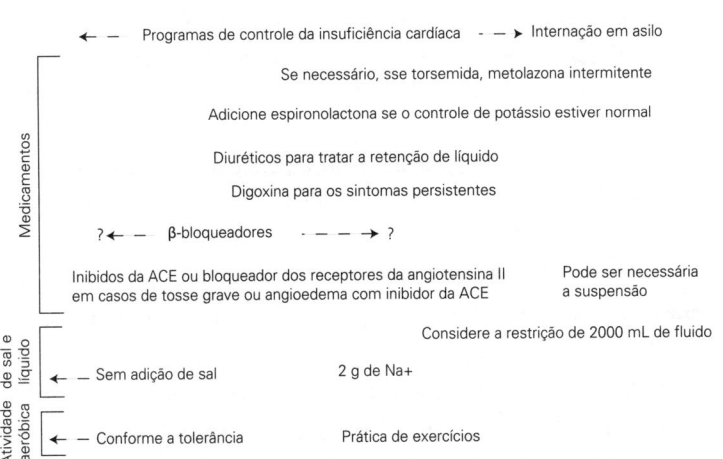

← — Programas de controle da insuficiência cardíaca - — ▶ Internação em asilo

Medicamentos

Se necessário, sse torsemida, metolazona intermitente

Adicione espironolactona se o controle de potássio estiver normal

Diuréticos para tratar a retenção de líquido

Digoxina para os sintomas persistentes

? ← — β-bloqueadores · — — — ▶ ?

Inibidos da ACE ou bloqueador dos receptores da angiotensina II em casos de tosse grave ou angioedema com inibidor da ACE

Pode ser necessária a suspensão

Ingestão de sal e líquido

Considere a restrição de 2000 mL de fluido

← — Sem adição de sal   2 g de Na+

Atividade aeróbica

← — Conforme a tolerância   Prática de exercícios

O diagrama acima ilustra a adição de terapias em relação à gravidade clínica da insuficiência cardíaca com fração de ejeção reduzida do ventrículo esquerdo. Os inibidores da enzima conversora de angiotensina (ACE) são prescritos em cada nível de gravidade da doença, mas possivelmente será preciso suspendê-los em caso de hipotensão sintomática ou disfunção renal progressiva em 10-30% dos pacientes que chegam ao estágio terminal da doença. Os agentes bloqueadores dos receptores da angiotensina (ARBs) constituem uma alternativa razoável para os pacientes que não conseguem tolerar os inibidores da ACE em virtude de angioedema ou tosse grave; no entanto; esses bloqueadores não são apropriados para pacientes intolerantes aos inibidores da ACE devido à hipotensão sintomática, insuficiência renal ou hipercalemia. Os agentes bloqueadores β-adrenérgicos são prescritos para os pacientes com sintomas brandos a moderados de insuficiência cardíaca, mas não são instituídos naqueles com sintomas graves de insuficiência cardíaca irresponsivos à estabilização com outras terapias. Os diuréticos são prescritos para manter o equilíbrio hídrico; nesse caso, a espironolactona é adicionada em pacientes com doença gravemente sintomática quando a função dos rins e o controle de potássio ainda se encontram preservados. A retenção de líquido que persiste apesar das altas doses de diuréticos de alça pode ser controlada de forma mais eficiente com a torsemida, um diurético de alça com absorção mais satisfatória. A metolazona potencializa com eficácia os efeitos dos diuréticos de alça, mas o uso regular deve ser evitado devido à depleção intensa de eletrólitos. Quando os sintomas graves persistem, os pacientes devem ser reavaliados para diagnosticar e tratar a congestão persistente. Alguns pacientes podem ser beneficiados pela adição de nitratos com ou sem hidralazina. O transplante e os dispositivos de assistência mecânica são relevantes a apenas uma parcela muito pequena da população com insuficiência cardíaca avançada. A restrição no consumo de sal (sódio) e líquido é exigida à medida que a insuficiência cardíaca se torna mais grave. A prática de exercícios é recomendada para todos os pacientes, exceto para aqueles com dispnéia grave em repouso. Os programas de controle da insuficiência cardíaca têm maior custo-benefício em pacientes sob alto risco de hospitalizações freqüentes causadas por causa dessa insuficiência, mas podem ser úteis em cada estágio da doença.

Figura 8.1 Etapas da Terapia de Insuficiência Cardíaca (Jama 2002;287:631).

Medicações: Anti-hipertensivos, nitratos, diuréticos, fenotiazínicos, tricíclicos; acepromazina, haloperidol, L-dopa (J Clin Epidem 1999;50:313).

Hipotensão

- Ortostática: sensibilidade reduzida dos barorreceptores, depleção de volume, estase venosa. A hipotensão ortostática ocorre em 14,6% dos idosos que vivem em comunidades e 52% dos residentes em clínicas de repouso (Geriatrics 2004;59:22). Corresponde a principal causa de 16% das quedas e contribui com 26% (Ann IM 1990;113:308).
- Pós-prandial: os pacientes com hipertensão apresentam um risco maior de hipotensão pós-prandial (Circ 1993;89:391; Ann IM 1995;122:286).
- Doença de Addison: supressão adrenal crônica.

Reflexa (todos os mecanismos compensatórios estão menos responsivos no idoso):

- Vasovagal: dor, fadiga, medo, venopunção, exposição ao calor.
- Situacional: tosse, defecação, micção: mais que 3 escapes fecais (encoprese) ou urinários (enurese) por noite (noturnas) em homens estão associados a um índice de mortalidade 1,9 vez maior em 54 meses. Hipersensibilidade do seio carotídeo direito > esquerdo; costuma ocorrer em homens com >60 anos de idade (constatada em 23% de quedas inexplicáveis ou recorrentes).

Insuficiência Autonômica:

- Diabetes: instabilidade autonômica, diurese osmótica com desidratação.
- Doença de Parkinson.
- Síndrome de Shy-Drager.

Outras causas:

- Neurológicas: insuficiência vertebrobasilar (apesar de rara, costuma causar vertigem), enxaqueca com envolvimento da artéria basilar, seqüestro da carótida-artéria basilar, seqüestro subclávio (Ann IM;1997;126;989); hemorragia subaracnóide (acidente cerebrovascular/ataque isquêmico transitório [CVA/TIA]; causa rara de síncope; seria de se esperar o encontro de outros déficits neurológicos, mas isso exigiria a oclusão de todas as artérias do pescoço — 2 carótidas, 2 vertebrais). Causas psiquiátricas (raras): pânico, transtorno depressivo maior.

- Choque séptico.
- Descondicionamento, inanição.
- Posturais (p. ex., revirar-se na cama — tipo de hipotensão associada com mixoma atrial ou trombo).

Condições diagnosticadas de forma errônea e freqüente como síncope: hipoglicemia, epilepsia, cataplexia, alteração no estado mental (p. ex., por consumo de álcool [etanol]).

Epidemiologia: Incidência anual de 6% no idoso.

Sintomas:

Cardíacos: Em geral, não há sintomas premonitórios; possíveis palpitações, dispnéia, angina. Os sintomas podem estar relacionados a esforço/exercício. Se houver arritmia, a síncope ocorre em qualquer posição e os sintomas rapidamente se tornam evidentes após o evento.

Vasovagais: náusea, fadiga, visão embaçada, diaforese, vertigem ao acordar. Geralmente ocorre em estação (i. e., "em pé"), sendo abortado se a pessoa deita em uma superfície plana. Sintomas contínuos e fadiga são comuns após o evento.

Hipersensibilidade do seio carotídeo: sentida ao virar a cabeça, fazer a barba ou tomar o pulso da carótida.

Ataque isquêmico transitório (TIA): diplopia, disfagia, confusão após episódio. Os sintomas não são úteis para estratificar o risco de pacientes com síncope inexplicável (Arch IM 1999;159:375).

Sinais: Mensure a PA ortostática em posições deitada ou sentada e até em estação ("em pé") após 1 minuto; positivo se a pressão de pulso aumentar acima de 30 mmHg, e/ou a PA sistólica diminuir em >20 mmHg (Jama 1999;281:1022). A ocorrência de hipotensão após a troca de posição com uma alteração mínima na freqüência cardíaca indica um dano ao reflexo barorreceptor, enquanto a ocorrência de hipotensão com taquicardia aponta para uma depleção de volume (Geriatrics 2004;59:22).

Estenose aórtica: sopro tardio de impulso da artéria carótida.

- Procure sinais de traumatismo.
- Pesquise sangue oculto nas fezes.

Complicações:

- Descarte crises epilépticas (movimentos tônico-clônicos e tônus rígido — entretanto, a síncope por arritmias e a vasovagal costumam exibir tônus flácido), incontinência fecal/urinária, aura (princípio de um ataque epiléptico), mordedura da língua.
- Lesões e fraturas relacionadas a quedas; descarte vertigem de etiologia vestibular (nesse caso, a reabilitação vestibular é útil) (Neurol 2004;63:150).

Exames laboratoriais: A obtenção do histórico e a realização do exame físico revelam 56-85% de causas basicamente identificáveis (Ann IM 1992;268:2553); em geral, os testes laboratoriais são pouco produtivos, embora o hemograma com diferencial, bem como a mensuração de eletrólitos, glicemia U, creatinina e níveis de medicamentos, possam ser úteis; o diagnóstico de infecção é feito com radiografia torácica e urinálise.

Não-invasivos (Cardiol Clin 1997;15:195): o ECG é indicado em todos os pacientes que se apresentam com síncope (embora estabeleça o diagnóstico em 5% dos casos, o EKG permanecerá normal em 50%). Seguem as características sugestivas de uma causa cardíaca de síncope: fibrilação/flutter atriais, taquicardia atrial multifocal (TAM), ritmo compassado, contrações ventriculares prematuras freqüentes, arritmias ventriculares, bloqueio de ramo do feixe de His (BBB), hipertrofia do ventrículo esquerdo (HVE), ondas Q indicativas de infarto do miocárdio prévio, bloqueio AV Mobitz tipo 2 ou de grau superior, síndrome de Wolff-Parkinson-White (WPW), intervalo QT prolongado.

- Síncope cardiogênica (arrítmica): monitore o paciente por 24 horas; entretanto, a monitoração com Holter pode não ser útil, porque as arritmias ventriculares complexas recorrem apesar do tratamento e 50% dos pacientes sem achados significativos no Holter apresentam recorrência das arritmias; há uma correlação insatisfatória entre os sintomas e as arritmias registradas pelo Holter (Chest 1980;78:456); a telemetria raramente é diagnóstica, pois grande parte das arritmias é breve e não está associada a sintomas.

- Registradores eletrocardiográficos com circuito de memória ativado pelo paciente: tais dispositivos não só são úteis, mas também têm uma boa relação custo-benefício em pacientes com síncope episódica infreqüente com exame previamente negativo; é possível obter os registros eletrocardiográficos alguns minutos antes do evento; registradores implantáveis com traçado contínuo também estão disponíveis para uso em até 18 meses.

- Monitoramento ambulatorial da PA: pode ajudar a detectar hipotensão ortostática, pós-prandial ou induzida por medicação.

- Estudos eletrofisiológicos (EEF): a mortalidade em um período de 3-4 anos é de 60% com EEF anormal e de 15% com EEF normal; uma fração de ejeção >40% correlaciona-se altamente a resultados negativos no EEF (Jama 1992;268:2553). Tais estudos apresentam sensibilidade e especificidade baixas em relação a bradiarritmias (Nejm 1989;321:1703).

- Síncope cardiogênica (não-arrítmica): o ecocardiograma é indicado para pesquisa de estenose aórtica e provisão dos cuidados de manutenção da saúde. O exame ecocardiográfico realizado sob estresse é útil para pesquisar os casos de hipotensão induzida por exercícios que reflitam disfunção do ventrículo esquerdo ou isquemia do miocárdio (Jama 2004:292:1221); a ecocardiografia sob estresse como um procedimento isolado é uma prática eficiente.

- Síncope cerebrovascular: o ultra-som da carótida não é útil, já que a presença de lesões estenóticas não estabelece a causa de síncope (será útil caso se tenham planos de fazer massagens no seio carotídeo do paciente idoso) (Nejm 2000;343:1856). Os exames de TC/EEG não são indicados, a menos que haja achados ou sintomas focais de doença neurológica. A massagem do seio carotídeo pode estabelecer a hipersensibilidade dessa estrutura como a fonte da síncope (contra-indicada em casos de IAM aguda, acidente vascular cerebral recente ou ataque isquêmico transitório, histórico de fibrilação/taquicardia ventriculares): o paciente deve ficar em posição supina e ser monitorado com ECG. Deve haver um desfibrilador e medicamentos cardíacos à disposição. Massageie suave e firmemente o seio carotídeo por 5 segundos. Se não houver resposta, repita a massagem por mais 5 segundos, porém não mais que 10 segundos. Uma resposta positiva corresponde a uma assistolia de 3 segundos ou queda na PA sistólica de 50 mmHg (Jama 2004:292:1221).

- Eletrocardiografia: exibe um valor mínimo, a menos que o paciente exiba anormalidades neurológicas focais ou sinais/sintomas de crises epilépticas.

- Mesa inclinada: é útil para avaliação de síncope recorrente e inexplicável em pacientes sem doença cardíaca subjacente; os pontos positivos são atribuídos a sintomas vasovagais; o protocolo comum consiste em uma inclinação de 60° por 45 minutos; esse método tem 67-83% de sensibilidade e 75-100% de especificidade em relação ao mecanismo vasovagal de síncope (Am J Med Sci 1999;317:110); reprodutibilidade variável (Am J Cardiol 1997;80:1492); provavelmente não deve ser utilizado para avaliar a eficácia terapêutica (Eur Hrt J 2001;22:1256).

Hipotensão mediada por via neural (Jama 2000.343:1856): contrações ventriculares intensas podem causar dilatação periférica induzida pelas fibras C (Ann IM 1991;115:871); revelada com inclinação da mesa e infusão de isoproterenol; se os sinais de bradicardia e hipotensão ocorrerem rapidamente apenas com a mesa inclinada, pode-se ter mais certeza do diagnóstico (Nejm 1993;328:1117).

Abordagem:

Terapêutica:

- Embora grande parte das síncopes no idoso seja multifatorial, a terapia deve ser concentrada na redução de doenças e processos específicos que contribuem com o quadro:
- Cardíacos.
- Cardíacos (não-arrítmicos): substituição de válvula em casos de estenose aórtica.
- Neurocardiogênicos: realize o tratamento, evitando o uso de diuréticos, vasodilatadores e tricíclicos; aumente o consumo de sal; tente a fludrocortisona (Florinef) se não houver hipertensão, hipocalemia ou insuficiência cardíaca. Também considere a administração de β-bloqueadores e anticolinérgicos, como a disopiramida (Jama 1995;274:961) ou inibidores seletivos de recaptação da serotonina (ISRS), como a paroxetina na dose de 20 mg uma vez ao dia (J Am Coll Cardiol 1999;33:1227). Considere o implante de marca-passo se o tratamento medicamentoso não for eficaz (Circ 2002;106:2145).
- Hipotensão ortostática: use meias elásticas, administre fludrocortisona a 0,1 mg/dia (aumentando a dose em até 1,0 mg/dia), e realize dorsiflexão dos pés ou exercícios de fortalecimento das mãos antes de ficar em pé. O controle adequado da PA reduz a incidência de hipotensão ortostática. Os β-bloqueadores, os inibidores da ACE e os bloqueadores dos canais de Ca estão associados com uma freqüência mais baixa de hipotensão ortostática do que os diuréticos,

os α-bloqueadores e os α-agonistas centrais. Evite o consumo de álcool (etanol).

Pós-prandial: Evite o álcool e as refeições ricas em carboidratos. Cafeína. Permaneça em decúbito (deitado) após a refeição.

Hipersensibilidade do seio carotídeo: evite os deflagradores. Considere o implante de marca-passos (as quedas são reduzidas em 2/3 nos pacientes que apresentam esse tipo de hipersensibilidade e receberam marca-passos).

- Induzida por medicação: registre e examine os medicamentos tomados pelo paciente; pondere a troca por agentes alternativos ou a interrupção da terapia.
- Avalie a condução de veículos no paciente idoso com síncope.

Doença Valvular

Ger Rv Syllabus 1991, 1994, 1996, 2004; Nejm 1997;337:32 (Ver Tabela 8.4)

Tabela 8.4 Doença cardíaca valvular

	Estenose aórtica (AS)	Insuficiência aórtica	Estenose mitral	Regurgitação mitral
Causa	Doença valvular degenerativa > doença reumática; associada a DM, hiperlipidemia; EA calcificada entre 50-60 anos de idade (50% dos casos estão associados a CAD)	Doença cardíaca reumática (também pode haver comprometimento da mitral); necrose medial cística da raiz aórtica associada com aneurisma da aorta ascendente; a ocorrência de hipertensão e doença renal pode levar a fenestrações da válvula	Doença cardíaca reumática, 1/3 de comprometimento da válvula mitral no idoso	A febre reumática é rara nesse caso; CAD com disfunção dos músculos papilares, dilatação ventricular, prolapso da válvula mitral, ruptura das cordoalhas tendíneas, CHF podem ser os sintomas apresentados
Fisiopatologia	Calcificação do folheto no idoso, e não fusão das comissuras como ocorre em pacientes mais jovens	—	Fibrose com fusão das comissuras e calcificação dos folhetos e das cordoalhas tendíneas	Depósito de cálcio nos folhetos da cúspide posterior, que se elevam em direção ao átrio esquerdo, resultando em IM
Sintomas	Dor no peito sob exercício físico, dispnéia, síncope; idoso sedentário: estado de baixo débito: perda de peso, efusões pleurais, insuficiência hepática e renal; a fibrilação atrial pode levar a CHF em estado de baixo débito	CHF; observam-se mais problemas em repouso do que quando os pacientes mantêm a atividade física	A fibrilação atrial precipita a deterioração clínica	Na presença de dispnéia, ortopnéia, edema ou fadiga, indica-se a substituição valvular; associada a fibrilação atrial

(Continua)

Tabela 8.4 — Doença cardíaca valvular

	Estenose aórtica (AS)	Insuficiência aórtica	Estenose mitral	Regurgitação mitral
Sinais	Estado de baixo débito: o sopro não é muito alto; sopro de ejeção sistólica de pico tardio, exatamente oposto ao pico precoce em casos de EA; pode ser confundida com regurgitação mitral; S_4, diminuição no movimento ascendente da carótida, associada com sopro de insuficiência aórtica com AS calcificada	Com dilatação da raiz aórtica e sopro diastólico de alta intensidade mais bem auscultado na borda esternal direita e não na esquerda; pressão de pulso ampla; hipertrofia do ventrículo esquerdo	Em pacientes mais idosos, os folhetos calcificados têm menos mobilidade; por essa razão, o som da primeira bulha cardíaca no ápice do coração encontra-se diminuído, sem estalido de abertura; sopro diastólico mais bem auscultado com a campânula do estetoscópio no ápice e o paciente em posição lateral esquerda; freqüentemente associado a sopro de insuficiência mitral	No idoso, pode ser difícil fazer a distinção entre a regurgitação mitral e a estenose aórtica, pois o aumento no diâmetro ântero-posterior resulta em um sopro reduzido gerado pela EA. IM (se não for do tipo crescendo-decrescendo) e se propaga para a axila ou a borda esternal esquerda
Exames	Gradiente mensurado pelo Doppler >40; são necessários estudos hemodinâmicos em estados de débito baixo; área aórtica <0,75 cm²; ou gradiente valvular sistólico de pico de 70 mmHg, >50 em casos graves.	Os pacientes cuja dimensão término-sistólica ultrapassa 5 cm² podem estar se aproximando de uma disfunção do VE — indicação de substituição valvular antes da ocorrência de dano	Aumento de volume do átrio esquerdo no ECG; a ecocardiografia é indicada para avaliar a gravidade	Dimensão valvular término-diastólica >4,5 cm²; encaminhe para um cardiologista; assim que a fração de ejeção (FE) estiver abaixo de 60, o prognóstico piora

| Prognóstico | Com sintomas de início: índice de mortalidade = 30-50%, cirurgia da válvula aórtica (Circ 1993;8:17): resultados encorajadores com homoenxertos suínos e humanos; trate os homoenxertos suínos e humanos com varfarina por 3 meses em RNI de 2-3, depois interrompa esse anticoagulante; válvulas cardíacas mecânicas: use varfarina a longo prazo (RNI a 2,5-3,5); a aspirina na dose de 160 mg/dia pode conferir proteção extra; resultados favoráveis advindos da cirurgia de enxerto de desvio da artéria coronária (CABG) +/- substituição valvular em pacientes com >80 anos de idade (Cardiovasc Surg 1993;1:68); | A nifedipina adia a necessidade de substituição valvular (Nejm 1994;331:689); substitua a válvula em casos de intolerância a exercícios e antes da ocorrência de disfunção do LV (Ann Thorac Surg 1992;53:191); a presença de doença coronariana agrava os resultados pós-operatórios; pode-se observar uma MS reumática associada, embora seja menos comum em pessoas mais idosas; quando observada, no | Na presença de fibrilação atrial, promova anticoagulação; para sintomas progressivos e graves, efetue a substituição da válvula; pensa-se em um mau funcionamento da bioprótese se houver sopro holossistólico de alta freqüência (Nejm 1996;335:407); observam-se bons resultados com valvotomia em CHF de classe I ou II (New York Heart Association) ou classe III, IV em octogenários [indivíduos na faixa dos 80 anos] (J Am Ger Soc 2000;48:971) | Em caso de CAD, a mortalidade operatória será de 25% (Ann Thorac Surg 1993;55:333); controle o paciente por meios clínicos com diurese e redução da pós-carga; fibrilação atrial: trate com anticoagulação; a formação de êmbolo é menos provável com IM do que com EM; o prognóstico é bom com o reparo de prolapso da válvula mitral |

(Continua)

Tabela 8.4 Doença cardíaca valvular

Estenose aórtica (AS)	Insuficiência aórtica	Estenose mitral	Regurgitação mitral
pode finalmente restaurar a contratilidade em casos de CHF (Nejm 1997); mau funcionamento de bioprótese aórtica na presença de sopro diastólico aórtico (Nejm 1996;335:407); procede à cirurgia em casos de disfunção por hipertrofia do ventrículo esquerdo (HVE) em repouso, miocardiopatia hipertrófica hipertensiva, ectopia ventricular; os pacientes podem ser contraditórios em seus sintomas. Para os indivíduos do sexo feminino, administre a fluidoterapia pós-operatória em vez do uso de vasopressores (Nejm 1997)	entanto, é mais freqüentemente acompanhada por fibrilação atrial do que nos pacientes mais jovens; a fibrilação atrial agrava os sintomas de fadiga e CHF; além disso, pode ocorrer embolização, resultando em acidente vascular cerebral		

8.5 Arritmias

Taquiarritmias Supraventriculares

Ger Rv Syllabus 1996;222; Am Fam Phys 1994;49:823,1805; 1994;50:959; Nejm 2004;351:2404; 1995;332:162; J Am Coll Cardiol 1994;23:916; Clin Ger Med 1999;15:645; Jags 2000;48:224; Ann IM 2004;141:745

Causas:

- Fibrilação atrial: associada a HAS em 70% dos pacientes; relacionada com estenose da mitral e defeito do septo atrial; também está vinculada com hipertireoidismo ou hipertireoidismo subclínico, especialmente no idoso (Nejm 1994;331:1252); o quadro de bócio multinodular tóxico está presente em 20% dos idosos com fibrilação atrial associada a hipertireoidismo (Med Aud Dig 1983;30:18); miocardiopatia alcoólica; COPD; CAD; febre; pericardite; flutter atrial; a síndrome de Wolff-Parkinson-White (WPW) e a taquicardia atrial multifocal são freqüentes (60%) em função de doença pulmonar, incluindo êmbolos pulmonares. O termo "fibrilação atrial isolada" descreve a fibrilação na ausência de doença cardíaca subjacente demonstrável ou histórico de HAS.
- Arritmias supraventriculares: hipocalcemia, nível sérico baixo de magnésio; a administração concomitante de digoxina e quinidina apresenta uma taxa de complicação de 6,5% na população mais idosa.

Fisiopatologia: Fibrilação atrial: perda (associada à idade) de fibras do nodo sinoatrial e fibras do miocárdio atrial, bem como depósito de amilóide; dilatação atrial por diminuição na complacência ventricular; vias de reentrada indutoras de taquicardia supraventricular (TSV); um foco (ou focos) de rápido disparo, geralmente localizado na veia pulmonar ou próximo a ela, pode mimetizar o aspecto da fibrilação atrial no ECG de superfície (Circ 1997;95:572). A fibrilação atrial isolada deve-se a áreas fibróticas no átrio que predispõem os pacientes à arritmia, bem como ao aumento na suscetibilidade aos estímulos neurais autonômicos ao coração (J Am Coll Cardiol 1998;32:695), ou à miocardite atrial localizada (Circ 1997;96:1180).

Epidemiologia: Fibrilação atrial: ocorre em 6% dos pacientes com >65 anos de idade; 50% dos pacientes com esse tipo de fibrilação têm >75 anos de idade.

Sintomas: Poliúria, palpitações, desmaio/fraqueza, sensação de peso no pescoço nos tipos ocasionados por reentrada nodal AV, mas sem taquicardia supraventricular por via acessória (Nejm 1002;327:772); em casos de fibrilação atrial, também ocorrem CHF e acidente vascular cerebral.

Alguns pacientes com fibrilação atrial apresentam sintomas mínimos ou ausentes, enquanto outros podem ter sintomas graves, sobretudo no início da arritmia. Os sintomas podem variar desde palpitações até edema pulmonar agudo, mas a manifestação de fadiga e outros sintomas inespecíficos são provavelmente os mais comuns (Eur Hrt J 1996;17:48). A função cognitiva de pacientes idosos com arritmia persistente pode estar prejudicada, quando comparada com a de controles de idade semelhante e ritmo sinusal (Jags 2000;48:387).

Evolução: Fibrilação atrial: marcadores desfavoráveis para uma cardioversão bem-sucedida: duração >1 ano ou dilatação acentuada do átrio esquerdo (5 cm) ou recorrente após cardioversão prévia.

Complicações: O idoso é mais dependente do *kick* ("estímulo mecânico vigoroso") atrial e, por essa razão, a fibrilação atrial pode levar a CHF; há um risco 7 vezes maior de acidente vascular cerebral em casos de fibrilação atrial não-reumática e um risco de 17% em casos de estenose mitral; as inversões da onda T após taquicardia atrial paroxística (PAT) podem durar dias a semanas (Nejm 1995;332:161); a fibrilação atrial crônica causa CVA embólico em 20% dos casos se houver CHF recente, HAS crônica ou êmbolo prévio (Ann IM 1992;116:1); os pacientes com mais de 61 anos de idade que apresentam fibrilação atrial isolada têm um risco elevado de sofrer acidente vascular cerebral e morte (Arch

IM 1999;159:1118; Eur Heart J 1999;20:896); aumento nos distúrbios cognitivos (Jags 2000;48:387).

Exames laboratoriais:

Bioquímica: TSH.

Não-invasivos: ECG; a síndrome do nó doente é diagnosticada por meio de taquicardias supraventriculares alternantes com algum bloqueio cardíaco; sugerida por pulso <90 após 1-2 mg de atropina ou assistolia >3 segundos após massagem do seio carotídeo; arritmias supraventriculares: QRS normal, taquicardia regular sem ondas P visíveis = arritmia por reentrada nodal AV: controlada com digoxina ou verapamil.

Taquicardia atrial multifocal: P> 100 e 3 ou mais intervalos PR diferentes e morfologias distintas da onda P; assemelha-se superficialmente à fibrilação atrial, mas a digoxina não ajuda.

Abordagem:

Terapêutica: No transcorrer da fibrilação atrial, as diretrizes atuais recomendam uma freqüência ventricular de 60-80 PAm em repouso e 90-115 PAm durante atividade física (J Am Coll Cardiol 2001;38:1231); quase todos os β-bloqueadores podem prolongar ou causar arritmias ventriculares (Ann IM 1992;117:141); é preciso diminuir a dose da digoxina pela metade na presença de quinidina para evitar intoxicação por digitálicos (Nejm 1992;326:1264).

Terapia crítica: A aplicação IV de verapamil, diltiazem, β-bloqueadores, como esmolol, metoprolol, sotalol (Ann EM 2000;36:1), um bloqueador β-adrenérgico não-seletivo, também ajuda a reduzir a CHF e a morte súbita cardíaca (J Am Coll Cardiol 1999:34:1522); para taquicardia ventricular, use cardioversor-desfibrilador implantável (J Am Coll Cardiol 1999;34:1090); digoxina para lentificar a freqüência cardíaca; útil em combinação com outros agentes (J Am Coll Cardiol 1999;33:304); a cardioversão com a digoxina isolada não é melhor que o placebo (Ann IM 1987;106:503); a freqüência é facilmente sobrepujada pela estimulação de catecolaminas/exercícios (Ann IM 1991;114:573); em casos recalcitrantes, pode-se necessitar de quinidina PO (a manutenção do ritmo sinusal normal é mais satisfatória, mas a taxa de óbito é 3 vezes maior que o placebo) (Circ 1990;82:1106) ou procainamida ou amiodarona (Ann IM 2003;139:1009; 1992;116:1017) ou clonidina (a dose 0,075 mg PO, repetida em 2 horas, diminui o tônus simpático) (Ann IM 1992;116:388).

- Se o tamanho do átrio esquerdo estiver <50 mm, use a cardioversão (Jags 1999;47:740); use o controle da freqüência cardíaca com diltiazem IV, β-bloqueador IV, digoxina ou alguma combinação desses agentes. Se o paciente permanecer em fibrilação atrial, administre a heparina de baixo peso molecular não-fracionada ou SC. Os tratamentos extras dependem da duração da fibrilação atrial. Se essa fibrilação durar ≤48 horas e se não houver nenhuma disfunção clinicamente significativa do ventrículo esquerdo, valvulopatia mitral ou embolismo prévio, aplique ibutilida IV; ou propafenona (600 mg) ou flecainina (300 mg) orais; ou quinidina oral (400-600 mg); ou choque de corrente direta. Se a fibrilação atrial durar >48 horas, apresentar uma duração desconhecida ou exibir alto risco de embolismo, proceda à cardioversão guiada por ecocardiograma transesofágico; ou efetue uma anticoagulação adequada por 3 semanas, acompanhada de cardioversão de corrente direta, com ou sem agentes antiarrítmicos concomitantes (Nejm 2001;334:14).

- Arritmias crônicas/paroxísticas (falha na cardioversão): com coumadina, há uma redução de 50-70% no risco de acidente vascular cerebral (Nejm 1995;332:238). Valvulares: se não houver contra-indicações, administre heparina e coumadina, além de controlar a freqüência cardíaca; Não-valvulares: o tratamento é controverso, dependendo do risco de sangramento *vs.* risco de doença embólica em cada paciente em particular; condições com risco elevado de acidente vascular cerebral se o paciente tiver >65 anos de idade: diabetes, PA alta, histórico de acidente vascular cerebral/ataque isquêmico transitório, CHF, disfunção do ventrículo esquerdo, estenose mitral ou se tiver >75 anos de idade. Há um aumento no risco de sangramento em casos de acidente vascular cerebral, sangramento do trato GI, doença recente grave, fibrilação atrial, RNI alto, idade superior a 80 anos (discutível). Casos especiais: a "fibrilação atrial isolada" indica a ausência de comorbidades e ocorre em indivíduos com <65 anos — nesse caso, não trate nem forneça aspirina. Qualquer idade com um ou mais fatores de risco de acidente vascular cerebral: use coumadina (a menos que haja uma contra-indicação evidente); a menos que existam contra-indicações, use coumadina com dose ajustada e RNI de 2-3 (J Am Ger Soc 2000;48:224; Nejm 1995;333:5); produz uma redução de 64% no risco *vs.* placebo e 40% *vs.* aspirina (Nejm 1995;332:238). Diretrizes semelhantes são encontradas em Clin Ger Med 1999.

- A aspirina é usada para aqueles casos que não podem tomar coumadina.
- A varfarina é subutilizada em populações de risco com fibrilação atrial (Nejm 2002;347:84; 2002;347:1825; Jama 2002;288:2441; Ann IM 1999;131:927, 159:1322; Jags 2000;48:224; 1998;46:1423; Arch IM 1998;158:2093; Lancet 1998;352:1167).
- O risco de sangramento é citado entre as razões para não anticoagular (Jags 1997;45:1060); nove estudos revelam a ausência de risco de sangramento relacionado à idade, enquanto dez estudos demonstram o inverso — ou seja, um risco de sangramento associado à idade (Ann IM 1996;124:970). Parece que o risco seja mais bem equilibrado com a eficácia se a RNI for mantida em 2-3 (Lancet 1996;348:633). Uma alta freqüência de hemorragia intracraniana complicou o uso de varfarina em pacientes idosos em um ensaio (Lancet 1994;343:687), mas a análise do grau de anticoagulação no momento do sangramento indicou que praticamente todos os episódios ocorreram em uma RNI superior a 3,0 (Arch IM 1996;156:409).
- Taquicardia atrial paroxística (TAP) e flutter atrial: exerça pressão sobre o seio carotídeo; apenas para os casos de TAP, use a adenosina

administrada na dose de 6-12 mg IV, metabolizada em 10 segundos, potencializada por dipiridamol e carbamazepina, inibida por teofilinas (Med Lett Drugs Ther 1990;32:63) ou empregue o verapamil 5-10 mg IV; talvez, administre o propranolol a 1-5 mg IV, seguido de digoxina + quinidina ou cardioversão elétrica com síncope; é permitido fazer isso mesmo se a digoxina estiver sendo utilizada, contanto que sejam empregados níveis terapêuticos e não tóxicos e desde que os níveis de K^+ estejam normais (Ann IM 1981;95:676).

- Taquicardia atrial multifocal: verapamil IV com pré-tratamento com cloreto de cálcio ($CaCl_2$) por vias IV (Am IM 1987;107:623) ou PO para os casos crônicos; hidreto de magnésio (MgH) IV, especialmente se os níveis estiverem baixos; β-bloqueadores se não houver COPD.

8.6 Bradiarritmias e Bloqueios Cardíacos

Causa: Doença cardíaca arteriosclerótica (DCA), digoxina.

Epidemiologia: O bloqueio cardíaco idiopático de 3º grau é razoavelmente comum no idoso.

Sintomas:

- Bloqueio cardíaco de 1º grau: não costuma produzir sintomas.
- Bloqueio cardíaco de 2º grau: pode causar vertigem ou dispnéia.
- Bloqueio cardíaco de 3º grau: pode provocar síncope, especialmente quando o paciente está em posição ereta.

Sinais:

- Bloqueio cardíaco de 1º grau: PR >0,22 segundos.
- Bloqueio cardíaco de 2º grau = algumas ondas P não-conduzidas.
- Bloqueio cardíaco de 3º grau = não há relação entre as ondas P e os intervalos QRS.
- Síndrome do nó doente (disfunção do nodo sinoatrial causada por CAD ou processo esclerodegenerativo) = manifesta-se com dor no

peito, palpitações ou pausa sinusal; trate a bradicardia da síndrome bradicardia-taquicardia com implante permanente de marca-passo.

Evolução: Mortalidade de 50% em um período de 5 anos; a evolução não sofre um declínio significativo com o marca-passo, mas a implantação desse dispositivo melhora os sintomas.

Exames laboratoriais: Não-invasivos: ECG; grande parte dos bloqueios cardíacos intermitentes ainda pode passar despercebida na monitoração com Holter (Nejm 1989;321:1703); use um monitor de evento.

Tratamento:

- Bloqueios cardíacos de 2º e 3º graus: isoproterenol intravenoso (IV) ou sublingual (SL), atropina IV ou marca-passo externo até que o paciente possa receber o implante transvenoso de marca-passo; os pacientes sintomáticos com pausa sinusal >3 segundos com sintomas ou pausa >2 segundos com sintomas, bem como aqueles com bloqueio cardíaco Mobitz tipo II, devem ser considerados como candidatos ao implante de marca-passo; nos pacientes com bloqueio Mobitz tipo I, deve-se evitar a administração de digitálicos, β-bloqueadores, bloqueadores dos canais de cálcio e antidepressivos.

- Síndrome do nó doente: incidência mais baixa de fibrilação atrial com marca-passo de câmara dupla (Lancet 1994;344:1523; Nejm 1998;338:1097).

- Marca-passo transvenoso: primeiro temporário, depois permanente, a menos que ocorra IAM inferior, quando o bloqueio geralmente apresenta reversão espontânea.

- Marca-passo permanente (Nejm 1996;344:89; Mod Concepts Cardiovasc Dis 1991;60:31): os tipos dotados de câmara dupla são mais caros; uso apenas quando há necessidade de um *kick* atrial, ou seja, um estímulo mecânico vigoroso (Ann IM 1986;105:264).

Tabela 8.5 Indicações de implante permanente de marca-passo

A. Bloqueio atrioventricular adquirido em adultos

1. O bloqueio AV de terceiro grau em qualquer nível anatômico tem associação a qualquer uma das condições expostas a seguir:

    a. Presume-se que a bradicardia com sintomas seja decorrente de bloqueio AV.

    b. Arritmias e outras condições clínicas que necessitam de medicamentos resultantes em bradicardia sintomática.

    c. Períodos documentados de assistolia ≥3,0 segundos ou qualquer freqüência de escape <40 batimentos por minuto (PAm) em pacientes alertas livres de sintomas.

    d. Após ablação de cateter na junção AV. Não há ensaios para avaliar os resultados sem marca-passo, mas o implante desse dispositivo é quase sempre planejado nessa situação, a menos que o procedimento operatório seja a modificação da junção AV.

    e. Bloqueio AV pós-operatório sem expectativa de resolução.

    f. Doença neuromuscular com bloqueio AV, como distrofia muscular miotônica, síndrome de Kearns-Sayre, distrofia de Erb (cintura-membro) e atrofia muscular peroneal.

2. Bloqueio AV de segundo grau, independentemente do tipo ou do local de bloqueio, com bradicardia sintomática associada.

3. Bloqueio AV de terceiro grau assintomático em qualquer região anatômica com freqüências ventriculares médias (em estado de alerta) de 40 PAm ou mais rápidas.

4. Bloqueio AV de segundo grau do tipo II assintomático.

5. Bloqueio AV de segundo grau do tipo I assintomático em níveis intra ou infrafeixe de His, constatado acidentalmente em estudo eletrofisiológicos por outras indicações.

6. Bloqueio AV de primeiro grau com sintomas da síndrome de marca-passo e alívio documentado dos sintomas com marca-passo AV temporário.

B. Bloqueio bi e trifascicular crônico

1. Bloqueio AV de terceiro grau intermitente.

2. Bloqueio AV de segundo grau do tipo II.

3. Não se comprova que a síncope seja decorrente de bloqueio AV quando outras causas prováveis são excluídas, especificamente taquicardia ventricular (VT).

4. Achado incidental em estudo eletrofisiológico de intervalo HV acentuadamente prolongado (≥100 milissegundos) em pacientes assintomáticos.

5. Achado incidental em estudo eletrofisiológico de bloqueio infra-His não-fisiológico induzido por marca-passo

(Continua)

Tabela 8.5 Indicações de implante permanente de marca-passo (Continuação)

A. Bloqueio atrioventricular adquirido em adultos

C. Disfunção do nodo sinusal

1. Disfunção do nodo sinusal com bradicardia sintomática documentada, incluindo pausas sinusais freqüentes produtoras de sintomas. Em alguns pacientes, a bradicardia é iatrogênica e ocorrerá como conseqüência de terapia medicamentosa essencial de longo prazo, a cujos tipos e doses não há alternativas aceitáveis.

2. Incompetência cronotrópica sintomática.

3. Disfunção do nodo sinusal de ocorrência espontânea ou como resultado da terapia medicamentosa necessária com freqüência cardíaca <40 PAm quando não se registrou uma associação clara entre sintomas significativos compatíveis com bradicardia e a presença real de bradicardia.

D. Prevenção de taquicardia

1. Taquicardia ventricular (VT) dependente de pausa contínua, com ou sem QT prolongado, cuja eficácia de marca-passo está totalmente comprovada.

2. Pacientes de alto risco com síndrome congênita do QT longo.

E. Síndrome do seio carotídeo hipersensível e síncope mediada por via neural

1. Síncope recorrente causada por estimulação do seio carotídeo; uma pressão mínima do seio carotídeo induz a assistolia ventricular com <3 segundos de duração na ausência de qualquer medicação que deprima o nodo sinusal ou a condução AV.

2. Síncope recorrente sem eventos provocativos claros e com uma resposta cardioinibitória hipersensível.

3. Síncope de origem inexplicável quando as principais anormalidades de função do nodo sinusal ou da condução AV são descobertas ou provocadas em estudos eletrofisiológicos.

F. Após a fase aguda de infarto do miocárdio

1. Bloqueio AV de segundo grau persistente no sistema de His-Purkinje com bloqueio de ramo bilateral do feixe ou bloqueio AV de terceiro grau dentro ou abaixo do sistema de His-Purkinje após infarto agudo do miocárdio.

2. Bloqueio AV infranodal (de segundo ou terceiro grau) avançado transitório e bloqueio associado de ramo do feixe de His. Se o local do bloqueio for incerto, pode haver a necessidade de um estudo eletrofisiológico.

3. Bloqueio AV de segundo ou terceiro grau persistente e sintomático.

Baseadas em evidências e opiniões favoráveis sobre eficiência de acordo com as diretrizes práticas da Faculdade Americana de Cardiologia (*American College of Cardiology*) e Sociedade Americana do Coração (*American Heart Association*).

Causa: Estase venosa causada por válvulas incompetentes; o aumento no hematócrito (HAS) induz a maior viscosidade e a coagulação sanguíneas.

Epidemiologia: Neoplasias ocultas; períodos sedentários prolongados (doença, viagem); obesidade; fratura de quadril; estrogênio.

Fisiopatologia: Níveis reduzidos de antitrombina III podem levar a dilatação e estase venosas.

Sintomas: Nenhum ou dor na panturrilha ("batata da perna"); edema unilateral.

Sinais: Nenhum ou diâmetro aumentado da panturrilha/sensibilidade/temperatura elevada da pele; o sinal de Homan não é sensível nem específico.

Complicações: Síndrome pós-flebítica crônica: ocorre após trombose, envolvendo a destruição das válvulas comunicantes e profundas da perna e obliteração das veias trombosadas. Raramente dolorosa. Edema crônico (perna aumentada e dura em virtude do encarceramento de líquido por linfedema decorrente de formação cicatricial); hipopigmentação; dermatite por estase; úlceras hiperêmicas; veias varicosas; tratamento com o uso de meias (com pressão de 30 mmHg) até o joelho; as pernas deverão ficar 3-4 polegadas (7-10 cm) acima do nível do coração à noite, em casos de tumefação significativa e persistente; as pernas devem ser elevadas ou suspensas de forma intermitente, mas não é recomendável restringir a ambulação (caminhada).

Exames laboratoriais: A não-detecção do dímero-D exclui a trombose venosa profunda (DVT) (Ann IM 2004;141:1839).

Não-invasivos: em pacientes sintomáticos, o ultra-som dúplex (US) é melhor do que a pletismografia de impedância (IPG) (Nejm 1993;329:1365); em pacientes assintomáticos de alto risco, observa-se uma sensibilidade de apenas 38% (Lancet 1994;343:1142); em pacientes com sintomas de recorrência, não é uma tarefa fácil distinguir o quadro no exame ultra-sonográfico até 1 ano após a TVP inicial (Acta Radiol 1992;33:297); use a IPG seriada em caso de IPG anterior normal; os venogramas podem ser inconclusivos; por essa razão, é recomendável utilizar o grau de suspeita clínica para decidir sobre a anticoagulação (Geriatrics 1995;50:29).

Abordagem:

Preventiva:

- Nas intervenções cirúrgicas de substituição do quadril, a administração inicial de heparina de baixo peso molecular 1 mês antes da cirurgia eletiva resulta em menos DVTs (Nejm 1993;329:1370; 1996;335:696).
- A enoxaparina associada à compressão pneumática evita cirurgias ortopédicas por TVP (J Bone Joint Surg Br 2004;86:809).

Terapêutica: Instituição de heparina IV por 5 dias + coumadina no dia 1 (Nejm 1992;327:1485); continue a coumadina por 6 meses (Nejm 1995;332:1661); por 1-2 meses se houver uma causa específica transitória; por toda a vida em casos idiopáticos recorrentes (Nejm 1995;332:1710); a heparina de baixo peso molecular é tão boa quanto a heparina para DVT (Arch IM 1995;155:601) (ver Fratura de Quadril p. 363).

8.7 Anticoagulação

Anticoagulantes:

- A aspirina (Nejm 1994;330:1287) na dose de 75-325 mg PO uma vez ao dia (Med Lett Drugs Ther 1995;37:14) inibe a agregação plaquetária; pode ser utilizada com segurança com a coumadina (Nejm 1993;329:530). Efeitos adversos: intolerância gástrica (Ann IM 1994;120:184), asma, aumento no tempo de sangramento por 2 dias, disfunção plaquetária por 7-10 dias (embora tenha um custo baixo).
- A enoxaparina (Lovenox) na dose de 30 mg SC 2x/d e a heparina de baixo peso molecular (Med Lett Drugs Ther 1993;35:75) são claramente mais eficientes com sangramentos menos intensos

(Ann IM 1994;121:81) e melhores na prevenção de trombose venosa profunda/embolismo pulmonar (TVP/TEP) por 6 dias (Nejm 1992;326:975); 23 dólares (~40 reais[1*]) por dia como tratamento para TVP (Nejm 1996;334:677,682; 1996;335:1816); depois de 24 horas de administração da heparina, pode-se iniciar a varfarina e interromper a heparina após 4 dias se a RNI for de 2,0 por 2 dias consecutivos (Nejm 1996;335:1821; 1997;337:657,663,688; Arch IM 1998;158:1809); não recomendados para êmbolo pulmonar recorrente (Geriatrics 1998;53:40; Clin Ger Med 2001;15:15).

- A heparina também inibe a interação protrombina ativada-plaqueta; apresenta excreção renal com meia-vida de 105 minutos (Nejm 1991;324:1565); esquema profilático = 5000 U IV a cada 12 horas; esquema terapêutico = dose de ataque de 5000 U, depois 1200 U IV/hora; mensure os níveis de heparina a cada 6 horas até que o TTPa esteja estabilizado em um valor 1,5-2,0 vezes maior que o controle.

- A ticlopidina (Ticlid) é utilizada na prevenção de acidente vascular cerebral após cirurgia cardíaca com aplicação de *stent* (espécie de mola em aço inoxidável); pode causar neutropenia, trombocitopenia, colestase e púrpura trombocitopênica trombótica (TTPa); por esse motivo, use apenas por 2-4 semanas (Ann IM 1998;128:541).

Profilaxia de tromboembolismo em casos de procedimento cirúrgico ou ortopédico, onde há necessidade de um curto prazo (<1 mês): doses noturnas uma vez ao dia de 5,0-7,5 mg; em pacientes idosos, devem-se utilizar doses mais baixas; durante a instituição da terapia, a RNI do TP deve ser monitorada uma vez ao dia; a resposta a uma determinada dose pode não ser mensurada com precisão por até 36 horas; portanto, não é recomendável alterar as doses por 3-5 dias; em 3 semanas antes do procedimento, proceda à mensuração de HASc, TP, TTPa e contagem plaquetária; sobreponha o TP prolongado 2-5

[1*] N. de T.: Conversão feita pelo Banco Central do Brasil com a taxa de 1 dólar por 1,6939 reais no dia 11/3/2008 (data de cotação).

dias com a heparina conforme se efetua a troca (Nejm 1984;311:645), porque ela inibe a síntese hepática dos fatores X (meia-vida de 3 dias), IX (1,25 dias), VII (7 horas) e II (4 dias); RNI de 2-3 para anticoagulação de rotina e 3,0-4,5 para válvulas artificiais (Am Coll Phys J Club 1994;120:52).

Varfarina no pré-operatório e em andamento: suspenda 4 dias antes da cirurgia e use heparina; interrompa o tratamento antiplaquetário 5 dias antes da intervenção cirúrgica e reinicie 48-72 horas após o procedimento (Chest 1995;108:312S).

Protocolo da coumadina: Se a RNI for <1,5, aumente a dose total/semana em 10%; com uma RNI >3,4, diminua a dose semanal total em 10% após a manutenção de uma dose; em RNIs de 5,0-9,0 com risco elevado de sangramento, pode-se omitir a coumadina e administrar a vit K (1,0-2,5 mg) PO com dose extra em 24 horas se a RNI permanecer alta; com RNI >9,0 sem um risco grave de sangramento, pode-se fornecer a vit K na dose de 3-5 mg PO; em casos de elevação significativa da RNI com sangramento intenso, aplique a vit K (10 mg) em infusão IV lenta a cada 12 horas, conforme a necessidade, com plasma fresco congelado (PFC) e transfusão sanguínea, se necessários.

Para cirurgias de pequeno porte com pacientes sob baixo risco de evento tromboembólico, interrompa a coumadina alguns dias do pré-operatório e proceda à intervenção cirúrgica quando a RNI estiver <1,5; para os pacientes com risco significativo de evento trombólico, admita a infusão de heparina quando a RNI chegar a 2,0; interrompa a infusão 4 horas antes da cirurgia, retomando-a assim que possível no pós-operatório (Jags 2000;48:226).

Efeitos adversos: sangramento, especialmente quando é administrada com probenecid ou na presença de insuficiência renal; risco de sangramento grave em >10%/ano na faixa terapêutica; o sangramento correlaciona-se a TPs mais elevados e com os três primeiros meses de tratamento, e não com a idade ou o sexo (Ann IM 1993;118:511); risco de sangramento intracraniano = 2%/ano com um valor de PT duas vezes maior que o controle (o risco é muito maior se o TP for mais alto) (Ann IM 1994;120:897); síndrome do dedo azul (êmbolos de colesterol) constitui uma complicação rara (South Med J 1992;85:210; Surgery 1989;105:737).

Os efeitos adversos são potencializados por alimentos e medicamentos (Ann IM 1994;121:676) que deslocam a proteína de transporte ou competem pela enzima de degradação; seguem os medicamentos que atuam dessa forma: alopurinol (Nejm 1970;283:1484), amiodarona, Antabuse, aspirina, cimetidina (Ann IM 1979;90:993); ou pelo metabolismo reduzido da varfarina (cimetidina, eritromicina, tricílicos, trimetoprim/sulfametoxazol); deficiência de vit K (dieta inadequada, má-absorção de gordura, óleo mineral, antibióticos de amplo espectro); mecanismos desconhecidos: clofibrato, quinina, fenotiazínicos, acetaminofeno (Jags 1998;279:657).

Por outro lado, os efeitos adversos são reduzidos com o aumento no metabolismo da coumadina (barbitúricos, carbamazepina); excesso de vit K (suplementos dietéticos), absorção prejudicada da coumadina (síndromes de má-absorção, óleo mineral, colestiramina).

Capítulo 9
Pneumologia

9.1 Doença Pulmonar Obstrutiva Crônica

Jama 2003;290:17; Clin Ger Med 2003;19:1; Geriatrics 1995;50:24;Ger Rv Syllabus 1996;278

Causa: Tabagismo em 90% dos pacientes (Nejm 2004;350:26), deficiência de uma α-antitripsina, hiper-responsividade das vias aéreas; asma pode "reaparecer" em fases tardias da vida e pode ser provocada por IVAS e DRGE, bem como por medicamentos do coração e contra o glaucoma.

Epidemiologia: A DPOC constitui a 4ª causa de morte, desenvolvendo-se apenas em 10-20% dos fumantes.

Asma (aumento na responsividade bronquial e bronquiolar a diversos estímulos, resultando em estreitamento das vias aéreas): 1-3% de casos novos no idoso; prevalência de 3,8% em homens e 7,1% em mulheres: mortalidade elevada em idosos.

Fisiopatologia: Alterações normais no pulmão com o envelhecimento: diminuição na retração elástica, culminando em colapso das vias aéreas durante o ciclo respiratório, sobretudo na porção inferior do pulmão, o que leva a um desequilíbrio entre ventilação e perfusão (V/Q); redução na complacência da parede torácica, no número de alvéolos, na capacidade vital, na ventilação voluntária máxima, na VEF1 e na taxa do fluxo expiratório máximo em 25-30 mL/ano e, nos fumantes, em 60-70 mL/ano:

- Aumento no volume residual e na capacidade residual funcional — alterações acentuadas por doença pulmonar.

- Limitação do fluxo expiratório, geralmente em combinação com enfisema e bronquite crônica.
- Enfisema: destruição dos espaços aéreos distais aos bronquíolos terminais.
- Bronquite crônica: a remodelagem decorrente da exposição crônica e infiltração das paredes por células inflamatórias leva ao estreitamento das vias aéreas de pequeno calibre (Nejm 2004;350:2689); produção diária de esputo ("escarro") por 3 meses durante 2 anos consecutivos.
- Asma: os casos novos são relativamente raros em idosos e podem ter uma etiologia colágeno-vascular.

Sintomas: Os sintomas de tosse, produção de esputo, dispnéia, medo de falta de ar podem levar ao embotamento das reações emocionais em interações interpessoais (Heart Lung 1973;2:389).

Sinais: Estágios finais: cor pulmonar — tórax em barril, prolongamento da expiração, sibilo, hipertensão pulmonar, pressão venosa jugular elevada, ruído acentuado de fechamento da válvula pulmonar (P2), congestão hepática, edema periférico, cianose.

Asma: Indicadores de acuidade: dificuldade de caminhar em uma distância de aproximadamente 30 metros ou mais; fala fragmentada pela respiração rápida; síncope; pulso paradoxal >12 mmHg; incapacidade de repousar na posição supina ("deitado de costas"); uso de musculatura acessória; freqüência respiratória >30; freqüência cardíaca >120; VEF1 ou taxa de pico do fluxo expiratório <30% do valor previsto.

Complicações: Descartar câncer de pulmão, ICC, refluxo GE, aspiração recorrente, doença tromboembólica (dor pleurítica, hemoptise, insuficiência cardíaca direita inexplicável, hipoxemia), tosse secundária a β-bloqueadores, IECA.

Exames laboratoriais: (Jama 2003;290:17) PaO_2 normal para pacientes com >65 anos de idade = 80-85 mmHg (Eur Respir J 1994;7:856); diminuição da PaO_2 de aproximadamente 3 mmHg/década ou pO_2

= 100-(idade/3); VEF1/CVF <0,70; quedas da FEV1 de 30 mL/ano e 75-80 mL/ano em fumantes.

Asma: Reversível com broncodilatadores; a VEF1 melhora em torno de 15% ou 200 mL.

Raio-X: Bronquite crônica: aumento nas marcas bronquiolares e no volume cardíaco; enfisema: coração alongado, hiperinsuflação dos pulmões, bolhas.

Abordagem: (Figura 9.1)

Terapêutica: Terapia broncodilatadora: melhora os sintomas, mas não altera a sobrevida; 40% dos pacientes usam inaladores com dosímetro (MDIs) de forma inadequada; uso do dispositivo *Spacers help* (para conhecer a forma correta de uso, consulte National Asthma Education Program, National Heart, Lung, and Blood Institute 1991;57; as causas da não-obediência incluem: custo, lapso de memória, rejeição, ansiedade; todos os pacientes devem utilizá-las; os inaladores causam tremor, taquicardia, arritmia; instrução necessária:

- Exalar lentamente com o inalador na boca
- Pressione a bombinha quando começar a inalar de forma lenta e profunda
- Prenda a respiração por 10 ou 5 segundos, se não conseguir com 10 segundos.
- Exale através do nariz e dos lábios semicerrados.
- Espere por 30-60 segundos.
- Repita as mesmas instruções para cada sopro ("baforada")/segundo (Can CME 2000;12:207).

Os agonistas β2-adrenérgicos são mais eficazes para os episódios agudos de asma e prevenção da asma induzida por exercícios; os agonistas β2-adrenérgicos evitam asma noturna e devem ser prescritos apenas em intervalos regulares (nunca conforme a necessidade); os asmáticos idosos apresentam uma resposta diminuída de receptores e podem não responder tão bem aos agonistas β-adrenérgicos (Geriatrics 1995;50:24; Nejm 2004;350:2689);

Anticolinérgicos — o brometo de ipratrópio é o melhor recurso como terapia crônica, além dos agonistas β2-adrenérgicos; tiotrópio — tem uma duração de efeito de mais de 24 horas; não há vantagens de se utilizar esses dois agentes em quadros agudos (Ann Pharmacother 1994;28:1379); precipita glaucoma se borrifados nos olhos.

Corticosteróides: DPOC: não altera de forma apreciável a velocidade de declínio na função pulmonar, mas sim reduz o número de agravamentos e, conseqüentemente, a evolução da doença (Beclometasona, triancinolona, flunisolida, fluticasona); no entanto, esses medicamentos não alteram o declínio em clínica de repouso (Jama 2004;5:31).

Terapia de primeira linha de combate contra asma; perda da densidade óssea em caso de terapia sistêmica; a lavagem da boca após o uso do inalador evita candidíase bucal, cataratas.

O antiinflamatório cromolina bloqueia a degranulação dos mastócitos, com 1-2 sopros do inalador 4 vezes ao dia; além de ter sabor desagradável, o antiinflamatório nedocromil pode ocasionalmente causar náusea, vômito e rinite.

Teofilina (Chest 1995;107:206S) (Tabela 9.1): pode ser valiosa inicialmente em pacientes mais idosos com enfisema para os casos de obstrução irreversível do fluxo de ar; pode diminuir o esforço respiratório, aumentar a respiração diafragmática e aumentar o controle respiratório por via central; também pode atuar como um diurético brando; altos níveis séricos podem ser mais úteis aos pacientes com asma, mas a intoxicação (com náusea, arritmias cardíacas, confusão, crises epilépticas) é 17 vezes mais potente nos idosos; por essa razão, a teofilina desempenha um papel limitado na DPOC (Nurs Home Pract 1995;3:17), a eritromicina e a cimetidina inibem o metabolismo da teofilina através do citocromo P-450; a hepatopatia e a ICC reduzem a depuração; a administração simultânea de ciprofloxacina diminui os níveis de teofilina em torno de 50%; mensure os níveis após 2-5 dias de terapia; nível terapêutico = 5-15 μg/mL.

Estágio 0 sob risco	Estágio 1 Brando	Estágio 2 Moderado	Estágio 3 Grave	Estágio 4 Muito grave
	VEF$_1$ ≥80% do valor previsto	VEF$_1$ 5-79% do valor previsto	VEF$_1$ 30-49%	VEF$_1$ <30% do valor previsto com dispnéia ou insuficiência respiratória crônica ou insuficiência cardíaca direita
Sintomas crônicos (tosse e produção de esputo)		Freqüentemente assintomático	Ocorre de forma assintomática	
		Dispnéia com exercícios físicos leves	Igual ao estágio brando	
		Tosse com produção de esputo levemente purulento	Manifesta sibilo à expiração forçada e hiperinsuflação	Uso criterioso de digoxina com hidroclorotiazida
				Considere o transplante ou outro tratamento não-cirúrgico

Adicione broncodilatador(es) de ação longa para alívio de dispnéia persistente

Adicione a inalação de corticosteróides para dispnéia persistente ou broncodilatador(es) ou em casos de pioras freqüentes [a combinação de um agonista β-2 esteróide (Lancet 2003;361:449) não é útil para DPOC, mas apenas em casos de asma (GRS 5ª ed.)]

Considere a reabilitação pulmonar para pacientes com dispnéia persistente, apesar da terapia com broncodilatadores de ação longa e inalação de corticosteróides

Adicione reabilitação pulmonar

Adicione oxigênio a longo prazo para corrigir a hipoxemia arterial

Adicione broncodilatador de ação curta para alívio da dispnéia intermitente: brometo de ipratrópio

Interrupção do tabagismo para todos os fumantes

Vacinações contra influenza e infecção pneumocócica para os idosos com mais de 65 anos de idade

Figura 9.1 Estágios de Gravidade da Doença e Tratamentos Recomendados

9.1 *Doença Pulmonar Obstrutiva Crônica*

Tabela 9.1 Níveis de teofilina

Níveis elevados	Níveis reduzidos
Cafeína	β-bloqueadores
Eritromicina	Barbitúricos
Claritromicina	Fenitoína
Ciprofloxacina	Rifampina
Pentoxifilina	Felodipina alto nível de proteína
Cimetidina	Baixo nível de carboidrato
Ranitidina	Carbamazepina
Enoxacin	Cigarro
Dissulfiram	
Ticlopidina	
Estrogênio/progestina	
Isoproterenol	
Propranolol	
Vacina contra a gripe	
Hipotireóideo não-tratado, ICC	
Tiabendazol	

Indicação da oxigenioterapia a longo prazo em casa: relação O_2:PO_2 <55 mmHg ou presença de cor pulmonar ou policitemia com PO_2 <60 mmHg; o objetivo é aumentar a PO_2 >60 mmHg; após 6, 6 e 12 meses, os gases sanguíneos arteriais devem ser mensurados para determinar a necessidade e a dose apropriada do oxigênio; oxigenioterapia a longo prazo: sobrevida elevada (Nejm 1995;333:710); os pacientes com DPOC sob oxigenioterapia precisam aumentar a velocidade do fluxo de oxigênio por volta de 2 L por minuto durante viagens aéreas.

Conduta da equipe:

- Evite o contato com irritantes: cigarro, poeira, poluição do ar, umidade; os pacientes com >65 anos de idade ganham 4 anos na expectativa de vida se pararem de fumar; os inibidores da MAO podem ajudar com o vício, neutralizando o estímulo da liberação de dopamina pela nicotina (Jama 1995;275:1217).

- Para os casos de produção substancial de esputo: percussão e drenagem postural realizadas por um membro da família; caso haja uma válvula de flutter disponível, os pacientes conseguem utilizá-la sozinhos.
- Dispnéia grave: lentificação consciente das respirações, respiração com os lábios semicerrados, técnicas de relaxamento.
- Os exercícios de movimentação dos braços são controversos.
- Hiperpnéia induzida por exercícios diários com 15 minutos de duração aumenta a capacidade ventilatória em pacientes com 65-75 anos de idade; programas de treinamento de 8 semanas produzem uma redução significativa na falta de respiração (Geriatrics 1993;48:59); o programa de reabilitação pulmonar melhora a capacidade de exercícios físicos em pacientes mais idosos com DPOC (Chest 1995;107:730).
- Nutrição: alta relação de gordura: carboidrato; o metabolismo de gordura gera a menor quantidade de dióxido de carbono, enquanto o metabolismo de carboidratos produz o maior nível desse gás; alimentos muito quentes ou muito frios estimulam a tosse; em clínicas de repouso, forneça pequenas refeições em uma freqüência maior, minimize os alimentos moles que não exijam mastigação, não forneça líquidos durante as refeições e evite alimentos que provoquem a formação de gases (Clin Prac Guidelines AMDA 2004).
- Apoio psicossocial: orientação da família em relação aos cuidados e às crises asmáticas.
- Asma: os medidores do pico de fluxo expiratório com código colorido facilitam a monitoração da asma em pacientes mais idosos no ambiente ambulatorial (Am Fam Phys monograph 1995;2); abordagem gradativa no tratamento da asma (Med Lett 1999;41:5; Geriatrics at Your Fingertips, Reuben, David B et al. 7ª ed., AGS 2005;171):

1. Intermitente (sintomas <2 vezes/semana, asma noturna <2 vezes/mês; VEF1 >80%; taxa do fluxo de pico <20%); inalação de β2-

agonista, conforme a necessidade, menos do que 2 vezes por semana. Inalação de β2-agonista ou dos antiinflamatórios cromolina ou nedocromil antes da exposição ao agente deflagrador.

2. Levemente persistente (sintomas 2 vezes/semana, asma noturna >2 vezes/mês, VEF1 <80%, taxa do fluxo de pico 30%): inalação diária de corticosteróide (200-500 mcg) com β2-agonista, conforme a necessidade, menos do que 1 vez por semana.

3. Moderadamente persistente (VEF1 60-80%, taxa do fluxo de pico >30%): inalação diária de corticosteróide (800-2000 mcg) + β2-agonista de ação longa + β2-agonista, conforme a necessidade, não ultrapassando 3-4 dias/semana.

4. Gravemente persistente VEF1 <60%, taxa do fluxo de pico >30%): inalação de corticosteróide (800-2000 mcg) + β2-agonista de ação longa + teofilina de liberação contínua e/ou ipratrópio + β2-agonista, conforme a necessidade (NIH, Geriatrics at Your Fingertips, 7ª ed. AGS, 2005; 171).

Sempre observe as respostas "subjetivas" às tentativas terapêuticas empíricas, bem como as respostas "objetivas" (p. ex., respostas do fluxo de pico), pois a percepção de falta de ar é importante ao paciente, diminuindo a ansiedade.

Avaliação pré-operatória: A única indicação absoluta para a realização pré-operatória de provas da função pulmonar (PFP), mesmo em pacientes com DPOC, é mensurar o volume pulmonar antes da ressecção do pulmão; considere anestesia local *vs.* geral para evitar uma queda de 30-50% no volume corrente; pondere a drenagem postural pré-operatória com percussão do tórax para evitar as complicações no pós-operatório; as secreções brônquicas aumentam 6 semanas após a interrupção do tabagismo, aumentando o risco de infecção pós-operatória (Ger Rv Syllabus, 5ª ed., 2002; p 81).

9.2 Êmbolo Pulmonar

Causa:

Epidemiologia: 15% dos pacientes com câncer apresentarão 1 êmbolo pulmonar dentro de 2 anos (Ann Im 1982;303:1509).

Fisiopatologia: A tromboflebilite causa migração de trombo até os pulmões; os pequenos êmbolos recorrentes são mais comuns do que os calibrosos e únicos; os êmbolos acumulam-se principalmente nas veias da coxa e da pelve (Ann IM 1981;94:439); não há nenhum sinal ou sintoma em 50% dos pacientes.

Sintomas: A dispnéia pode ser súbita, intermitente ou crônica; dor de tórax pleurítico com infarto; hemoptise; febre, síncope com êmbolos grandes; a apresentação de sintomas mínimos é comum.

Sinais: 33% dos casos apresentam efusão pleural, dos quais 67% são sanguinolentos (hemácias >100.000/dL); arritmias inexplicáveis; insuficiência cardíaca resistente; taquicardia.

Evolução: Desaparece em 10-30 dias (Nejm 1969;280:1194); sobrevida de 60% sem tratamento; 90% com tratamento à base de heparina (3 dias).

Complicações: Edema crônico das pernas, hipertensão pulmonar crônica.

Exames laboratoriais: Relação artério-alveolar normal = <10-15 mmHg, mas é anormal se houver algum problema pulmonar intrínseco.

D-dímero negativo descarta a embolia pulmonar com quase absoluta certeza; os resultados falso-positivos parecem ser menos prováveis em pacientes não-cirúrgicos ou sem câncer ou hepatopatia subjacente (Am J Resp Care Med 1999;159:1445).

ECG: Bloqueio parcial do ramo direito do feixe de His (S1S2S3), desvio do eixo para a direita em 20%, S1Q3T3.

Raio-X: Desequilíbrio entre ventilação e perfusão (V/Q) (PIO-PED-Jama 1990;262:2753); ultra-som dúplex em modo-B; velocidade falso-negativa do arteriograma com 1-5% de complicações, índice de mortalidade de 1-4/1000; TC espiral.

Abordagem:

Preventiva: O consumo leve a moderado de álcool diminui o risco de TVP e êmbolo pulmonar (Jags 1996;44:1030).

Terapêutica: Administre heparina por 5-10 dias, mantendo um TTPa 1,5-2,5 vezes maior que o controle; sobreponha a coumadina por 5 dias e continue por 6 meses com uma Relação Normalizada Internacional (RNI) entre 2-3 (Nejm 1995;332:166).

Em caso de sangramento relevante, interrompa a heparina e espere a dissipação dos efeitos de anticoagulação por algumas horas; se o paciente não tolerar a coumadina a longo prazo, administre a heparina SC na dose de 10.000 unidades a cada 12 horas; filtro de veia cava para pacientes com contra-indicação persistente à anticoagulação; os efeitos adversos incluem edema crônico das pernas, formação de trombo acima do filtro, embolização recorrente nas veias colaterais, perfuração da veia cava, migração do filtro.

O objetivo da profilaxia é prolongar a qualidade de vida; se o paciente estiver com doença terminal (p. ex., câncer), a anticoagulação pode só prolongar o sofrimento.

9.3 Hipertensão Pulmonar

Causa: HVE, valvulopatia cardíaca, DPOC, doença tromboembólica recorrente crônica.

Epidemiologia: F>M

Fisiopatologia: Síntese do tromboxano A pelas plaquetas e produção deficiente de prostaglandina pelas células endoteliais (Nejm 1993;328:1732).

Sintomas: Dispnéia, dor no peito, edema nos pés, fadiga.

Sinais: S_3 do lado direito, sopros sistólicos e diastólicos pulmonares, insuficiência da tricúspide, aumento de volume do VD.

Evolução: Se a pressão da PA for >85 mmHg, o tempo de sobrevida médio será de 2,8 anos.

Exames laboratoriais: gaso A: PCO_2 baixa.

Abordagem:

Terapêutica: Uso seletivo de oxigênio; baixa dose de diuréticos; flebotomia para Ht >50%; bloqueadores dos canais de cálcio; anticoagulação com coumadina (Nejm 1992;327:76); a infusão ou inalação de epoprostenol (Prostaciclina) têm certo benefício hemodinâmico, além de melhorar os sintomas (Ann IM 2000;132:425); pode não ter nenhum benefício a longo prazo (Nejm 2000;342:1866); Boseatan PO, treprostinil SC (Med Lett 2002;44:79).

Capítulo 10
Ortopedia/Reumatologia

10.1 Osteoporose

Nejm 1992;327:620; Bull Rheum Dis 1988;38:1; Ann IM 1995;123:452; American Medical Director Association 23º Annual Symposium em 16-19 de março de 2000, San Francisco, CA, S Cummings, MD, Atualização sobre Osteoporose em 18 de março de 2000.

Causas: As causas estão listadas na Tabela 10.1.

Epidemiologia: Mais comum em fumantes do sexo feminino em virtude das alterações no metabolismo de estrogênio (Nejm 1994;330:387; 1985;313:973); menos freqüente em negros e polinésios que possuem densidades ósseas mais elevadas na adolescência (Nejm 1991;325:1597); 7% das mulheres americanas acima de 50 anos de idade apresentam osteoporose (Jama 2001;286:2815).

Fisiopatologia: Deficiência simples de estrogênio após a menopausa (Nejm 1980;303:1571).

Sintomas: Fraturas geralmente de vértebras, ossos distais do antebraço, porção proximal do fêmur; osteoalgia, sobretudo vertebral, apesar de muitos casos não manifestarem sintomas.

Sinais: Altura diminuída/cifose decorrente de fraturas por compressão das vértebras; em caso de fratura acidental ao nível da T7 ou T8, o paciente apresenta osteoporose por definição (Cummings 2000); no paciente cifótico apoiado com as costas na parede (ou seja, em posição ereta) e o calcanhar em contato com a parede, a distância occipito-parede > 0 cm indica fratura das vértebras torácicas por compressão; a distância da costela inferior à pelve superior anteriormente < largura de 2 dedos corresponde à fratura das vértebras lombares por compressão (Jama 2004;292:2890); as fraturas de quadril são indicativas de osteoporose, a menos que causadas por traumatismo grave.

Tabela 10.1 Causas de osteoporose

Acromegalia	Hiperparatireoidismo
Alcoolismo	Hipertireoidismo
Doença/síndrome de Cushing (até mesmo 10 mg de prednisona ao dia é suficiente), inclusive o uso crônico de esteróides em asmáticos (Nejm 1983;309:265) e artrite reumatóide (Ann IM 1993;119:963)	Idiopática (algumas delas apresentam, no mínimo, uma base genética na estrutura protéica da matriz óssea) (Nejm 1998;338:1016)
	Má-absorção
Diabetes, do tipo 1	Mieloma
Deficiência de estrogênio em mulheres após a menopausa ou atletas em período amenorréico (Nejm 1984;311:277); hipogonadismo hipogonadotrófico em homens	Excreção renal de cálcio (tratamento com diuréticos tiazídicos)
	Ingestão excessiva de bicarbonato
Homocistinúria	Vit A, consumo demasiado crônico (Ann IM 1998;129:770)
	Vit D, deficiência da época do inverno (Jama 1995;274:1683)
	Medicamentos antagonistas da vit D, como fenitoína

A deficiência da vitamina D explica muitas dores contínuas localizadas (mas não intensa) e dores físicas inespecíficas, bem como fadiga (Mayo Clin Proc 2003;78:1457,1463).

Evolução: Crônica e lentamente progressiva.

Complicações: Fraturas de costelas e vértebras (Nejm 1983;309:265), fraturas do quadril.

Exames laboratoriais: Bioquímica: mensuração de TSH, cálcio, fósforo, uréia, Cr como testes iniciais; o PTH é indicado para descartar hiperparatireoidismo.

Raio-X: Ossos osteopênicos e fraturas; a triagem por densitometria mineral óssea (BMD) é controversa e muito discutida (Ann IM 1990;112:516;1990;113:565; Nejm 1991;324:1105; 1987;316:212); o teste de BMD é recomendado mesmo que influencie o tratamento; é preciso fazer a triagem dos pacientes de alto risco (uso crônico de esteróides, doença renal, hiperparatireoidismo, doença de Graves, má-absorção); uma vez que o paciente esteja sob tratamento, o valor da repetição do BMD é incerto: a densitometria por absorção de raios-X de dupla energia (DEXA) é o método mais preciso e de menor custo (Am Fam Phys 1996;1:1; Med Lett 1996;38:103); um escore T (desvio-padrão da densidade média de indivíduos normais mais jovens) >2,5 apresenta um risco 5 vezes maior de fratura; o escore Z compara-se a grupos de mesma faixa etária; a modificação dos escores com o tratamento pode levar 2 anos (Jama 2000;283:1318); a mensuração do colo femoral é mais exata, pois não abrange a calcificação da aorta possivelmente incluída pela mensuração da coluna vertebral; os dados do ensaio FIT sugerem que a variação anual dificulta o emprego do método DEXA para acompanhamento da terapia.

Tratamento:

- Todo tipo de tratamento é preventivo ou instituído para retardar a evolução do quadro (Med Lett Drugs Ther 1992;34:101), inclusive a progressão da osteoporose induzida por esteróides (Nejm 1993;329:1406); exercícios de sustentação do peso (Ann IM 1988;108:824); interrupção do tabagismo, atividade física (Ann IM 1992;116:716); exercícios de postura e equilíbrio (prevenção de quedas), além de caminhadas (Jags 1996;44:756).

- Terapia de reposição de cálcio (Med Lett 2000;42:29) com $CaCO_3$ na dose de 1,5 g de Ca^{+2} elementar/dia (o leite contém 300 mg de Ca^{+2}/xícara; Tums comprimidos mastigáveis, 200-500 mg/comprimido; Os-Cal, 500 mg/comprimido) (Med Lett Drugs Ther 1989;31:101); em primeiro lugar, use 800 mg uma vez ao dia sob a forma de citrato de cálcio (Citracal), que, embora apresente custo mais elevado, é mais bem absorvido, especialmente em indivíduos acloridricos/idosos (Nejm 1985;313:70), e, em seguida, adicione $CaCO_3$ (Nejm 1990;323:878); efeito considerável mesmo sem estrogênio (Ann IM 1994;120:97), p. ex., com uma perda 50% menor/ano (Nejm 1993;328:460); conteúdo de cálcio em suplementos e alimentos (Med Lett Drugs Ther 1996;38:108; Med Lett 2000;42:29); o aumento do nível de proteína na dieta pode exercer um efeito calciurético (Am J Clin Nutr 1988;48:880); não há nenhuma associação de queda na ocorrência de fraturas com o aumento no teor de cálcio na dieta (Am J Pub Hlth 1997;87:992).

- Vit D 400-800 UI uma vez ao dia; 400 UI estão presentes em grande parte dos suplementos multivitamínicos; a dose de 400 UI uma vez ao dia por 2 anos preserva a densidade óssea do colo femoral em mulheres com mais de 7 anos de idade (Jama 2001;285:785); já 800 UI de vit D evita fraturas não-vertebrais (Jama 2005;293:2267); os filtros solares impedem a absorção de vit D, o que representa um verdadeiro dilema com os índices crescentes de câncer de pele.
- Estrogênios: trazem mais riscos do que benefícios.
- Testosterona em homens, sobretudo em casos de hipogonadismo — fique atento a câncer de próstata.
- Bisfosfonatos: devem ser interrompidos nos primeiros 5 anos (Nejm 2004;350:1189: Am Fam Phys 2000;61:2732):
  - Alendronato (Med Lett 1996;38:1; Nejm 1995;33:1437; Med Lett Drugs Ther 1996;38:965; Am Fam Phys 1996;54:2053): uma dose de 10 mg PO uma vez ao dia claramente ajuda a evitar a evolução da osteoporose em um período de 3 anos; também evita fraturas não-vertebrais no decurso de 3 anos (Jama 1997;277:1159; Lancet 1996;348:1535); também está disponível para o tratamento a 70 mg semanalmente; 5-10 mg de alendronato uma vez ao dia são indicados para a prevenção em mulheres de alto risco, ou seja, sob esteróides (J Bone Miner Res 2000;15:993); o alendronato a longo prazo mantém a den-

sitometria mineral óssea (Nejm 2004;350:1189); administrado quando a expectativa de vida é de pelo menos 2-3 anos e o paciente ainda é capaz de caminhar; possui efeito analgésico (Bone Miner 1991;15:237). Efeitos adversos: sintomas variados do trato GI, como esofagite, diarréia (Nejm 1996;335:1216); administre com cuidado em pacientes com insuficiência renal; para homens também (Nejm 2000;343:604); custo elevado; osteonecrose da mandíbula é associada aos bisfosfonatos (J Oral Maxillofac Surg 2003;61:9; 2004;62:527).

- Risedronato (Jama 1999;282:1344): uma dose de 5 mg PO uma vez ao dia (Med Lett 2000;7:26) diminui a ocorrência de fraturas das vértebras e do quadril (Med Lett 2000;42:100); 35 mg semanais; para evitar osteomalacia (Ger Rv Syllabus, 5ª ed., 2002;186), use etidronato dissódico na dose de 400 mg PO uma vez ao dia por 14 dias, seguidos por 13 semanas de descanso entre os ciclos (Nejm 1997;337:382).

- Pamidronato: 150 mg PO uma vez ao dia (Med Lett Drugs Ther 1992;34:1); infusão IV de 40-80 mg por 2 horas a cada 4 meses (Ann IM 2000;132:734; Am Fam Phys 2000;61:2732); febre em 20% dos pacientes; monitore a creatinina antes da administração de cada dose.

- Para todos os bisfosfonatos, o valor a longo prazo é questionável (principalmente quanto ao momento de interrupção), pois se observa a ocorrência de microfraturas após 5 anos de terapia (Cummings 2000).

- Ácido zoledrônico uma vez ao ano (Nejm 2000;346:653).

- Calcitonina: interfere com os osteoclastos e inibe a reabsorção óssea; dose de 100 UI de calcitonina do salmão SC uma vez ao dia; também pode aliviar a dor ocasionada por fraturas agudas, possivelmente por meio de efeito opiáceo (J Fam Pract 1992;35:93); 200 UI uma vez ao dia em narinas alternadas (Med Lett Drugs Ther 1996;38:965; Am J Med 1995;98:452); a náusea decorrente da calcitonina é autolimitante e <10% dos pacientes interrompem a medicação por causa disso; outros efeitos colaterais incluem: rubor, diarréia e dor no local da injeção; a calcitonina humana possui mais efeitos colaterais do que a do salmão; observa-se recrudescência[1*] quando a terapia é interrompida, mesmo após 1 ano de tratamento; o ensaio PROOF (do inglês *Prevent Recurrence of Osteoporotic Fractures* — ensaio conduzido para Evitar a Recorrência de Fraturas Osteoporóticas), apoiando o uso da calcitonina falhou, pois o acompanhamento de metade dos pacientes foi perdido (Am J Med 2000;109:330); o alendronato mantém a densidade óssea com mais eficiência do que a calcitonina intranasal (J Clin Endocrinol Metab 2000;85:1783); a calcitonina exerce influência sobre o osso trabecular, não cortical; portanto, evita fraturas das vértebras, e não do quadril (Am J Med Sci 1997;313:13).

- Os diuréticos tiazídicos podem ajudar a manter a densidade óssea e diminuir a taxa de fraturas (Ann IM 1993;118:657,666; 1996;129:187; Nejm 1990;322:286; Jags 2003;51:340); outros relatam um aumento na taxa de fraturas (Nejm 1991;325:1).

- A vertebroplastia reforça as vértebras em colapso com a aplicação de polimetilmetacrilato, aliviando a dor e aumentando a mobilidade; mais eficaz em pacientes internados com 1-2 fraturas novas (Am J Neuroradiol 1997;18:1897; J Neurosurg 2003;98:36; Clin Ger 2004;12:32).

- Teriparatida (Forteo): paratormônio humano recombinante (Med Lett 2003;45:9; Jama 2004;5:382).

- O uso de β-bloqueadores reduz o risco via proliferação osteoblástica (Jama 2004;292:1326).

[1*] N. de T.: Exacerbação dos sintomas de uma doença, dos efeitos de uma epidemia etc., após uma remissão temporária (Fonte: Houaiss).

10.2　Fratura do Quadril

Nejm 1966;334:1519; Am Fam Phys 2003;67:537

Causa: Quedas e osteoporose.

Epidemiologia: 90% dos pacientes têm mais de 50 anos de idade; freqüências mais baixas em negros; incidência elevada com BMI (índice de massa corpórea) baixo, histórico materno de fratura do quadril, abuso de álcool, histórico de AVC (Nejm 1994;330:1555), tabagismo (Nejm 1987;316:404), hipertireoidismo, nível elevado de homocisteína (Nejm 2004;350:2089), diminuição da acuidade visual (Nejm 1991;324:1326) e medicamentos como benzodiazepínicos de longa ação, antidepressivos tricíclicos, ISRSs (Lancet 1998;351:1303) e fenotiazínicos (Nejm 1987;316:363), bem como outros agentes psicoativos, especialmente em clínicas de repouso (Nejm 1992;327:168). Paradoxalmente, a incidência também pode ser aumentada por internamento em asilo (Ann IM 1992;116:369); associada ao ato de ficar em pé por <4 horas/dia, com freqüência de pulso mais alta em repouso (Nejm 1995;332:767).

Fisiopatologia: Os idosos sofrem quedas e fraturas em virtude de:

- Marcha lenta, resultando em mais quedas para o lado e para trás do quadril do que em outras partes do corpo.
- Declínio nas repostas proprioceptivas; menor proteção conferida por gordura e músculo.
- Diminuição na força (J Gerontol 1989;44:M107).

As fraturas subcapitais (45%) interrompem o aporte sanguíneo à cabeça do fêmur, ocasionando uma incidência mais elevada de não-união e necrose. O suprimento sanguíneo em direção à cabeça do fêmur, no entanto, permanece inalterado em casos de fraturas intertrocantéricas (10%) e subtrocantéricas (45%).

Sintomas: Histórico de quedas; dor no quadril (pode ser vaga no idoso), podendo ser transmitida para a região inguinal (p. ex., virilha) ou os joelhos.

Sinais: Rotação externa da perna com encurtamento; dor com o movimento; imobilidade persistente em idoso com demência; fratura oculta do quadril com rotação interna.

Evolução: 20% de todas as fraturas de quadril induzidas por queda estão associadas a ocorrência de óbito em um período de 6 meses; 50% apresentam dependência funcional subseqüente; 50% dos pacientes conseguem caminhar com independência 1 ano após a fratura (Am J Med 1997;103:205); antes da fratura, o estado mental e o nível funcional físico são os melhores indicadores das eventuais conseqüências (Jags 1992;40:861).

Complicações: Descarte fratura de acetábulo ou do ramo púbico; após a fratura, os idosos freqüentemente desenvolvem confusão (49%), ITU (33%), arritmia (26%), pneumonia (19%), depressão (15%), ICC (7%), TVP; fraturas do colo femoral: necrose avascular em 20% dos casos e não-união em 30%; fraturas intertrocantéricas: falha dos dispositivos de fixação (forças musculares de grande intensidade sobre o osso) (J Gen Intern Med 1987;2:78; Ger Rv Syllabus, 5ª ed., 2002;90); formação de êmbolos de gordura após manipulação do canal intramedular para a aplicação de prótese.

Raio-X: Fraturas, freqüentemente sutis, sobretudo se impactadas. Melhor projeção: ântero-posterior com rotação interna de 15-20º; pode ser necessária a obtenção de radiografias repetidas tardias; após 72 horas, realize a RM se ainda houver dúvida em relação ao diagnóstico (Am Fam Phys 2003;67:537).

Abordagem:

Preventiva:

- Relação positiva entre atividade física e risco mais baixo de fratura de quadril (Intern Med 1998;129:81).
- Em mulheres idosas de clínicas de repouso, forneça 1200 mg de Ca + 800 UI de vit D uma vez ao dia (Nejm 1992;327:1637) (ver o item 10.1, Osteoporose).

- Use protetores de quadril em clínicas de repouso (Lancet 1993;341: 11; Nejm 2000;343:1506).
- Estatinas (inibidores da HMG-CoA redutase) evitam as fraturas de quadril (Jama 2000;283:3205,3211,3255; Lancet 2000;355:2185,2218).
- Evite o uso de tapetes pequenos e soltos em casa, bem como os internamentos (Ann IM 1992;116:369).

Cirúrgica:

- Fratura subcapital: prótese de Austin-Moore, com sustentação inicial do peso; se não-deslocada: use pino, com sustentação do peso em 12 semanas.
- Fratura intertrocantérica ou subtrocantérica: parafuso com ambulação precoce.

O atraso na cirurgia está associado a um risco pós-operatório maior (J Bone Joint Surg Am 1995;77:1551); hirudina recombinante (desirudina) — um inibidor específico da trombina, administrado 30 minutos antes da reposição total do quadril — mais eficaz do que a enoxaparina na prevenção da TVP (Nejm 1997;337:1329).

Após a cirurgia, considere a profilaxia da DVT com heparina e/ou coumadina se o paciente não for capaz de se levantar rapidamente ou, pelo menos, use meias elásticas de compressão (Arch IM 1994;154:67); no pós-operatório, administre heparina de baixo peso molecular a cada 12 horas por 1 mês (Nejm 1996;335:696).

- Prótese de Austin-Moore: sustentação do peso em 1-2 dias.
- Fixação interna com parafusos de compressão: sustentação do peso em 2-3 dias.
- Reposição total do quadril, limitada em casos de extrema rotação.

Afrouxamento da prótese: dor na virilha com componente acetabular e dor na porção superior da coxa com componente femoral.

Pacientes selecionados (p. ex., com doença de Alzheimer avançada, doença de Parkinson, ICC, AVC, doença quase terminal) não serão submetidos ao reparo se houver alto risco cirúrgico ou se estiverem quase no final da vida ambulatorial; o controle da dor freqüentemente não é mais intenso ou prolongado do que com o curso pós-operatório.

A reabilitação precoce (Jama 1998;279:847) é tão eficiente em clínicas de repouso quanto na unidade de reabilitação (Jama 2004;292:837).

- Reabilitação prolongada e treinamento restaurativo durante 6 meses = conferem os melhores resultados (Jama 2004;292:837).
- Reparo do quadril em abordagem anterior: reabilitação limitada à flexão, adução, rotação interna.
- A abordagem posterior deve ser menor que 90° em relação à superfície de assento e sem rotação interna.
- Uso de andador após fratura do quadril (avance 20-30 cm, depois mova a perna fraca em primeiro lugar).
- Uso de bengala após fratura do quadril apenas se as extremidades superior ipsilateral e inferior contralateral estiverem fortalecidas; <25% do peso dos pacientes devem ser aplicados sobre a bengala; ao subir ou descer escadas, mantenha a perna saudável suspensa, ou seja, "perna boa levantada, perna ruim abaixada"; embora o uso de bengala ipsilateral possa reduzir a força aplicada sobre o quadril, a colocação da bengala na mão contralateral é útil para aliviar a dor no quadril; fique atento ao desenvolvimento de novos problemas nos ombros com o aumento da tensão aplicada (Jags 1996;44:434); a altura da bengala deve permitir uma flexão de 30° em relação ao cotovelo do paciente, deixando a ponta da bengala paralela ao trocânter maior.

Trate a osteoporose em pacientes com capacidade ambulatória, internados em clínicas de repouso (Jama 2000;284:972).

10.3 Osteoartrite

Kippel J, Dieppe P. Practical Rheumatology. St. Louis: Mosby 1995; Jama 1996;276:486; Kippel J. Primer on the Rheumatic Diseases, 12ª ed.,

Atlanta: Arthritis Foundation, 2001. AGS Panel on Persistent Pain in Older Persons; The Management of Persistent Pain in Older Persons; J Am Soc 2002;50:S205-S224; Ann IM 2000;133:635

Causa: Envelhecimento — redução na agregação de proteoglicanos e na resistência da cartilagem ao pró-colágeno (Lancet 1989;1:924); obesidade; defeitos posturais (joelho valgo/varo); estresse repetitivo e excessivo; lesões articulares prévias, certas atividades esportivas (corrida de maratonas, futebol), determinadas ocupações (fazendeiro — OA do quadril; operador de britadeira — OA do cotovelo; minerador — OA dos joelhos e da coluna vertebral; trabalhador de cotonifício [algodoaria] — OA das mãos); doença por depósito cristalino; artropatia inflamatória prévia; hemocromatose; doença de Wilson; acromegalia; a osteoartrite familiar pode envolver o gene anka (Science 2000;289:265,289); a heritabilidade (passagem por herança) da OA nas mãos é de 65% (BMJ 1996;312:940); a OA é um traço multigênico (Arthritis Rheuma 1999;42:397); osteonecrose, doença de Paget, doença de Wilson, acromegalia, síndromes de hiperfrouxidão.

Epidemiologia: Incomum em indivíduos com <35 anos de idade; mais comum em idosos com >65 anos (30-40% da população acima de 65 anos apresentam sintomas); ambos os sexos (feminino e masculino) são acometidos na mesma proporção, mas as mulheres apresentam sintomas que aparecem mais cedo e aparentemente são mais graves (Arthritis Rheum 1998;41:778).

Fisiopatologia: A lesão à cartilagem articular leva à destruição da matriz de proteoglicanos, que, por sua vez, induz à proliferação celular na tentativa de reparo, liberação de enzimas com destruição elevada de todos os elementos cartilaginosos e proliferação do osso subcondral. Acredita-se que a OA seja desencadeada por múltiplos fatores, abrangendo condições genéticas, evolutivas, metabólicas e traumáticas.

Sintomas: Dor; a sensação de dor contínua e localizada agrava-se com a atividade física; aliviada pelo repouso; rigidez matutina; a artrite do quadril começa na região inguinal (virilha) e estende-se para a cocha, ao se levantar de uma cadeira. A OA nos joelhos pode se apresentar com instabilidade ou deformação (encurvamento), particularmente ao descer escadas ou pisar fora dos freios. A OA nas mãos pode se manifestar com problemas na destreza manual. Os pacientes podem notar que os sintomas são influenciados pelo clima, podendo apresentar uma dor intensa em climas úmido, frio e chuvoso.

Comportamentos comuns de dor emidosos com diminuição da função cognitiva:

- Expressões faciais: leve franzimento das sobrancelhas; verbalizações, vocalizações.
- Movimentos corpóreos: corpo rígido, tenso e inquieto; mudanças nas interações interpessoais: comportamento agressivo e interações sociais diminuídas; modificações nos padrões de atividade ou na rotina, como recusa de alimento.
- Alterações no estado mental.

Sinais: Articulações acometidas: joelho > quadril > coluna vertebral; os cotovelos e os pulsos costumam ser poupados; em geral, a articulação carpometacárpica é a primeira articulação afetada, exibindo crepitação articular; declínio na amplitude de movimento, intumescimento (inchaço) mínimo dos tecidos moles + aumento de volume ósseo, calor ou eritema mínimos; efusões raras; deformidades das articulações interfalangeanas distais e proximais (nódulos de Heberden e Bouchard).

Evolução: Início insidioso; lentamente progressivo. Em princípio, a dor é agravada com o uso das articulações acometidas, sendo aliviada com repouso e analgésicos simples. Com a evolução da doença, a dor pode se tornar persistente e exibir analgésicos mais potentes. A presença de dor em repouso ou durante a noite é uma característica de doença grave.

Complicações: Dor e instabilidade articulares; contraturas, tendinite, bursite; descarte osteoporose, malignidade, doença de Paget, osteomielite, neuropatia, parkinsonismo, necrose avascular do quadril, bursite trocantérica (manifesta osteoalgia lateral, em vez de dor na virilha/quadril observada em casos de artrite, além de exibir amplitude de movimento e ausência de sinais radiculares), distrofia simpático-reflexa (DSR; precipitada por traumatismo, acidente vascular cerebral, IAM; sinais de hiperestesia nas mãos, alterações vasomotoras [vasodilatação pelo calor seguida por vasoconstrição pelo frio] com edema no dorso dos dedos; após 6 meses, a pele sofre atrofia, evoluindo em 6 meses para osteopenia difusa; use a cintilografia óssea em 3 fases para fazer o diagnóstico precoce; trate com esteróides, bloqueio do gânglio estrelado), descarte polimialgia reumática (OA do esqueleto axial com mialgias no pescoço, na cintura escapular, nas vértebras lombares e na cintura pélvica com rigidez matutina prolongada, ESR [velocidade de sedimentação eritrocitária] acentuadamente elevada, além de anemia normocrômica e normocítica; pode coexistir com arterite temporal); descarte a doença por depósito de cristais de diidrato pirofosfato de cálcio ou hemocromatose em pacientes com OA de articulações atípicas (articulações metacarpofalangeanas de mãos, punhos, cotovelos, ombros ou tornozelos).

- Das mãos: descarte osteoartropatia pulmonar hipertrófica (baqueteamento digital, pulsos intumescidos); síndrome de De Quervain (dor na base do polegar, eliciada por preensão do polegar com os outros dedos e flexão do punho em direção ulnar; trate com imobilização com tala e injeção de esteróide, cirurgia); contratura de Dupuytren (contração fibrosa da fáscia palmar, causando flexão dos dedos, trate com alongamento, injeção de esteróide e cirurgia).

- Dos joelhos: descarte bursite anserina (face medial dos joelhos), cisto de Baker (o tratamento com infiltração articular de esteróide é útil em virtude da comunicação direta com a articulação e o cisto).

A presença de dor em idosos é associada a depressão, ansiedade, baixa socialização, distúrbios do sono, ambulação prejudicada, bem como com aumento na utilização dos serviços de saúde e nos gastos (J Am Ger Soc 1998;46:635).

Exames laboratoriais: VHS, proteína C reativa (PCR) normal; líquido sinovial com leucócitos <200/dL, proteína <4 g/dL, nível de glicose < glicose sérica.

Raio-X: Sinais variados em três fases da doença:
- Precoce: leve perda da espessura da cartilagem, com estreitamento do espaço articular.
- Intermediária: formação de osteófitos marginais.
- Tardia: perda do espaço articular, esclerose do osso subcondral, cistos subcondrais, corpos livres articulares, deformidade por subluxação.

    As radiografias do quadril correlacionam-se mais aos sintomas do que aos filmes radiográficos obtidos das mãos e dos joelhos. O exame de RM é mais eficiente para a inspeção direta da cartilagem; no entanto, o uso da radiografia simples é preferível para obtenção do diagnóstico em função da disponibilidade e do baixo custo.

Abordagem: Objetivos: aliviar os sintomas, manter e/ou melhorar a função, limitar a incapacidade física, evitar intoxicação por medicamentos. Associe os tratamentos farmacológicos e não-farmacológicos para obter os melhores resultados e diminuir a possibilidade de intoxicação.

Terapêutica:

Medicamentos orais: os analgésicos não-opióides (i. e., acetaminofeno) correspondem ao tratamento inicial de escolha, seguidos pelos AINHs; entretanto, deve-se ter cuidado com o uso em idosos; os opióides são as últimas opções terapêuticas; o acetaminofeno (Tylenol) é o primeiro medicamento de escolha em virtude da baixa toxicidade, mas pode não ser tão eficaz em alguns pacientes. Os AINHs podem ser mais eficientes a curto prazo, mas o uso crônico a longo prazo pode resultar em sérios efeitos colaterais (BMJ 2004;329:1317) (Ver Tabela 10.2).

Os corticosteróides orais com potentes propriedades antiinflamatórias não melhoram de forma significativa os sintomas da OA.

Opióides: a incidência de comportamento dependente de "viciado" é baixa entre os pacientes que tomam opióides prescritos por indicações médicas (Am Pain Soc Bull 1991;1:1) e (Am Pain Soc Bull 2002;12:1); o uso clínico de analgésicos opióides para tratar a dor não parece contribuir com os aumentos nas conseqüências de abuso desses agentes à saúde (Jama 2000;283:1710). Em condições dolorosas crônicas não-malignas, o medicamento narcóticos geralmente devem ser considerados como o último recurso e evitados se houver outras terapias eficazes disponíveis.

Medicações adjuvantes são utilizadas isoladamente ou em combinação com analgésicos para tratar dor persistente, sobretudo a do tipo neuropática. Os antidepressivos tradicionais (como amitriptilina, nortriptilina e desipramina) atuam sobre a dor e a depressão, mas induzem a efeitos colaterais indesejáveis em pacientes idosos. Os ISRSs apresentam um perfil favorável de efeitos colaterais, mas não têm eficácia comprovada contra a dor. A gabapentina ou outros anticonvulsivantes mais recentes podem ser uma opção mais eficaz (em comparação aos antidepressivos tricíclicos mais antigos) em função do perfil relativamente baixo de efeitos colaterais (Jags 2002;50:586).

- Sulfato de glucosamina 500 mg 3x/d (Med Lett 1997;39:91): maioria dos efeitos colaterais atribuídos ao trato GI; deve ser tomado por, no mínimo, 1 mês antes da melhora dos sintomas (Jama 2000;283:1469).
- Sulfato de condroitina 400 mg 3x/d: possui eficácia comprovada na melhora dos sintomas da OA após 1 mês (Jama 2000;283:1469). Além de ser bem tolerado, esse medicamento pode ter início de ação mais lento mas exibir ação mais prolongada do que os AINHs (J Rheum 1996;23:1385).

Outros agentes estão sendo pesquisados: fator de crescimento semelhante à insulina-1, inibidores de enzimas degradativas (Jags 1997;45:850).

- Vitamina D: níveis baixos de ingestão na dieta ou níveis séricos dessa vitamina estão associados a taxas elevadas de evolução da OA (Ann IM 1996;125:353).

Tratamentos tópicos:

- Calor profundo com ultra-som aumenta a tolerância, mas não tem boa relação custo-benefício (Ann IM 1994;121:133); aplicação de

TENS (do inglês *Transcutaneous Electrical Nerve Stimulation* — estimulação nervosa elétrica transcutânea) para dor nos joelhos.
- Emplastro de lidocaína a 5% reduz significativamente a intensidade da dor em pacientes com OA moderada a grave do joelho (Curr Med Res Opin 2004;20:13).

Técnicas invasivas:

- Injeções articulares:
- Corticosteróides: as injeções intra-articulares nos joelhos diminuem a dor de forma expressiva por até 4 semanas (Arthritis Rheum 1999;42:475).
- Ácido hialurônico: as injeções intra-articulares de hialano G-F em 4 semanas produzem bons resultados por 6-12 meses (Am Rheum Dis 1966;55:424; Jama 2003;290:3115).
- As injeções epidurais de corticosteróides ajudam cerca de 60-70% de pacientes com lombalgia e radiculopatia lombossacra (Pain 1986;24:277; Anesthesiology 1999;91:1937).
- Acupuntura: embora seja defendida como um tratamento para os casos de OA, as revisões de literatura e os ensaios clínicos são controversos (Arthritis Rheum 2001;44:819). A Declaração de Consenso dos Institutos Nacionais de Saúde de 1997 (1997 *National Institutes of Health Consensus Statement*) sobre acupuntura listou a OA como um dos distúrbios, "cujas evidências em pesquisas são menos convincentes, embora apresentem alguns ensaios clínicos positivos" (Acupuncture. NIH Consensus Statement 1997;15:1).
- As tentativas de reparo e transplante da cartilagem geralmente não são bem-sucedidas (Arthritis Rheum 1998;41:1331).
- A irrigação articular por via artroscópica comprovadamente promove um alívio significativo da dor por até 24 semanas (Arthritis Rheum 1999;42:475).
- A substituição articular representa uma boa opção em idosos sem outros problemas clínicos; considere a aplicação dessa técnica ci-

rúrgica em casos de instabilidade importante nas articulações de sustentação do peso, corpos livres articulares, dor intratável.

Conduta da equipe/terapia não-farmacológica: O acompanhamento freqüentemente é inadequado na prática clínica.

- A atividade física melhora a função (Jama 1997;277:1863), preserva a amplitude de movimento, além de aumentar a força muscular e a estabilidade articular; pode reduzir a necessidade de medicamentos (Ann IM 1992;116:529); exercícios de hidroginástica. Use assentos e banheiros convenientemente adaptados (com barras de apoio na parede) para fortalecer os joelhos e o músculo quadríceps. Além de estar associada a instabilidade, a fraqueza do quadríceps é responsiva ao alongamento isométrico (Ann IM 2003;138:613). As atividades de alto impacto podem acelerar a doença em uma articulação acometida por OA; por essa razão, é recomendável evitá-las.
- Apoio emocional e social: orientação inicial quanto à duração prolongada da doença. Os adultos de idade mais avançada com boas estratégias de adaptação apresentam uma dor significativamente menor e incapacidade psicológica (J Consult Clin Psychol 1987;55:208).
- Terapia ocupacional para avaliar a capacidade do paciente em executar as atividades do cotidiano, fornecer dispositivos de auxílio, ensinar técnicas de proteção da articulação e habilidades de conservação de energia. As intervenções podem incluir: aplicação de talas para estabilizar a articulação, bem como para diminuir a dor e a inflamação (i. e., munhequeira com tala para polegar). Aparelhos ortopédicos (órteses), bengalas, andadores ou outros amparos para ambulação (inclusive palmilhas), joelheira patelar e outros dispositivos de auxílio, como suporte da porção proximal da articulação do tarso com sapatos de amarrar; o uso de sapatos específicos para deformidades dos pés (i. e., *hallux valgus* ou joanete) ajuda a diminuir a tensão sobre a articulação; travesseiro cervical; também se pode lançar mão de outros dispositivos (como alças para jarras, porta-chaves) para ajudar nas atividades do dia-a-dia.

- Estimule a perda de peso (Ann IM 1992;116:535) e evite o ganho. Um acréscimo do peso (de normal para acima do ideal) está associado a um risco mais alto de OA nos joelhos, exigindo a realização de artroplastia, em vez da manutenção do peso acima do ideal (Ann Rheum Dis 2004;63:1434).
- Uso e interações dos AINH:
  1. Os antiácidos tornam os AINHs mais toleráveis, mas diminuem a absorção desses antiinflamatórios; a intoxicação GI é reduzida pelo misoprostol 100 µg 4x/d (dose limitada por diarréia); realize a avaliação e o possível tratamento contra infecção causada por *Helicobacter pylori* antes de iniciar a terapia a longo prazo com os AINHs em pacientes com histórico de úlcera péptica recorrente.
  2. As interações com anticoagulantes aumentam o risco de sangramento GI; diminua a dose do anticoagulante para atingir os mesmos valores de TP ou TTPa; o ibuprofeno, produz efeitos adversos mínimos sobre o trato GI.
  3. Agentes anti-reumáticos: fique atento para a contagem de leucócitos e plaquetas.
  4. Diuréticos: o ajuste da dose pode ser necessário para manter os efeitos anti-hipertensivos.
  5. Lítio: em caso de queda na depuração, monitore o nível sérico do lítio 7 dias após a instituição de AINH, indometacina (Indocin), piroxicam em particular.
  6. Metotrexato: os AINHs podem deslocar o metotrexato dos locais de ligação nas proteínas plasmáticas, aumentando a toxicidade desse agente.
  7. Hipoglicemiantes orais: o deslocamento da ligação às proteínas leva à intoxicação por sulfoniluréia, particularmente com fenoprofeno (Nalfon), naproxeno, naproxeno sódico.

8. Fenitoína: o naproxeno e o fenoprofeno deslocarão os locais de ligação nas proteínas plasmáticas, induzindo à intoxicação por fenitoína.
9. Probenecid: aumenta os níveis plasmáticos de grande parte dos AINHs, mas pode reduzir os níveis de alguns AINHs (cetoprofeno, meclofenamato, indometacina).
10. Contra-indicação relativa em casos de insuficiência renal; a aspirina é uma alternativa, podendo-se monitorar os níveis da medicação.

10.4 Artrite Reumatóide

Jags 1991;39:284; Geriatrics 2000;55:30; Brit J Rheum 1996;35:453; Arthritis Rheum 1996;39:713; Clinics in Ger Med 2005;21:649

Causa: Resposta imune humoral (fator reumatóide, produção de imunocomplexos entre antígeno-anticorpo [IgM, IgG, ou IgA] com a fixação

Tabela 10.2 Duração e efeitos adversos dos NSAIDs

	Meia-vida		
	Curta	**Intermediária**	**Longa**
Efeitos colaterais mínimos	*Ibuprofeno até 3200 mg divididos 4x/d	*Oxaprozina 1200 mg por dia	*Nabumetona 500-1000 2x/d (Relafen)
			*Diclofenal 500-1000 2x/d (Arthvotec 50)
Brandos	Fenoprofeno	*Naproxina 200-500 mg 3x/d	Piroxicam
	Indometacina		Efeitos adversos no SNC
	Efeitos adversos no trato GI e no SNC	*Cetoprofeno 50-75 mg 3x/d	
Muitos efeitos colaterais	Meclofenamato diarréia		

Adaptação de BMJ 1996;312:1563.

de complemento) com processo inflamatório resultante; imunidade celular com envolvimento de linfócitos e macrófagos; viral.

Epidemiologia: 20% de novas crises após os 60 anos de idade — AR de início no idoso (ARII).

Fisiopatologia:

Sintomas: Dor; inflamação de pequenas articulações, acompanhada por sintomas constitucionais, como mal-estar, anorexia, perda de peso; rigidez matutina prolongada (>1 hora de duração).

Sinais: Critérios para o diagnóstico (devem estar presentes, pelo menos, 4 dos sinais expostos a seguir por 6 meses): rigidez matutina; artrite de 3 ou mais articulações; artrite das articulações das mãos (envolvimento simétrico); nódulos reumatóides; fator reumatóide; características radiológicas.

As manifestações extra-articulares da AR ocorrem mais em AR de início no jovem (ARIJ): anemia, trombocitose, eosinofilia, síndrome de Felty, esplenomegalia, neutropenia, linfadenopatia difusa, osteoporose, vasculite, pericardite com efusão, anormalidades de condução, incompetência valvular, fenômeno de Raynaud, pleurite com efusão, fibrose intersticial, bronquiolite, síndromes de encarceramento ou de compressão nervosa (p. ex., túnel do carpo), subluxação atlantoaxial, monoartrite multiplex, anormalidades sensoriais distais, alterações autônomas, atrofia por desuso, ceratoconjuntivite, esclerite, ulceração da córnea, xerostomia, amiloidose, crioglobulinemia, hiperviscosidade.

Evolução: As possibilidades incluem:

- Poucos meses de sintomas, seguidos por remissão completa.
- Períodos intermitentes de doença ativa, alternados com remissão relativa ou completa.
- Doença progressiva e contínua.

Indicadores de um prognóstico bom: quadro monoarticular, unilateral, proximal, início mais abrupto, duração breve dos sintomas iniciais, sexo masculino, falta de IgM e do fator reumatóide, ausência de alta velocidade de sedimentação eritrocitária (VHS) ou da proteína C reativa (PCR), sem envolvimento extra-articular, ausência de erosões à radiografia; uma evolução mais branda tem 50% de chance de remissão *vs.* 30% para os casos de ARIJ; apenas 6% dos casos de ARII apresentam nódulos subcutâneos *vs.* 20% de ARIJ.

Complicações: Complicações articulares tardias: as deformidades dos joelhos e do quadril resultam em uma diminuição na capacidade ambulatória; a subluxação das vértebras cervicais pode levar a déficits neurológicos; artrite séptica de joelhos, cotovelos, punhos (envolvimento mais comum do *Staphylococcus*) — mortalidade de 19% se não for tratada precocemente.

Descarte:

- OA (osteoartrite): melhora após o repouso e piora com a atividade física; articulações de sustentação do peso; interfalangeanas distais (nódulos de Heberden); interfalangeanas proximais.
- PMR (polimialgia reumática): ver item 10.5
- Gota: ver item 10.6
- Pseudogota: comum nos joelhos, mas também pode ser observada nos punhos (articulações do carpo); presença de cristais de pirofosfato de cálcio no líquido articular.
- Síndrome de Sjögren primária no idoso: mais branda; FAN menos positivo, anticorpos mais raros contra SS-A, SS-B (maior quantidade na AR).
- Fibromialgia: múltiplos pontos de sensibilidade; distúrbio do sono; ausência de sinovite.
- Esclerodermia: pode se apresentar com intumescimento difuso dos dedos, mas também se observam alterações cutâneas e anticorpos anti-Sci-70; fenômeno de Raynaud.
- LES (lúpus eritematoso sistêmico): 15% dos pacientes manifestam após os 50 anos de idade; menor predominância do sexo feminino nos idosos; evolução mais branda com alterações renais raras, porém

mais serosite e manifestações articulares; o fator reumatóide aparece com maior freqüência, enquanto a hipocomplementemia e os anticorpos anti-DNA de fita dupla são menos freqüentes nos pacientes idosos com LES; descarte a LES induzida por medicamento com o uso de anticorpos antimitocondriais e anti-histona.

- Polimiosite/dermatomiosite: poliartrite carcinomatosa — invasão direta de ossos e articulações por malignidades nos pulmões ou nas mamas; assimétricos; poupa as pequenas articulações; líquido articular levemente inflamatório; sem alterações radiográficas.

Exames laboratoriais: Fator reumatóide positivo em 70% dos pacientes; VHS >40 mm/hora (tensão emocional do idoso); anemia normocítica e normocrômica branda.

Raio-X: Osteopenia periarticular; intumescimento dos tecidos moles periarticulares; envolvimento articular simétrico; perda da cartilagem; deformidades (geralmente na doença tardia).

Abordagem:

Terapêutica (Nejm 1994;330:1368):

- Aspirina 650-1000 mg 4x/d (os idosos são mais suscetíveis ao salicilismo[2**] e possível desenvolvimento de edema pulmonar, além de terem um alto risco de sofrer irritação e sangramento do trato GI); a combinação de aspirina + ;AINHs pode diminuir a taxa de internações (Jags 1996;44:216).

- Ouro 3 mg 2x/d (tóxico no idoso, causando diarréia, erupção cutânea, úlceras, nefropatia, depressão da medula óssea, colite — nesse caso, monitore com hemograma e urinálise a cada 2 semanas, depois mensalmente).

- D-penicilamina também é tóxica para os idosos; neles, o aparecimento de erupção cutânea e anormalidades do paladar são mais comuns.

[2**] N. de T.: Intoxicação por ácido salicílico ou por qualquer um de seus compostos (Fonte: Stedman).

- Hidroxicloroquina — a maculopatia é mais freqüente no idoso.
- Azatioprina — efeitos benéficos dentro de 2-6 meses; monitore o hemograma com freqüência.
- Metotrexato semanalmente (úlceras orais, anormalidades hepáticas, supressão da medula óssea, pneumonite) — é recomendável o uso mais precoce; monitore o hemograma e a função hepática, bem como os níveis de U e Cr; suplemente com ácido fólico.
- Sulfassalazina — os sinais de náusea e vômito são mais comuns no idoso; monitore a PA, o hemograma e a função hepática, bem como os níveis de eletrólitos e glicose; além disso, pesquise sangue oculto nas fezes.

As injeções de esteróides não devem ser mais freqüentes em intervalos de 3 meses; use esteróides sistêmicos por períodos breves em conjunto com outros agentes; efeitos colaterais dos esteróides aparecem em 2-4 semanas; doses baixas de esteróides (15 mg de prednisona) são bem toleradas durante os 2 primeiros anos (BMJ 1998;316:811); a administração de >7,5 mg/dia de glicocorticóide (prednisona) por 6 meses resulta em rápida perda do osso trabecular em locais como quadril, coluna vertebral, antebraço; nesse caso, mensure a densitometria mineral óssea (BMD) e institua medidas preventivas com cálcio, vit D, exercícios de sustentação do peso; se houver deterioração da BMD, administre tiazida, bisfosfonato ou calcitonina, além de promover a restrição de sódio (Arthritis Rheum 1996;39:179); em casos de substituição iminente da articulação, é preciso ter cuidado com >3-5 injeções de esteróides.

A intervenção precoce com agentes anti-reumáticos modificadores de doença (ARMD) é indicada para controlar a atividade patológica, aliviar a dor, manter a função e retardar a evolução do dano articular:
- Hidroxicloroquina é recomendada para pacientes com artrite branda; faça o acompanhamento de doença retiniana a cada 6 meses; o metotrexato em dose semanal é indicado em casos de doença moderada a grave, produzindo resultados em 3-6 semanas; a suplementação de ácido fólico (1 mg/dia) reduz a toxicidade; a sulfassalazina

constitui uma alternativa para qualquer um desses medicamentos (Med Lett 2000;42:57).

- Etanercept (Enbrel) inibe o fator de necrose tumoral (TNF, uma citocina pró-inflamatória produzida pelas células sinoviais); pode ser usado em combinação com metotrexato, glicocorticóides, aspirina, AINHs ou analgésicos; resposta em 1-2 semanas; perde o efeito após uma interrupção de 1 mês; 25 mg SC 2 vezes por semana; efeitos colaterais (risco de sepse, infecções freqüentes); os efeitos a longo prazo são desconhecidos.
- Leflunomida (Arava) inibe a expansão clonal das células T, inibindo a evolução do ciclo celular; inibe o sistema enzimático citocromo P450; os efeitos são evidenciados em torno de 1 mês; comprimido de 100 mg por 3 dias, depois 20 mg uma vez ao dia; os efeitos colaterais incluem diarréia, atividade elevada da ALT/AST, alopecia (perda de pêlo), erupção cutânea; potencial de imunossupressão; risco de sepse, infecções freqüentes; tome cuidado com insuficiência renal.
- Infliximab (Remicade) consiste em um anticorpo monoclonal que bloqueia o TNF; (Lancet 1999;354:1932) pode ser administrado com metotrexato; dose de 3 mg/kg IV a cada 8 semanas; fique atento à ocorrência de imunossupressão; risco de sepse, infecções freqüentes.

As estatinas diminuem a inflamação da AR (Lancet 2004; 363:2015):

- Os opióides desempenham um papel decisivo no tratamento da dor (Arthritis Rheum 1998;41:1603).
- Obtenha radiografias cervicais dos pacientes com AR de longa duração e com amplitude limitada de movimento do pescoço para detectar subluxação.

Conduta da equipe:

- Fisioterapia e terapia ocupacional.

- Episódios agudos: evite não só o uso de travesseiros sob os joelhos, mas também as contraturas.
- Use talas nos joelhos, tornozelos e punhos em parte do dia para estabilizar as articulações dolorosas, permitindo a manutenção da função.
- Contração isométrica máxima de grupos musculares em amplitude articular média.
- Protetor macio para calcanhar (tipo tornozeleira) em casos de inflamação do tendão de Aquiles (tendão do calcâneo).
- Palmilhas moldadas para manter o arco longitudinal plantar.
- Compressas quentes por 20 minutos TID.
- Se outras articulações associadas ainda estiverem funcionais, pode-se considerar a substituição da articulação.
- Caminhadas (Jama 1997;277:25).
- Pratique natação e/ou hidroginástica, se possível e viável.
- Estabeleça uma relação a longo prazo com terapeutas ocupacionais e fisioterapeutas.

10.5 Polimialgia Reumática e Arterite Temporal

Jags 1992;40:515; Am Fam Phys 2000;61:2061

Causa: Suscetibilidade genética do antígeno leucocitário humano com alelos do receptor de dopamina do tipo 4 (HLA-D4); resposta imunológica inadequada.

Epidemiologia: 0,1-1,0 % dos idosos acima de 70 anos de idade; proporção entre os sexos feminino/masculino = 2:1 e brancos/negros = 6:1.

Fisiopatologia: Acomete as artérias de calibre médio e grande de forma segmentar; as artérias de calibre menor também podem estar envolvidas, p. ex., no pulmão.

Sintomas: Podem ser de início súbito:

- A maioria dos casos apresenta-se com mialgia (dor muscular), aliviada com atividade física.
- Febre.
- Claudicação da mandíbula.
- Cegueira transitória ou visão embaçada (a oclusão da artéria ciliar provoca infarto da cabeça do nervo óptico ou, mais comumente, da artéria retiniana central, gerando um disco óptico de aspecto normal, com o restante da retina pálida com vasos segmentados).
- Diplopia.
- Cefaléia, geralmente unilateral.
- Espessamento da artéria temporal.

  Também podem ter início mais lento:
- Mal-estar.
- Anorexia.
- Perda de peso.
- Anemia.

  Os sintomas menos comuns incluem:
- Claudicação de perna/braço.
- ICC.
- Síndrome do arco aórtico.
- Intumescimento (inchaço) da face.
- Delírio/demência.
- Neuropatia periférica.

Sinais: Critérios para o diagnóstico de PMR (polimialgia reumática): dor e rigidez em duas das seguintes áreas: ombros e parte superior dos braços, ou cintura pélvica (quadril e coxas), ou pescoço e tronco; rigidez matutina >1 hora de duração; duração de pelo menos 4 semanas; ausência de fraqueza muscular ao exame físico; nenhuma outra doença colágena-vascular; VHS elevada (>40 mm/hora); alívio dos sintomas dentro de alguns dias da instituição de doses baixas de esteróides (Clin Ger Med 1998;14:455).

Critérios para o diagnóstico de Arterite de Células Gigantes (3 dos 5 sintomas descritos a seguir): >50 anos de idade, novo ataque de cefaléia localizada, sensibilidade da artéria temporal ou diminuição do pulso dessa artéria, VHS >50 mm/hora, anormalidades na biopsia da artéria temporal.

Evolução: Duração média de 3 anos.

Complicações: A maior parte dos casos de PMR desaparece sem qualquer complicação; 5% apresentam sinovite nas articulações esternoclaviculares; ocasionalmente, o paciente vem a óbito por arterite de células gigantes (infarto cerebrovascular, IAM aneurisma aórtico) (Clin Ger Med 1998;14:455).

Diferencial: A RA responde aos AINHs, enquanto a PMR, não.

Outras causas de polimialgia: LES; dermatomiosite; periarterite nodosa; doenças neoplásicas, como: carcinoma, mieloma múltiplo; macroglobulinemia de Waldenström; sarcoidose; endocardite infecciosa; osteomalacia; inibidores da HMG-CoA redutase; na presença de fraqueza, descarte miastenia grave (Jama 2002;3:322).

Exames laboratoriais: VHS >30 mm/hora (80-95%), freqüentemente >100 mm/hora; viscosidade plasmática elevada e proteína C reativa (80-95%); anemia normocítica e normocrômica (50-80%); fração globulínica aumentada na eletroforese sérica (50%); fosfatase alcalina alta (50%); fator reumatóide negativo (85%); FAN negativo (85%).

Ultra-som duplex colorido para o diagnóstico de arterite temporal (Nejm 1997;337:1336).

Invasivos: Biopsia da artéria temporal: não é necessária em casos de PMR sem sinais claros de arterite temporal, já que os resultados clínicos da arterite de células gigantes são os mesmos para os pacientes que apresentam apenas PMR (Jags 1992;40:515; Drugs Aging 1998;13:109); proceda à excisão de 3-5 cm da artéria, pois um segmento mais curto pode não abranger a porção acometida; se o resultado da biopsia for negativo, ainda há 5-10% de possibilidade de erro no diagnóstico; a biopsia raramente causa necrose do couro cabeludo (*escalpo*), embora isso seja mais provável quando ambas as artérias são removidas; a administração de esteróides por 2 semanas não alterará os achados patológicos característicos à biopsia da artéria temporal.

Abordagem:

Terapêutica: PMR: Prednisona 10-20 mg/dia até a normalização da VHS e para os casos assintomáticos; ↓ para 1 mg/dia a cada 4 semanas; monitore a VHS a cada 4 semanas por 3 meses, depois a cada 2-3 meses por até 1 ano e, em seguida, anualmente (Am Fam Phys 2000;61:2000).

Os pacientes com arterite temporal necessitam de doses mais elevadas de esteróides durante infecções, cirurgias, estresse fisiológico ampliado; além disso, administre cálcio, vit D e bisfosfonatos; ocorre a perda de 20% da densidade mineral óssea (BMD) dentro de 1 mês sob doses altas e prolongadas de esteróides; não é recomendável a terapia com esteróides em dias alternados; após interrupção dos corticosteróides, monitore o paciente por no mínimo 6 meses, avaliando a ESR.

Prednisona 40-60 mg/dia até a normalização da VHS; ↓ 10% a cada 2 semanas para 10 mg/dia, depois ↓ 1 mg/dia a cada 4 semanas; monitore a VHS a cada 4 semanas por 3 meses, depois a cada 2-3 meses até 1-1½ ano após interrupção do tratamento (Am Fam Phys 2000;61:2000).

10.6 Hiperuricemia e Gota

Ann IM 1979;90:812

Causa: A hiperuricemia é definida como uma concentração plasmática de urato >420 mol/L (7,0 mg/dL); conseqüência do aumento nos níveis corpóreos totais de urato, em virtude da produção excessiva e/ou excreção reduzida de ácido úrico; a saturação do plasma e do líquido extracelular com urato leva à formação e ao depósito de cristais; o ácido úrico corresponde ao produto final da degradação do metabolismo de purina; 66-75% são excretados nos rins e o restante no intestino delgado.

Epidemiologia: Mais comum em mulheres.

Fisiopatologia: A gota caracteriza-se por:

1. Hiperuricemia.
2. Crises de artrite inflamatória monoarticular aguda.
3. Deposição tofosa[3***] de cristais de urato dentro e em torno das articulações (cálculos).
4. Depósito intersticial de cristais de urato no parênquima renal.

Sinais: Articulação extraordinariamente dolorosa, com sensibilidade intensa ao toque/pressão; os pacientes não toleram nem mesmo um exame delicado; podem exibir dor subaguda ou crônica; é provável que o depósito de uratos (tofos) ocorra nos nódulos de Heberden ou em volta deles.

Complicações: Descarte os quadros de pseudogota com depósito de pirofosfato de cálcio (mais comum no idoso, em articulações mais volumosas, freqüentemente após traumatismo, cirurgia ou cardiopatia isquêmica); gota associada a hipertireoidismo; cristais rombóides birrefringentes positivos sob microscopia de luz polarizada; a radiografia revela condrocalcinose em punhos, joelhos e sínfise púbica.

Evolução: Crises menos freqüentes nos idosos.

Exames laboratoriais:

- Avaliação de hiperuricemia: uma quantidade >800 mg/24 horas na urina indica produção excessiva.
- A aspiração de articulação ou tecido envolvido é fundamental para o diagnóstico, com a demonstração de cristais intracelulares de monourato no líquido sinovial, polimorfonucleares ou agregados to-

---

[3***]N. de T.: O tofo equivale ao depósito de uratos (Fonte: Michaelis).

fosos; os cristais em formato de agulha exibem uma birrefringência negativa intensa.

Abordagem:

Preventiva: A maioria dos indivíduos hiperuricêmicos nunca desenvolverá gota; por essa razão, não é indicada a triagem de rotina para os casos de hiperuricemia assintomática; em relação à dieta, evite alimentos ricos em purina (moluscos, carnes de caça selvagem, vísceras); o álcool e a desidratação podem precipitar a crise; se o paciente tiver doenças com degradação celular aumentada, fique atento ao aumento na produção de urato.

Terapêutica: Hiperuricemia assintomática: além de ser caro, o tratamento não é benéfico, exceto em pacientes submetidos à quimioterapia (produção excessiva) sob risco de nefropatia aguda por ácido úrico.

Artrite Gotosa Aguda

AINHSs: Mais bem tolerados do que a colchicina (tratamento de primeira escolha no passado); a indometacina é mais amplamente utilizada em grupos etários mais jovens, porém apresenta maior toxicidade para o idoso (por essa razão, o uso é limitado em <7 dias); continue o tratamento 3-4 dias após o desaparecimento de todos os sinais de inflamação; tenha cuidado em pacientes com úlcera péptica, insuficiência cardíaca, hipertensão em virtude dos problemas ocasionados pela retenção de sal; podem precipitar hipercalemia e insuficiência renal; a ocorrência de anemia é possível, por isso avalie o hemograma no início e durante o uso.

Colchicina: Pode ser útil em caso de intolerância aos AINHs; toxicidade elevada no idoso; inibe a liberação de fator quimiotático induzido por cristais e derivado de leucócitos; doses orais de 0,6 mg 3x/d; pode não ser tolerada em até 80% dos pacientes em função de dor abdominal, diarréia e náusea; toxicidade alta quando administrada com outros agentes inibidores do sistema enzimático P-450, como: cimetidina, eritromicina, tolbutamida (Nejm 1996;334:445); a aplicação IV também é possível, mas em geral não é recomendada em virtude do significativo risco de toxicidade sobre a medula óssea; em pacientes com insuficiência renal, a colchicina pode produzir uma toxicidade neuromuscular reversível, que leva ao desenvolvimento de miopatia subaguda e neuropatia axonal, bem como ao aumento na atividade sérica da creatina quinase; evite a via IV na presença de hepatopatia ou doença renal ou em caso de administração recente de colchicina oral.

Injeção intra-articular de corticosteróides: Via de administração selecionada quando o paciente não consegue tomar medicamentos por via oral e nos casos de contra-indicação ou ineficácia da colchicina e dos AINHs; esteróides PO (60-80 mg com rápida redução gradativa), esteróides IM (acetato de metilprednisona [Depo-Medrol] 50 mg); a aplicação IM de ACTH também pode ser eficaz (porém, não está disponível em grande parte das farmácias).

Gota crônica (pacientes com crises recorrentes, sintomas crônicos, indícios de tofos gotosos, artrite gotosa ou nefrolitíase):

O maior problema nos idosos está na toxicidade do uso dos medicamentos a longo prazo para os casos de gota crônica; todo tratamento merece ser submetido à avaliação periódica; interrompa os medicamentos, se possível.

Antes de instituir um agente redutor de urato, o paciente deve estar livre de inflamação e já ter iniciado a profilaxia com a colchicina; o tratamento visa uma concentração de urato <300 µmol/L (<5,0 mg/dL); a modificação da dieta exerce um papel benéfico, mas a farmacoterapia também é eficaz; os papéis desempenhados por hiperlipidemia, obesidade, DM, HT e abuso de etanol devem ser levados em consideração.

Colchicina: na dose de 0,6 mg/dia para supressão a longo prazo, se os únicos sintomas forem artralgia (dor na articulação); monitore o CBC.

Alopurinol (somente para os casos de produção excessiva): inibidor competitivo potente da xantina oxidase; absorvido pelo trato GI; meia-vida = 3 horas; indicado para pacientes com indícios de superprodução de urato, nefrolitíase, insuficiência renal (depuração de creatinina <80 mL/minuto), depósitos tofosos ou sob risco de nefropatia aguda por ácido úrico; a redução máxima nos níveis de urato é observada em 2 semanas; a instituição do alopurinol pode induzir a uma crise de gota (nesse caso, a administração concomitante de colchicina costuma ser prescrita); efeitos colaterais menos importantes: erupção cutânea, diarréia, cefaléia; efeitos colaterais graves: alopecia, febre, linfadenopatia, supressão da medula óssea, intoxicação hepática, nefrite intersticial, insuficiência renal, vasculite de hipersensibilidade; a morte pode ocorrer em pacientes com insuficiência renal e naqueles submetidos a diuréticos; diminua a dose em casos de dano renal/hepático; monitore o hemograma.

Interações medicamentosas: O alopurinol prolonga a meia-vida de 6-mercaptopurina, ciclofosfamida e azatioprina — dos quais todos são degradados pela xantina oxidase; os pacientes que tomam ampicilina ou amoxicilina apresentam um aumento de 3 vezes nas erupções cutâneas; mais tóxicos no idoso (portanto, reduza as doses para 100 mg em dias alternados).

Agentes uricosúricos (para os casos de declínio na excreção — causa mais comum): Diminua o nível sérico de urato por inibição da reabsorção nos túbulos proximais; tenha cuidado em pacientes com >60 anos de idade e depuração de creatinina <80, submetendo-o à monitoração renal; os agentes mais comumente utilizados são:

1. Probenecid 250 mg PO 2x/d até 1,5 g/dia em 2-3 doses divididas.
2. Sulfinpirazona 50-100 mg 2x/d: inibe a função plaquetária.

10.7 Estenose Cervical e Lombar (Estenose Vertebral)

Clin Ger Med 1994;10:557; Jama 1995;274:1949

Causa: A redução congênita no tamanho do canal vertebral e a evolução de doença vertebral degenerativa (tecidos ósseas e moles) levam ao comprometimento vascular de raízes nervosas (sintomas de claudicação), causado por um declínio de 50% no aporte sanguíneo em um segmento vertebral, em relação aos segmentos normais, conforme observado no exame de TC.

Fisiopatologia: Mais comum nas vértebras L3/L4 ou L4/L5, onde há uma degeneração do disco intervertebral, que induz a diminuição ânteroposterior da altura do disco, frouxidão do ligamento longitudinal e subluxação das articulações das facetas; o ligamento amarelo posterior sofre hipertrofia na tentativa de manter os segmentos afastados uns dos outros, resultando na estenose vertebral.

Sintomas:

Cervicais: radiculopatia das extremidades superiores; perda do controle vesical e intestinal; espasticidade das extremidades inferiores, sinal de Babinski, alterações sensoriais.

Mielopatia espondilótica cervical: rigidez do pescoço, dor cervical profunda uni ou bilateral, dor nos braços e ombros; entorpecimento, formigamento das mãos; andar desajeitado; fraqueza, rigidez nas pernas; sensação de descarga elétrica, determinada pela flexão da coluna vertebral, que percorre toda a coluna e os membros (sinal de Lhermitte); espondilose cervical C5-6 sem reflexo bicipital, mas com tríceps hiper-reflexivo; contração reflexa do polegar e do dedo indicador após compressão do dedo médio (sinal de Hoffmann) (Am Fam Phys 2000;62:1064).

Lombares: dor na panturrilha ("batata da perna"), nas pernas, no quadríceps muscular e no quadril depois de caminhar uma distância discreta; a dor lombar é menos comum; o canal das vértebras lombares aumenta de tamanho com a flexão e diminui com a extensão; portanto, a posição ereta, bem como o ato de caminhar sobre superfícies planas ou íngremes, intensifica a dor, pois estende a coluna.

Sinais: O exame neurológico costuma ser negativo com os sinais mais precoces, mas pode evoluir para reflexo aquileu assimétrico e reflexo patelar; diminuição na força dos músculos quadríceps, tibial anterior e extensor longo do hálux (avalie o calcanhar e o dedão na caminhada, bem como a abdução do quadril); teste de bicicleta (o paciente consegue andar mais de bicicleta do que caminhar, pois na posição sentada a coluna lombar sofre flexão, o que torna acessível o exame da coluna vertebral e do forame em cada nível); o resultado do teste de elevação da perna estendida é negativo; a repetição do exame após a caminhada do paciente em uma superfície íngreme pode trazer sinais neurológicos sutis à tona (Jama 1995; 274:1949).

Complicações:

Descarte:

- O ato de se sentar inclinado para a frente aumenta a dor aguda ou crônica atribuída ao disco intervertebral; os pacientes freqüentemente rolam de um lado a o outro e se sentam em uma posição ereta e de lado; flexão plantar = L4, dorsiflexão e adutores do quadril = L5; distribuição mais clara do dermátomo da dor; a dor crônica produzida por hérnia de disco pode mimetizar a dor ocasionada por estenose vertebral.
- Dor aguda de disco central: anestesia em sela; perda do tônus esfincteriano (pode ser um achado comum no idoso); dor com as pernas cruzadas (Bull Rheum Dis 1983;33:1).
- Claudicação vascular periférica: pulsos ausentes.
- Tumor ou infecção: dor ou disfunção de rápida evolução, além de dor noturna.

Raio-X: A radiografia da coluna lombossacra é um exame útil; RM.

Abordagem:

Preventiva: Condicionamento físico geral, sobretudo com caminhadas.

Terapêutica:

- Tratamento conservativo: em programas de exercícios com bicicleta, acompanhe o paciente por um período de tempo longo o suficiente para obter uma leitura cuidadosa sobre a tendência dos sintomas antes de instituir uma terapia de alto custo; use andadores e/ou cadeiras de rodas para exercitar os pacientes internados em clínicas de repouso.

- Programas de acupuntura, acupressão, diminuição do estresse, tratamento contra a dor (Semin Spine Surg 1994;6:156).
- A manipulação da coluna vertebral não é recomendada (BMJ 1995;311:349; Ann IM 1992;117:590).
- Esteróides epidurais (Anesthesiology 1994;81:923).
- Tratamento cirúrgico: a descompressão posterior alivia a dor da panturrilha (leva 2-8 semanas para o retorno das atividades normais); fusão (4-6 meses para o retorno das atividades normais); 85% dos pacientes são beneficiados; 12% não apresentam melhora; 3% pioram (J Neurosurg 1994;81:699; Spine 1992;17:1); a cirurgia é mais eficiente do que a terapia não-cirúrgica precoce (Jags 2005;53:785); o rápido aumento nas intervenções cirúrgicas com alta variação regional sugere a necessidade de mais pesquisas quanto à seleção do paciente (Wennberg J. Dartmouth Atlas of Health Care in the United States. Chicago: American Hospital Publishing, 1996).

10.8 Doença Óssea de Paget

Clin Ger Med 1994;10:719

Causa: Característica autossômica dominante; risco 7 vezes maior em caso de acometimento de parentes de 1º grau; pode se originar de infecção viral.

Epidemiologia: Segunda doença óssea mais comum (após osteoporose), que afeta a população mais idosa, embora a doença grave seja muito menos comum.

Fisiopatologia: Aumento localizado na taxa de renovação óssea e no fluxo sanguíneo; os ossos mais freqüentemente acometidos incluem a pelve, o esqueleto axial, o crânio e aqueles envolvidos na sustentação do peso; amplo aumento de osteoclastos em termos de número e tamanho, além do incremento na quantidade de nucléolos; a reabsorção irregular do osso produz um "padrão de mosaico"; os osteoblastos reativos produzem um osso "reticular" menos organizado.

Sintomas: 5% dos casos apresentam dor, sobretudo à noite em leito aquecido, secundária à vasodilatação no osso vascular; fraturas, artrite do quadril; 1% dos casos desenvolvem osteossarcoma, que se manifesta como uma dor agonizante não-aliviada por analgésicos; em casos de acometimento do crânio, o paciente pode exibir apatia e letargia (South Med J 1993;10:1097); as alterações do estado mental podem resultar de desvio do sangue do sistema carotídeo interno para o externo por meio de canais anastomóticos; a compressão óssea de pares de nervos cranianos (II, V, VII, VIII) produz perda da visão monocular, neuralgia trigeminal atípica, paresia ou paralisia facial, perda da audição; os ossículos do ouvido médio também podem ser afetados.

Sinais:

- Deformidades: arqueamento da porção anterior da tíbia ao longo das linhas de menor resistência; arqueamento ântero-lateral do fêmur; o peso do crânio faz com que ele "afunde" na coluna vertebral, produzindo um pescoço curto e compressão dos nervos cranianos na base do crânio, neuropatia espinhal, hidrocefalia por deformação do aqueduto de Sílvio (aqueduto cerebral) e obstrução do LCR.
- Vértebras: cifose, encarceramento dos nervos, estenose vertebral, síndrome do roubo vascular, que podem ser confundidos com compressão direta da medula espinhal (Aus NZ J Surg 1992;62:24).

Evolução: Variável.

Complicações: Alterações osteossarcomatosas (Clin Orthop 1991;265:306); ICC de alto débito; bloqueio cardíaco causado por calcificações do feixe de His; cálculos renais (pedras nos rins), especialmente com imobilização; descarte causas virais e traumáticas de osteoalgia.

Exames laboratoriais:

- A fosfatase alcalina reflete a atividade dos osteoblastos (Horn Metab Res 1991;23:559); esteja ciente da freqüência das elevações secundárias da fosfatase alcalina em idosos normais; são necessárias elevações de 1,5-2 vezes o normal para prosseguir com o diagnóstico.

- Os níveis urinários de hidroxiprolina refletem a atividade de osteoclastos e a reabsorção do tecido ósseo; ambos os valores laboratoriais são usados para monitorar a doença ativa e a resposta ao tratamento; além disso, há um teste específico para os N-telopeptídeos (outro marcador de reabsorção óssea), que não apresenta reação cruzada com as piridinolinas livres (Jags 1998;46:1025).
- Os níveis séricos e urinários de cálcio permanecem normais, a menos que o paciente seja subitamente imobilizado; o hiperparatireoidismo secundário não é incomum.

Raio-X: Espessamento irregular dos ossos trabeculares e corticais; esclerose e deformidade de ossos periarticulares; fraturas em fissura, perpendiculares ao eixo longitudinal dos ossos; tábuas interna e externa indistinguíveis dos ossos do crânio; toda a espessura consiste em tecido esponjoso, gerando uma aparência de "algodão"; em casos de osteossarcoma (mais comumente na pelve, no fêmur e no úmero), a captação de tecnécio está reduzida e do gálio, aumentada.

Abordagem:

Terapêutica:

- Assim que as causas secundárias de aumento na fosfatase alcalina (2-3 vezes o normal) forem descartadas (hepatopatia, doença renal, hiperparatireoidismo, má-absorção, bem como neoplasias do reto, da próstata ou da mama), trate a doença assintomática de Paget no crânio ou nas vértebras; caso contrário, trate apenas os sinais de deficiência física, dor (não aliviada por analgésicos), deformidade óssea elevada, fraturas freqüentes, compressão vertebral, declínio rápido na audição, ICC de débito alto.
- A intervenção precoce com descompressão dos nervos cranianos resulta em um prognóstico mais favorável.
- Bisfosfonatos: etidronato 200-300 mg/dia em idosos debilitados por 6 meses; alendronato: reduz a taxa de renovação óssea e diminui o fluxo sanguíneo ao tecido ósseo; o osso recém-formado é lamelar;

os efeitos são de longa duração e persistem após a interrupção do tratamento; além disso, é mais eficaz do que o etidronato e a calcitonina (Nejm 1997;336:558); o tiludronato 200 mg pode ser mais bem tolerado do que outros bisfosfonatos (Med Lett 1997;39:65); Risedronato, Zoledronato — de 3ª geração.

- Calcitonina: 50-100 U SC/IM 1 vez ao dia ou 3 vezes por semana (efeitos colaterais, ver Osteoporose, 10.1).
- Plicamicina: antibiótico citotóxico reservado para compressão dos nervos; 15-20 µg/kg por um período de 5-10 dias; administre com cálcio e vit D.

Cirúrgica: Substituição cirúrgica do quadril (J Bone Joint Surg Am 1987;69:760); substituição total do joelho (J Bone Joint Surg Am 1991;73:739).

Acompanhe o paciente por 6 meses; se não houver remissão dos sintomas ou se a fosfatase alcalina continuar anormal, considere a falha no tratamento (Jags 1998;46:1010).

10.9 Lombalgia (dor lombar)

Jags 1993;41:167

Causa: Traumatismo maior e menor dos tecidos moles e lesões por uso excessivo; ITU; câncer; fraturas vertebrais espontâneas por compressão (osteoporose).

Epidemiologia: Muito comum no idoso; freqüentemente crônica ou recorrente.

Sintomas: Sintomas inespecíficos nos membros (pseudoclaudicação), perda da continência.

Sinais: Diminuição na força e na circunferência musculares das extremidades inferiores; alteração nos reflexos e no exame sensorial das extremidades inferiores; teste positivo de elevação da perna estendida; avalie a extensão do joelho na posição sentada; procure por massas na porção hipogástrica do abdome à palpação; realize exames pélvico e retal; verifique se a dor é intensa ou de longa duração.

Efetue a palpação em busca de pontos de sensibilidade ou sensibilidade geral — processos espinhosos das vértebras lombares, ligamentos iliolombares, músculos paravertebrais lombares, articulações sacroilíacas, músculos glúteos; avalie as assimetrias de pontos de referência — discrepâncias do comprimento das pernas, tuberosidades tibiais, alturas da crista ilíaca; compressão pélvica — manobra osteopática para detectar instabilidade da articulação sacroilíaca; rolamento pélvico — manobra osteopática para detectar mobilidade da coluna vertebral lombossacra; flexão nas posições ereta ("em pé") e sentada; movimento do sacro.

Complicações: Descarte fratura, estenose vertebral, infecção, tumor, síndrome da cauda eqüina.

Exames laboratoriais: hemograma, fosfatase alcalina, Ca, VHS, urinálise, imunoeletroforese sérica posteriormente na suspeita de mieloma múltiplo.

Raio-X: As radiografias simples da coluna lombossacra podem ser úteis se houver a suspeita de fratura ou neoplasia; a(s) radiografia(s) prévia(s) sempre são proveitosas para fins comparativos; cintilografia óssea caso se suspeite de malignidade ou osteomielite.

Tratamento: O paciente necessitará apenas de períodos curtos de repouso na cama (se for o caso); estimule a prática de caminhadas breves e freqüentes; desaconselhe a posição sentada (particularmente em automóveis) por qualquer período de tempo; mantenha o acompanhamento regular (a freqüência dependerá da dor); o leito deve ser firme; use travesseiro na região lombar; promova exercícios de fortalecimento da musculatura abdominal (após a fase aguda do quadro).

Dor osteopática: Princípios terapêuticos: use um tratamento mais breve e menos freqüente; evite técnicas de impacto em indivíduos com osteoporose ou osteoartrite graves; restabeleça o movimento o mais rápido possível; use técnicas delicadas e uniformes.

Tratamentos com manipulação específica:
- Alongamento muscular e fascial.
- Técnica de energia muscular: restabelece o comprimento do músculo em repouso, pois estimula o paciente a usar ativamente o grupo muscular e depois a estirá-lo passivamente durante o relaxamento.
- Técnica de contra-esforço: redução de reflexos neuromusculares inapropriados, colocando-se a articulação em uma posição de conforto por 90 segundos.
- Relaxamento dos tecidos moles: massagem do músculo para melhorar a mobilização de líquido.

Conduta da equipe: Em caso de origem musculoesquelética da dor, firme uma relação precoce com o paciente por meio de fisioterapia e tratamento osteopático.

10.10 Capsulite Adesiva do Ombro

(BURSITE, TENDINITE)

Ger Rv Syllabus 1996;237; Jags 1998;46:1144

Causa: Capsulite primária resultante de desuso secundário ao comprometimento do manguito rotador, fraturas, radiculite cervical, necrose avascular e osteoartrite, síndromes de pinçamento, além de doenças sistêmicas, como DM, tuberculose, AR, IAM, doença pulmonar crônica e câncer de pulmão, esclerodermia, disfunção da tireóide, doença auto-imune.

Epidemiologia: Mais comum nas 4ª-6ª décadas de vida; afeta 2-3% da população e em 15% dos casos é bilateral; Sexo feminino > masculino.

Fisiopatologia: Capsulite adesiva: contração da cápsula glenoumeral.

Sintomas: Três fases:

1. Fase dolorosa e rigidez crescente:

    Dificuldade de alcançar os fechos das vestimentas nas costas ou de retirar uma carteira do bolso, com alcance limitado acima da cabeça. Incapaz de coçar as costas (teste de Apley e teste de "aterrissagem" da Liga Nacional de Futebol).

Dor generalizada sem nenhuma identificação clara quanto à localização exata. A dor é agravada pelos movimentos e aliviada pelo repouso. O sono pode ser comprometido se o paciente se deitar sobre o ombro acometido; a condição evolui para rigidez, espasmo muscular, sensibilidade difusa sobre a articulação glenoumeral.

2. Fase adesiva: aumento na rigidez e diminuição da dor.
3. Fase resolutiva: dor de intensidade mínima com aumento gradativo e espontâneo na amplitude de movimento.

Tendinite da cabeça longa do bíceps: ocorre em movimentos do braço com o cotovelo fletido em posição fixa, como, movimentos de girar tampas com rosca em jarras; movimentos de rotação forçada da superfície plantar das mãos para cima (acima da cabeça) contra a resistência com o cotovelo em posição fixa; movimentos do saque de tenistas.

Sinais:

- Capsulite adesiva: diminuição do movimento do ombro.
- Tendinite da cabeça longa do bíceps: sensibilidade no sulco bicipital, dor à supinação resistida do antebraço com o cotovelo adjacente para o lado e fletido em 90º.
- Tendinite do manguito rotador (>45 anos de idade): extensão de 60-120º com arco reflexo doloroso; a presença de dor na face ântero-lateral do ombro ao nível da tuberosidade maior do úmero pode levar à complicação de bursite subdeltóidea, gerando dor na extremidade do acrômio e sobre a cabeça umeral. Músculo supra-espinhoso: dor com resistência à abdução. Músculo infra-espinhoso: dor com resistência à rotação externa; ausência de dor ao movimento resistido com bursite subacromial. Lacerações do manguito rotador: fraqueza com a elevação do braço em abdução e rotação externa. Sinal de pinçamento: ao posicionar a mão atrás da cabeça,

o paciente não consegue mantê-la em 90°, ocasionando atrofia dos músculos infra e supra-espinhosos (Jags 2000;48:1633); a tendinite do manguito rotador é a causa mais comum de dor nos ombros, que se manifesta com dor à abdução passiva e ativa; a dor é mais intensa com a rotação interna do que externa.

- Bursite subacromial: intumescimento (inchaço), calor e sensibilidade; a dor causada por bursite subacromial e subdeltóidea vem à tona quando o paciente repousa sobre o ombro; observa-se uma sensibilidade à palpação do espaço existente na face lateral do ombro, imediatamente inferior ao acrômio ao longo do músculo deltóide.
- Sensibilidade da articulação causada por artrite acromioclavicular (AAC), que se agrava à abdução de 100°.

Evolução:

- Capsulite adesiva:
- A fase dolorosa dura 3-8 meses, com perda dos movimentos ativo e passivo em todos os planos. A rotação torácica escapular precoce ao se tentar a abdução do braço a distingue de outras patologias.
- A fase adesiva dura 4-6 meses, e a recuperação plena pode levar até 3 anos.
- A rotação externa melhora primeiro, seguida pela abdução e rotação interna.
- 7-30% dos pacientes sofrem perda permanente na amplitude do movimento.
- Descarte tumor de rim, mama, pulmão, próstata em casos de dor intensa, ainda que não haja nenhuma alteração ao exame físico geral.
- Descarte comprometimento da coluna cervical: dor à extensão cervical, com fraqueza (C5) da adução do ombro (músculos deltóide e supra-espinhoso), fraqueza (C6) da extensão do carpo radial, fraqueza (C7) da extensão do cotovelo (tríceps); observe também a extensão e a inclinação do pescoço para o lado acometido próximo aos forames neurais.

Complicações: Fase III após 40 anos de idade: inflamação, cicatriz permanente, laceração do manguito rotador por tendinite, alterações ósseas, ruptura do bíceps.

Raio-X: O diagnóstico é basicamente clínico. O exame radiográfico tem uso limitado, mas pode fornecer informações sobre as causas secundárias de capsulite adesiva, como osteoartrite, fratura, necrose avascular, tendinite calcificada e neoplasia; as alterações à MRI são específicas e sensíveis, mas a diminuição no volume do líquido articular não é avaliada por esse exame; a artrografia é utilizada para documentar essa redução no volume do líquido articular; a articulação intacta acomodará 20-30 mL do líquido articular, enquanto a acometida será capaz de manter 5-10 mL. Apesar de ser uma técnica invasiva, a artrografia é o exame mais específico.

Bursite subacromial: depósitos de cálcio à radiografia.

Abordagem:

Terapêutica:

- Capsulite adesiva: se "você não usar o ombro, irá perder os movimentos" (atrofia por desuso); por essa razão, trate o processo subjacente e tente restabelecer a amplitude normal do movimento; a maioria dos casos responde à terapia conservativa; 10% dos pacientes apresentará complicações a longo prazo, que exigirão intervenções cirúrgicas mais rigorosas.
- Período agudo: restrinja os movimentos acima da cabeça e a suspensão de objetos; os AINHs podem ser usados para aliviar a dor e a inflamação, mas tenha cuidado com o uso desse tipo de medicamento nos idosos; a nortriptilina pode ser outra opção terapêutica.
- A prática de exercícios é o tratamento de escolha durante a fase aguda, mas os exercícios forçados e vigorosos são contra-indicados.
- A aplicação de calor antes dos exercícios e de gelo após os exercícios mais extenuantes (quando finalizados) pode preservar a amplitude de movimento.

- Tendinite da cabeça longa do bíceps: tratamento com exercícios 2x/d; deve melhorar em 3 semanas; se não houver melhora em 6 meses, considere a realização de cirurgia.
- Exercícios para tendinite do manguito rotador: pêndulo, "caminhada" com os dedos na direção vertical (para cima) ao longo de uma parede, exercícios com os braços próximos ao corpo para evitar pinçamento, alongamentos prolongados (que ajudam a recuperar a função motora); cirurgia artroscópica para descompressão do pinçamento.
- Bursite subacromial: melhora com injeções de esteróide, 1 mL de esteróide de depósito misturado com lidocaína a 1%.
- Tendinite calcificada: pode necessitar de lavagem fechada com lidocaína ou remoção cirúrgica; anestesia regional com bloqueio interescalênico.
- Injeções de corticosteróides: a aplicação subacromial desses medicamentos pode ser indicada em pacientes com "ombro congelado", sem tendinite concomitante do manguito rotador ou do bíceps; o acréscimo de fisioterapia pode resultar em uma melhora mais rápida do que as injeções isoladas.
- Dilatação intra-articular: hidroplastia.
- A injeção glenoumeral com dilatação por salina é indicada para pacientes com >50% de perda na amplitude do movimento; exige fluoroscopia; em geral, o volume total do contraste não deve ultrapassar 15 mL;
- Manipulação sob anestesia; a fibrose capsular é rompida manualmente enquanto o paciente estiver sob anestesia geral ou se for submetido ao bloqueio do plexo braquial interescalênico.
- A cirurgia não é a primeira opção terapêutica, em virtude do caráter autolimitante da condição; por esse motivo, a intervenção cirúrgica deve ser reservada em casos de falha na fisioterapia e na injeção de costicosteróide.

Capítulo 11
Distúrbios Gastrointestinais

Distúrbios Esofágicos e Úlcera Péptica

Ver Tabela 11.1

11.1 Úlcera Péptica

Surg Clin N Am 1994;74:93,113; Sci Am 1995:4:1; Jama 1996;275:622;Clin Ger Med 1999;15:439,457; J Fla Med Assoc 1997;84:101

Causa: Tabagismo, aspirina, AINHs; 15-35% das úlceras pépticas resultam dos AINHs ou da aspirina (Mayo Clin Proc 2004;79:129); o microrganismo *Helicobacter pylori* (50% são soropositivos em torno dos 60 anos de idade) cresce no muco sobrejacente às células da mucosa gástrica antral em 95% dos pacientes com úlceras duodenais e em 60-75% dos pacientes com úlceras gástricas; parente de primeiro grau = risco 3 vezes maior.

Epidemiologia: Mortalidade causada por úlcera duodenal 2-5:100.000 idosos/ano; 29-60% de mortalidade por úlcera péptica em pacientes com >65 anos de idade; 90% de recidiva em 10 anos, tornando-se quiescente após 10-15 anos; incidência elevada em casos de DPOC, artrite reumatóide, cirrose, hiperparatireoidismo.

Fisiopatologia: Secreção ácida gástrica não reduzida com o envelhecimento em indivíduos saudáveis (GE 1996;110:1043); diminuição na prostaglandina da mucosa, no bicarbonato gástrico e na integridade da mucosa gástrica em função do fluxo sanguíneo gástrico; a gastrite pode ser totalmente explicada pelo *H. pylori* (Clin Ger Med 1999;15(3):439); com maior freqüência, as úlceras gástricas são mais proximais nos idosos.

Sintomas: Apenas 35% dos idosos apresentam dor; a dor é menos intensa com as úlceras causadas por AINH. Úlcera duodenal: dor epigástrica intensa aliviada por alimentos ou antiácidos; sensação de fome 2 horas após as refeições; a ocorrência de vômito indica a presença de úlcera no interior do canal pilórico; o sintoma de melena decorrente de erosão na base da úlcera é uma complicação incomum; ocasionalmente, o paciente apresenta-se com anemia, IAM, AVC.

Evolução: As úlceras gástricas (maiores e sangram mais nos idosos) são menos comuns que as duodenais.

Complicações:

Descartar:

1. Dor isquêmica não aliviada por alimentos, mas pode responder a vasodilatador.
2. Carcinoma: anorexia, náusea, perda de peso.
3. Colecistite aguda: dor pungente (lancinante), febre, perda de peso.
4. Pancreatite aguda: náusea, êmese.
5. Apendicite aguda.
6. Outras causas de sangramento da porção superior do trato GI (descobrir a origem para diminuir a prevalência): úlcera gástrica, úlcera duodenal, erosões gástricas, esofagite, varizes esofágicas, neoplasia, laceração de Mallory-Weiss (Jags 1991;39:402).
7. Refluxo GE: trate com antagonista dos receptores H_2; os inibidores da bomba de prótons são eficazes, porém mais caros.

Metade dos pacientes com >70 anos de idade apresenta complicações, mortalidade mais alta relacionada à comorbidade e índice de mortalidade de 29-60%:

Tabela 11.1 Disfagia

	OROFARÍNGEA (Pode não iniciar a deglutição ou passar o bolo alimentar da boca para o esfíncter esofágico superior)	ESOFÁGICA (Pode não passar o bolo alimentar do esôfago para o estômago) ACALASIA – falha em relaxar o esfíncter esofágico inferior
Causa	*Neurológica* (tronco cerebral): acidente vascular cerebral do córtex anterior, esclerose lateral amiotrófica (ELA), doença de Parkinson, neoplasias, doença de Alzheimer; *Muscular*: miastenia grave; síndrome de Eaton-Lambert, dermatomiosite, polimiosite; *Anatômica*: neoplasias, divertículo de Zenker, osteófitos cervicais, estenoses, penfigóide; *Iatrogênica*: antipsicóticos, discinesia tardia, radiação	Acalasia, espasmo esofágico, esclerodermia, anéis, doença por refluxo gastroesofágico
Epidemiologia		40-50 anos 2º pico no idoso
Sintomas		30-50% exibem dor torácica retroesternal, disfagia gradativa de alimento sólido/líquido, 60-90% dos pacientes regurgitam alimento não-digerido antes das refeições Se houver perda de peso (~7 kg/1 ano), suspeite da presença de malignidades Descarte esclerodermia, sarcóide
Evolução	Alteração na articulação da fala	
Exames	Modificação na deglutição do bário à endoscopia com fibra óptica	A radiografia revela estreitamento em "bico de pássaro" ao nível da junção gastroesofágica; "esôfago sigmóide" — muito dilatado Endoscopia para descartar malignidade
Tratamento	Corrija o distúrbio subjacente Tratamento da fala — gire a cabeça em direção ao lado acometido, fortalecendo a língua	Injeção de toxina botulínica no músculo esfinctérico dura 24 meses — é preciso repeti-la Dilatação pneumática (índice de êxito de 90%), miotomia cirúrgica laparoscópica (sucesso de 80-90%)

- Úlceras sangrantes: índice de mortalidade de 10-15%; 10-20% dos casos não exibem qualquer sintoma; novos sangramentos na ocorrência de hipotensão ou na presença de vaso visível ou coágulo sentinela à endoscopia.
- Obstrução causada por edema ou fibrose na região da úlcera: distensão ou repleção gástricas antes do término da refeição; >300 mL de conteúdo gástrico 4 horas após o término da refeição.
- Perfuração (mortalidade de 5-10%): índices de mortalidade/morbidade mais altos no idoso; a perfuração duodenal é 5 vezes mais comum que a gástrica, porém esta apresenta mortalidade 5 vezes maior (30-50%), dor mesoepigástrica progressiva intensa, que se localizará na porção inferior direita do abdome se o conteúdo gástrico se espalhar ao longo da superfície do cólon direito; pode ocasionar a formação de úlcera posterior penetrante no pâncreas, causando pancreatite aguda, que raramente se torna recorrente ou crônica.

Exames laboratoriais:

- Endoscopia se houver sangramento macroscópico da porção superior do trato GI, na ausência de resposta à terapia ou na presença de múltiplas úlceras ou úlcera gástrica em exame anterior.
- Secreção ácida basal ou estimulada quando intratável por terapia clínica; a doença recorrente desenvolve-se com rapidez; a úlcera gástrica pode ser causada por carcinoma (33% dos pacientes com carcinoma gástrico ulcerado apresentam acloridria após estimulação da secreção ácida, enquanto os pacientes com doença benigna exibem alguma secreção ácida).
- Realização do teste de uréia no hálito para pesquisa de *H. pylori* ou testes sorológicos rápidos (Nejm 1996;333:984); o teste para pesquisa de anticorpos é menos específico que o exame da enzima urease na amostra obtida por biopsia.

Abordagem:

Terapêutica:

- As dietas não são eficazes, embora os pacientes possam preferir evitar os alimentos que os aflijam; evite a cafeína; abstenha-se de comer à noite.

- Evite os AINHs, sobretudo a indometacina; tente adotar tratamentos alternativos contra a dor: tramadol, salicilatos não-acetilados, corticosteróides intra-articulares, possivelmente os inibidores da Cox-2 (Mayo Clin Proc 2004;79:129); considere o risco cardiovascular com inibidores da Cox-2.

- Os antiácidos administrados 1 e 3 horas após as refeições e ao dormir são tão eficazes quanto os antagonistas dos receptores H_2 (Drugs 1994;47:305); diarréia osmótica por hidróxido de magnésio; rebote ácido por carbonato de cálcio; hipofosfatemia por alumínio — boa para os casos de insuficiência renal; alternar os antiácidos compostos de magnésio, alumínio e cálcio evita os efeitos colaterais; evite os produtos à base de magnésio em pacientes com disfunção renal.

- Antagonistas dos receptores H_2: para profilaxia dos casos menos graves de refluxo gastroesofágico e úlcera péptica (Am J Gastroenterol 1999;94:1430); a separação rigorosa entre antagonistas de receptores H_2 e antiácidos provavelmente não é necessária; a cimetidina e a ranitidina são encontradas na forma de medicamentos genéricos (mais baratos); efeitos colaterais: a cimetidina prolonga a meia-vida de fenitoína, teofilina, coumadina, β-bloqueadores, lidocaína, diazepam, clordiazepóxido, pois interage com o sistema microenzimático hepático P-450; a ranitidina liga-se menos à enzima P450, ao passo que a famotidina e a nizatidina não se ligam a essa enzima; causam confusão mental — efeito colateral preocupante em hospitais em função do amplo uso no pós-operatório; após 2-3 meses de tratamento da úlcera gástrica, reavalie (endoscopia) os pacientes para identificar os 5% que evoluem para câncer gástrico; se os sintomas de úlcera duodenal melhorarem, não há necessidade de outros estudos.

- Sucralfato: 1 g 1 hora antes das refeições por 3 dias e na hora de dormir; também funciona em casos de erosões gástricas múltiplas; afeta a absorção de alumínio (use com cautela na presença de insuficiência renal em virtude da excreção prejudicada de alumínio); interfere na absorção de tetraciclina; constipação.
- Inibidores da bomba de prótons (IBP): inibem intensamente a secreção dos íons de hidrogênio pelas células parietais gástricas; recomendados para os casos de úlcera péptica resistente, gastrite/esofagite erosivas e refluxo gastroesofágico; melhores que a ranitidina; misoprostol usado em úlceras associadas a NSAIDs; cicatrização em 4 semanas; IBP aplicados por via IV em unidade de terapia intensiva; interferência com medicamentos metabolizados pelo sistema P-450; redução no metabolismo (induzido por ácido) de digoxina ingerida (Ann IM 1991;115:540); intoxicação hepática aguda (Am J Gastroenterol 1992;87:523).
- Misoprostol: 200 mg 4x/d análogo sintético da prostaglandina E1 para prevenção de úlceras gástricas induzidas por AINH; também evita úlceras duodenais; observam-se diarréia relacionada com a dose em 13-40% dos casos e dor abdominal em 7-20% (Nejm 1992;327:1575).
- Tratamento do *H. pylori*: um curso de 10-14 dias de amoxicilina 1 g BID + claritromicina 500 2x/d com omeprazol 20 mg 2x/d (Clin Ger Med 1999;15:467).

Cirúrgica: Os procedimentos de Billroth I ou II para úlceras recorrentes produzem a síndrome de esvaziamento gástrico rápido em 10% dos pacientes.

11.2 Espru Celíaco

Sci Am 2000;11:3; Gastroenterology in Mansbach, CM. Malabsorption and Maldigestion; Nejm 1991;325:1709;GE 1998;114:424; Jags 2000;48:1690

Epidemiologia: Estatura baixa; 25% dos casos na infância ou histórico familiar; a predisposição genética (antígenos leucocitários humanos [HLA]) induz à reação intestinal à fração X-gliadina do glúten.

Fisiopatologia: A degradação de sacarídeos por bactérias luminais em 2 e 3 fragmentos de carbono, com conseqüente aumento do efeito osmótico, induz à diarréia; dano intenso às vilosidades; digestão de carboidratos da dieta em monossacarídeos pela superfície intestinal enzimática.

Sintomas: Fadiga profunda por volta do meio-dia, incapaz até mesmo de praticar atividade sedentária; alteração súbita das fezes; diarréia intermitente por períodos de 4-6 meses ou menos; anorexia após vários meses/anos; glossite; anemia inexplicável (Minn Med 1995;78:29; Gut 1999;55:65); apatia e emaciação, mas não até que o quadro se agrave.

Sinais: Margens anteriores e laterais da língua lisas; petéquias, equimose, distensão abdominal, alto nível de açúcar no sangue, diminuição na velocidade do trânsito intestinal com doença avançada.

Evolução:

Diminuição nas vitaminas A e K; osteoporose causada por redução da vit D; degeneração cerebelar espinhal ocasionada possivelmente por deficiência da vit E; ataxia induzida por baixos níveis de vit B_{12} — manifestação neurológica mais comum; baixos níveis de cálcio e magnésio resultam em tetania, confusão mental (pequena porcentagem) (Arch IM 1997;15:1013); úlcera, colite ou doença de Crohn podem anteceder ou acompanhar o quadro de espru por meses ou anos; 15-20% evoluem para linfomas histiocíticos ou adenocarcinomas.

Epilepsia em 3-5% dos casos; intervalo QT prolongado; espru tropical: infiltração linfocítica à biopsia, localização geográfica, anemia megaloblástica grave com hematócrito de 20-25%; colite isquêmica: diarréia sanguinolenta e dor 15 minutos após a refeição; enterite por radiação crônica: pode levar à estenose.

Descarte dermatite herpetiforme (bolhas cutâneas avermelhadas e pruriginosas sobre os ombros, as nádegas, os joelhos e os cotovelos), neuropatia auto-imune diabética e tireotoxicose vermelho-brilhante.

Tabela 11.2 Diarréia induzida por medicamentos (Clin Ger Med 2000;8:67)

Diminuição na secreção ácida gástrica: favorece a invasão de patógenos causadores de diarréia (*Shigella, Salmonella, Giardia lamblia,* e *Clostridium difficile*)
- Cimetidina (J Am Ger Soc 1993;41:940)

Redução na motilidade gástrica: também favorece a colonização de patógenos (Gastroenterol Clin N Am 1994;23:313)
- Metoclopramida
- Cisaprida
- Eritromicina
- Diazepam

Intestino delgado: conduz os patógenos
- Colinomiméticos; p. ex., tacrina (raramente, ocorre diarréia com hipermotilidade do intestino delgado)

Diarréia secretória: interfere com a bomba de ATP
- Misoprostol
- 5-ASA (ácido 5-aminossalicílico)
- Digoxina (a segunda causa mais comum de diarréia induzida por medicamentos)
- Colchicina

Diarréia osmótica:
- Lactulose
- Acarbose

Dano à mucosa:
- Antineoplásicos
- Ouro
- Penicilamina
- Metildopa
- AINHs

Exames laboratoriais: Albumina <2,5 g/dL (perda de proteína através da membrana superficial lesada); anemia megaloblástica (50%); ↓ colesterol; enzimas hepáticas (TGO e TGP) anormais que retornam ao normal com o tratamento (Clin Gastroenter 1995;20:90); ↑ títulos de anticorpos IgA ou IgG antigliadina e antiendomisiais correspondentes às alterações radiográficas.

Tratamento: Eliminação de trigo, glúten, centeio, cevada, aveia da dieta (Hosp Pract 1993;28:41); evite leite no desenvolvimento de intolerância à lactose; administre prednisona 20-40 mg se o paciente não responder à dieta isenta de glúten; se o paciente se mostrar refratário à dieta, pesquise a presença de tumores.

11.3 Doença Diverticular: Diverticulite e Diverticulose

Surg Clin N Am 1994;74:293

Causa: Falta de fibra na dieta.

Epidemiologia: Prevalência >50% em indivíduos com mais de 70 anos de idade.

Fisiopatologia: 90% dos casos ocorrem no cólon sigmóide, pois o calibre estreito resulta em uma pressão intraluminal mais alta; encontrada no cólon direito na população asiática (Br J Surg 1971;58:902).

Sintomas: Dor (75%) e hemorragia (25%); dor abrupta e persistente causada por cólica no quadrante inferior esquerdo (algumas vezes, no quadrante inferior direito ou na região suprapúbica); essa dor agrava-se com o passar do tempo, sendo exacerbada pelas refeições e aliviada pelos movimentos do intestino; a constipação é mais freqüente que a diarréia ou, então, os sintomas se alternam; anorexia; vômito; a febre pode ser uma queixa apresentada; peritonite; o idoso pode não exibir dor ou febre; por essa razão, é importante a realização de exames seriados.

Sinais: Abdome distendido e timpânico à percussão; diminuição dos ruídos intestinais; massa sensível localizada; sensibilidade local de rebote; sangramento retal oculto.

Evolução: 3-10 dias; taxa de recorrência de 25% nos primeiros 5 anos.

Complicações: Perfuração, fístula, abscesso; a freqüência urinária e a disúria podem sugerir envolvimento vesical; causa mais comum de sangramento intestinal inferior, exceto angiodisplasia; com sangramento, descarte câncer de cólon, intestino isquêmico, angiodisplasia (que, por sua vez, acomete o cólon direito em 66% dos pacientes, ocorre em geral no cenário de uma doença assintomática não-diagnosticada previamente e desaparece de forma espontânea em 70-80% dos casos, além disso, 3-5% dos pacientes necessitam de transfusão sanguínea); má-absorção de vit B_{12} → deficiência.

Exames laboratoriais: hemograma: leucocitose, anemia; em caso de inflamação ureteral, observam-se células brancas ou vermelhas à urinálise.

Raio-X:

- O padrão serrilhado e o espessamento da parede muscular do cólon são considerados condições pré-diverticulares; íleo adinâmico; obstrução mecânica.
- Realize a sigmoidoscopia precocemente sem preparação intestinal vigorosa e com mínima insuflação de ar; espere algumas semanas para a realização de colonoscopia completa para descartar a presença de câncer proximal à região retosigmóide.
- TC na suspeita de abscesso.
- Para sangramento contínuo: arteriografia mesentérica seletiva para localizar extravasamentos e diferenciar de angiodisplasia; velocidade de sangramento <1 mL/min em cintilografia com hemácias marcadas com tecnécio em casos de sangramento diverticular.

Abordagem:

Terapêutica:

- Descanso intestinal com hidratação IV.
- Consulta cirúrgica precoce.
- Use os analgésicos com cautela, pois eles mascaram os sintomas.

- Antibióticos de amplo espectro contra microrganismos Gram-positivos, negativos, anaeróbicos e aeróbicos; na ausência de leucocitose ou febre, administre amoxicilina/clavulanato.

- Antibiótico β-lactâmico com atividade contra microrganismos Gram-negativos anaeróbicos e entéricos; se não houver melhora, realize TC para descartar abscesso intra-abdominal (o sintoma de dor pode estar ausente, mas pode não apresentar leucocitose, anemia, bem como aumento na fosfatase alcalina e no VHS — possivelmente os únicos indícios), formação de fístula; a mortalidade causada por cirurgia é de 20%, por isso tente a drenagem percutânea primeiro.

- A dieta pode ser antecipada alguns dias até a dieta normal.

- Em casos graves, indica-se a hemicolectomia para peritonite disseminada; no idoso, esse procedimento deve ser feito em duas fases, a menos que seja possível a realização de drenagem percutânea pré-operatória de abscesso diverticular isolado.

- Para sangramento ativo, administre vasopressina para vasoconstrição interarterial e embolização; se o paciente estiver anêmico, considere o procedimento de colectomia parcial.

- Em pacientes com diverticulite inicial em clínica de repouso ou casa com suporte médico, forneça antibióticos e fluidos orais com avaliação freqüente, cuidadosa e apropriada.

Tabela 11.3 Diarréia

	Doença de Crohn	Colite ulcerativa	Diverticulite	Isquemia mesentérica	Adenoma viloso
Sinais/sintomas/ Exames laboratoriais	Presença de sangue/muco/pus nas fezes Dor abdominal (pós-prandial)	Não exibe uma quantidade tão grande de sangramento quanto em pacientes mais jovens	+/- Constipação, febre, leucocitose, sinais peritoneais; resolução espontânea do sangramento; fique atento à apresentação de poucos sintomas	Dor pós-prandial tipo cãibra do lado esquerdo; histórico de débito cardíaco reduzido (p. ex., fibrilação atrial); pode induzir a diarréia, distensão e sangramento (50%) dentro de 24 horas, além de náusea e vômito	Nível reduzido de K+; manifestação de diarréia crônica
Raio-X/ endoscopia/ complicações	Úlceras à sigmoidoscopia; biopsia: granuloma transluminal; complicações: obstrução, hemorragia, perfuração, fístula, desnutrição, perda de peso acentuada, artrite, pele e lesões bucais	Lesão friável; evite enema baritado na presença de febre; o sangramento leva a megacólon tóxico; aumento de 20% do risco de câncer de cólon em 10 anos	Complicações: obstrução, perfuração, fístula, abscesso, peritonite causada por microrganismos Gram-negativos e anaeróbicos	*Thumbprinting* ao exame de enema baritado (hemorragia de coloração azul na submucosa, adjacente a região de palidez); cura em 2 semanas ou formação de estenose em 15% dos casos; persistência em 20% dos pacientes; gangrena em 10% (com mortalidade de 90%)	Colonoscopia
Tratamento	Ver 11.4	Ver 11.5	Ressecção cirúrgica em >2 episódios; a detecção e o tratamento precoces com antibióticos são importantes para evitar hospitalização	Repouso intestinal, fluidos parenterais, sonda nasogástrica, antibióticos de amplo espectro, cirurgia em casos de gangrena e perfuração iminente, ou se não houver resolução em 2-3 semanas	Cirurgia

11.4 Enteropatia Inflamatória: Doença de Crohn

Epidemiologia: Menos comum do que colite ulcerativa; 16% dos pacientes com doença de Crohn têm >65 anos de idade; apresenta distribuição bimodal na população e envolve diferentes segmentos dos intestinos (mais distais) nos últimos anos de vida, sugerindo diferentes entidades patológicas (Med Clin N Am 1994;78:1303).

Fisiopatologia: Transmural; é mais provável que acometa a parte distal do intestino delgado, ocasionando estreitamento do lúmen ileal.

Sintomas: Geralmente indolente; a diarréia é persistente em casos de comprometimento do intestino grosso; menor quantidade de sangramento, em comparação à colite ulcerativa; a presença de muco, pus e dor abdominal (pós-prandial) pode ser semelhante ao quadro de obstrução do intestino delgado se a porção terminal do íleo estiver envolvida (Am Fam Phys 1995;198:19).

Sinais: Úlcera aftosa no reto; massa sensível no quadrante inferior direito, que geralmente corresponde ao intestino inflamado, aos linfonodos mesentéricos infartados e, às vezes, à presença de abscesso (pequenas perfurações seladas por fora); a observação macroscópica de sangue nas fezes é incomum.

Evolução: Recorrência pós-operatória alta (85%) (Med Clin N Am 1990;74;183). Descarte outras causas de diarréia (ver Tabelas 11.2 e 11.3).

Complicações: Obstrução, perfuração, fístula; desnutrição, perda de peso (~11 kg); artrite; lesões cutâneas; lesões anais; pedras nos rins formadas por cálculos de oxalato de cálcio se a porção terminal do íleo estiver envolvida.

Descartar:

- Colelitíase, colecistite.
- Úlcera péptica.

- Insuficiência vascular mesentérica: dor desproporcional à sensibilidade da barriga; geralmente acompanhada de diarréia sanguinolenta dentro de horas; trate com ressecção ou restabelecimento do fluxo arterial em direção ao intestino envolvido; isquemia mesentérica crônica apresenta-se com a tríade de dor pós-prandial, medo de comer e perda de peso.
- Tumores.
- Colite amebiana: associada com inanição, fadiga.
- *Clostridium difficile.*
- Síndrome do intestino irritável: dor de cãibra recorrente, timpanismo, flatulência, diarréia e constipação; dor associada a estresse, aliviada pela passagem de flatos (gases) ou fezes. Timpanismo = proliferação bacteriana excessiva (Jama 2004;292:852).
- Diverticulite: acomete 3-6 cm do intestino, enquanto a doença de Crohn afeta um segmento intestinal de 10 cm com fissuras transversas.
- Obstrução intestinal: a dor periumbilical aumenta e diminui a cada 10 minutos na porção inferior do intestino.
- Enteropatia induzida por AINH (Gut 1992;33:887): sangue oculto positivo, anemia, tratamento com misoprostol.

Tabela 11.4 Enteropatia inflamatória no idoso

Colite ulcerativa	Doença de Crohn
Leve predominância no sexo masculino	Predominância no sexo feminino
Crises iniciais graves	Tardios no diagnóstico
Mortalidade elevada com crises intensas	Mortalidade não-elevada
Quadro proctossigmóide mais freqüente	Envolvimento mais colônico e menos ileal
Taxa de recidiva mais baixa	Taxas pós-operatórias baixas de recorrência
Prognóstico bom a longo prazo	Resposta satisfatória ao tratamento clínico

Exames laboratoriais: Anemia secundária à deficiência de ferro, ↓ vit B_{12} metabolizada na porção terminal do íleo; deficiência de folato em virtude da absorção inibida por sulfassalazina; leucocitose branda >10.000/dL.

Raio-X: Ulceração sigmóide no enema baritado.

Tratamento:

- Sulfassalazina suplementada com ácido fólico, azatioprina, 6-mercaptopurina, metotrexato (Am Med J Ge 1997;92:7703).
- Infliximab (fator de necrose tumoral) (Br J Surg 1997;84:1051).
- Budesonida associada a efeitos colaterais sistêmicos reduzidos (Nejm 1998;339:370).
- Candidatos insatisfatórios às anastomoses ileoanais em função da doença e das recorrências.
- Biopsia colonoscópica a cada 8-10 anos.

Conduta da equipe: Em contraste com os resultados de pacientes com colite ulcerativa, as dietas elementares e a nutrição parenteral total (NPT) com descanso do intestino melhoram os sintomas; avalie as seqüelas inflamatórias e o estado nutricional em pacientes com doença de Crohn (Nejm 1996;334:841).

11.5 Enteropatia Inflamatória: Colite Ulcerativa

Sci Am 2001;4:4

Causa: Alteração no sistema imunológico da mucosa.

Epidemiologia: 12% dos pacientes têm >60 anos de idade; 3 vezes mais comum que a doença de Crohn; incidência maior em homens que mulheres (Gastroenterol Clin N Am 1990;19:361).

Sintomas: Tenesmo; no idoso, manifesta-se mais com diarréia do que com sangramento.

Evolução:

Branda (60%), porção distal do cólon e do reto; mesmo quando a doença permanece quiescente, a mucosa apresenta uma aparência plana opaca ou granular anormal.

Moderadamente grave (25%), >5 evacuações/dia, sangue macroscópico, dor de cãibra, temperatura intermitente de 38°C, fadiga intermitente, aumento na necessidade de sono.

Grave (15%), fadiga extrema, fraqueza, prostração; abdome distendido, timpanismo, ruídos intestinais freqüentemente ausentes; aumento no risco de câncer de cólon para 20% em um período de 10 anos; risco de câncer independente da atividade da doença.

Complicações: Megacólon tóxico (3%), perfuração (3%), estenose (10%), hemorragia intensa (4%), câncer (3%; até 40% em pacientes que adquiriram a doença antes dos 15 anos de idade) (Nejm 1990;323:1228); eritema nodoso (3%), úlceras aftosas na boca (10%), irite (5%), articulações artríticas volumosas (5%), fígado gorduroso (40%), pericolangite (5%), cirrose (3%), colangite esclerosante (2,5%), piodermite gangrenosa, uveíte, espondilite (Antígeno leucocitário humano-B27).

- Descarte gastroenterite bacteriana, colite isquêmica, diverticulite, amebíase, doença de Crohn, síndrome do intestino irritável.

Exames laboratoriais: hemograma, mensuração de eletrólitos, perfil hepático, hemoculturas; em casos de colite ulcerativa, pode-se observar a presença de granulomas à biopsia.

Raio-X: Evite a realização de enema baritado na presença de febre, taquicardia ou sangramento retal pronunciado, pois tal procedimento pode causar megacólon tóxico; sigmóide e reto friáveis (graus 1-4, variando desde friabilidade após aplicação da técnica de *swab* até sangramento espontâneo antes da aplicação dessa técnica); realização de seqüência radiográfica do intestino delgado; pseudopólipos (nódulos da mucosa regenerativa); úlcera aftosa no reto.

Tabela 11.5 Achados ao exame radiográfico com enema baritado	
Colite ulcerativa	**Doença de Crohn**
Perda dos haustros; múltiplas úlceras em "botão de camisa" de 1 mm de diâmetro	Úlceras em "espinho da roseira" com trajetos profundos; envolvimento do íleo com lesões a distância; *thumbprinting*; envolvimento transmural; fístulas

Abordagem:

Preventiva: Colonoscopias seriadas uma vez ao ano com biopsias a cada 10 cm por 8 anos após o início do quadro.

Terapêutica: Agentes antidiarréicos: difenoxilato, loperamida, tintura de ópio.

- Derivados de sulfassalazina e 5-aminossalicilatos (5-ASA ou mesalamina) para remissões ou sintomas brandos.

- Olsalazina (Gut 1994;35:1282) ou mesalamina para rubores leves; enemas com corticosteróide para diarréia branda a moderadamente ativa.

- Azatioprina por alguns meses; na ocorrência de depressão da medula óssea, um período de 3 dias afastados da medicação fará com que os parâmetros retornem ao normal; administração uma vez ao dia para sintomas moderados a graves.

- Adicione a ciclosporina IV em casos de colite fulminante ou megacólon tóxico; resposta em 4 dias.

- Dieta: fique atento para intolerância à lactose; administração oral de Fe.

- Eritropoietina (Nejm 1996;334:619), transfusão sanguínea para anemia.

- Indicações de proctocolectomia:

  1. Falha de terapia medicamentosa intensiva após 2-4 semanas.
  2. Falta de melhora do megacólon tóxico depois de 4 dias de terapia intensiva.

3. Impossibilidade de distinção entre estenose e câncer.
4. Manifestações extracolônicas graves, anastomose ileorretal ou bolsa ileoanal (Am J Gastroenterol 1998;93:166).
5. Ausência de benefício de antibióticos (Am J Gastroenterol 1994;89:43).

11.6 Intestino Isquêmico

Med Clin N Am 1994;78:1303; Clin Ger Med 1999;15:527

Causa: Associada a válvula mitral artificial, fibrilação atrial, desvio cirúrgico.

Epidemiologia: Causa mais comum de colite não-infecciosa no idoso; 1% de todos os atendimentos hospitalares para abdome agudo.

Fisiopatologia: Envolvimento da mucosa e depois da serosa; cólon esquerdo (flexura esplênica); área limítrofe propensa à isquemia em virtude da circulação deficiente.

Sintomas: Dor abdominal (cãibras do lado esquerdo em 75%), sangramento (50% dentro de 24 horas), distensão, diarréia, náusea, vômito.

Sinais: Queda no débito cardíaco.

Evolução: Diarréia sanguinolenta, perda de peso, diminuição da albumina; cura completa geralmente em 2 semanas.

Complicações: Pseudo-obstrução, estenoses (15%), colite isquêmica persistente (20%), gangrena (10%); mortalidade (90%).

Raio-X:

- Abdome em posição supina: presença de gás na veia porta — prognóstico mau; exame realizado basicamente para excluir outras causas.
- Enema baritado: *thumbprinting*; sigmoidoscopia: lesões hemorrágicas focais, ulcerações isquêmicas (ulcerações de coloração azul escura na submucosa, adjacentes a áreas de palidez); TC e RM: edema

inespecífico; US dúplex: para o diagnóstico precoce de isquemia mesentérica pelo estreitamento arterial e fluxo sanguíneo reduzido.

Abordagem:

Terapêutica: Descanso do intestino, fluidos parenterais, sonda nasogástrica; antibióticos de amplo espectro; cirurgia na suspeita de gangrena ou perfuração iminente ou não-resolução dentro de algumas semanas; pseudo-obstrução: descompressão colônica se o diâmetro do ceco estiver >9 cm.

11.7 Sangramento GI (Angiodisplasia)

Clin Ger Med 1994;10:1; 1999;15:511.

Causa: Os AINHs e a aspirina causam gastrite, úlceras gástricas e duodenais (dor epigástrica); laceração de Malory-Weiss (em geral, tem histórico de vômito); alcool; potássio, vit C, quinidina, tetraciclina, alendronato provocam esofagite ou úlcera; fístula aortoentérica (histórico de reparo ou desvio de aneurisma aórtico abdominal); varizes (hipertensão portal, gastropatia, hepatopatia); síndrome de Rendu-Osler-Weber (histórico de epistaxe).

Epidemiologia:

- A mortalidade em idosos acima de 85 anos de idade correlaciona-se a sangramento intenso, úlcera >2 cm, bilirrubina >2,0; a endoscopia precoce com sonda térmica diminui a mortalidade (Br J Surg 1998;85:121); o tratamento contra *H. pylori* reduz o risco de sangramento do trato GI.
- Angiodisplasia: uma das etiologias mais comuns de sangramento GI no idoso; 25% dos casos associados a estenose aórtica (Am J Surg 1979;137:57).

Fisiopatologia: O aumento na pressão intraluminal no cólon direito leva a redução no fluxo sanguíneo da mucosa e isquemia mesentérica, ocasionando desvio arteriovenoso na camada submucosa do intestino (Am Fam Phys 1985;32:93).

Tabela 11.6 Isquemia mesentérica

	Epidemiologia	Sintomas	Tratamento
Aguda			
Arterial			
Êmbolo na artéria mesentérica superior (AMS)	*77 anos, 40-50%, origem cardíaca, não-oclusão da AMS (o que explica o motivo pelo qual a porção proximal do intestino delgado é poupada)	Dor abdominal intensa desproporcional para o exame, esvaziamento intestinal, cardiopatia grave, evolui para irritação peritoneal	Trate em <12 h com heparina, antibiótico, ressecção de intestino necrosado, laparotomia de segunda exploração em 24-48 horas ou trombolíticos? (Ann Vasc Surg 1998;12:187)
Trombo na SMA	*77 anos, 18-25%, doença vascular arteriosclerótica (DVAD) difusa	Mesmos sintomas que a isquemia mesentérica crônica (IMC), distensão em 12-24 horas, fezes sanguinolentas, nível anormal de eletrólitos em fase tardia, irreversível, oclusão na origem da AMS, formação colateral restringe a lesão isquêmica	Revascularização para realizar a desobstrução da AMS; evite o procedimento de angioplastia transluminal percutânea em função do alto risco de trombo
Isquemia mesentérica não-oclusiva	*63 anos, 20%	Estados de fluxo baixo sobrepostos à DVAD, envolvimento difuso e irregular, dor periumbilical causada por cólica	Vasodilatadores, p. ex., papaverina por 24 horas
Venosa			
Trombose venosa mesentérica	*66 anos, 5%	Distensão branda, semanas de dor, traumatismo abdominal, sepse, hipertensão portal, hipercoagulabilidade, anticoncepcionais orais, deficiência de proteína	Revascularização

Crônica

Arterial

Isquemia mesentérica crônica	Mulheres mais jovens	Dor pós-prandial (4 horas), perda de peso (por medo de se alimentar), angina visceral, DVAD da circulação mesentérica, geralmente causada pela oclusão de 2 vasos (AMS [artéria mesentérica superior], celíaco) e, menos comumente, a AMI (artéria mesentérica inferior)

Venosa

Trombose venosa mesentérica crônica	*74 anos

* Média.

Fonte: Med Clin N Am 1994;78:1303; Clin Ger Med 1999;15:527.

Sintomas:

- Melena = sangramento do trato GI superior, do intestino delgado ou do cólon proximal.
- Hematoquezia = sangramento do trato GI inferior ou sangramento ativo do trato GI superior.

Sinais: Estigmas de hepatopatia costumam ser observados; os sangramentos provenientes de lesões diverticulares (fonte arterial) são mais intensos do que aqueles oriundos de ectasias (fonte venosa)

Evolução:

- Sangramento GI; mortalidade relacionada ao tabagismo; em idosos de 80 anos, a mortalidade é de 35% e está relacionada a distúrbios subjacentes (como DM, HAS, DAC) e medicamentos.
- Angiodisplasias: geralmente apresenta resolução espontânea.

Complicações: Taquicardia em repouso = perda de sangue (10%); pulso aumentado (20 bpm) ou pressão sanguínea sistólica diminuída em 20 pontos = perda de sangue (20-30%).

Exames laboratoriais: Uma relação de U/Cr de 40:1 sugere sangramento da porção superior do trato GI (absorção de Hb na parte proximal do intestino delgado); também é um sinal de azotemia pré-renal.

Raio-X:

- Evite enema baritado; use gastrografina se houver necessidade do uso de meio de contraste.
- Achados colonoscópicos: telangiectasias, erosões superficiais <5 mm no ceco e no cólon ascendente, veias tortuosas.

Abordagem:

Terapêutica: Vit K, plasma fresco congelado se for submetido à coumadina; O_2; angiodisplasia: vasopressina, embolização química, eletrocoagulação, laser, ressecção segmentar, hemicolectomia; a terapia hormonal é controversa.

11.8 Pancreatite/Colecistite

Surg Clin N Am 1994;74:317; Clin Ger Med 1999;15:571,579

Causa:

- Pancreatite: alcoolismo >12-15 anos, cálculos biliares (mais comuns, 75% dos casos de pancreatite aguda em pacientes com >80 anos), medicamentos (ácido etacrínico, corticosteróides, metronidazol, tiazida, estrogênio), distúrbios metabólicos (hipercalcemia, hipertrigliceridemia, uremia), cirurgia, CPRE (colangiopancreatografia retrógrada endoscópica), disfunção do esfíncter de Oddi, tumores, isquemia, talvez divertículos periampulares, condições hereditárias (tripsinogênio, fibrose cística).

Epidemiologia:

- Doença biliar induzindo à indicação de cirurgia de abdome agudo no idoso.
- Pancreatite: índice de mortalidade acentuado de 20% (Am J Surg 1986;152:638).

Fisiopatologia: A *E. coli* e a *Klebsiella* são os microrganismos mais comuns em colecistite; infecções anaeróbicas também são observadas; ducto biliar comum mais calibroso no idoso; alteração no metabolismo biliar (aumento na saturação da bile pelo colesterol); predispõem os pacientes à colecistite.

Sintomas:

- Colecistite: em <50% dos pacientes, observam-se sinais peritoneais; alguns pacientes, no entanto, não apresentam nenhuma sensibilidade abdominal; com freqüência, ocorrem elevações de baixa intensidade na temperatura — o paciente, entretanto, pode se mostrar desorientado (com aparência de intoxicação) e não revelar nenhum sinal abdominal; 40% dos pacientes com doença aguda exibem empiema, perfuração, gangrena; 15% têm abscessos subfrênico ou hepático; a colecistite acalculosa é semelhante à colecistite calculosa em termos de apresentação, porém é mais prevalente após cirurgia, traumatismo, transfusões repetidas, queimaduras, nutrição parenteral prolongada, câncer.

- Pancreatite: a mudança no estado mental pode ser o único sintoma apresentado; como a dor epigástrica se propaga para as costas, o paciente senta-se para frente; além disso, podem-se observar sinais de taquicardia, náusea, vômito, febre, íleo paralítico, choque; a pancreatite crônica manifesta-se com dor; ocorre deficiência nutricional com má-absorção de proteína e gordura; a intolerância à glicose é mais comum do que em jovens.

Complicações:

- Coledocolitíase em 10-20% das vezes: 75% dos casos apresentam-se com dor e icterícia, 18% com dor e 6% com icterícia; realize esfincterotomia endoscópica se o paciente se mostrar inapto à cirurgia; os índices de mortalidade para exploração cirúrgica do ducto biliar comum são de 6-12%, geralmente por causa cardíaca.
- Perfuração da vesícula biliar por redução da vascularidade do fundo desse órgão com o envelhecimento.
- Pancreatite: efusões do lado esquerdo, infiltrados parenquimatosos localizados (efeitos pancreáticos sobre o surfactante pulmonar) (Gastrointest Endosc Clin N Am 1990;19:433); na fase inicial, observam-se insuficiência renal e SARA; na fase tardia, predomina a infecção.
- Grave na presença de um dos itens descritos a seguir (Jama 2004;291:2805):
  1. Insuficiência orgânica (um ou mais das seguintes alterações: BP sistólica <90, PaO_2 <60, Cr >2,0, sangramento >500 mL/24 h).
  2. Uma das seguintes complicações: pseudocisto, abscesso, necrose.
  3. Pelo menos, 3 critérios de Ranson.
  4. No mínimo, 4 critérios do APACHE II (do inglês Acute Physiology and Chronic Health Evaluation [Avaliação da Fisiologia Aguda e da Saúde Crônica]).

- Adenocarcinoma subjacente da vesícula biliar: especialmente em mulheres na 6ª e 7ª décadas de vida com cálculos biliares.
- Descarte apendicite.
- Descarte câncer pancreático, mensurando o marcador CA 19-9 (Clin Ger Med 1999;15:579).
- Descarte úlcera péptica perfurada, obstrução intestinal, perfuração intestinal, isquemia mesentérica.

Exames laboratoriais:

- Colecistite: leucocitose em 66% dos pacientes; algumas vezes, observa-se apenas uma elevação da fosfatase alcalina (Ger Rv Syllabus 2004;5:330).
- Pancreatite: a elevação das enzimas não se correlaciona ao prognóstico ou à gravidade da doença; mensuração da proteína C reativa >150 em casos graves; Ht <39 nas mulheres e 43 nos homens (indicador negativo).

Raio-X: Se o diagnóstico ainda não estiver esclarecido, realize TC contrastada; antes da aplicação do contraste, proporcione uma função renal adequada; a RM é uma técnica mais satisfatória para visualizar necrose ou pseudocisto.

Tratamento:

- Mortalidade de 9,8% causada pela cirurgia de colecistite aguda em virtude do diagnóstico tardio e das comorbidades; é preferível a realização de colecistectomia laparoscópica (Ann Surg 1991;213:665).
- Pancreatite: CPRE (colangiopancreatografia retrógrada endoscópica), esfincterotomia para pancreatite por cálculo biliar (Lancet 1988;2:979); nada por boca; AINHs para dor; unidade de terapia intensiva em casos graves para monitorar a função cardíaca, bem como o estado hídrico e eletrolítico, e iniciar a alimentação enteral ou parenteral; administre antibióticos se não melhorar em 5 dias e pense em ascite, pseudocisto ou necrose pancreática; use imipenem e considere a adição de fluconazol; o antagonista dos receptores do

fator de ativação plaquetária diminui a mortalidade em casos de pancreatite aguda grave (GE 1997;112:A453); para má-absorção, tome 8 comprimidos de pancreatina junto com as refeições.
- Pancreatite: os critérios do APACHE II são indicadores prognósticos mais eficientes que os de Ranson (ver tabela na página 586 em Clin Ger Med 1999;15:579).

Alimentação Enteral

Nejm 1997;226:41; Crit Care Clin 1997;13:669

Indicações: Pacientes com um trato GI funcional que se mostram incapazes de consumir um nível adequado de calorias; depois de 7-10 dias sem nada por boca, ocorre uma emaciação muscular significativa; na falta de qualquer esperança ou expectativa de se retomar a alimentação por via oral, existem debates sobre alimentos alternativos; a alimentação enteral não promove nenhum aumento na massa corpórea magra (LBM), mas atenua a taxa de perda dessa massa (especialmente muscular) (Nutr 1999;15:158).

- Distúrbios neurológicos: traumatismo, AVC e outros estados patológicos.
- Malignidades: sobretudo na cabeça e no pescoço.
- Queimaduras.
- Quimioterapia e radioterapia.
- Distúrbio GI (p. ex., DII), fístula enterocutânea.

Necessidades calóricas:
- Adulto: 25-35 kcal/dia.
- Idoso: 15-20 kcal/dia.
- Gasto energético de repouso (GER):
    Homem (789 × área de superfície corpórea) + 137
    Mulher (544 × área de superfície corpórea) + 414.

Tabela 11.7 Hepatopatia no idoso

	Hepatite B/C	Abscesso hepático piogênico	Hepatopatia auto-imune	Isquemia hepática	Cirrose biliar primária	Neoplasia
Causa		Propagação direta a partir do trato biliar; pancreatite; disseminação hematógena a partir da veia porta (diverticulite, apendicite, doença de Crohn) e da artéria hepática (endocardite, prótese), malignidades		Resultado de hipertensão e choque, DAC		Metástases de câncer colorretal são as causas mais comuns; 25% dos pacientes com câncer colorretal já apresentam metástases na consulta inicial. Metástases abdominais, cerebrais, pulmonares e neuroendócrinas ao fígado
Epidemiologia	A prevalência de hepatite B é 3 vezes maior em pacientes entre 64-74 anos; 43% para os casos de hepatite C, em comparação ao grupo etário mais jovem (7%)	Acomete principalmente os idosos	22% dos pacientes com hepatopatia auto-imune têm >65 anos; menos grave (os níveis da aminotransferase não se encontram tão altos) (Age Aging 1997;26:441)	6ª ou 7ª décadas	0 equivalente a 38% de casos novos tem >65 anos (Gut 1997;41:430)	Os pacientes com >60 anos têm índices de sobrevida inferiores; no entanto, o tamanho do tumor é o fator prognóstico mais importante

(Continua)

11.8 Pancreatite/Colecistite

Tabela 11.7 Hepatopatia no Idoso

	Hepatite B/C	Abscesso hepático piogênico	Hepatopatia auto-imune	Isquemia hepática	Cirrose biliar primária	Neoplasia
Sintomas	Brandos e subclínicos nas hepatites B & C			Criticamente doente ou anoréxico, além de exibir fadiga	Distúrbios extra-hepáticos: hipotireóideo, síndrome seca, xantoma cutâneo	
Sinais	5% dos casos de hepatite B evoluem para hepatite crônica, que leva a carcinoma hepatocelular (CHC): quanto mais prolongada a exposição à infecção, maiores são os riscos de CHC. O índice de mortalidade de causada pela hepatite C é alto no idoso		Os pacientes com AST em um nível 10 vezes maior ou gamaglobulina em um nível 5 vezes maior apresentam índice de mortalidade de 50% em um período de 3 anos (Med Clin N Am 1996;80:973)		Assim que os sinais de prurido, icterícia, hepatoesplenomegalia e complicações de cirrose se desenvolverem com o avanço da idade e estiverem 5 vezes mais intensos, o prognóstico será mau (>90% dos pacientes morrem de hepatopatia)	

Capítulo 11: Distúrbios Gastrointestinais

Exames laboratoriais	US, RM (não é um exame preciso), biopsia hepática guiada por agulha	Biopsia hepática, mas existe a possibilidade de erro do diagnóstico	Transaminase sérica 25-250 vezes o normal durante o retorno da lesão aguda ao normal em 7-10 dias, bilirrubina, fosfatase alcalina 3-4 vezes o normal, PT normal	A detecção tumoral é difícil. Os tumores costumam ser menores que 1 cm ao exame radiográfico e podem não estar associados a alfa-fetoproteína (marcador tumoral). Faça a triagem de pacientes com hepatite C, utilizando US e alfa fetoproteína de 6 meses

Fonte: Clin Geriatr Med 1999;15:559.

- Pacientes hospitalizados precisam de 20% a mais de GER, enquanto aqueles com queimaduras necessitam de 100% a mais de GER.
- No ambiente hospitalar, utilize a solução de Ringer Lactato como a primeira opção de fluido: 28 mEq/L de lactato combate a emaciação muscular; a solução de dextrose a 5% fornece 50 g desse carboidrato (suprimento calórico mínimo).

Tipos de sonda:

- Sonda nasogástrica (SNG): sonda maleável de 8-10 French com uma ponta pesada de mercúrio.
- Sonda aplicada via gastro/jejunostomia: inserção endoscópica percutânea com sedação consciente à cabeceira da cama por aplicação GI ou intra-operatória pelo cirurgião; taxa de complicação relevante de 1%; espere 2-3 dias após a inserção para o uso; troque os curativos uma vez ao dia; fixe a sonda para evitar desalojamento.

Tipos de fórmula:

- Poliméricas: compostas de nutrientes intactos, mas exigem uma função GI normal; variedades, contendo lactose ou não, com fibra.
- Monoméricas ou elementares para digestão/absorção comprometidas; altamente osmolares, não-palatáveis, compostas de hidrolisados protéicos ou aminoácidos, glicose, oligossacarídeos, triglicerídeos de cadeia média; necessitam de uma digestão mínima; utilizadas em casos de pancreatite, colite ulcerativa, fístula GI; 1 kcal/mL.
- *Dietas enterais" HN"* (alto teor de nitrogênio).
- Fórmulas de especialidade destinadas para doenças específicas:
- Isolados protéicos intactos, amidos e ácidos graxos de cadeia longa; distribuídos ao estômago ou ao intestino delgado; o paciente deve ter suas funções proteolíticas e lipolíticas normais; hiperosmolaridade mínima; 1 kcal/mL, já vêm pré-misturados.
  1. Osmolite ou similares
  2. *Osmolite HN ou similares* (alto teor de nitrogênio) — mais eficiente para pessoas mais franzinas e/ou fracas

3. *Jevity ou similares*: equivalente ao *osmolite HN*, mas com fibra adicionada; bom para diarréia e constipação; bem-tolerado.

4. *Magna cal*: 2 cal/mL (dobro das fórmulas-padrão); bom para pacientes com restrição hídrica.

5. *Criticare*: formulado para pacientes sob estresse.

- Imunoestimulantes: nutrientes específicos, incluindo glutamina, arginina, ácidos graxos ômega-3 e nucleotídeos, diminuem a freqüência de infecções e a duração da estadia hospitalar; não têm nenhum efeito sobre a mortalidade (Crit Care Med 1999;27:2799).

1. *IMPACT ou similares*

2. Emulsões lipídicas: fonte concentrada de energia.

3. *Immun-Aid*: adiciona glutamina para melhora de 6 meses na sobrevida de pacientes criticamente enfermos (Nutr 1997;13:752); aminoácidos de cadeia ramificada.

- Alimentações modulares fornecem fonte de nutriente única e complementar: elementos individualmente misturados por farmácias para as necessidades específicas do paciente; no entanto, são as mais caras.

Administração:

- Precauções para evitar aspiração: eleve a cabeça a 30°, tire radiografia do tórax para aplicação da sonda antes do uso e coloque o paciente sob vigilância clínica contínua para manter a função intestinal.

- Inicie com uma concentração de ¼ a 20 mL/h para evitar hipernatremia; para alimentação gástrica, aumente primeiro a concentração, depois o volume; para alimentação pelo intestino delgado, aumente primeiro o volume, em vez de iniciar com a concentração total (Ger Rv Syllabus 2002;5:197), e administre em forma de bolo várias vezes ao dia durante 20-30 minutos para evitar as bombas de infusão.

- Pode ser necessária a realização de NPP com nutrição enteral, enquanto se estabelece a necessidade calórica e protéica adequada.

- Verifique a presença de resíduos a cada 2 horas durante as primeiras 48 horas de alimentação gástrica.
- Reduza a velocidade (mantenha as alimentações por 2 horas) para resíduos >100 mL.
- Infusão contínua (por gravidade ou bomba) durante as horas de sono para alimentação via intestino delgado; inicie com 30 mL/hora e aumente em torno de 30-50 mL a cada 8-12 horas; para alimentação gástrica, administre bolo de 200-400 mL a cada 4 horas.
- Irrigue e lave a sonda com 25-100 mL de água após cada alimentação ou bolo contínuo.
- Restrinja a proliferação bacteriana excessiva por meio da refrigeração das sondas de alimentação; não as deixe por mais de 4 horas à temperatura ambiente.

Complicações: (Ver Tabela 11.8)

- Gastrointestinais: cãibra, timpanismo, diarréia; o tratamento pode ser feito por meio de troca da fórmula, alteração nas concentrações dos alimentos ou adição de agente de volume; em casos de esvaziamento gástrico deficiente, o paciente pode precisar de metoclopramida ou eritromicina.
- Mecânicas: obstrução e/ou desalojamento da sonda; obstrução GI e extravasamento peritoneal; necrose da parede gástrica.
- Anormalidades hídricas e eletrolíticas: hiperglicemia, hipernatremia, azotemia, hiperosmolar, coma não-cetótico, hipomagnesemia; monitoramento diário dos níveis de eletrólitos e glicose nas primeiras 48 horas; para combater hiperglicemia, pode-se adicionar insulina às refeições; inicie com uma escala móvel; adicione a necessidade aproximada em uma escala móvel de 24 horas aos alimentos.
- Aspiração: é comum, pode ser letal (ver acima) e constitui uma causa importante de ARDS.

Tabela 11.8 Complicações da alimentação com sonda

Complicação	Intervenção
Pneumonia por aspiração	Verifique a posição da sonda antes de iniciar a alimentação
	Suspenda a cabeça de forma adequada durante a alimentação
	Ajuste a velocidade da alimentação para minimizar a distensão gástrica
Diarréia	Troque para uma fórmula diferente ou use uma outra diluição
	Administre suspensão à base de caulim-pectina, elixir paregórico, difenoxilato ou codeína
Hiponatremia	Diminua as irrigações com jatos de água
	Adicione cloreto de sódio à fórmula
	Troque para uma fórmula concentrada em nutrientes
Irritação da pele ao redor do local de aplicação da sonda	Utilize barreiras mecânicas de limpeza
	Administre bloqueadores dos receptores H_2 para diminuir a acidez gástrica
Realimentação (diminuição de K, PO_4 e Mg)	Tenha um cuidado antecipado de monitorar os eletrólitos por alguns dias

Adaptação de Annals of Long-Term Care 1998;6(10):329.

11.9 Hiponatremia

Nejm 2000;342:1581

Tabela 11.9 Hiponatremia (<135 mEq/L; <120 mEq/L = crises epilépticas)

	Osmolaridade sérica reduzida (<275)		Osmolaridade normal	Osmolaridade aumentada
ECF aumentado	**ECF normal**	**ECF diminuído**	**hiperlipidemia hiperproteinemia**	**hiperglicemia**
Na Urinário <20 mEq/L	SSIADH (SNC, pulmão, estresse)	Na urinário >20 mEq/L	Hiperproteinemia	—
ICC	Hiponatremia dilucional	Renal		
Cirrose	Na urinário >20 mEq/L	Diuréticos		
	Osmolaridade Urinária >200	Doença de Addison		
	Morfina, antidepressivos tricíclicos, nicotina, SSIADHs, sulfoniluréias, hiponatremia, insuficiência da adrenal	Desidratação		
Tratamento: restrição de fluido + furosemida; ?captopril	Restrição hídrica; salina a 0,9 ou 3% + furosemida (em caso de aumento do Na para 20 mEq/L/48h)	Reposição de fluido; tratamento do distúrbio subjacente	—	—

LEC = líquido extracelular.
Reproduzido com a permissão de Annals of Long-Term Care 98;6(supplement):4.

Excreção fracional de Na+ = $\frac{Na^{\pm} \text{ Urinário}/Na^{\pm} \text{ Plasmático}}{\text{Creatinina Urinária}/\text{Creatinina Plasmática}} \times 100$

- Pré-renal <1%
- Renal (Necrose Tubular Aguda) >1%

* N. de T.: Sinal radiográfico de anormalidade intestinal freqüentemente associado à formação de hematoma na parede intestinal.

Capítulo 12
Dermatologia

12.1 Problemas de Pele (Lesões Benignas e Malignas)

Am J Med 1995;98:99S; J Am Acad Derm 1992;26:521; Nejm 1991;325:171; Am Fam Phys 1995;193; Geriatrics 1993;48:30; UCLA Ger Rv 9/2002. Skin Problems

Epidemiologia: Além de a incidência de cânceres de pele aumentar de forma exponencial com a idade, acredita-se que esse tipo de lesão esteja relacionado ao acúmulo de radiação UVB durante o período de vida; grave em regiões geográficas, cuja camada de ozônio se encontra diminuída.

Fisiopatologia: Mudanças da pele em processo de envelhecimento.

Epiderme:

- O achatamento da junção dermoepidérmica leva ao aumento na propensão à formação de bolhas e à erosão com a força de cisalhamento.
- Diminuição no teor de umidade do estrato córneo; redução na secreção das glândulas sudoríparas; xerose[1*].
- Declínio na renovação epidérmica: lentidão na cicatrização de feridas; aumento nas infecções secundárias após traumas menores; distúrbios hiperproliferativos, como psoríase, tendem a melhorar com a idade.

[1*] N. de T.: Secura patológica da pele (xerodermia), da conjuntiva (xeroftalmia) ou das mucosas (Fonte: Stedman).

- Os melanócitos diminuem em torno de 10% a cada década depois dos 30 anos de idade, levando à despigmentação; a melanina atua normalmente na absorção da radiação UV carcinogênica.
- Queda na resposta imune mediada por células (células de Langerhans ou macrófagos na epiderme); maior suscetibilidade a tumores cutâneos, porém menor potencial de sensibilização alérgica por contato.

Derme:

- A derme diminui em termos de densidade; relativamente acelular e avascular, levando a isolamento deficiente, palidez da pele e hipo/hipertermia; a regressão das fibras elásticas subepidérmicas causa enrugamento da pele; além disso, há uma redução na depuração dérmica de material estranho, prolongando a duração da dermatite de contato.

Anexos cutâneos:

- A diminuição das glândulas sudoríparas provoca ressecamento da pele e reduz o odor do corpo.
- Os corpúsculos de Pacinian e Meissner diminuem em torno de 2/3, predispondo o idoso a traumatismos e queimaduras, além de reduzir a capacidade da realização de procedimentos manuais delicados.
- Também ocorre diminuição no volume dos tecidos subcutâneos dentro das superfícies de sustentação, como os pés, ocasionando o surgimento de calos, ulcerações e dor crônica.
- Aparecimento de rugas.

Tratamento: A tretinoína tópica inibe a metaloproteinase da matriz induzida por radiação (Nejm 1997;337:1419); evitar também a exposição ao sol (J Am Acad Derm 1993;29:25).

Prevenção: Bloqueador ou filtro solar (FPS[2**] de 15-30) aplicado todo dia pela manhã.

[2**] N. de T.: Fator de Proteção Solar.

Fotodermatite

Aspecto: Vesículas, pápulas, pústulas; placas formadas pela exposição solar, com áreas levemente manchadas.

Causa: Provocada por radiação UV de onda longa ou induzida por medicamentos (tiazidas, furosemida, sulfonamidas, NSAIDs, fluoroquinolonas, amiodarona).

Eczema

Aspecto: Pele seca e pruriginosa, além de fissuras delicadas; porção inferior das pernas; agravamento na época do inverno.

Tratamento: É de suma importância promover o aumento da hidratação, por meio da aplicação de emolientes e óleos, particularmente após o banho; evite a exposição excessiva à água; aumente o uso de umidificadores do ambiente; utilize preparações de esteróides apenas em lesões graves ou crônicas.

- Esteróides tópicos: de potências baixa (creme de triancinolona a 0,025-0,1%), média (loção ou pomada de triancinolona a 0,1%), alta (creme de triancinolona a 0,5% ou creme de fluocinonida a 0,05%), superalta (pomada de dipropionato de betametasona a 0,05%).
- Loção ou gel para lesões agudas (vesículas exsudativas e crostosas) para ajudar a secá-las; creme para lesões subagudas (escamas, placas); pomada para lesões crônicas (pele seca, placas, liquenificação).

Dermatite Seborréica

Aspecto: Escama amarelada e gordurosa com ou sem base eritematosa nas pregas nasolabiais, sobrancelhas, contorno do couro cabeludo, barbas laterais ("costeletas"), parte posterior da aurícula e porção média do tórax.

Tratamento: Hidrocortisona a 1% por 2 semanas, sulfeto de selênio.

Rosácea (Nejm 2005;352:793)

Aspecto: Rubor transitório, eritema não-transitório, pápulas, pústulas, telangiectasia.

Causa: Ácaro facial (possivelmente), etanol, alimentos picantes, bebidas quentes, exposição ao sol, estresse, exercício.

Tratamento: Creme ou gel de metronidazol a 0,75% 2x/d por 6-9 semanas; tratar as pústulas com doxiciclina 100 mg PO, a telangiectasia com eletrodessecação e o desenvolvimento de rinofima[3***] com cirurgia plástica.

Psoríase

Aspecto: (J Am Acad Derm 2002;46:1) Placas escamosas e eritematosas no couro cabeludo e nas superfícies extensoras; pequenas pústulas na palma das mãos e na sola dos pés.

Causa: Distúrbio sistêmico da resposta imune dos linfócitos T.

Tratamento: Evite medicamentos que afetam o quadro de forma adversa, tais como: β-bloqueadores, lítio, inibidores da ECA, agentes antimaláricos, esteróides sistêmicos, bupropiona, meio de contraste radiográfico; tratamento leve e restrito com corticosteróides tópicos; mistura irritante de antralina e alcatrão a 1-4%, casos recalcitrantes com radiação UV, PUVA (fototerapia), vit D tópica (calcipotrieno) em doses limitadas para as áreas não-faciais, pois são irritantes; anos de tratamento com radiação UV, metotrexato, ciclosporina esteróides tópicos potentes podem predispor os pacientes a outros problemas de saúde.

Ceratose Seborréica

Aspecto: Lesões disseminadas, pigmentadas, ceráceas, "impedidas de prosseguir"; podem ser muito amplas ou espessas.

[3***] N. de T.: Hipertrofia do nariz com dilatação folicular, resultante da hiperplasia de glândulas sebáceas, com fibrose e aumento da vascularização. Também se denomina rosácea hipertrófica; nariz de cobre, de rum, de *brandy*, de martelo, de batata, de toupeira ou de flor de rum (Fonte: Stedman).

Evolução: Benigna.

Tratamento: Eletrocautério, particularmente para lesões amplas; o nitrogênio líquido pode funcionar.

Diferenciais: doença de Bowen, melanoma disseminado superficial.

Ceratose Actínica

Aspecto/Localização: Lesões múltiplas, planas/elevadas, de coloração vermelho/castanha, com escamas aderentes e aspecto de "lixa".

Evolução: Lesão pré-cancerosa muito comum em brancos, mas a freqüência de conversão global é discutida.

Tratamento: Nitrogênio líquido, leve congelamento por 20 segundos; 5-fluorouracil a 2-5% uma vez ao dia por 2-3 semanas, pode responder ao sol; informe os pacientes quanto à duração dos sintomas do tratamento.

Dermatose de Bowen

Aspecto: Lesões solitárias (66%), múltiplas (33%), nitidamente delimitadas, escamosas, planas ou elevadas.

Evolução: Não-induzida pelo sol; prognóstico bom.

Tratamento: Curetagem; eletrodessecação; excisão profunda se a lesão estiver no folículo piloso; fluorouracil tópico 2x/d por várias semanas para as lesões mais amplas; a cirurgia de Moh (excisão de várias camadas até que não haja nenhum indício microscópico de câncer) e terapia a laser também são opções.

Diferenciais: Eczema (palpável, espessado, vermelho/castanho com linhas cutâneas aprofundadas), tinha, carcinoma superficial de células basais, ceratose seborréica irritada.

Ceratoacantoma

Aspecto: Comum em homens idosos; nódulos lisos em formado de abóbada e cor de carne com centro deprimido preenchido com tampão de queratina; áreas expostas ao sol; costas das mãos, braços e centro da face.

Evolução: Crescimento rápido em 2 semanas, estacionário, involução.

Tratamento: É difícil diferenciá-lo de câncer de células escamosas; portanto, o tratamento consiste em excisão ou curetagem; fulguração para lesões com <2 cm.

Carcinoma de Células Escamosas

Causa: Exposições ao sol, alcatrão de hulha, óleo de creosoto, óleo de parafina.

Aspecto/localização: Cabeça, antebraço, pescoço, costas; nódulo firme e eritematoso com margens indistintas.

Evolução: Metástase imprevisível aos linfonodos; a maioria transforma-se em lesões malignas a partir da ceratose actínica; a presença de úlcera indica uma lesão agressiva.

Tratamento: Eletrocirurgia; quimioterapia; cirurgia de Moh; cirurgia — uma excisão ampla ou a cirurgia de Moh dependem da localização; radiação.

Leucoplaquia

Aspecto: Placas brancas nas mucosas; lesões hipertróficas.

Evolução: Lesão pré-cancerosa; 10-17% desenvolvem-se em carcinoma de células escamosas (assoalho da boca, superfície ventral da língua) 1-20 anos após a lesão inicial.

Tratamento: Biopsia excisional, eletrodessecação, nitrogênio líquido, fluorouracil tópico, laser.

Diferenciais: Candidíase, sífilis secundária, atrofia vulvar; líquen escleroso e atrófico (estende-se das mucosas para a pele; se não responder à aplicação tópica de estrogênio ou corticosteróide, deve-se proceder à biopsia, embora o potencial de malignidade seja pequeno).

Escabiose (Arch Derm 2002;136:387)

Aspecto: Erupção pruriginosa, eritematosa e papular; escoriação, infecção secundária; localização: região axilar, cintura, parte interna da coxa, costas, braço, pernas; túneis entre os dedos.

Evolução: Persiste por décadas se não for tratada.

Tratamento: Proceda à raspagem da pele paralelamente à superfície do túnel e profunda o suficiente a ponto de causar um sangramento puntiforme e minúsculo; use óleo mineral e lamínula sobre a lâmina para identificar ácaros, ovos ou materiais fecais; trate com creme de lindano a 1% ou crotamiton a 10% ou permetrina a 5% a cada 12 h, reaplique em 1 semana; trate os pruridos por 2 semanas; passe aspirador de pó em tapetes; lave as roupas com água quente e depois as seque com calor seco; trate os contactantes; em clínica de repouso: administre ivermectina em uma dose única de 200 µg/kg PO.

Diferenciais: Outros ácaros (não em espaços teciduais).

Herpes Zoster

Aspecto: Formigamento ou dor geralmente unilateral por 4-5 dias; vesículas/crostas agrupadas eritematosas; ocasionalmente nódulos e pápulas; pode afetar os olhos (úlcera de córnea); alguns dermátomos podem estar envolvidos.

Achados oculares:

1. Herpes simples: úlceras dendríticas de córnea.
2. Herpes zoster: periferia da córnea com vascularização e ulceração; pode acometer os dendritos — raro.

Evolução: Com freqüência, apresenta uma evolução prolongada, desde muitas semanas até vários meses com dor "pós-herpética"; certa comunicabilidade; é melhor evitar exposição desnecessária; a equipe de clínicas de repouso precisa usar luvas em caso de vesículas e crostas.

Tratamento: Em lesões iniciais, use valaciclovir 1 g 3x/d por 7 dias ou fanciclovir 500 mg 3x/d por 7 dias ou aciclovir 800 mg 5 dias ou 7-10 dias; se as lesões estiverem estabelecidas por >3 dias, os antivirais não são úteis (e, além disso, são caros); se não houver nenhuma contra-indicação para os corticosteróides (DM, hipertensão, glaucoma), o emprego da prednisona 60 mg, com redução gradual da dose em 21 dias, pode diminuir o risco de neuralgia pós-herpética (Nejm 1996;335:32); uveíte: corticosteróides tópicos com consulta em oftalmologista; atropina para dilatar as pupilas; o controle da dor muitas vezes é um problema mais prolongado, pois pode necessitar da administração de codeína ou outros opióides; para lesões prolongadas, os antivirais em doses baixas e a longo prazo podem ser proveitosos; proteja as lesões agudas para diminuir a comunicabilidade.

Pênfigo vulgar (Jags 1998;46:92)

Aspecto: Mucosa oral e pele; depósitos de IgG e C3 no estrato de Malpighi; o aumento nos níveis do anticorpo do pênfigo corresponde à gravidade da doença; prognóstico favorável para pessoas mais idosas; 50% dos judeus.

Tratamento: Acetonida de triancinolona.

Penfigóide bolhoso (Nejm 1995;333:1475)

Aspecto: Placas urticarianas ou bolhas tensas intactas de início súbito; bolhas flexurais; disseminação rápida; estudos imunofluorescentes: C3 ao longo da membrana basal.

Tratamento: As lesões não-tratadas podem se tornar amplas e altamente sintomáticas, resultando em óbito; a administração precoce de prednisona na dose de 40-60 mg/dia confere as melhores respostas — inicie a redução gradativa da dose quando não houver o aparecimento de mais nenhuma lesão nova; segunda opção terapêutica: azatioprina, ciclofosfamida, ciclosporina, metotrexato, tetraciclina, dapsona, sulfapiridina, ouro; corticosteróides pulsados, plasmaferese, altas doses de imunoglobulina.

Diferenciais: Pênfigo vulgar: ausência de placas urticarianas; estudos imunofluorescentes: anticorpos contra o cimento intercelular.

Onicogrifose

Aspecto: Mancha amarela, distal e irregular das unhas; borda em relevo; unhas frágeis; espessamento e curvatura das unhas, em virtude de traumatismo crônico; mais comum em pacientes com aterosclerose, fungos ou infecção paroniquial crônica (em geral, secundária à candidíase).

Evolução: Crônica; além de ser caro, o tratamento tem valor limitado em idosos com poucas curas a longo prazo.

Tratamento: A aplicação de ácido acético ou a fricção de álcool sobre a prega da unha acometida resulta na evaporação de água em 10 minutos; na presença de pseudomonas, use pomada de gentamicina; trate as infecções cutâneas circunjacentes de forma rigorosa para restabelecer o conforto do paciente; o corte e o lixamento das unhas para reduzir sua massa é importante para o conforto dos pés e a prevenção de lesão; onicomicose — fluconazol oral na dose de 150 mg/semana durante 6 meses; terbinafrina oral (Lamisil) na dose de 250 mg/dia durante 3-4 meses, taxa de cura de 60%, risco ao fígado (3%), avalie a função hepática, pode inibir o metabolismo de antidepressivos; tratamento pulsado com itraconazol 200 mg 2x/d por 7 dias ao mês durante 3-4 meses.

Melanoma

Aspecto: Preocupante se assimétrico, bordas irregulares, >0,6 cm, múltiplas cores (branco, vermelho, azul, preto), lesão expansiva em tamanho e formato (pruriginosa e sensível), tons superficiais (hemorrágicos) de cores (Jama 2004;296:2771).

Exames laboratoriais: Exame histopatológico de amostra obtida por biopsia. Níveis de Clark:

I: limitado à epiderme, sem invasão
II: na derme papilar, mas sem preenchê-la, 95% de sobrevida por 5 anos.
III: preenchimento da derme papilar.
IV: acometimento da derme reticular.
V: gordura subcuticular, 40% de sobrevida por 5 anos.

Tratamento: Excisão completa da lesão primária.

Câncer Bucal

Epidemiologia: Escamoso em 95% dos casos; fatores de risco: idade, sexo masculino, malignidade bucal prévia, tabaco (fumo), álcool, exposição ao sol (lábios).

Evolução: Prognóstico sem envolvimento dos linfonodos: 50% com taxa de sobrevida de 5 anos em caso de lesões na língua; 95% com taxa de sobrevida de 5 anos para lesões nos lábios.

Abordagem:

Preventiva: Parar de fumar.

Terapêutica: Alta morbidade a partir dos procedimentos de ressecção cirúrgica, irradiação, quimioterapia citotóxica: desfiguração, dificuldade na fala, hipofunção das glândulas salivares, osteomielite.

12.2 Úlceras de Decúbito ou de Pressão

J Am Ger Soc 1995;43:919; Geriatric Review Course September 2002, Assessment Pressure Sores, Barbara Bates-Jensen; Jama 2003;289:223

Epidemiologia: 50-70% em pacientes com >70 anos de idade em clínicas de repouso (J Am Ger Soc 1988;36:807); prevalência hospitalar de 3-11%, com valores mais altos em unidade de cuidado coronariano; na internação em clínicas de repouso, a prevalência sobe para 11-35%.

Fisiopatologia: Quando a pressão excede 32 mmHg, ocorre uma interrupção do fluxo sanguíneo capilar; a hipoperfusão prolongada leva a hipoxia, acidose, hemorragia no interstício (eritema não-branqueável), acúmulo de resíduos celulares tóxicos, morte celular e necrose tecidual (Med Clin N Am 1989;73:1511); a compressão contra a epiderme resulta em um aumento na compressão em áreas mais próximas a ossos, pois a pressão é mais facilmente dissipada com a deformação dos tecidos mais superficiais.

- Pressão, fricção, cisalhamento, exposição crônica à água (Ped Derm 1994;11:18); deficiências de ácido ascórbico, zinco, Fe (J am Ger Soc 1993;41:357).

Sinais: (ver Tabela 12.1) Avalie a circulação colateral com o índice tornozelo-braquial; lesão tecidual profunda com mancha púrpura-negra nos tecidos; quantidade de exsudatos depende do tamanho da lesão (comprimento e largura); o tipo de tecido prediz a cicatrização da úlcera, use a ferramenta PUSH (do inglês Pressure Ulcer Healing Graph, que significa Gráfico de Cicatrização da Úlcera de Decúbito) (http://www.npuap.org/push3-0.html).

Complicações: Microrganismos agressores na sepse: *Proteus mirabilis*, *E. coli*, *Pseudomonas aeruginosa*, *Klebsiella*, *Bacteróides fragilis*; recorrência da úlcera de decúbito dentro de 2 anos de oclusão cirúrgica da ferida primária (Adv Wound Care 1994;7:40).

Exames laboratoriais:

- VHS (velocidade de sedimentação dos eritrócitos) para descartar osteomielite; albumina sérica; hemograma; glicose sérica.
- Suspeite de osteomielite com leucograma elevado, febre e má cicatrização da ferida.

Abordagem:

Preventiva:

- Valor preditivo da escala de Braden 64-77% (Decubitus 1989;2:44); valor preditivo da escala de Norton 0-37%; outras escalas semelhantes (Am Fam Phys 1996;54:1519).
- Trate os fatores de risco para úlceras de decúbito em todos os pacientes: linfopenia, imobilidade, pele seca, diminuição do peso corpóreo (Jama 1995;273:865).

O eritema não-branqueável é um sinal precoce muito importante (trate-o imediatamente); mude o paciente de posição, virando-o para os lados direito e esquerdo a cada 2 horas; evite pressão direta sobre o trocânter maior e maléolo lateral, posicionando as costas em um ângulo de 30° em relação ao leito com o travesseiro entre os joelhos e a parte inferior das pernas, bem como ao longo das costas e dos braços, para manter um posicionamento ideal (AHCPR Public No. 92-0047, 1992); reposicione os pacientes em cadeiras a cada 1 hora; use trapézios para suspender os membros; sentar-se em almofadas *com orifícios no centro* pode causar isquemia (Ann IM 1986;105:337); a orientação de equipe multidisciplinar diminuiu a incidência de úlceras de decúbito em torno de 63% (Arch IM 1988;148:2241).

Terapêutica: (ver Tabela 12.2)

1. Promova o alívio da pressão: com colchões e camas (list-J Am Ger Soc 1995;43:919); colchões com baixa perda de ar produz bons resultados em relação ao custo (Jama 1993;269:494; J Gerontol 1995;141:6); as camas de ar fluidizado são indicadas para os estágios III-IV em duas das seguintes áreas: lado esquerdo do quadril, lado direito do quadril, sacro; ou com feridas recalcitrantes (J Am Ger Soc 1989;37:235); considerando-se o custo, as bandagens compressivas de 4 camadas são mais eficazes em úlceras venosas persistentes (BMJ 1998;316:1487).

2. Remova os restos teciduais (*debris*) necrosados: com métodos autolíticos, enzimáticos ou debridamento pronunciado.

3. Controle a infecção local: evite antibióticos sistêmicos, a menos que haja um abscesso ou celulite em processo de expansão; nesse caso, use clindamicina e fluoroquinolonas; evite antissépticos tópicos, como peróxido de hidrogênio, hipoclorito de sódio (solução de Dakin), ácido acético, iodo-povidona (Betadine), pois podem inibir o crescimento de fibroblastos (Clin Ger Med 1992;8:835; J Trauma 1993;35:8); ferida infectada por *Staphylococcus aureus* resistente à meticilina: mupirocina tópica (Bactroban); úlceras de decúbito com odor desagradável: gel de metronidazol (Am Fam Phys 1996;54:1519) ou comprimidos triturados de metronidazol (mais barato).

4. Proteja o tecido saudável: estágios II e III com pouco exsudato; use curativo de espuma ou hidrocolóide e troque a cada 3 dias.

5. Estimule a granulação: um ambiente úmido acelera a cicatrização com o aumento na migração de fibroblastos e do fator de crescimen-

to; o curativo de hidrocolóide deve ser trocado a cada 3-5 dias para as úlceras de estágios III e IV, é melhor do que os curativos úmido-a-seco, mas fique atento à ocorrência de infecção; envolva as feridas profundas com curativos invasivos (p. ex., alginatos de cálcio) ou impregnados de sal (Mesalt) para as úlceras de estágios III e IV (J Am Ger Soc 1995;43:919).

6. Estado geral do paciente: o fornecimento de uma dieta rica em proteína (24%) estimula a cicatrização da ferida (J Am Ger Soc 1993;41:357); ácido ascórbico 500 mg 2x/d (J Gen Inter Med 1991;6:81); zinco 200-600 mg uma vez ao dia (Ann IM 1986;105:342; Adv Wound Care 1996;9:8); pasta de nitroglicerina a 2% para vasodilatação (Jags 1997;45:895).

- Outras opções terapêuticas: fator de crescimento de fibroblastos (J Clin Invest 1993;92:2841), oxigênio hiperbárico (Jama 1990;263:2216; Nejm 1996;334:1642); curativos de prata para reduzir a infecção, terapia de aquecimento para feridas, becaplermina para úlceras diabéticas, fator de crescimento derivado das plaquetas recombinante humano para úlceras neuropáticas de espessura completa, se não estiverem infectadas.

- Velocidade esperada de cicatrização: estágio I: 1 dia a 1 semana; estágio II: 5 dias a 3 meses; estágio III: 1-6 meses; estágio IV: 6 meses a 1 ano.

Tabela 12.1 Classificação das úlceras de decúbito

Estágio I	Eritema não-branqueável de pele intacta; úlcera de decúbito precoce pode aparecer no período pós-operatório sob a forma de uma contusão
Estágio II	Abrasão, bolha aberta, espessura parcial, envolvendo a epiderme e/ou a derme
Estágio III	Necrose, perda do tecido de sustentação; perda de espessura completa em direção ao tecido subcutâneo
Estágio IV	Trajetos fistulosos e extensão para fáscias, músculos e ossos

Nota: ocorrência mais comum sobre proeminências ósseas (como escápula, crista ilíaca, sacro, ísquio, trocânter, maléolo lateral, calcanhar), além da borda lateral dos pés.

Tabela 12.2 Categorias de produtos e dispositivos comumente utilizados no cuidado de feridas

Categoria	Descrição	Características	Considerações	Aplicações
Gazes, secas ou úmidas	• Fibras de algodão natural entrelaçadas; fibra celulósica (*rayon*) não-entrelaçada e misturas de poliéster • Disponíveis em blocos ou rolos, estéreis ou não	• Podem ser umedecidas com solução fisiológica ou água • Baixo custo • Facilita o debridamento úmido-a-seco • Não-aderentes quando utilizados como curativos úmidos • Capacidade absorvente mínima a moderada	• Além de ser doloroso, o debridamento úmido-a-seco pode lesar o tecido saudável • A variedade entrelaçada é abrasiva • Pode desidratar a ferida • Exige trocas frequentes • O curativo pode endurecer, ocasionando maior lesão por pressão	Como curativo primário: • Feridas profundas; podem ser comprimidos em áreas que formam galerias ou túneis Como curativo secundário • Podem manter um ambiente úmido se forem umedecidos ou ser aplicados sob um curativo secundário oclusivo • Podem ser utilizados em feridas amplas e necrosadas ou na presença de infecção dos tecidos moles • Ver acima
Chumaço de gazes impregnado	• Materiais entrelaçados ou não, onde ficam incorporadas algumas substâncias, tais como solução salina, água, agentes iodados, petrolato, compostos de zinco, cloreto de sódio, gluconato de clorexidina, tribromofenato de bismuto, ou outros	• Baixo custo • Não-aderente com formulações de produtos específicos	• Alguns materiais impregnados podem ser tóxicos aos tecidos vivos	

Pressure Ulcer Therapy Companion Clinical Practice Guideline, Columbia, MD 1999;21-22. "Copyright © 1998 American Medical Directors Association, All Rights Reserved"

Capítulo 13

Ética

Clin Ger Med 1994;10:403; Arch IM 1995;155:502

13.1 Competência (Capacidade de Tomar Decisões)

Padrões legais de competência (Jags 2000;48:913); a capacidade consiste na avaliação médica, enquanto a competência se refere à avaliação legal.

O "consentimento informado" depende da competência — uma definição legal; o paciente deve demonstrar (Ver Tabela 13.2):

1. Capacidade de esclarecer uma escolha sobre o tratamento.
2. Capacidade de compreender as informações consideradas por um paciente médio como um material a ser utilizado para a tomada de decisões quanto aos cuidados de saúde em questão.
3. Capacidade de manipular as informações de forma racional.
4. Capacidade de apreciar a natureza da situação específica (Am J Psych 1977;134:3).

O Miniexame do Estado Mental (MEEM) não é uma avaliação boa para predizer a competência; escores <7 indicam pacientes incompetentes; escore >27 apontam para pacientes competentes; já os escores entre 7-27 não são úteis; a capacidade de tomada de decisão no idoso não se iguala de forma satisfatória ao MEEM, devendo ser avaliada por métodos diretos (J Am Ger Soc 1990;38:1097; Am J Psych 1977;134:3); a autonomia admite que as pessoas têm a capacidade de decidir, implementar decisões, conduzir e ser responsáveis pelas conseqüências de suas decisões (J Am Ger Soc 1995;43:1437). Cinqüenta por cento dos pacientes idosos internados carecem dessa capacidade (Lancet 2004;354:1421).

Tabela 13.1 Perfil de competência

Nome:	Nº de segurança Social:		Data:
Decisão a ser tomada:			
Critério:	Independente	Com assistência	Incapaz
1. Recebe informações			
2. Reconhece as informações relevantes como informação			
3. Recorda-se das informações			
4. Relaciona a situação consigo mesmo, bem como com os valores e as circunstâncias			
5. Discute as alternativas			
6. Classifica as alternativas em ordem de preferência			
7. Resolve as situações (dilemas)			
8. Submete-se à decisão			
9. Relata o processo de tomada de decisão de uma pessoa			
10. Empreende todos os esforços para implementar a decisão			

Adaptação de Nursing Home Medicine 1996;4(8):49ª

Diretivas Antecipadas (Jama 1997;277:1854)

Os pacientes, os familiares e os mantenedores precisam considerar as seguintes decisões terapêuticas:

1. Parada cardíaca
2. Evento agudo, reversível, com risco de morte
3. Evento agudo, irreversível, com risco de morte
4. Nutrição
5. Exame de sangue de rotina (J Am Ger Soc 1991;39:396,1221)
6. Hidratação artificial
7. Antibióticos no fim da vida

As diretivas são concluídas em uma velocidade maior com a intervenção direcionada por um médico (Arch IM 1994;154:2321); o estado do código pré-hospitalar pode ser formulado com eficácia no ambiente da clínica de repouso; as diretivas não exercem nenhum efeito a curto prazo, mas diminuem o tempo de estada no hospital nos últimos meses de vida (J Am Ger Soc 1995;43:113).

Os pacientes dão a ênfase exagerada ao benefício da ressuscitação cardiopulmonar (RCP) (J Ger Intern Med 1993;8:295), mas as informações prognósticas influenciam as decisões e a maioria dos idosos não deseja passar por RCP (Nejm 1994;4:330,545); 14% dos idosos mudarão de opinião com base em mais informações (Jama 1995;274:1775); os médicos são imprecisos na predição da sobrevida de grande parte dos pacientes com doença terminal, talvez em virtude da baixa taxa contínua de encaminhamento a asilos (BMJ 2000;320:469).

Futilidade médica: a intervenção fisiológica não tem efeito plausível sobre a doença (Clinics in Ger Med 2005;21:211). Quantitativo: é extremamente improvável que esse tipo de intervenção exerça algum efeito sobre a doença. Qualitativo: apesar de não ser comprovado, isso possivelmente diminuiu a qualidade de vida.

Os indicadores de mortalidade prevista pelo APACHE (do inglês *Acute Physiology and Chronic Health Evaluation* — Avaliação da Fisiologia Aguda e da Saúde Crônica) dependem da gravidade da doença, e não da idade; a idade sozinha não prediz a sobrevida (J Am

Ger Soc 1995;43:520,1131; Am J Emerg Med 1995;13:389; Jama 1990;264:2109), a diminuição na sobrevida em pacientes hospitalizados com >70 anos de idade provavelmente se deve a problemas clínicos subjacentes; seguem os indicadores de um prognóstico mau após PCR: Htc <35, creatinina >1,5, U>23 albumina <2,7 g/dL (Ann IM 1989;7:199; J Am Ger Soc 1990;38:1057); uma taxa de sucesso muito baixa da PCR no idoso com >70 anos de idade pode não ser digna de nota (Ann IM 1989;111:193,199; Arch IM 1993;153:1293); o resultado é insatisfatório em clínicas de repouso (J Am Ger Soc 1993;41:163,384).

Os valores da vida e as preferências de ressuscitação estão relacionados; portanto, é importante discuti-los juntos (J Am Ger Soc 1996;44:958).

Tabela 13.2 Método mnemônico para avaliação da competência

"C" — constante	Constante no Miniexame do Estado Mental (MEEM) em série; firmeza na decisão em questionamento seriado; compatível com os valores vitais
"O" — outras opções terapêuticas	Compreende outros cuidados alternativos, que, por sua vez, exigem capacidade para compreender o material factual e manipular as informações de forma racional
"M" — maleável	O médico deve permanecer maleável; os pacientes e os familiares mudam de opinião quanto às decisões tomadas no final da vida em diferentes quadros; por essa razão, as decisões devem ser revistas com uma mudança de cenário
"P" — particulares	O paciente deve ser capaz de apreciar a natureza da situação em particular; o médico deve ser detalhista a respeito do que o paciente é capaz de fazer, p. ex., pode optar pelo cuidado domiciliar, mas não é capaz de limpar uma casa; o grau de competência (supramáximo, pleno, limitado) pode diferir, dependendo da esfera de ação (civil, pessoal, financeiro, saúde) (Nurs Home Med 1996;4:81); a menor tutela restritiva é o objetivo (capacidade parcial)

Nutrição:

- Necessidade humana básica *vs.* intervenção médica extraordinária (Clin Ger Med 1994;10:475); um levantamento sobre as alimentações feitas com sonda nasogástrica em pacientes idosos de um hospital comunitário revelou que 53% das restrições do tempo eram necessárias e 24 dos 29 pacientes foram julgados incompetentes (Clin Ger Med 1994;10:475; Arch IM 1989;149:1937).

- Os estados possuem vários estatutos com relação ao momento em que a alimentação com sonda pode ser interrompida ou não instituída (Clin Ger Med 1994;10:475).

- A inanição completa está associada a euforia e analgesia (J Gen Intern Med 1993;8:220; Clin Ger Med 1994;10:475).

- Hipernatremia, hipercalciúria, hiperosmolaridade, azotemia — produzem sedação durante o processo agonizante (P. Rousseau *Hospice*: *Ethical issues in End-of-life care* Mar 1998 San Antonio, Texas-American Medical Directors Association Annual Conference).

- As sondas de alimentação não evitam a aspiração; os pacientes com demência alimentados por meio de sondas *vs.* manualmente apresentam as mesmas taxas de sobrevida; os índices (a longo prazo) de complicações decorrentes da alimentação com sonda são de 32-70%, incluindo o internamento do paciente; definitivamente, os pacientes não gostam de comer com a sonda; por essa razão, a maioria deles muda de idéia em relação a esse tipo de alimentação ao ter conhecimento da possível necessidade de internação (Nejm 200;342:206).

Julgamento Substitutivo

- O paciente competente pode abandonar as diretivas antecipadas (por meio de um testamento em vida ou uma procuração permanente para cuidados de saúde); não se pode deduzir a decisão da PCR com base no "testamento em vida" deixado pelo paciente (Arch IM 1995;155:171).

- Grande parte das diretivas para executar a PCR é elaborada pelos pacientes, enquanto a maioria dos pedidos de "não ressuscitar" é feita pelos membros da família (Arch IM 1992;152:561; Jama;253:2236); os médicos e os familiares não são suficientes para predizer as preferências do paciente (Arch Fam Med 1994;3:1057).
- Os idosos que residem em clínicas de repouso e são submetidos ao cuidado de longo prazo não apresentam uma sobrevida decorrente da PCR (J Am Ger Med 1993;41:163)
- A sobrevida de pacientes internados em clínicas de repouso é baixa em casos de parada ou assistolia não-testemunhada, bem como de dissociação eletromecânica (J Am Ger Soc 1995;43:520); é mais provável que os diretores médicos de clínicas de repouso apóiem a recusa do tratamento em pacientes com doença terminal, mas em geral esses diretores não são a favor dos pedidos obrigatórios de "não ressuscitar" (J Am Ger Med 1995;43:1131; J Am Board Fam Pract 1993;6:91; Ann EM 1994;23:997).
- Se nenhum substituto ou representante conveniente for encontrado, o grupo de indivíduos responsáveis pelo cuidado do paciente pode determinar o tratamento (equipe multidisciplinar no cuidado à saúde), de acordo com o comitê de ética da AGS (do inglês *American Geriatrics Society* — Sociedade Americana de Geriatria) na posição 3 (J Am Ger Soc 1996;44:986).
- Os pacientes terminais solicitam um tratamento agressivo e rigoroso quando os médicos não lhes fornecem uma avaliação realista quanto ao prognóstico (Jama 1998;279:1709); é mais provável que os familiares sejam mais pontuais e cuidadosos ao falar com o paciente sobre as decisões tomadas no final da vida ou, então, quando o paciente fez um seguro privado ou tem uma escolaridade de nível superior; o diálogo é menos pontual e apurado quando o substituto ou representante já teve alguma experiência pessoal com terapia de manutenção da vida ou está ligado a algum serviço religioso ou, ainda, quando o paciente já previu sua vida em >10 anos (Ann IM 1998;128:621).

- Uma escolha competente prévia pode ser revogada por outros padrões de interesse mais vantajosos se a experiência subjetiva do paciente no momento da terapia claramente indicar uma mudança de preferência (Jags 1998;46:922).

Recusa do Tratamento

Pacientes competentes: Esses pacientes têm o direito de recusar o tratamento; a realização de um tratamento contra a vontade do paciente pode ser interpretada como uma agressão e foi instaurada como tal (Clin Ger Med 1994;10:475).

Pacientes incapacitados: Os critérios rígidos, como a perda permanente da consciência ou as categorias maldefinidas como condição terminal, são inadequados para determinar se o representante ou substituto nomeado pelo paciente deve ou não ter autoridade de recusar um tratamento para manter a vida do idoso, em virtude muitas vezes das consideráveis dúvidas quanto ao prognóstico e também pelo fato de as preferências de grande parte dos pacientes serem baseadas na qualidade projetada, e não na quantidade, de vida (AGS ethics committee position 8-J Am Ger Soc 1996;44:986).

Suicídio Auxiliado pelo Médico (Eutanásia)

- A solução mais ética pode ser no tratamento da dor, sobretudo em pacientes agonizantes, e no cuidado compassivo; os pacientes são indevidamente influenciados por sofrimento físico, dano, abandono, falência financeira (J Am Ger Soc 1995;43:553); o tratamento de depressão branda a moderada não resulta necessariamente em aumento no desejo de ser submetido às medidas de manutenção da vida (J Gerontol 1994;49:M15;Nejm 1997;337:1234; Palliat Med 1998;12:255).
- Avalie o estado cognitivo; estime como as pessoas e os familiares se sentem em relação ao plano de eutanásia; explore as questões religiosas e/ou espirituais malresolvidas (Ann IM 2000;132:209).

Princípio do efeito duplo: Se a principal intenção do tratamento for fazer um bem, mas que pode ser acompanhado de um dano, a administração terapêutica é aceitável do ponto de vista ético.

Retirada da terapia: Ninguém é obrigado a continuar uma terapia que não esteja cumprindo nenhum dos objetivos terapêuticos predefinidos, caso se apliquem às condições expostas a seguir:

1. O paciente sofreu perda irreversível da função cognitiva.
2. Nenhuma meta é alcançada pela terapia, a não ser a manutenção da vida orgânica.
3. Não se consegue atingir nenhum outro objetivo terapêutico.
4. O paciente não expressou previamente suas preferências de ser mantido sob suporte (Clin Ger Med 1994;10:475); postura apoiada pelo conselho da AMA (do inglês *American Medical Association* — Associação Médica Americana) no que diz respeito aos casos éticos e judiciais.

Os atos de recusar/negar *vs.* suspender/retirar um tratamento podem ou não ser equivalentes em termos morais (J Am Ger Soc 1995;43:716; President's Commission for the Study of Ethical Problems in Biomedical and Behavioral Research, City U.S. Government Printing Office 1983); há uma distinção entre recusar/negar e retirar/suspender nas intervenções de baixa complexidade em pacientes com doença crônica, p. ex., marca-passo: altera o momento da morte, sem matar (Jama 2000;283:1061).

Relato da verdade (p. ex., em casos de doença de Alzheimer):

Fale a verdade quando a capacidade de tomada de decisões pelo paciente e a habilidade de lidar com as informações médicas são suficientemente prejudicadas a ponto de justificar a recusa *vs.* a suspensão das informações que privam o paciente da oportunidade de influenciar as decisões médicas ou não (planejamento financeiro) em relação à vida.

ÍNDICE REMISSIVO

A

Absorção, 17
Abuso de idosos, 103
Abuso de laxantes, 30
Abuso de substâncias, 195
Acetato de megestrol, 318
Acidente vascular cerebral embólico, 123
Acidente vascular cerebral hemorrágico, 133
Acidente vascular cerebral, 133, 136
Ácido fólico, 25
Agentes trombolíticos, 359
Agentes uricosúricos, 452
Agonistas dopaminérgicos, 155
Álcool, 82, 96
Alelo E, 208
Alendronato, 424
Alimentação com sonda, 497
Alimentação enteral, 489
Alopurinol, 408
Alucinações, 226
Amantadina, 90
Aminoglicosídeos, 18
Aminossalicilatos (5-ASA), 481
Anastrozol, 310

Andador de rodas, 158
Andadores, 99
Anemia hemolítica, 297
Anemias, 297
Aneurisma aórtico abdominal, 70
Aneurisma, 341
Angina instável, 340
Angina, 342
Angiografia, 346
Ansiedade, 175
Antiácidos, 398
Antiarrítmicos, 362
Antibióticos profiláticos, 277
Anticoagulação, 361
Antioxidantes (Vit E), 39, 157
APACHE (Avaliação da Fisiologia Aguda e da Saúde Crônica), 488
Apendicite, 466
Apnéia do sono, 164
Apnéia obstrutiva do sono, 170
APOE (genotipagem do alelo E), 228
Arterite de células gigantes, 477
Arterite temporal, 433
Artrite reumatóide, 274
Artrite séptica, 274
ASA, 472, 481

Asma, 405, 410
Aspiração, 410
Aspirado por agulha fina (FNA), 130
Aspirina, 72, 323
Atipia, 80
Atividades do cotidiano, 294
Atorvastatina, 345
Avaliação funcional de Katz, 2
Avaliação funcional, 91
Azatioprina, 443, 479
Azitromicina, 262

B

Bacilo ácido-resistente, 267
Bacteriúria sintomática, 29
Bengala, 430
Benzodiazepínicos, 159
Betanecol, 49
Bexiga neuropática, 53
Bifosfonatos, 305
Billroth I ou II, 470
Biofeedback, 50
Bloqueadores dos canais de cálcio, 363, 401
BP diastólica, 185
BP sistólica, 488
Bradiarritmias e bloqueios cardíacos, 400
Brometo de ipratrópio, 412
Bromocriptina (Parlodel), 155
Budesonida, 479
BUN, 103
Bursite subacromial, 461
Buspirona, 198

C

CA 19-9, 489
CAGE, 96
Cálcio, 363
Calcitonina, 425
Câncer bucal, 508
Câncer colorretal, 311
Câncer da cérvix uterina, 79
Câncer de cólon, 78
Câncer de mama, 76, 309
Câncer de ovário, 319
Câncer de pele, 82
Câncer de próstata, 81, 314
Câncer de pulmão, 307
Câncer pancreático, 489
Câncer, 305
Capsulite adesiva do ombro, 460
Caquexia, 323
Carbacol, 43
Carbamazepina (Tegretol), 161, 234
Cataratas, 39
CEA, 309, 312, 314
Células escamosas, 504
Ceratoacantoma, 503
Ceratose seborréica, 502
Cintilografia com gálio, 275
Cintilografia com tálio, 347
Cistometria, 50
Claritromicina, 262
Claudicação da mandíbula, 446
Clodronato, 311
Clonazepam (Klonopin), 158
Clorambucil, 302

Cloridrato de etopropazina (Parsidol), 156
Clozapina (Clozaril), 157
Colchicina, 450, 452
Colesterol transportado pela LDL, 344
Colesterol, 75
Colite ulcerativa, 476
Colonização, 258
Colonização/infecção do trato urinário, 27
Colonoscopia, 71
Colonoscopias, 481
Colposcopia, 80
Coma mixedematoso, 122
Competência, 513
Compressão da medula espinhal, 305
Conjuntivite, 283
Consentimento informado, 513
Constipação induzida por opióide, 25
Constipação, 30
Contagem de reticulócitos, 299
Contra-esforço, 460
Controle de infecção, 83
Corticosteróides, 363
CPK, 122, 353
CPK-MB, 347
CPR, 358
Crises epilépticas, 159
Critérios de Erkinjuntti, 252

D

D-dímero, 417
Decisões relativas ao fim da vida, 102
Deficiência de fé, 297
Deficiência de vit B, 210
Deficiências nutricionais, 35
Degeneração macular, 41, 94
Delírio, 193
Demência por múltiplos infartos, 229
Demência sifilítica, 225
Demência, 93, 198
Demências relacionadas ao álcool, 208
Demências subcorticais, 223
Densitometria, 423
Depressão, 93
Dermatite seborréica, 501
Dermatose de Bowen, 508
Desidratação, 34
Desnutrição, 35
Diabetes melito, 107
Diarréia sanguinolenta, 472
Difenidramina (Benadryl), 201
Digoxina, 15
Disfunção sexual feminina, 56
Disfunção sexual masculina (impotência), 56
Disfunção, 30
Distrofia simpática reflexa, 143
Diverticulite, 473
DNA/RNA ribossômico, 267
Docusato sódico, 25
Doença de Parkinson, 151
Doença de Peyronie, 59
Doença de Pick, 222
Doença de Pott, 267
Doença óssea de Paget, 455

Doença pulmonar obstrutiva crônica, 409
Doença valvular, 351
Doente terminal, 521
Dor abdominal, 313
Dor lombar, 453
Dor, 323
D-penicilamina, 442

E

Ecocardiografia, 270
Ecocardiograma de estresse com dobutamina, 347
Ecocardiograma, 347
Eczema, 501
EEG, 161
EF, 373
Efeitos colaterais extrapiramidais, 233
Efusão pleural, 266
Ejaculação retrógrada, 59
EKG, 354, 386
Eletrocardiograma, 71
Emaranhados neurofibrilares, 208
Êmbolo pulmonar, 406
Endarterectomia, 72, 139
Endocardite, 269
Endoscopia, 468
Enoxaparina (Lovenox), 405
Enterococos resistentes à vancomicina (VRE), 84
Enteropatia inflamatória (doença de Crohn), 477
Enxaquecas, 21
Epoprostenol (prostaciclina), 419

Equilíbrio, 4
Eritema não-branqueável, 508
Eritropoiese, 297
Eritropoietina, 297, 305
Ervas, 25
Escabiose, 504
Escala de Braden, 509
Escala de depressão geriátrica (GDS), 95
Esclerodermia, 441
Escolha competente prévia, 519
Esfregaço de Papanicolau, 79
Esquizofrenia (parafrenia), 253
ESR, 433, 488
Estenose da carótida, 72
Esteróides epidurais, 455
Esteróides, 433
Estreptomicina, 268
Estrogênio, 58, 74, 239
Estudos eletrofisiológicos, 387
Esvaziamento vesical por indução, 50
Etambutol, 268
Etanercept (Enbrel), 444
ETT, 347
Exame digital do reto, 478
Exame do campo visual, 94
Exercício, 100
Exercícios de Kegel, 55

F

Facoemulsificação, 40
Famotidina, 469
Farmacocinética, 17
Farmacologia, 17

Fator de crescimento de fibroblastos, 511
Fator reumatóide, 440
Fenitoína (Dilantin), 17
Fenobarbital, 162
Fenotiazínicos, 221
Fenoxibenzamina, 53
Ferramenta de avaliação de Tinetti, 97
FEV, 411
Fibra, 33
Fibrilação atrial, 125
Fibromialgia, 441
Finasterida, 53
Fisioterapia, 141
Fitoestrogênios, 26
Flavoxato, 51
Fluoroquinolonas, 29
Fluorouracil, 313
Flutter atrial, 395
Fosfatase alcalina, 447
Fotocoagulação, 45
Fratura intertrocantérica, 429
Fratura subcapital, 429
Fraturas do quadril, 422
Função sexual, 100
Futilidade médica, 102, 515

G

Gabapentina, 161
Gânglios, 44
Ginecomastia, 59
Ginkgo biloba, 232
Glaucoma, 41

H

H. pylori, 466
Habilidades executivas, 213
Hematoma subdural, 224
Hemicolectomia, 475
Hemoculturas, 275
Heparina, 349, 357, 398
Herpes zoster, 505
HHNC, 119
Hidratação, 285
Hidrato de coral 500 mg, 169
Hidrocefalia de pressão normal, 227
Hiperatividade do detrusor, 51
Hipercalcemia, 303, 326
Hipernatremia, 38
Hipertensão pulmonar, 382
Hipertensão, 382
Hipertireoidismo, 126
Hiperuricemia e gota, 448
Hiperviscosidade, 305
Hiponatremia, 497
Hipotireoidismo, 126
Hirudina, 429

I

IBW, 37
Imipramina, 51, 55
Impactação fecal, 33
Implantes cocleares, 49
Imunizações, 90
Incontinência com fluxo constante, 52
Incontinência de urgência, 49
Incontinência, 99
Indometacina, 438

Infarto do miocárdio, 349
Infarto hemorrágico, 134
Infecção de prótese articular, 274
Infecção hospitalar, 257
Infliximab (Remicade), 444
Influenza A, 265
Influenza, 83, 257
Ingestão de fibra, 33
INH, 85, 267
Inibidor da ACE, 339
Inibidor da MAO-B, 155
Inibidores da anidrase carbônica, 43
Inibidores da COX-2, 313, 374
Inibidores da MAO, 184
Inibidores da neuraminidase, 265
Injeção intracavernosa de prostaglandina, 62
INR, 41
Instabilidade do detrusor, 50
Insuficiência renal, 304
Insuficiência vertebrobasilar, 7
Insulina, 107, 113
Intervalo PR, 269
IPG, 404
Iridotomia a laser, 43
Isquemia silenciosa, 346, 349

J

Jakob-Creutzfeldt, 228
Julgamento substitutivo, 517

L

Laceração de Mallory-Weiss, 466
LBBB, 355
LDL, 73
Leflunomida (Arava), 444
Legionella, 259
Lesões malignas, 504
Lesões osteolíticas, 305
Leucemia linfocítica crônica, 301
Leucoplaquia, 82, 504
Levodopa, 154
Libido, 60
Linfocitose, 302
Linfonodos, 301
Lítio, 20
Lorazepam (Ativan), 526
Lorazepam, 17
Lovenox, 405
L-tireoxina, 123
Lumpectomia, 310

M

Mamografia, 71, 309
Marcador tumoral, 305
Marca-passo, 378
Marcha antálgica, 9
Marcha histérica, 11
Marcha vestibular, 10
Marcha, 4
MAST-G (ver abuso de álcool), 96
Masturbação, 57
MDIs, 411
Medicações, 102
Megacólon tóxico, 476
Megacólon, 30
Melanoma, 82, 503
Melatonina, 170

Melena, 466
Melfalan, 305
Mesa inclinada, 388
Mesalamina, 481
Metabolismo, 19
Metformina, 108, 114
Metimazol (Tapazole), 128
Metoprolol, 373
Metotrexato, 438, 443
Mieloma múltiplo, 303
Mini-exame do estado mental (MMSE), 95
Misoprostol, 438
MMSE, 95, 242
Movimentos periódicos das pernas, 65
MRI, 160

N

NAG, 42
Náusea, 293
Necrobiose lipoídica, 108
Nefropatia, 110, 119
Neovascularização, 45
Neuralgia pós-herpética, 21
Neuropatia, 110
Neutropenia, 303
NINCDS-ADRDA, 217
Nitratos, 348, 376
Níveis de albumina, 37
Nizatidina, 469
Nortriptilina, 21

O

Obsessivo-compulsivo, 183
Obstrução intestinal, 314
Olanzapina, 226
Olsalazina, 481
Omeprazol, 470
Ondansetrona, 323
Onicogrifose, 507
Opióides, 434
Orgasmo, 56
Óssea, 275
Osteomielite, 274, 432
Osteoporose, 25, 421
Otoscopia, 92
Ouro, 442
Oxazepam, 19, 168, 204
Oxibutinina, 50

P

PaO, 60
Papaverina, 60
Parafrenia, 228
Paralisia supranuclear progressiva, 226
Paralisia supranuclear, 211
PAT, 396
Pele em processo de envelhecimento, 499
Pênfigo vulgar, 506
Penfigóide bolhoso, 506
Perda auditiva central, 47
Perfuração da vesícula biliar, 488
Perfuração, 474
Pergolida (Permax), 157
Pielonefrite, 127
Pilocarpina, 43
Pirazinamida, 267

Plasmaferese, 300
Plasmócitos, 303
Plicamicina, 458
PMR, 477
Pneumonia pneumocócica, 90
Pneumonia, 257
Polimialgia reumática, 433
Pólipo adenomatoso, 312
PPD, 84, 267
Prazosina, 53
Presbiacusia, 47
Pressão sanguínea, 71
Problemas auditivos, 47
Procuração Permanente para Cuidados de Saúde, 247
Programas de exercício físico, 13
Propantelina, 51
Propiltiouracil (PTU), 125
Propranolol, 232
Prostatectomia, 81, 318
Proteína, 37
Prótese articular, 274
PSA, 315
Pseudogota, 441
Psoríase, 499
PT, 407
PTH, 422
Pulso, 70
PVR, 100

Q

QRS, 190
Quedas, 97
Quick Vue, 264

R

Radioterapia, 307
Ranitidina, 414
Receptores H, 466
Recusa do tratamento, 518
Recusar o tratamento, 519
Refluxo GE, 410
Registro miccional, 54
Rehab, 138
Relato da verdade, 520
Relaxantes vesicais, 51
Rendu-Osler-Weber, 483
Restrições, 34
Retinopatia diabética, 46, 94
Retinopatia, 107, 109
Rifampina, 268
Rimantadina, 90, 265
Risedronato, 425
Risperidona, 226, 233
Rosácea, 501
Rosiglitazona, 115
Rugas, 500

S

S. aureus, 257
Sangramento GI (angiodisplasia), 483
Serotonina, 180
Shy-Drager, 384
Sigmoidoscopia, 71
Sinal de Homan, 404
Síndrome das pernas inquietas, 165
Síndrome de Dressler, 352
Síndrome de infarto do RV, 351
Síndrome de Wernicke-Korsakoff, 203

Síndrome do nó doente, 355
Síndrome maligna neuroléptica (NMS), 171
Síndrome mielodisplásica, 258
Síndrome pós-flebítica, 404
SLE, 172
Sono REM, 165
Sorbitol, 33
SSRI, 182
Streptococcus bovis, 269
Streptococcus viridans, 269
Suicídio assistido por médico (eutanásia), 519
Sulfato de morfina, 21
Sumatriptano, 21
Sundowning (confusão noturna), 245
Suplementação de vitamina, 38

T

Tabaco, 82
Tabagismo, 74, 306
Tai Chi, 13
Tamoxifeno, 77, 310
Taquicardia atrial multifocal, 386
Técnica de energia muscular, 460
Tendinite calcifica, 464
Tendinite do manguito rotador, 464
Teofilina, 412
Terapia comportamental, 245
Terapia de reposição hormonal, 363
Terapia em grupo, 193
Terapia ocupacional, 143
Terapias contra a dor (alternativas), 25
Teste de PSA, 81

Teste de sangue oculto nas fezes, 32
Teste do sussurro, 47
Testes de audiometria, 48
Tétano, 91
TIA, 138
Tiazídicos, 362
Tiazolidinedionas, 115
TIBC, 297
Ticlopidina (Ticlid), 140, 406
Tireoidite, Auto-imune, 121
Tireotoxicose apatética, 124
Tolcapona, 153
Tonometria, 94
Tonômetro de Shiotz, 42
Toxicose por T, 124
TPA, 140
Tranilcipromina (Parnate), 191
Transtorno bipolar, 174
Transtorno de estresse pós-traumático, 176
Transtorno do pânico (síndrome do pânico), 195
Trazodona, 210
Tremor essencial, 152
Triagem dentária, 83
Triancinolona, 501
Tricíclicos, 120
Triexifenidil, 156
Troponina, 353, 354
TSH, 122
Tuberculose pulmonar, 266
Tuberculose, 257
Tums, 423

U

Úlcera de decúbito, 509
Úlcera duodenal, 465
Úlceras por pressão, 86
Úlceras sangrantes, 468
US com duplex colorido, 404
US com duplex da carótida, 137
US com dúplex, 404
Uso excessivo de lidocaína, 350
UTI recorrente, 28

V

Vacina contra influenza, 265
Vacina pneumocócica, 204
Valproato, 152
Varfarina, 139, 362, 399
Vascular, 139, 362, 399
Visão, 94
Vit B, 210
Vit C, 36
Vit D, 422
Vit E, 72
Vômito, 303
Voz sussurrada, 92

Z

Zanamivir, 265
Zinco, 38, 120